图解脑瘫康复技术与管理

（第二版）

陈旭红 主 编

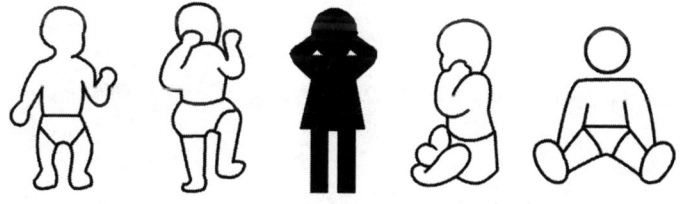

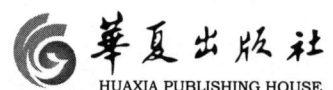

《图解脑瘫康复技术与管理》编委会名单

主　编　陈旭红

副主编　王俊华　林国徽

顾　问　卓大宏　黄东锋

编　委

卓大宏	中山大学附属第一医院康复医学系	教授
黄东锋	中山大学附属第七医院康复医学系	教授
陈旭红	广州康复实验学校	副校长
梁锦轮	香港理工大学康复科技中心	教授
杜旭荣	香港九龙医院	义肢矫形师
王俊华	广东省第二中医院康复科	副主任医师
林国徽	广州市残疾人康复中心	副主任医师
周保春	广东省军区专科医院脑瘫	康复中心主任
唐木得	广东省残疾人康复中心	副主任医师
杨恒文	广东省中医药学会音乐治疗专业委员会	秘书长
蔡雪莹	汕头瑞心儿童医院	副主任医师
汪　超	广东省顺德残疾人康复协会	副会长
陈海波	广州市残疾人安养院	中级康复医生
曾鸿雁	广州市太阳船康复教育中心	语言治疗师
马海鑫	广州市海珠区海桐康复服务中心	治疗师
黎二超	广州市白云区康复中心	治疗师

序　言

脑瘫是一种常见的儿科残疾病征，对患儿发育成长和生活质量构成不利影响，也给患儿家庭带来沉重的精神压力和经济负担。

解决儿童脑瘫问题的关键在预防和早期干预。大量临床研究显示，经过全面的现代康复治疗，脑瘫患儿在整体上能显著地改善运动、感知觉、语言、认知和心理情绪，提高日后的学习、职业和社会生活能力，为他们的家人带来温暖和阳光，为社会带来和谐。

做好脑瘫儿童康复工作需要真挚的爱心、良好的技术和优质的服务。从医学技术层面来说，需要广泛地向从业康复人员和患儿家长传播行之有效、简便实用的现代康复技术，积极对脑瘫儿童进行功能训练，提供运动疗法、作业疗法、游戏疗法、言语治疗、心理辅导、矫形器和其他特殊辅助用具的配制使用等服务，帮助脑瘫儿童发展潜能、增长能力，真正体现"康复之路是通向自强、自立的幸福之路"。

在抗疫防控常态化形势下，为进一步推进和落实居家康复，尤其是残疾儿童特殊群体的家庭康复，我们十分高兴看到儿童脑瘫康复专家陈旭红医生主编《图解脑瘫康复技术与管理》一书正式出版发行，将为儿童康复提供新素材和新知识，满足线上与线下，从机构到家庭康复服务的多重需要。陈旭红医生早年任广州市残疾儿童康复中心副主任，近10年来任广州市残疾人康复中心常务副主任、广州博爱医院院长，长期主持脑瘫儿童的康复工作，曾先后赴日本、欧洲考察残疾儿童康复，且与香港特区康复界人士保持密切学术交流和合作，在儿童脑瘫康复领域积累了丰富的经验。本书也是她从医工作经验和临诊心得的结晶，理论与实践相结合，以实际技术讲授为主，内容全面系统，将康复训练动作、姿势、特殊用具用清晰的图片加以说明，易学，易懂，易用，是一本值得推荐和应用的普及性工具书，对丰富脑瘫康复技术，提升脑瘫康复效果，将做出积极可喜的贡献。

（世界卫生组织康复合作中心主任）
中山大学康复医学系　黄东锋教授
2021年2月8日于中山大学

前　言

脑瘫是指小儿在出生前到出生后一个月内，大脑受到损伤所导致的一种残疾，主要表现为运动功能受限和姿势异常，可伴有智力、语言、视力、听力等障碍。2010年，我国0~6岁脑瘫儿童发病率为2.3‰，约有31万例0~6岁脑瘫患儿，并且每年新增4.6万例。脑瘫严重影响患儿的生长发育和将来的求学与工作，不但给患儿本人造成很多痛苦，也给家庭和社会带来沉重负担。

脑瘫的康复过程也是患儿发育成长的过程，只有全面系统的康复治疗，才可以改善患儿的运动功能、认知能力、语言能力和社会适应能力。近年来，我国脑瘫康复还不断发展，但与国外相比还有差距。康复技术人员仍然缺乏，而且操作性的康复技术资料较少。本书于2007年出版后，一直被广大康复医务者的应用，并在社区康复及家庭康复应用。为更进一步使本书更全面系统展示脑瘫技术与管理的工作。同时也得到华夏出版社的邀约，再版《脑瘫康复技术与管理》一书。

我们从事脑瘫康复工作30多年，曾先后赴日本、欧洲、加拿大考察小儿脑瘫康复，并且利用广东与香港毗邻的地缘关系，与香港同行开展了广泛的交流与合作。我们将这些系统、先进的脑瘫康复技术与管理资料，结合残联对脑瘫儿童精准康复的各项要求及临床实践需要整理出版，期望能对我国脑瘫康复的发展有所帮助。

本书分为上、中、下三篇。对于上篇总论脑瘫康复的概论和脑瘫的临床表现及诊断进行了修订，增加了临床康复路径；中篇脑瘫康复治疗技术，对于言语治疗、药物治疗、感觉统合、引导式教育进行了修订，增加了Bobath法、作业治疗、水疗的应用章节；下篇组织管理的脑瘫康复机构建设和康复训练档案及疗效评估，增加了脑瘫儿童康复训练档案和部分评估量表。本书图文并茂，可操作性强，适合各级康复中心、残联机构及综合医院康复科、小儿科使用，既可作为医学院校教学参考书，也可作为脑瘫患儿及其亲属开展家庭康复的科普教材。

在此要特别感谢已病逝的我国著名的康复前辈中山大学附属第一医院康复医学科卓大宏教授给予第一版的指导及帮助，同时很荣幸能邀请卓大宏教授的传承人中山大学康复医学科黄东锋教授为本书第二版编写序言。还要感谢广东省残疾人康复中心、广州市残疾人康复中心及广州康复实验学校对出版此书的大力支持。

本书照片中的孩子，绝大部分是正常儿童，由于他们的积极配合，以及家长们的无私支持，才使每帧照片都能够充分展示其训练方法，在此一并致谢。

由于作者水平有限，时间仓促，书中不足之处在所难免，敬请专家与读者批评指正。

陈旭红

2021 年 1 月 28 日

目 录

上篇 总 论

第一章 脑瘫概论 …………………………………………………………… 3
　第一节 脑瘫的定义 …………………………………………………… 3
　第二节 脑瘫的发病情况 ……………………………………………… 4
　第三节 脑瘫的病因 …………………………………………………… 5
第二章 脑瘫的临床表现及诊断 …………………………………………… 10
　第一节 脑瘫的临床表现和分类 ……………………………………… 10
　第二节 脑瘫的临床诊断 ……………………………………………… 19
　第三节 脑瘫的预防 …………………………………………………… 25
　第四节 脑瘫康复路径 ………………………………………………… 25
第三章 脑瘫的康复功能评定 ……………………………………………… 29
　第一节 神经系统检查 ………………………………………………… 29
　第二节 肌力与肌张力检查 …………………………………………… 33
　第三节 运动功能与姿势评定 ………………………………………… 35
　第四节 日常生活活动能力的评定 …………………………………… 37
　第五节 头的控制能力评定 …………………………………………… 38
　第六节 翻身能力的评定 ……………………………………………… 39
　第七节 坐位平衡能力的评定 ………………………………………… 40
　第八节 爬行能力的评定 ……………………………………………… 40
　第九节 手功能的评定 ………………………………………………… 41
　第十节 双手协调性的评定 …………………………………………… 42
　第十一节 手和眼协调性的评定 ……………………………………… 42

中篇 康复技术

第四章 脑瘫的康复治疗 …………………………………………………… 47
　第一节 治疗原则 ……………………………………………………… 47
　第二节 运动功能训练 ………………………………………………… 49
　第三节 手部功能训练 ………………………………………………… 74

  第四节　Bobath 法 85
  第五节　作业治疗 97
  第六节　认知能力训练 109
  第七节　语言能力训练 112
  第八节　生活自理能力训练 130
  第九节　社会适应能力训练 157
  第十节　引导式教育 164
  第十一节　感觉统合训练 184
  第十二节　水疗法 211
  第十三节　药物治疗 217
  第十四节　传统医学康复疗法 222
  第十五节　手术治疗 235
  第十六节　理　疗 238
  第十七节　常见症状的治疗 248
  第十八节　个别康复训练 263

第五章　支具及辅助用具的应用 269
  第一节　下肢矫形器具 269
  第二节　辅助坐位用具 276
  第三节　常用助行器 277
  第四节　日常生活自助具 280

第六章　脑瘫的全面康复 286
  第一节　社区康复 286
  第二节　职业康复 287
  第三节　社会康复 287
  第四节　家庭康复 289

下篇　组织管理

第七章　脑瘫康复机构的建设 293
  第一节　基本要求 293
  第二节　功能设置 294
  第三节　工作人员 294
  第四节　工作场地 297
  第五节　常用设备 300

第八章 脑瘫康复训练档案及疗效评估 …… 320
 第一节 常用的康复训练档案 …… 320
 第二节 脑瘫儿童社区康复训练档案及疗效评估 …… 360
 第三节 档案管理 …… 374
主要参考文献 …… 444

上篇 总论

第一章
脑瘫概论

第一节 脑瘫的定义

脑性瘫痪（cerebral palsy，CP）简称脑瘫，其定义经历了数次演变。

1861年李德（Willian John Little）在伦敦产科学会演讲，列举了200多例因异常分娩及新生儿窒息和未熟儿以痉挛为主，常伴有智能障碍、语言障碍、视力障碍等一组症群的疾病，这就是脑瘫最早的概念。

1889年Osler首次使用脑性瘫痪（简称脑瘫）这一词时，对其病因的分析已经扩大了原有的概念。

1893年Frend发表文章也分析了脑瘫的致病原因有多种而复杂，其表现的症状可明确为一组症群。

1956年美国脑性瘫痪协会对脑瘫的概念有了较全面的规范：脑性瘫痪简称脑瘫，以运动障碍症状为主体并有复合障碍。其病因有：出生前的遗传性及宫内因素；围生期缺氧、缺血、外伤及患儿体质所致；出生后的外伤、感染、中毒、缺氧等因素。同时对脑瘫的分型、功能评定、康复设计和预后也做了详细的论述。上述的理论基本上都被各国学者所接受。

1984年Phelps给脑瘫的定义是：以随意运动障碍为主体，由脑各部病变引起的状态的总称。

1988年我国在第一届脑性瘫痪座谈会上，经与会学者讨论决定先采用"日本厚生省脑性麻痹研究班（1968）"制定的定义；小儿脑性瘫痪指以在妊娠到新生儿期之间各种原因而致的脑的非进行性病变为基础，形成永存的、但可以变化的运动和姿势异常，其症状在2岁前出现；但进行性疾病所致和一过性运动障碍以及将来可能正常化的运动发育落后，应除外。

2006年长沙第八届脑性瘫痪康复会议提出新定义；脑瘫是自受孕开始至婴儿期非进

行性脑损伤和发育缺陷所导致的综合征，主要表现为运动障碍及姿势异常。脑瘫患儿可伴有脑组织其他部分的损伤，因此可伴有癫痫、学习障碍、行为异常、语言障碍或弱智。同样，脑瘫患儿也可不伴有癫痫或弱智等。大约33%的偏瘫及90%的四肢瘫患儿伴有癫痫。

依据2006版国际脑瘫定义的原则，第六届全国儿童康复、第十三届全国小儿脑瘫康复学术会议于2014年4月通过了我国脑性瘫痪定义：脑性瘫痪是一组持续存在的中枢性运动和姿势发育障碍活动受限症候群，这种症候群是由于发育中的胎儿或婴幼儿脑部非进行性损伤所致。脑瘫的运动障碍常伴有感觉、知觉认知、交流和行为障碍，以及癫痫和继发性肌肉骨骼问题。

该定义更加准确和全面，指出运动发育和姿势异常是脑瘫的核心表现，临床康复治疗和研究应以解决脑瘫患儿的运动功能障碍为主；脑瘫定义中的本质特征是发育，应该充分考虑发育性；在新的定义中加入了活动受限的词汇；肌肉、骨骼问题首次被加入定义中，指出脑瘫患儿常伴有继发性肌肉骨骼问题，如肌肉肌腱挛缩、骨骼扭转、髋关节脱位和脊柱畸形等。新的定义更加遵循ICF核心要素，即涵盖了脑瘫患儿的躯体功能和结构、活动及参与环境因素三大方面，从身体水平、个体水平和社会水平对脑瘫患者的功能进行评价。脑瘫概念的核心内容为三要素：大脑在生长发育时期受到损伤；病变是非进行性的；临床症状可随年龄的增长和脑的发育成熟而改变，但其中枢神经系统的病变是永久性的。这三点对脑瘫的诊断及与其他疾病鉴别都很重要。

第二节　脑瘫的发病情况

脑瘫是小儿最常见的先天性即出生后发生的脑功能障碍综合征，其发病率世界各地报告不一，在同一国家报告数字相差悬殊。国际卫生组织统计脑瘫发病率为1%~5%，1993年的一份报告的统计数字是占活产婴儿的3.3%。美国学者Phleps（1941）调查报告的统计数字是占人口的5.5%；另一项报告（1978）是脑瘫占活产婴儿的5.2%；Gerald M. Fenichel（1997）报告为中等及严重病例脑瘫患病率占活产婴儿的0.2%。前苏联一份调查报告（1971~1972）中脑瘫的发病率为2.5%；另一份报告（1980~1982）是莫斯科小儿门诊病人筛查资料，其中脑瘫占2.2%。瑞士报告脑瘫占新生儿的1.9%—2%。日本有报告占3.7%。国内脑瘫发病率为1.8%—4%，占小儿神经与遗传咨询门诊人数的首位。

我国人口基数大，目前约有脑瘫儿童600万，并以每年4.6万的速度递增，已成为严重的公共卫生问题。

李晓捷等进行了大样本脑瘫流行病学调查，涉及12个省市自治区，样本量为323858例，较为全面地反映了我国儿童脑瘫的患病率，调查结果显示，我国2010年1月1日至2010年12月31日出生的儿童脑瘫发病率为2.48‰，与国外报道基本一致；结果显示2005年至2010年脑瘫患病率为2.46‰，男性患病率为2.64‰，女性患病率为2.25‰，男性患病率高于女性。各种类型脑瘫分布从高至低为（依据2006年我国脑瘫分型标准）：痉挛型58.85%，混合型13.17%，不随意运动型9.79%，肌张力低下型8.28%，共济失调型6.25%，强直型3.39%。

封玉霞等纳入2015年1月1日至2020年1月1日年中国0~6岁儿童脑瘫流行病学研究的文献，Meta分析结果显示儿童脑瘫患病率为2.3‰，接近于OSKOUI等2013年的Meta分析结果国际脑瘫儿童患病率（2.1‰），低于印度儿童脑瘫患病率（2.95‰），男性脑瘫患病率为2.2‰，女性脑瘫患病率为1.2‰，男女性别比约为1.8∶1。各年龄段儿童患病率分别为<1岁0.21%、1岁0.20%、2岁0.19%、3岁0.21%、4岁0.13%、5岁0.20%、6岁0.32%。

第三节　脑瘫的病因

小儿脑瘫的直接病因是由于各种因素造成发育中的脑损伤或缺陷。导致脑瘫的这些高危因素集中在3个时期发生，即妊娠期、围生期（妊娠满28周至出生后7天）、出生后（出生后第8天至28天至18个月）。过去通常认为妊娠期的原因约占20%，围生期的原因约占70%，出生后的原因约占10%。

近50年内尽管剖宫产增加了6倍，但脑瘫的患病率仍然保持不变，在活产儿中约为2.0‰~3.5‰。早产儿脑瘫的患病率稍微有统计学上的波动，但是足月儿脑瘫的患病率保持稳定。流行病学研究表明，大多数脑瘫的发生是先天性的，70%~80%的脑瘫与产前因素有关，出生窒息所造成的脑瘫仅占10%左右。早产、先天性畸形、宫内感染、胎儿生长迟缓、多胎妊娠和胎盘异常等增加了脑瘫的风险。

一、遗传因素

脑瘫的遗传学病因涉及多种复杂机制，包括易感基因多态性、单基因病、CNVs等。

1. 易感基因

脑瘫易感基因核苷酸多态性因子较多，主要包括载脂蛋白e（apolipoprotein E，ApoE）、莱顿Ⅴ因子等血栓形成相关因子、白细胞介素6和8、骨桥蛋白等，这些因子通过血栓形成前状态、早产和过度炎症反应等增加遗传易感性，在某种程度上诱发脑瘫的发生及发展。然而，有些专家对易感基因多态性研究的结果提出质疑，无法得出一致性结论，部分研究结果有待于重复实验验证。

2. 单基因致病性变异

脑瘫患儿携带基因致病性变异的病例比预想的要多，主要与脑瘫关键神经通路的发育过程有关。正常或非特异性颅脑MRI表现的足月儿脑瘫中致病或可能致病性变异的阳性率高达52.9%，报道的致病性变异包括遗传痉挛性截瘫基因（CYP2U1、SPAST、AMPD2），与早期婴儿癫痫性脑病和神经发育疾病相关的基因（SCN2A、CACNA1A、GNAO1、STXBP1），新发现的基因（CTNNB1），非进展性共济失调基因（ITPR1），KANK1基因杂合缺失可导致痉挛性四肢瘫痪伴中–重度智力障碍等。国内外对于脑瘫患儿单基因病的报道逐渐增多，但其中有些基因变异的致病性还需要功能验证和进一步追踪研究，脑瘫患儿送检基因检测以及检测结果的解释均需谨慎。

3. CNVs

可解释10%~20%不明病因的脑瘫病例，结构性重排致病性较强，少见或新发的CNVs看起来与更严重的功能障碍相关。染色体异常如2p25.3微缺失，22q11.2微缺失或重复，Xp单体等可见于脑瘫。

4. 候选基因

全外显子组测序（whole exome sequencing，WES）研究发现，在非选择的脑瘫队列中，14%的患儿检测到致病性变异，还发现了多个新的脑瘫候选基因，包括TUBA1A、SCN8A、KDM5C、AGAP1、JHDM1D、MAST1、NAA35、RFX2和WIPI2基因的新生杂合变异，L1CAM、PAK3、CD99L2和TENM1基因中半合子X–连锁变异等，这些候选基因在脑瘫致病性和发病机制中的作用有待于进一步证实。

脑瘫的病因高度复杂，非遗传学病因仍然是主要高危因素；遗传因素占脑瘫病因的20%~30%；脑瘫的遗传学病因检测处于发展初期，遗传变异在脑瘫发病中的致病性和机制需要谨慎判断及进一步功能验证或研究证实。

二、早产

早产是脑瘫最主要的危险因素之一，约35%的脑瘫为早产儿，胎龄越小风险越大。妊娠<33周发生脑瘫的风险比足月儿高30倍，胎龄<28周的早产儿患病率最高。随着胎龄的增加，脑瘫的患病率呈线性下降。

早产儿体重低，脑组织发育不成熟，易受到各种因素影响导致脑损伤。早产儿脑损伤主要是脑室旁白质软化（periventricular leukomalacia，PVL），严重的PVL会造成小儿神经系统后遗症，与脑瘫的发生关系密切。引起早产的病因如宫内感染、多胎妊娠、胎儿宫内生长迟缓、胎盘早剥、绒毛膜羊膜炎及遗传因素等，也是造成脑瘫的危险因素。

三、感染与炎症

1. 宫内感染

宫内感染，又称先天性感染或母婴传播疾病，是指孕妇在妊娠期间受到感染而引起胎儿的宫内感染。宫内感染是造成先天性缺陷和先天性残疾的重要原因，是脑瘫明确的高危因素之一。临床上常见的宫内感染包括经典的 TORCH 感染，即弓形体病、风疹病毒感染、巨细胞病毒感染、单纯疱疹病毒感染和其他病原微生物感染。其中，疱疹病毒感染可以造成胎儿中枢神经系统损伤，引起小头畸形、脑发育不良等，从而导致脑瘫。

宫内感染导致脑瘫的主要机制可能是：①宫内感染可导致胎儿的脑损伤，引起 PVL；②宫内感染后 TNF-α、IL-1、IL-6 和 IL-8 等炎症因子过量表达及微血栓形成，造成胎儿脑损伤；③大量的证据表明感染是早产的主要原因，宫内感染可诱发早产，从而导致脑瘫的发生；④宫内感染可引起胎盘功能不全和窒息，使新生儿脑瘫的发生率较单纯围生期感染显著增高。

2. 围生期感染

围生期感染是指由细菌、病毒、原虫、支原体、衣原体等一系列的病原体，通过胎盘在宫内感染胎儿，或分娩时感染胎儿，或出生后通过母亲的乳汁、手等使新生儿感染，包括产前、产时和产后感染。围生期感染可致先天性感染和出生后持续感染。由于病原体不同，可致不同的疾病，出现不同的症状，引起流产、死胎、早产、先天畸形和宫内发育迟缓等。围生期感染是脑白质损伤及脑瘫的危险因素之一。

3. 绒毛膜羊膜炎

炎症反应是身体对抗感染和毒素的正常防御机制，但如果反应过强或异常细胞因子增加（由于遗传或基因突变），则可能会攻击胎儿和新生儿发育中的神经细胞。早产儿未成熟脑更易受炎症细胞因子的攻击。研究表明，绒毛膜羊膜炎与早产和新生儿感染显著相关。胎盘和胎膜的组织学绒毛膜羊膜炎及产时发热，使足月儿脑瘫的发生率增加了 4 倍。

四、先天畸形

脑瘫儿童先天性畸形的发生率远高于一般人群。研究发现，正常人群先天性畸形仅占 2%~3%，而脑瘫儿童合并先天性畸形的占 11%~32%。大部分先天性畸形是脑畸形，如脑裂和脑积水；非脑畸形也较多，如心脏、骨骼肌和泌尿系统畸形。对 494 例出生胎龄 ≥ 35 周的单胎脑瘫的研究发现，与出生时潜在的窒息事件（8.5%）和炎症（4.8%）相比，出生缺陷（42.3%）和胎儿生长迟缓（16.5%）与脑瘫的相关性更大；出生缺陷与脑瘫的相关性最高，出生缺陷伴有生长迟缓的婴儿发生脑瘫的风险更大。先天性畸形与脑瘫的强相关性提示，除先天性感染、营养障碍和致畸因素导致发育不良外，也可能有遗传因素的影响。

五、宫内生长迟缓

宫内生长迟缓（intrauterine growth restriction，IUGR）指胎儿体重低于同龄平均体重的 2 个标准差，低于胎儿体重生长曲线第 10 百分位数。澳大利亚的一项大型流行病学研究表明，IUGR 是脑瘫的主要危险因素之一。随着胎儿生长迟缓程度的增加，痉挛型脑瘫的风险也随之增加。

IUGR 可由许多原因导致，从遗传学、解剖学（如子宫肌瘤、先天性子宫异常、胎盘位置异常）和病理学（如先兆子痫、糖尿病、系统性红斑狼疮）角度分析，通常可反映受精卵的种植和胎盘营养不良。妊娠晚期胎儿的生长速度最快，母体和胎盘的营养供应不能满足胎儿的需求，从而导致 IUGR 的发生。挪威的一项足月脑瘫儿出生时生长状况的研究提出，大多数脑瘫是由于胎儿宫内发育不良的产前因素引起的，而出生时较大的脑瘫儿童更可能是由于生产时因素引起的。出生体重低、身长和头围值过低或过高发生脑瘫（尤其是痉挛型双瘫）的风险升高。身长和头围较大、体重指数低的胎儿发生痉挛型四肢瘫和肌张力障碍型脑瘫的风险增加。

目前还没有明确证据表明，当怀疑孕期发生 IUGR 时，采取提前分娩的方式可以降低脑瘫的风险。目前尚不能在孕期检测出脑瘫神经病理学发生的时间，及时阻断不可逆的神经病理学改变。生长迟缓的胎儿在分娩中出现神经损伤的症状，反映了胎儿承受正常分娩压力的能力和储备降低，但目前还不能明确区分神经系统损伤发生于产前还是产时。

六、多胎妊娠

多胎妊娠使孪生儿的脑瘫风险增加了 2 倍，体外受精的双胞胎发生脑瘫的风险增加了 4 倍。极低出生体重儿中，双胎发生死亡和神经发育障碍的风险较单胎高。双胎中若一个胎死宫内，另一个存活儿发生脑瘫的概率比正常双胎高 6 倍。多胎妊娠是一种高危妊娠，常并发早产、低出生体重、先兆子痫、贫血及宫内生长迟缓等，这些危险因素均可造成脑瘫的发生。早产是多胎妊娠最常见的并发症，多胎妊娠早产的发生率是单胎妊娠的 7 倍。多胎妊娠特有的发病机制如双胎输血综合征等，导致多胎的死亡率和脑瘫的发生率较单胎高。对双胎脑瘫的研究发现，单卵双胎脑瘫的同病率高于异卵双胎的同病率，而在单卵双胎及双卵双胎中脑瘫的发生率无明显差异，说明遗传因素可能在其中起一定的作用。

七、胎盘病理

胎盘是胎儿与母体之间物质交换的器官，胎盘功能不足可导致胎儿宫内发育迟缓和神经系统异常。大量的流行病学研究发现，产前感染如绒毛膜羊膜炎、脐带炎（尤其是坏死性脐带炎），均可增加脑瘫的风险。慢性绒毛膜羊膜炎、大的梗死形成、胎儿血栓性血管病变以及与胎粪相关的胎儿血管坏死，均是继发性脑瘫和神经损伤的危险因素。

八、新生儿脑病

研究发现，患有新生儿脑病的足月儿，约 13% 发展为脑瘫。新生儿脑病的病因大多与产前因素有关,约70%无明确的窒息史。产时窒息造成的脑损伤只占中重度新生儿脑病的一小部分。胎儿出生时非特异性的损伤征象,如羊水胎粪污染、胎心率异常、Apgar评分低和新生儿脑病,均与急性分娩或孕期的慢性病变有关。这些征象可能由于缺氧缺血所致,也可能由其他因素如感染、胎盘和脐静脉血栓形成以及胎儿的炎症反应引起。

九、其他危险因素

1. 胆红素脑病

高胆红素血症时,胆红素通过血—脑脊液屏障,损害中枢神经系统的某些神经核,从而导致脑瘫的发生。病变的特点是基底核、海马区、丘脑下部、齿状核等被染成亮黄色或深黄色,这些部位通常有神经元变性、坏死,神经胶质细胞增生等变化。

2. 辅助生殖技术

辅助生殖技术(assisted reproductive technology,ART)指采用医疗辅助手段使不育夫妇妊娠的技术,包括人工授精(artificial insemination,AI)和体外受精—胚胎移植(in vitro fertilization and embryo transfer,IVF-ET)及其衍生技术两大类。流行病学调查发现,辅助生殖分娩的新生儿较正常受孕儿不良结局的发生率升高。与正常妊娠分娩的新生儿相比,IVF-ET分娩的新生儿脑瘫发病率升高。

当校正多胎妊娠、孕龄两个因素后,ART与脑瘫的相关性在不同研究中结果不同。辅助生殖技术会造成多胎妊娠及早产的发生率升高,但目前尚不明确其本身是否可直接导致脑瘫的发生。

3. 性别与种族

在大多数的流行病学研究中,男性脑瘫患病率比女性大,其比例为1.3∶1。X染色体隐性变异可以解释这种差异,男性可能比女性更易受基因突变(点突变或拷贝数变异)的损伤。最近美国的一项研究显示,黑种人发生痉挛型脑瘫的风险比白种人高50%以上,在调整社会经济地位后(没有进一步调整早产、出生胎龄),这种巨大差异仍然存在。Lang等研究发现,亚洲人比白种人脑瘫的患病率低,但具体的机制还不明确。对于种族差异原因的进一步研究,可能为脑瘫的发病机制和预防提供新的见解。

4. 社会及环境因素

社会经济地位也是脑瘫发病的危险因素,农村低经济收入家庭中的脑瘫发病率比高收入家庭高,可能由于农村地区不能较好地预防高危因素,没有及时进行早期诊断和早期治疗。

(蔡雪莹 陈旭红)

第二章
脑瘫的临床表现及诊断

第一节 脑瘫的临床表现和分类

一、早期表现

脑瘫既然是在发育过程中受到损伤而引起的，患儿出生时大多数无脑瘫的任何临床症状，6~18个月龄时仍有约50%的患儿未出现脑瘫症候群。有50%的患儿会在新生儿和婴儿早期（1~6个月）就会出现早期症状。以往认为脑瘫的临床表现大多在2岁前出现和进展，大多数患儿在12个月龄前也很难达到脑瘫的诊断标准，脑瘫确诊的平均年龄在19个月（12~24个月），症状较轻的脑瘫患儿甚至到4岁才能诊断。目前认为可在矫正6个月龄前做出脑瘫早期精准诊断，达不到脑瘫诊断标准而极有可能发展为脑瘫的患儿可诊断为脑瘫高风险儿（infants at high risk of cerebral palsy，IHRCP）。

由于损伤的原因、轻重程度不同，早期症状亦多种多样，现归纳为以下主要表现：

1. 易于激惹、无缘由持续哭闹、不能很好地哺乳；或者过分安静、哭声微弱、哺乳无力、吞咽困难、易吐、体重增加不良。
2. 肌张力低下、自发运动减少、姿势异常。
3. 哭闹兴奋时身体发硬、好打挺、动作僵硬且不协调。
4. 反应迟钝、不认人、不会对视和追视。
5. 大运动发育明显落后，不会抬头、不会翻身、不会坐、双手握拳、不会抓握。
6. 经常有痉挛发作（这是危险信号，预后不良）。

应该强调，不管以上任何早期表现，单独存在价值都小；但复合存在，即各种表现组合存在则有重要意义。

另外，有些病情较轻微的婴儿早期往往无明显症状，但在婴儿后半期（6~12个月间）则有一些症状，也可看作是早期表现，例如，双下肢不会支持跳跃、双手不会对掌抓握、不会抓站、不会与人再见等。

其他神经功能障碍，如认知和交流障碍等。循证医学研究发现，存在脑瘫早期临床症状，结合全身运动评估（the Prechtl Qualitative Assessment of General Movements，GMs）、Hammersmith 婴幼儿神经发育学评估（the Hammersmith Infant Neurological Examination，HINE）、头颅磁共振成像（MRI）和婴幼儿发育评估这4项工具，可在矫正6个月龄前做出脑瘫的早期精准诊断。矫正5个月龄前可根据GMs、HINE和头颅MRI的结果做出脑瘫或IHRCP的精准诊断，矫正5个月龄以后可根据头颅MRI、HINE和发育评估结果进行脑瘫或脑瘫高风险状态的精准诊断。

二、主要障碍

（一）中枢性运动障碍

表现为运动发育落后，如患儿抬头、翻身、坐、爬、跪、站、走等躯干和四肢运动发育落后或停滞。主动运动困难，分离运动不充分，动作僵硬、不协调、不对称，出现各种异常的运动模式，出现联合反应和不随意动作，共济失调，运动缓慢等。

（二）姿势异常

由于异常肌张力的存在、原始反射的持续存在、病理反射的出现以及复杂的运动反应的缺乏等原因，使得脑瘫儿童不能完成正常活动。例如，患儿头和四肢不能保持在中线位上，四肢痉挛，呈现角弓反张，不能保持姿势的平衡等。

三、合并障碍和继发障碍

除运动障碍和姿势障碍外，部分患儿伴有以下一种或数种障碍。

（一）智力障碍

脑瘫儿童中约有25%智力正常，约50%出现轻度或中度智力障碍，其余25%为重度智力障碍。

（二）视力障碍

脑瘫儿童中约有55%~60%在视觉上有问题，其中最常见的是斜视，6个月以上的婴儿如还有斜视，则必须去眼科诊治。

（三）听力障碍

脑瘫儿童伴有听力缺损者并不罕见，据统计，有5%患儿完全失聪，8%患儿部分听力丧失,较多见于手足徐动型患儿。

(四)知觉缺失

脑瘫儿童 41.7%~72.3% 有知觉缺损。他们对痛的刺激、尿布干湿、物体粗糙与光滑表面感觉是正常的,但对身体位置的知觉会缺失,尤其是痉挛型的脑瘫儿童。

(五)语言障碍

约 30%~70% 脑瘫儿童有不同程度的语言障碍,其中四肢瘫儿发生率高,往往先出现吸吮困难、吞咽和咀嚼困难,然后有发音不清、构语困难、语言表达障碍甚至失语症等。

(六)情绪及行为障碍

脑瘫儿童容易因挫折而发怒,或想放弃,不再去尝试,因此,在心理上和行为上要鼓励和理解脑瘫儿童,培养他们友善随和、独立而又乐观进取的个性。

(七)学习障碍

脑瘫儿童由于脑部损害,视力、听力语言、智力也会有障碍,注意力不集中,学习积极性不高,常闹情绪,学习能力也因而较差。美国有一个统计,7 岁以上脑瘫儿童有 85% 的人阅读困难,93% 算术欠佳,只有 25% 学习上是正常或优异的。如能针对他们障碍的原因进行康复训练,他们也有机会学习好。

(八)癫痫

脑瘫儿童中有 14.75% 会出现癫痫,发作可在任何年龄。发作时双眼呆滞、全身僵直、口吐泡沫、四肢抽动,在刚入睡时或清晨时容易发作,发热与腹泻也会加重癫痫发作,经常发作会影响患儿的智力发展,降低学习能力,多见于痉挛型和四肢瘫儿童,手足徐动型者发作癫痫相对较少。这些患儿要有规律地服药,以便控制发作,一旦发作可采取以下方法处理:

1. 保持镇静,解开紧身衣。
2. 将患儿移出危险的区域,如火或尖锐物体。
3. 不要束缚患儿,一旦发作而又不能阻止,可让他发作完毕。
4. 将患儿侧卧,使唾液易于流出,易于呼吸。
5. 在患儿张开嘴时,放置毛巾之类的软物在其上下牙之间,以防咬伤舌头,但不宜放置硬物。
6. 发作时,不要以任何方式干扰患儿的动作。
7. 发作停止后,让患儿多休息以恢复体力。

(九)孤独症谱系障碍(autism spectrum disorder,ASD)

目前全球儿童孤独症的发病率在 1% 左右,其病因是多因素的,部分与脑瘫的病因相同,虽然目前没有明确统计数据显示脑瘫患儿同时合并孤独症谱系障碍的比例有多少，但因病因相关，可推断脑瘫儿童罹患孤独症的比例应高于1%，如脑瘫儿童合并有以下表现时需在进行脑瘫康复的同时结合孤独症专业训练。

1. 持续性多情境下目前存在或曾经有过的社会沟通及社会交往的缺失。
2. 限制性的、重复的行为、兴趣或活动模式异常。
3. 缺陷不能用智力残疾或GD解释，有时智力残疾和ASD共同存在时，社会交流能力通常会低于智力残疾水平。

四、分类

（一）脑瘫的肢体残疾分级

脑瘫最主要的表现是运动功能障碍，具体体现为患者肢体的瘫痪，即肢体残疾。脑瘫患者的肢体残疾程度因人而异，对每个患者残疾程度必须认真确定，这对估计预后、观察疗效、决定伤残级别都十分重要。我国肢体残疾的评定标准如下：

1. 一级

（1）四肢瘫痪；完全性截瘫；双髋关节无自主活动能力；偏瘫，单侧肢体功能全部丧失。

（2）四肢在不同部位截肢或先天性缺肢；单全臂（或全腿）和双小腿（或前臂）截肢或缺肢；双上臂和单大腿（或小腿）截肢或缺肢；双全臂（或双全腿）截肢或缺肢。

（3）双上肢功能极重度障碍；三肢功能重度障碍。

2. 二级

（1）偏瘫或截瘫，残肢仅保留少许功能。

（2）双上肢（上臂或前臂）或双大腿截肢或缺肢；单全腿（或全臂）和单上肢（或大腿）截肢或缺肢；三肢在不同部位截肢或缺肢。

（3）两肢功能重度障碍；三肢功能中度障碍。

3. 三级

（1）双小腿截肢或缺肢；单肢在前臂、大腿及其上部截肢或缺肢。

（2）一肢功能重度障碍；两肢功能中度障碍。

（3）双拇指伴有食指（或中指）缺损。

4. 四级

（1）单小腿截肢或缺肢。

（2）一肢功能中度障碍；两肢功能轻度障碍。

（3）脊柱（包括颈椎）强直；驼背畸形大于70°；脊柱侧凸大于45°。

（4）双下肢不等长，差距大于5cm。

（5）单侧拇指伴有食指（或中指）缺损；单侧保留拇指，其余四指截除或缺损。

（二）不属于肢体残疾范围的情况

1. 保留拇指和食指（或中指）而失去另外三指。
2. 保留足跟而失去足的前半部。
3. 双下肢不等长但差距小于 5 厘米。
4. 驼背畸形小于 70 度或脊柱侧凸小于 45 度。

（三）肢体残疾者的整体功能评价

从一个残疾者的功能看，在未实行康复措施的情况下，以实现日常生活活动（ADL）的不同能力来评价。日常生活活动分为 8 项，即端坐、站立、行走、穿衣、洗漱、进餐、大小便、写字。能实现一项算 1 分，实现但有困难算 0.5 分，不能实现算 0 分，据此分为 4 个等级。

日常 ADL 分级

	程度	记分
一级	完全不能实现日常生活活动	0~2
二级	基本不能实现日常生活活动	3~4
三级	能够部分实现日常生活活动	5~6
四级	基本能够实现日常生活活动	7~8

此外，CP 的临床表现与患儿的活动受限程度高度相关，CP 可根据粗大运动功能分级系统（gross motor function classification system，GMFCS）分成 5 个等级，其相应表现和能力见表 3-1。GMFCS 通过评价患儿在日常生活中坐、体位转移和移动的能力，客观地反映粗大运动功能障碍对其日常生活活动能力的影响。

粗大运动功能分级

级别	标准
一级	能够不受限制地行走；在完成更高级的运动技巧上受限
二级	能够不需要使用辅助器械行走；但在室外和社区内行走受限
三级	使用辅助器械行走；在室外和社区内行走受限
四级	自身移动受限；儿童需要被转运或在室外和社区内使用电动器械行走
五级	使用辅助技术，自身移动仍然严重受限

（四）脑瘫的类型

1. 按运动障碍特征分类

（1）痉挛型：这一型最常见。表现为肌肉僵硬，可见上肢卷曲，下肢夹紧交叉呈剪刀姿势。按痉挛程度可分为三级：重度——躯干和四肢处于痉挛状况；中度——静止状态下痉挛状况有所改善，运动时张力增高；轻度——静止状态或做容易掌握的运动时，肌肉张力基本正常或轻度增高（图 2-1-1）。

（2）手足徐动型：上肢、手、脚、面部经常有颤抖性的不自主的运动，动作不稳定，走路时摇晃不定，颈歪舌伸，手往后转（图 2-1-2）。

（3）软瘫型：也称低张力型，可见于婴幼儿。手脚或身体过软，这类患儿通常很安静，手脚甚少活动、踢伸或挣扎，缺乏保护性的头部侧旋转反应，容易发生呼吸道堵塞、窒息。这一类型的患儿过了二三岁后会转为手足徐动型或痉挛型（图 2-1-3）。

（4）共济失调型：通常肌张力过低，动作不协调，走路时摇晃不定，平衡能力差，往往在出生半岁至一岁以后才逐渐显露（图 2-1-4）。

（5）混合型：同时具有两种类型以上障碍的患儿，如痉挛型伴手足徐动型。

2. 按瘫痪部位分类

（1）单侧瘫：一侧上肢或一侧下肢运动功能障碍，上肢内旋屈曲，手握拳，下肢内旋屈曲，用脚尖站立；而另一侧肢体则正常（图 2-1-5）。

（2）双侧瘫：运动障碍不对称地累及两侧肢体，下肢比上肢严重，上肢轻微不灵活，双下肢内旋并拢，用脚尖站立。多为手足徐动型脑瘫（图 2-1-6）。

（3）四肢瘫：运动障碍不对称地累及整个身体，头控差，上肢内旋屈曲，手握拳，双下肢内旋并拢，用脚尖站立。多见于手足徐动型脑瘫，部分见于痉挛型脑瘫（图 2-1-7）。

（4）偏瘫：一侧上下肢瘫痪。

（5）三肢瘫：三个肢体瘫痪，多数为双下肢与一侧上肢瘫（图 2-1-8）。

（6）两下肢瘫，又称截瘫，为双下肢瘫痪。

（7）双重性偏瘫：双上肢受累为主，双下肢受累较轻（图 2-1-9）。

3. 按运动障碍程度分类

（1）轻度：症状轻微，日后不需要依赖他人照顾，可独立完成一切日常生活的活动，也不需要借助支架步行。

（2）中度：症状较重，治疗后仍需要支架和假肢装备才能做日常活动。

（3）重度：有严重的运动功能障碍，常伴有语言、智力障碍，治疗十分困难，日后很难独立生活，必须终生接受照顾。

不同类型脑瘫的粗大运动功能分级比例

组别	偏瘫	双瘫	痉挛型四肢瘫	手足徐动型	共济失调型和其他
GMFCS I~Ⅲ级	99%	98%	24%	25%	23%
GMFCS Ⅳ~Ⅴ级	1%	2%	76%	75%	77%
脑瘫占比	39%	38%		23%	

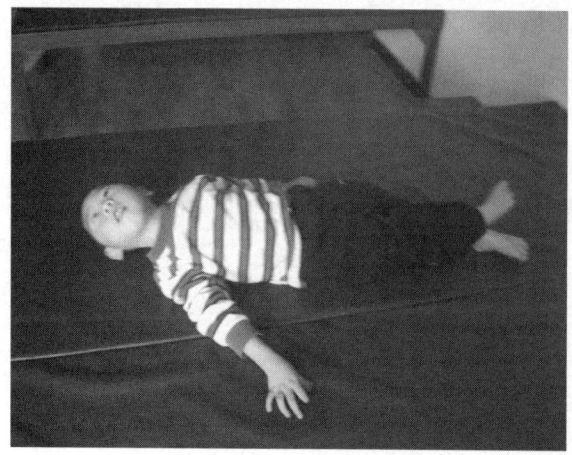

图 2-1-1 痉挛型

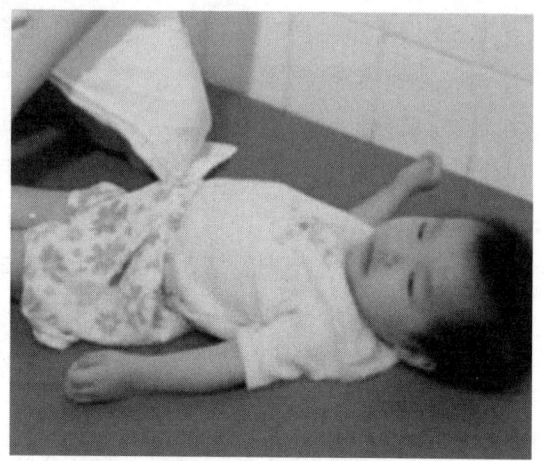

图 2-1-3 软瘫型

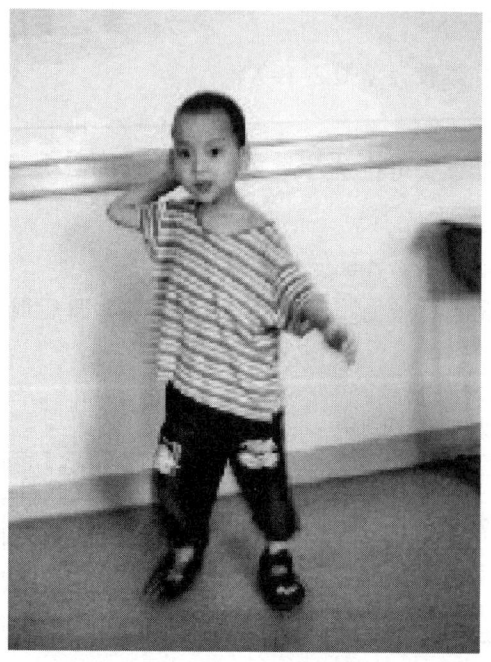

图 2-1-2 手足徐动型

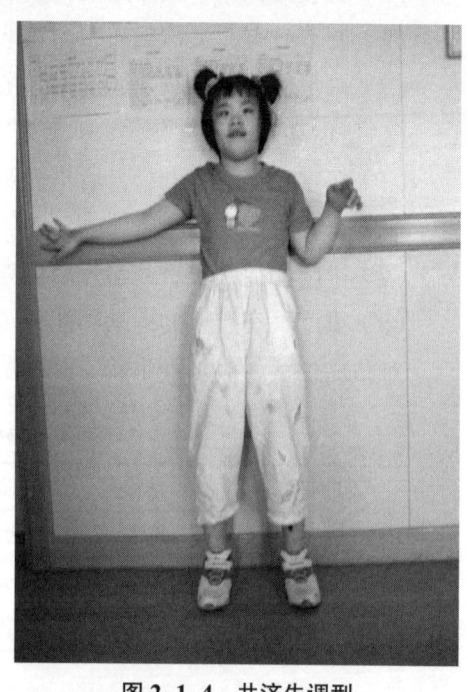

图 2-1-4 共济失调型

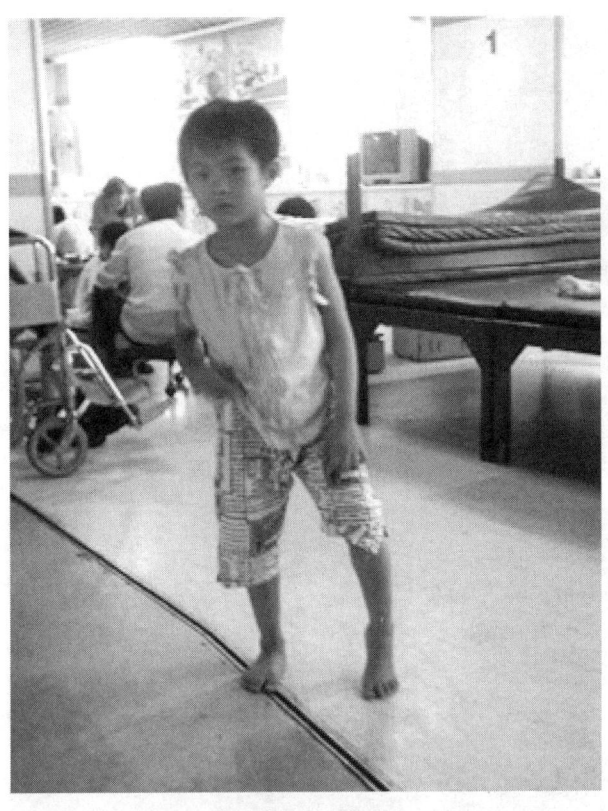

图 2-1-5 单侧瘫

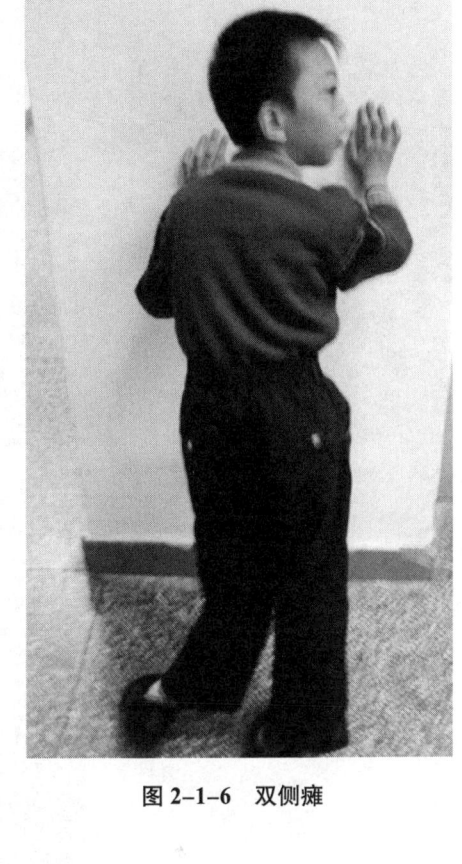

图 2-1-6 双侧瘫

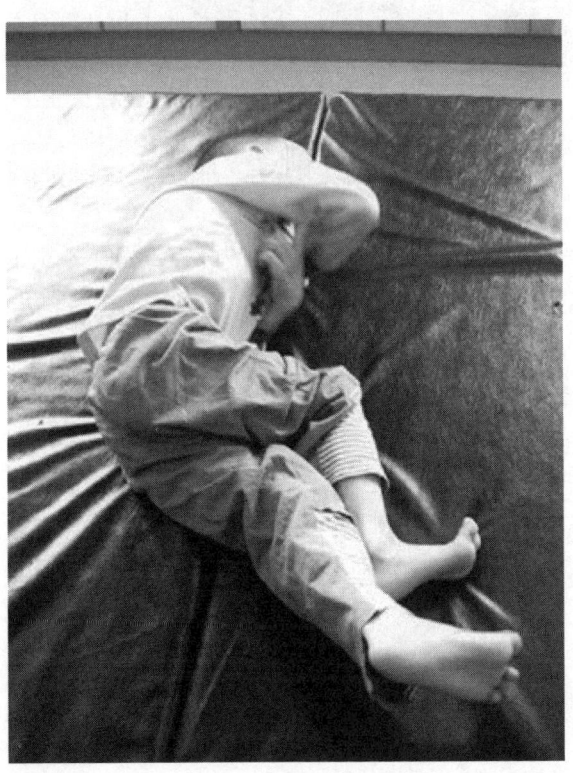

图 2-1-7 四肢瘫

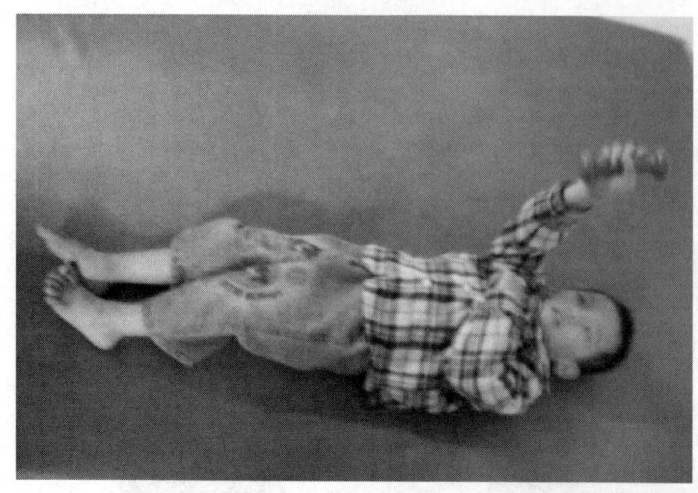

图 2-1-8 三肢瘫

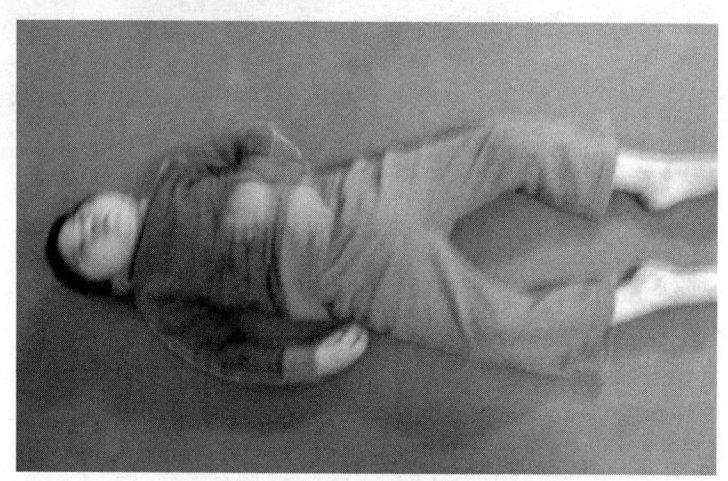

图 2-1-9 双重性偏瘫

附：美国脑瘫学会分类方法（1965 年，Minear）

按临床特点分类：

痉挛型、手足徐动型、紧张型、共济失调型、非紧张震颤型、低肌张力型（少见）、难以分类型。

按瘫痪部位分类：

单瘫、四瘫、截瘫、双瘫、偏瘫、双重偏瘫、三瘫。

按病因学分类：

生产前、遗传因素、子宫内获得、生产期窒息、生产后创伤（硬膜下血肿、头颅骨骨折、脑挫伤）、感染（脑膜炎、脑炎、脑脓肿）、中毒（铅、砷、煤焦油、生物、放射线）、血管意外、缺氧（CO 中毒、高海拔、高压性缺氧、低血糖）、肿瘤或后期发育性缺陷（脑肿瘤、脑积水、脑囊肿、颅内积水）。

身体状况评分：

生理生长评估、发育程度、骨龄、挛缩、抽搐发作次数、姿势和行为动机表达、眼—

手配合特征、视力状况、敏感程度、色盲、视野缺失、听力状况、音调辨别、音量大小、表达能力。

运动功能评分（严重度）：
I. 确诊脑瘫但无实际活动能力受限。
II. 确诊脑瘫合并轻度至中度运动能力受限。
III. 确诊脑瘫合并中度至重度运动能力受限。
IV. 确诊脑瘫不能从事任何实用的体力活动。

治疗分级：
A. 不需要治疗。
B. 需轻微的支具保护和较少治疗。
C. 需支具和器械帮助和较多治疗。
D. 需要长期监护和治疗。 精神评估：
必要时确定精神障碍程度。

第二节 脑瘫的临床诊断

一、脑瘫的早期诊断

脑瘫是小儿神经系统常见病之一，如能早期诊断且及时治疗，预后会较好。早期诊断定在出生后第1年，严重脑损害患儿于出生后3~6个月可作出诊断。早期诊断的方法，要深入细致地了解和总结有关正常儿童的生理知识，尤其是早期运动发育情况，这对于认识发育异常、迟缓或偏离发育轨道的婴儿是很重要的。未成熟儿脑受损伤时神经症状一般表现不很明显，3个月前婴儿大脑皮质控制下位中枢较差，自发运动大部分受原始反射的影响，自然恢复可到损伤后12~18个月，所以要严格重视病因及典型症状而作出诊断。

循证医学研究发现，存在脑瘫早期临床症状，结合全身运动评估（the Prechtl Qualitative Assessment of Ge-neral Movements，GMs）、Hammersmith 婴幼儿神经发育学评估（the Hammersmith Infant Neurological Examination，HINE）、头颅磁共振成像（MRI）和婴幼儿发育评估这4项工具，可在矫正6个月龄前做出脑瘫的早期精准诊断。矫正5个月龄前可根据GMs、HINE和头颅MRI的结果做出脑瘫或IHRCP的精准诊断，矫正5个月龄以后可根据头颅MRI、HINE和发育评估结果进行脑瘫或脑瘫高风险状态的精准诊断。

脑瘫诊断路径：

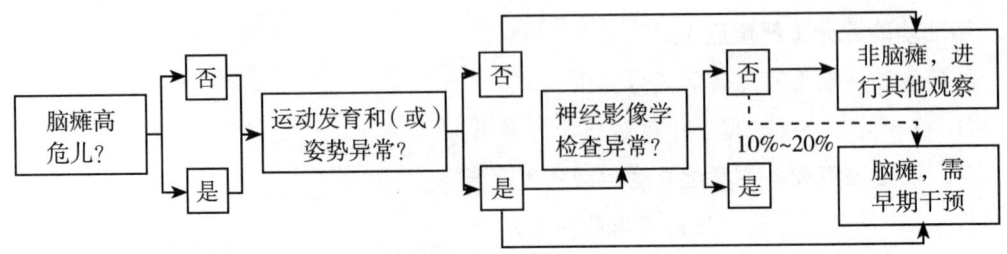

(一) 病史与早期症状

在产前、围产期或产后，婴儿在出生后 0~6 个月或 0~9 个月间具有高危因素，如果出现发育指标延迟、不正常的运动发育或运动功能障碍等症状就要给予重视。

1. 易激惹、不停地哭闹、烦吵、睡眠不安，尚有些脑瘫患儿会出现严重的腹绞痛。
2. 喂养时吞咽协调能力差，频繁呕吐，喂养难，吸吮难。
3. 极度紧张不安、烦躁，喂饱后仍然啼哭吵闹。
4. 对噪音或体位改变易惊，拥抱反射增强并伴有哭闹。
5. 穿衣时肢体僵硬，上肢难入袖口；换尿布大腿不易外展，难以分开两大腿；洗手时发现婴儿紧握拳；洗澡时四肢僵硬。
6. 全身翻动，有如滚木样情况。
7. 头后仰，抱举时其足尖朝下，足尖站立，像芭蕾舞样足。
8. 其他神经功能障碍，如社交障碍表现：眼神无对视，呼唤无反应，不会咿呀学语等。

(二) 早期体征

1. 肌张力的性质，如过高或过低。
2. 自然运动表现为过多的异常运动。
3. 原始反射消失。
4. 自主运动出现的情况，如平衡、协调动作以及降落时的保护反射。
5. 神经运动评价及神经系统检查，如膝反射、肱二头肌反射、踝阵挛以及其他病理反射。

(三) 各阶段脑瘫症状的表现

1. 新生儿期　出生后第 1 个月，严重痉挛性脑瘫患儿易诊断，表现为无自主运动，肌张力高，伸肌张力过强或角弓反张，以及异常发作运动如肌阵挛抽搐。仰卧位时双下肢僵直，被动屈曲和外展困难，头颈伸直，肩臂回缩（肌张力过高性迷路反射），双手握拳，肘关节屈曲，双肩外展。这些婴儿运动和姿势与正常新生儿对比有明显不同。然而大多数脑瘫婴儿在新生儿期并不出现痉挛的体征。相反出现不同程度的肌张力低下。警告体征常表现为异常觉醒状态，高音调和细弱哭声，吸吮、觅食反射减弱，继发性喂养困难，伸展反射异常的肌张力（过高或过低）。

2. 出生3个月的婴儿，以后如果两手握拳，拇指紧握在手掌中则属异常。如一只手能张开而另一只手紧握，也属于不正常。俯卧位时表现为抬头困难。这些都提示要注意脑瘫存在。

3. 出生后6个月内是认识脑瘫最困难的时期。无明显肌张力过高或明显的痉挛，肌张力常随患儿情况波动，安静时肌张力过低，模糊或移动时肌张力高。在婴儿安静状态下，门诊检查四肢被动运动及移动可作出婴儿肌张力状况评价以协助诊断。

4. 出生7、8个月以后不会爬，不会坐，也是脑瘫儿最常见的症状。

5. 在1岁时，小儿如果常用一只手去拿东西且表现不对称的自主运动，这提示偏瘫表现。如果面部常出现怪样的表情，或吮奶、吃食动作不协调，头不停地动或常有节律性的伸舌动作，则提示为手足徐动型脑瘫。

6. 6个月以上的婴儿随着生长发育，对脑瘫的认识愈来愈容易，除非常轻微的脑损伤外，几乎在6~12个月脑瘫儿都能够作出正确的诊断。

（四）脑瘫早期诊断难点

脑瘫早期诊断指出生后6个月的诊断，而把出生后3个月的诊断为超早期诊断，脑瘫早期症状都不很明显，超早期者就更没有特定表现。其早期诊断的难点有：

1. 脑性瘫痪的轻、中、重度差别较大。
2. 分型多样化。
3. 一个患儿可合并多种类型。同一类型在不同患儿表现亦不同。
4. 脑瘫患儿由于智能障碍程度不同，异常表现也有所不同。
5. 脑瘫患儿的异常表现随年龄不同而不同。
6. 个别脑瘫症状可自行消失。
7. 有时脑瘫儿的异常姿势在个别正常儿童中也可能会出现。

二、脑瘫的诊断要点

对脑瘫的诊断，根据以下几点不难作出：

1. 在出生前至出生后1个月内有致脑损伤的高危因素。
2. 在新生儿及婴儿期出现脑损伤的早期症状。
3. 有脑损伤的神经学异常，如中枢性运动障碍及姿势反射异常。
4. 常同时伴有智力低下、语言障碍、惊厥、感知觉障碍等多种异常。

5. 患儿的临床表现大多开始于婴幼儿期,但是,又不是所有的脑瘫患儿都会在早期表现明显的异常症状,特别是轻症患儿,在出生后6个月前甚至出生后9个月前,很难作出确切诊断。对于分型诊断,年龄越小也越有困难,原因为典型的体征尚未充分表现出来。所以,医生需要对婴儿进行仔细的观察和随访,反复多次地全面进行评估,以便及早诊断、早期治疗。

三、脑瘫的鉴别诊断

脑瘫是非进行性的中枢性运动障碍,出生后主要表现为运动发育延迟,因此,在鉴别诊断方面,对于非进行性疾病、出生后出现运动发育延迟的疾病都需要鉴别。

（一）以松软肌张力低下表现为主的脑瘫

以松软肌张力低下表现为主的脑性瘫痪应与下述疾病鉴别：

1. 脊髓进行性肌萎缩症（progressive spinal muscular atrophy）以松软表现为主症,为常染色体隐性遗传病。婴儿期发病者称为 Werdnig – Hoffman disease；幼儿期发病者称为 Kugelwerg – Wellanden disease。鉴别要点是智力正常；临床呈进行性、对称性、以近端为主的弛缓性瘫及肌肉萎缩；腱反射减弱或消失；可出现手指震颤；婴儿期呼吸肌可受累,呼吸功能出现严重障碍；晚期可波及舌和咽部肌肉,出现吞咽困难。肌电图可检出肌纤维纤颤电位,肌活检可确诊。本病预后不良,平均寿命为18个月,多数在2岁前死亡。

Waltin 提出的诊断标准如下：①出生时即有肌张力低下。②随年龄增长肌张力低下症得到改善。③无家族史。④无中枢神经系统及末梢神经病变。反射正常,无异常姿势,独立行走后发育正常。⑤肌电图、肌活检均正常,多数在2~3.5岁后能行走。

3. 对于各种各样疾病引起的智力低下,如能把握住原有疾病的特征,鉴别诊断不难；特发性单纯性智力低下较难鉴别。脑瘫常合并智力低下,有些脑瘫患儿只出现肌张力低下、运动发育延迟和智力发育延迟三大症状,又无其他特征性所见,故尤其在婴儿期鉴别十分困难。但一般说来,智力低下儿智力发育延迟与运动发育延迟的程度相近,而脑瘫患儿运动发育延迟比较明显,尤其是出现肌张力低下的手足徐动型和共济失调型伴有智力低下者少。

4. 先天性肌营养不良（福山型）为常染色体隐性遗传,也不能除外胎内感染而致。出生时开始出现四肢肌张力低下；关节挛缩；智力低下；面部肌肉受累；肠肌多呈假性肥大；腱反射消失。血清肌酸磷酸激酶增高,肌活检可确诊。

5. 先天性肌病包括 Central Core 病、Nemaline 病和肌管性（myotubular）肌病,均以非进行性运动发育障碍为主要表现。出生后运动发育迟缓,肌张力极低,反射存在,智力正常。病情逐渐好转,运动多在10岁以前恢复正常。靠肌活检确诊。

6. 乳儿型肌强直性肌营养不良为常染色体显性遗传,肌张力低下在儿童早期即很明显。鉴别要点为以肌强直为中心的临床所见,肌强直由下肢向上肢及面部发展,累及的肌肉常肥大，起步和转身缓慢，握物和咀嚼不易放松，多次重复动作后好转。出生 9 个月以后肌电图有参考价值，表现为特征性强直性放电。

7. Duchenne 型肌营养不良性连锁隐性遗传—进行性运动障碍；腱反射开始时正常，晚期消失；腓肠肌肥大；特殊起立姿势（Gower 征）；翼状肩。肌电图只作为参考，表现为低幅、持续短的多相电位，神经传导速度正常。肌活检可见肌原性萎缩。血清肌酸磷酸激酶早期开始上升。多数在 20 岁前死亡。

8. 糖原累积病表现为肌张力低下，累及肌肉者以Ⅱ型（Pompe）症、Ⅲ型（Forbes 病）、Ⅳ型（Anderson 病）为主。前两型为常染色体隐性遗传，Ⅳ型遗传方式不明。确诊主要靠酶学检查。

9. 脑脂质病患儿表现为松软。异染性脑白质营养不良（metachromelic leuodystrophy disease，MLD）和球形细胞白质营养不良（groboid leucodystrophy disease，GLD；Krabbe 病）。均为常染色体隐性遗传病。前者幼儿型出生时表现为明显的松软现象，随病情发展出现痉挛、去脑强直，智力进行性减退，有进行性吞咽困难。临床上可根据进行性特点加以鉴别，但在疾病早期，确诊需测白细胞或尿中芳香硫酸酶 A 的活性。脑脊液中蛋白含量增高，但压力不高，细胞不增多。后者患儿出生时松软的表现比较严重，常于出生后 4 个月发病，智力进行性减退。早期出现进行性痉挛，脑脊液蛋白含量增高，确诊靠白细胞或皮肤成纤维细胞中半乳糖苷酯酶活性测定。

（二）痉挛型脑瘫

痉挛型脑瘫应与下述疾病鉴别：

1. 痉挛型双瘫与脑白质营养不良鉴别　后者病程呈进行性，脑脊液中蛋白质含量增高，靠细胞中酶的活性测定确诊。
2. 痉挛型偏瘫与缓慢生长的大脑半球肿瘤鉴别　后者运动功能丧失常呈进行性，并有颅内压升高的表现。
3. 痉挛型截瘫与小儿颈椎损伤、脊髓肿瘤、先天畸形等脊髓病鉴别　可进行脊柱 X 线检查、脑脊液检查、脊髓造影检查，结合临床表现进行诊断。

（三）共济失调型脑瘫

共济失调型脑瘫应与进行缓慢的小脑退行性变鉴别。后者随年龄增长，其症状逐渐加重。

（四）脑瘫鉴别诊断时必要的检查

在脑瘫鉴别诊断中，要根据患儿年龄、瘫痪的部位、病型、并发损害等具体情况的不同，因人而异，做必要的检查。一般的鉴别诊断可参考图 2-2-1 的程序。

(五)孤独症谱系障碍

孤独症谱系障碍(autism spectrum disorder, ASD):

1. 持续性、多情境下存在或曾经有过的社会沟通及社会交往的缺失。
2. 限制性的、重复的行为、兴趣或活动模式异常。要求至少表现为以下4项中的2项,可以是现症的,也可以病史形式出现:刻板或重复的运动动作使用物体或言语;坚持相同性,缺乏弹性的或仪式化的语言或非语言的行为模式,高度受限的固定的兴趣,其强度和专注度方面是异常的,对感觉输入的过度反应或反应不足,或在对环境的感受方面有不寻常的兴趣。
3. 症状在发育早期出现,也许早期由于社会环境的限制,症状不明显,或由阶段性的学习掩盖。
4. 症状导致其在社会很多重要领域中出现非常严重的功能缺陷。
5. 缺陷不能用智力残疾或GD解释,有时智力残疾和ASD共同存在时,社会交流能力通常会低于智力残疾水平。有些ASD患儿可伴有运动发育迟缓,易误认为GDD或脑瘫早期的表现。

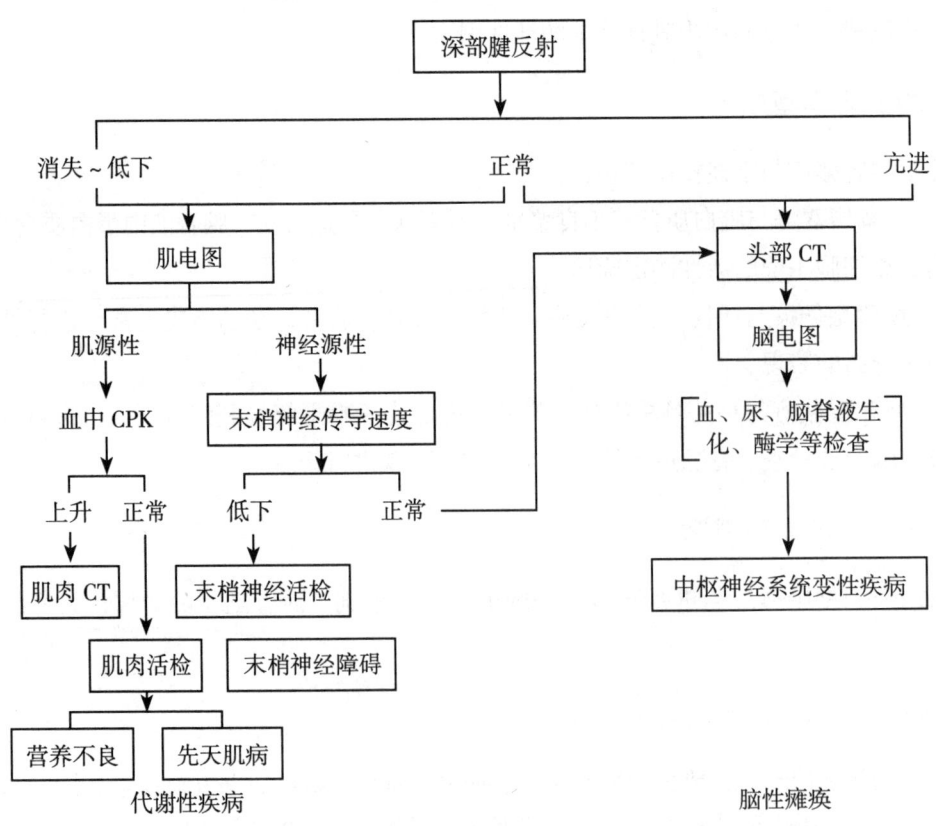

图 2-2-1　鉴别诊断中的必要检查

第三节 脑瘫的预防

当前，由于疾病谱发生了很大变化，从过去的急性病、传染病、寄生虫病占优势转变为障碍性、慢性、老年性疾病占优势，而且在障碍性中还出现重度化、重复化和多器官化的趋势，重度残疾构成比由10年前的26.5%上升至目前的32.5%，因此，残疾的预防已从生物学预防进入社会学预防阶段。其工作重点是通过三级预防来实现的：一级预防（病因预防），指对人体和环境的预防措施；二级预防（临床前期预防），强调早期发现、早期诊断和早期治疗；三级预防（临床预防），重点在于防止已出现的残疾的恶化及并发症的出现。脑瘫是一个重要的致残性疾病，具体到小儿脑瘫残疾的预防，应从以下几个方面进行：

1. 要坚持优生优育，保证胎儿健康发育。
2. 定期进行产前检查，如有高血压、妊娠毒血症要及时治疗，避免难产。
3. 保证孕妇良好的营养，预防早产，因早产是脑瘫的一个重要原因。
4. 孕妇要避免不必要的服药，怀孕期间（尤其是前3个月）做好风疹预防工作。
5. 鼓励母乳喂养，因母乳喂养可增强婴儿对感染的抵抗力。
6. 婴儿出生后要定期去医院检查，早期发现发育迟缓症状，给予早期指导及治疗。
7. 要定期进行预防接种，防止脑膜炎及其他传染病的发生。
8. 教育家长识别脑膜炎的早期症状，有病应及时送医院诊治。
9. 脑瘫发生后常继发有关节挛缩、活动受限、肌肉萎缩无力、坠积性肺炎、压疮、骨骼变形、心理障碍等症，为预防其发生，应积极进行主动和/或被动运动、文娱和心理方面的治疗。
10. 对脑瘫残疾的预防应在国家、地方、社区、家庭不同层次进行，只有这样才能将脑瘫造成的残疾障碍降到最低限度。
11. 此外，有50%无危险因素的脑瘫儿童很可能与基因或遗传因素有关，遗传学研究显示，1/3的脑瘫患儿存在遗传学异常。因此，对脑瘫遗传学的深入研究有望于开发新的、革命性进展的预防和治疗脑瘫的方法。

第四节 脑瘫康复路径

一、诊断

1. 病史采集

（1）致病因素是非进行性的，在出生前至婴儿期内大脑发育过程中出现。

（2）临床主要表现为运动发育落后，瘫痪肢体主动运动减少，异常姿势。

2. 体征：肌张力增高，姿势异常，腱反射亢进，可见反射异常如原始反射延迟消失、保护性反射延缓出现，可引出踝阵挛和病理反射阳性。

3. 实验室检查头颅 CT 和 MRI 可发现大脑发育异常，脑电图可见背景慢活动或癫痫样波。遗传代谢病筛查、基因分析、染色体检查未发现异常。

二、康复评估

运动功能评估、生长发育评估、智能测评评定、日常生活能力量表、心理评估、行为观察量表，康复评定：肌张力、肌力、粗大运动、精细动作、关节活动度、生活自理能力、步态、吞咽功能、疼痛评估等。

三、制订康复治疗方案

1. 功能训练，包括躯体训练、技能训练及其他功能训练。
2. 矫形器的应用。
3. 伴有肢体痉挛的脑瘫患儿，肉毒毒素注射术术前评估，术前检查，实施肉毒毒素注射术治疗。
4. 物理治疗，包括水疗及各种电疗。
5. 可试用一些缓解肌张力增高的药物。
6. 传统医学方法，可应用针刺、按摩、推拿等疗法来改善运动状况。
7. 神经营养药物选择与使用时机。
8. 心理行为治疗，社交训练。

四、常见并发症及处理

脑瘫患儿可能伴有智力低下、癫痫、行为异常、社交障碍、语言障碍、感知觉障碍、体格发育障碍、听觉视功障碍、骨骼肌肉畸形等，可给予相应的语言治疗、吞咽功能训练、音乐和文娱疗法、认知训练行为天干预、抗癫痫治疗和外科手术等处理。

五、家长沟通

1. 脑瘫是指婴儿期由各种原因所引起的、非进行性脑损伤或发育缺陷所致的运动障碍及姿势异常的一组综合征，其症状在婴儿期出现，其诊断主要根据病史、临床表现和体格检查，但需排除进行性疾病所引起的中枢性运动障碍及正常患儿暂时性的运动发育迟缓。

2. 目前治疗主要有运动疗法、物理因子治疗、作业疗法、矫形器、座椅及姿势控制、针灸、推拿、肉毒毒素注射及神经营养药等，通过治疗，部分患儿可达到或接近正常同龄儿的社会生活能力。

3. 脑瘫患儿可能伴有智力低下、癫痫、行为异常、社交障碍、语言障碍、感知觉障碍、体格发育障碍、听觉视觉功能障碍、骨骼肌肉畸形等，可给予相应的干预训练和治疗。

5. 脑瘫的康复治疗是一个长期且艰苦的过程，要有坚定的持之以恒的思想准备，积极配合专科医生和康复治疗师的治疗工作，这样才能产生事半功倍的效果。

六、家庭指导

1. 定期评估，坚持治疗。
2. 脑瘫的康复治疗是一个长期持续的过程，可以定期到康复机构由康复专业人士（如康复医师、治疗师）进行康复评估，协助调整康复计划，指导康复训练，以持续提高患儿的运动功能和活动能力，防止或减缓二次残疾的发展。
3. 告知复查时间和地点。
4. 出现以下紧急情况需及时返院或到当地医院治疗

（1）吞咽不良的患儿出现误吸。

（2）步态不稳导致跌倒损伤。

（3）出现药物不良反应。

告知紧急医疗咨询电话，提供相关咨询和指导建议。

5. 健康宣教

（1）尽早就医：特别是对于早产儿、生后有窒息史、新生儿期有惊厥或病理性黄疸病史等高危儿应定期到患儿神经内科或儿童保健科进行运动发育的评估，以免延误了患儿的治疗时机，影响治疗效果，将得不偿失。

（2）详细反映情况：医生只有全面的了解孩子的情况，才能更好地诊断和有针对性地制订个性化的康复计划。

（3）参与治疗：最好从一开始父母就直接参与到患儿的康复治疗中，这样对孩子所患疾病的特点、发展和预后都有一个基本了解，对治疗师的指导就会更容易领会，便于在家里对孩子进行有效的康复治疗。

（4）积极配合治疗，做好与医生、治疗师之间的沟通工作。学会家庭康复治疗的方法，注意家庭护理。

（5）养成良好的生活习惯，保证充足睡眠，避免过度劳累。

（6）注意锻炼身体，提高健康水平，预防上呼吸道感染等疾病。

附：脑瘫的诊治流程图

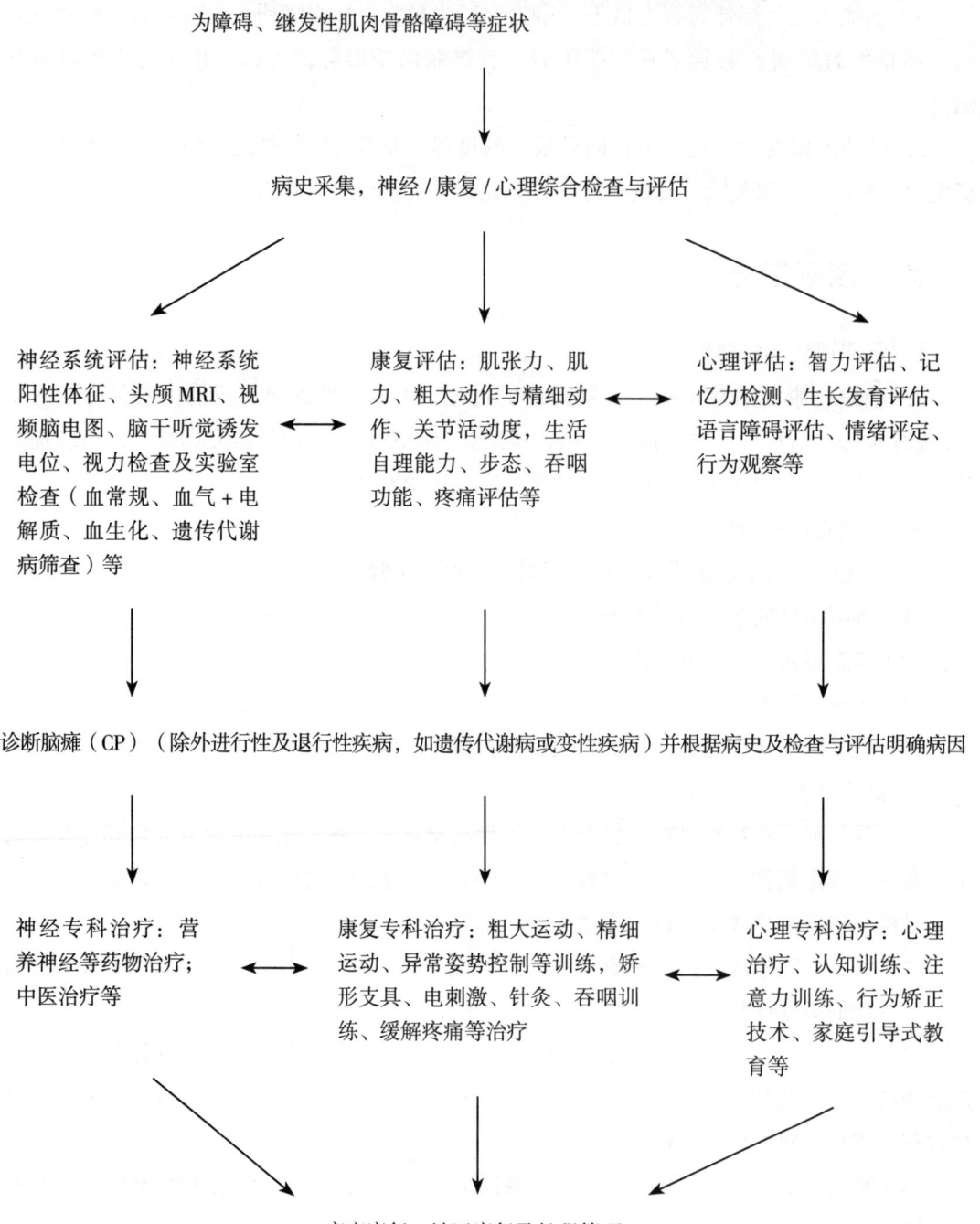

（蔡雪莹　陈旭红）

第三章
脑瘫的康复功能评定

第一节 神经系统检查

一、神经反射检查

正常的神经反射主要分为两类：终生存在的反射和仅存在于婴幼儿期的原始反射。这里只讨论与脑瘫儿童密切相关的神经反射。

小儿神经反射的发育情况能反映其神经系统的发育水平，如出现神经反射左右不对称，该出现时不出现、该消失时不消失，或出现病理反射等情况，均提示神经系统发育异常或受损。根据儿童的生长发育特点，不同年龄阶段的检查项目、方法和临床意义各有不同。儿童康复工作者应熟练掌握正常儿童的神经系统发育指标，通过对神经系统的检查，及早发现婴幼儿的脑损伤及其损伤程度，有利于早期的干预和早日得到适当的康复功能训练，防止问题的进一步恶化。

（一）原始反射

1. 吸吮反射

（1）检查方法：检查者用手指轻轻碰触小儿的嘴角或上下唇，或将手指放入小儿口中，小儿会出现吸吮动作。该反射出生后即出现，2~4个月后消失。

（2）意义：脑损伤患儿和早产儿此反射会减弱、消失或持续存在或重新出现；正常儿饱餐后该反射也不易引出，而饥饿时会呈亢奋状态。

2. 觅食反射

（1）检查方法：检查者用手指轻擦小儿一侧口角的皮肤，小儿出现头转向刺激侧并张口的动作。此反射出生后即出现，1个月左右消失。

（2）意义：早产儿及脑损伤患儿该反射减弱或消失；持续存在提示脑损伤。

3. 咬合反射

（1）检查方法：检查者将手指放入小儿口内并触摸其牙床的咬合面，小儿会做出上下牙床咬合的动作。此反射出生后即出现，6个月后随咀嚼运动的出现而消失。

（2）意义：此反射持续存在提示脑损伤。

4. 拥抱反射

（1）检查方法：小儿仰卧，检查者拉小儿双手上提，使其头部后仰，头颈部离开床面约2~3cm，然后突然放开双手，小儿双上肢会先向两侧伸展，手张开，然后双上肢向胸前屈曲回收呈拥抱状。可伴有哭闹。此反射出生时即出现，3个月时最明显，以后逐渐减弱，6个月后消失。

（2）意义：新生儿期此反射减弱或消失，提示中枢神经系统功能低下。两侧不对称提示有偏瘫、锁骨骨折或臂丛神经损伤等。6个月后仍不消失，提示有脑损伤。

5. 握持反射

（1）检查方法：小儿仰卧，上肢呈半屈曲状态，检查者用一个手指放入小儿的一侧手掌中并稍加压迫，小儿会出现该侧的手指屈曲握紧检查者的手指的动作，如检查者上提手指，小儿会短暂地被拉起。此反射出生时即出现，且十分明显，2个月后逐渐减弱，4个月后逐渐被有意识的抓握所取代。

（2）意义：新生儿期该反射减弱或消失，提示有上运动神经元的损伤；一侧减弱或消失，多见于臂丛神经损伤。持续存在提示有脑损伤。

6. 非对称性颈紧张反射

（1）检查方法：小儿仰卧，头于正中位，上下肢伸直。检查者将小儿的头部向一侧转动，小儿颜面所向的一侧上下肢会出现伸展的动作，而另一侧上下肢会出现屈曲的动作。出生后1周出现，2~3个月时最明显，以后随着神经系统的发育而消失。

（2）意义：4个月后仍持续出现则提示有脑损伤。这种原始反射的持续出现，会严重影响患儿的姿势和运动发育，是脑瘫的典型特征。

7. 对称性颈紧张反射

（1）检查方法：检查者用一手托起小儿的胸腹部，使小儿俯卧在检查者的手掌上，当用另一只手使小儿的头前屈时，会出现双上肢屈曲，双下肢伸展的动作；使小儿的头部后仰，则出现双上肢伸展，双下肢屈曲的动作。此反射出生后即出现，3~4个月后逐渐消失。

（2）意义：该原始反射持续出现，提示有脑损伤。与非对称性颈紧张反射一样，会影响小儿姿势及运动的发育。

8. 紧张性迷路反射

（1）检查方法：

1）仰卧位紧张性迷路反射：小儿仰卧位，当使其头部轻度后仰时，会出现四肢伸展的动作。

2）俯卧位紧张性迷路反射：小儿俯卧位，当使其头部前屈时，可出现四肢屈曲的动作，双下肢屈曲于腹部下面，出现臀高头低的特殊体位。

（2）意义：此反射出生后即出现，1~2个月时最明显，4个月后消失。持续存在提示脑损伤。与非对称性和对称性颈紧张反射一样，由于头部的位置影响了肢体的运动，这些原始反射的持续存在都会影响小儿的运动发育。

小儿的重要反射及反应

反射	正常持续时间	刺激	反应
吸吮反射	0~3个月	把手指头放入小儿口中	唇颚出现吸吮动作
握持反射	0~3个月	将手指或合适之物体放于小儿掌心靠内侧处	手指屈曲紧握物体，头部移至身体正中
格兰身体侧弯反射	0~2个月	摩擦背部脊柱侧边	身体向刺激的一侧弯曲
拥抱反射	0~6个月	小儿平躺，将头及上半身扶起，然后突然放手使其头部往后掉	小儿惊吓将手臂向外伸展，两手张开，若将他抱起手臂往内收
非对称性颈紧张反射	0~6个月	小儿平躺，头保持中立，手脚伸直，然后将头转向一侧	与脸部同侧之手脚伸直，对侧手脚屈曲
对称性颈紧张反射	0~6个月	小儿四肢跪地或趴于医者膝上，然后将小儿的头向下压（前屈）小儿姿势如上，将头部往上抬起（后仰）	手部屈曲或屈肌张力增高，腿部伸直或伸肌张力增高 手臂伸直或伸肌张力增高，腿部屈曲或屈肌张力增高
紧张性迷路反射	0~4个月	小儿仰卧，头正中，手脚伸直，使其头部轻度后仰 俯卧，使其头部前屈	全身伸肌张力同时增高 全身屈肌张力同时增高
翻正反射	1~2个月至终生	小儿眼睛蒙起，抱起，仰式、俯式，身体倾向左方、右方	头自动抬起，保持脸部垂直，口在水平线上
两栖式反射	6个月至终生	小儿俯卧，头保持正中，手伸直放于头两侧，腿伸直然后抬高一侧骨盆	同侧的肘、髋、膝关节均自动弯曲

（二）感觉运动反射

1. 视觉颜面反射

（1）检查方法：小儿仰卧，头正中位，在小儿面前15~30cm处约30°角的地方，出示红光或红色的玩具,正常反应为小儿的头部会转向光源或玩具一侧。

（2）意义：此反射缺如提示有脑损伤或视力障碍。

2. 听觉颜面反射

（1）检查方法：小儿仰卧，头正中位，在小儿的一侧耳朵附近发出声响，正常反应为小儿的头部和眼睛会转向声源一侧。

（2）意义：此反射缺如提示有脑损伤或听力障碍。

（三）调正反射

调正反射是指当小儿身体的位置在空间发生变化时，头颈部、躯干和肢体立即恢复到正常姿势的反应。调正反射与小儿的粗大运动密切相关，调正反射的缺如会引起粗大运动发育迟缓。

1. 颈调正反射

（1）检查方法：小儿仰卧，头正中位，上下肢伸展，当检查者把小儿的头部转向一侧时，小儿的整个身体会随即向转头的方向侧转。此反射出生时即存在，6个月左右消失。

（2）意义：此反射在完成翻身动作上起重要作用。持续出现提示脑损伤。

2. 视调正反射

（1）检查方法：检查者将小儿竖直抱起，分别做前后左右倾斜，倾斜时小儿会调整头部的位置以保持头部竖直，两眼位置保持在同一水平。3~5个月的小儿出现该反射。

（2）意义：6个月的小儿仍不出现该反射，提示神经系统发育迟缓。

3. 迷路调正反射

（1）检查方法：蒙住小儿双眼，检查者竖直抱起小儿，分别做前后左右倾斜。小儿反应同视调正反射。出生后2~3个月出现该反射。

（2）意义：4~6个月仍不出现为异常。

4. 降落伞反射

（1）检查方法：检查者双手放在小儿腋下将其抱起，然后突然将其头部和上身快速向前屈曲，小儿立即出现双臂和双手伸展，向下呈支撑保护状。出生后6个月开始出现该反射。

（2）意义：10个月后仍不出现为异常。

（四）平衡反射

平衡反射是指当倾斜小儿身体的支撑面或移动其身体的重心时，为了保持平衡，其躯干和肢体发生代偿性的动作，以保持整体的正常姿势的反应。正常的卧位、坐位和站立位的平衡反射应该在1岁左右出现，并维持终生。如平衡反射延迟或不出现，提示神经系统损伤或发育迟缓。

1. 卧位平衡反射

（1）检查方法：小儿仰卧或俯卧在平板上，检查者慢慢抬高平板的一侧，使小儿的身体倾向一侧并失去平衡,小儿会迅速地把头和上身移向抬高侧,同时抬高侧的双下肢也迅速地向外伸展以保持身体的平衡。在出生后 6 个月左右出现。

（2）意义：1 岁时仍不出现为异常。

2. 坐位平衡反射

（1）检查方法：小儿取坐位,检查者用手向一侧轻推小儿的身体使其失去平衡,小儿的头部和上身会向与推力相反的一侧倾斜,该侧的上下肢会迅速地向外伸展以保持身体的平衡。出生后 8~10 个月出现该平衡反射。

（2）意义：1 岁后仍不出现为异常。

3. 站立位平衡反射

（1）检查方法：小儿取站立位,检查者分别向前、后和两侧轻推小儿,使其失去平衡。向前后推时,小儿会主动向前、后迈步；向两侧推时,小儿被推侧的下肢会向外伸展,以保持身体的平衡。正常情况下,前方平衡反射在 12~15 个月出现；侧方平衡反射在 18 个月左右出现；后方平衡反射在 24 个月左右出现。

（2）意义：超过正常小儿应当出现该反射时段半年以上仍未出现提示异常。

第二节 肌力与肌张力检查

一、徒手肌力检查

肌力检查常用来评价各种原因引起的肌肉功能损害的范围和程度,评估康复治疗的效果。也可用于神经系统疾病的检查,评价其神经损害的范围及程度,评估神经肌肉功能恢复和日常生活活动能力改善的潜力,为确定康复治疗的目标和治疗方法提供依据。脑瘫儿童的肌力检查受到肌张力、痉挛、患儿的合作与否等因素的影响,一般不作为主要的参考资料。重点应放在其运动能力的发育水平以及功能状况的评测和检查上。

（一）肌力检查按五级六分法进行

0 级：没有肌肉收缩的迹象。
Ⅰ级：有肌肉收缩,但没有关节活动的产生。
Ⅱ级：减重力的状态下做全范围的关节活动。
Ⅲ级：抗重力做全范围的关节活动。
Ⅳ级：抗中等阻力做全范围的关节活动。
Ⅴ级：抗较大阻力做全范围的关节活动。

（二）检查次序

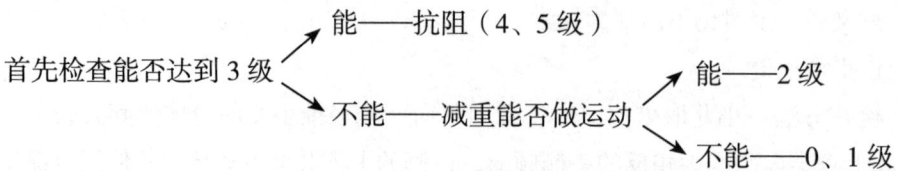

一般情况下，上肢要3级以上肌力，下肢要4级以上肌力才能完成功能性的活动。
记录：
_____肌　　肌力_____级
有痉挛（S）　　痉挛严重（SS）
有挛缩（C）　　严重挛缩（CC）

二、肌张力检查

肌张力的检查在儿童脑瘫的检查中较为重要，肌张力异常是脑瘫儿童的常见表现，它直接影响患儿的活动及其功能水平，但临床上缺乏量化的标准。肌张力的检查表格请参看下篇第八章 第一节 常用的康复训练档案。

（一）Ashworth 痉挛等级评价

0级：无肌张力的增高。
1级：肌张力轻度增高，受累部分被动屈伸时，在关节活动范围（ROM）之末时呈现最小的阻力或出现突然卡住和释放现象。
1+级：肌张力轻度增高，在ROM50%范围内出现突然卡住，然后在ROM的后50%均呈现最小的阻力。
2级：肌张力较明显地增高，通过ROM的大部分时，肌张力均较明显地增高，但受累部分仍能较容易移动。
3级：肌张力严重增高，被动运动困难。
4级：受累部分被动屈伸时呈现僵直状态而不能运动。

（二）检查方法

检查时患儿取仰卧位，头部居中，身体放平，处于安静清醒状态，尽量充分暴露患儿的肢体，以免影响结果的准确性。检查者对患儿肢体各部位进行被动活动，根据其所受的阻力进行分级。检查要从以下几方面进行。

1. 抱　治疗师通过抱患儿的手感，可以在一定程度上了解患儿肌张力的情况。肌张力低下的患儿，抱时会感到有下滑感，沉重感。而肌张力高的患儿抱时会有强直感，抵抗感。

2. 被动运动　治疗师在对肌张力低的肢体进行被动屈伸运动时，会感到沉重，无抵抗力，肢体缺乏控制能力；而在对肌张力高的肢体进行被动屈伸运动时，会感到有明显抵抗感，这种抵抗力往往在运动开始时大于运动结束时。

3. 姿势　观察一个超过3个月大的正常婴儿，如置于仰卧位，他会自然躺着，并不断对抗重力进行运动，自如地保持一定的体位和姿势。肌张力低的患儿，如置于仰卧位，上下肢常屈曲，外展，缺乏主动运动；而肌张力高的患儿，若处于仰卧位，往往出现不对称的异常姿势，肌张力越高，姿势就越异常、不对称。

4. 触诊　上肢触诊肱二头肌、肱三头肌，下肢触诊腓肠肌、股四头肌。肌张力低的患儿肌肉组织手感柔软，松弛，对手指的按压较少抵抗；而肌张力高的患儿肌肉组织手感紧张、僵硬，对手指的按压有较大抵抗。

第三节　运动功能与姿势评定

小儿的运动发育包括粗大运动和精细运动两方面。粗大运动是指由大肌群参与的躯体的移动；精细运动是指由小肌群参与的手指的活动。纵观小儿的运动发育过程，是遵循从头到脚、由远到近、先粗大后精细、从范化到分离、由不协调到协调的发展规律。正常的运动发育与脑部的结构完善和功能的成熟情况密切相关。运用一些运动的发育指标，来判断婴幼儿的运动发育是否正常，对康复训练计划及功能目标的制订有重要的参考价值。

一、运动的功能评定

进行粗大和精细运动检查，多用观察儿童玩耍的方法进行，先让儿童熟悉你和周围的环境，尽量减少干扰因素。检查者可与儿童玩耍或儿童与母亲玩耍。粗大运动与精细运动可一起检查，分别记录。

（一）粗大运动

0~1个月：仰卧位时头常偏向一侧；不规则的肢体活动。俯卧位时头开始稍能抬起，稍转向一侧。

3~6个月：仰卧位时头于中线位，两侧身体对称；双手放在胸前，偶尔把手放到嘴边；双腿交替蹬踏。俯卧位能抬头，并转动；双上肢能持重，用双肘支撑抬起上胸；能从仰卧位翻转到俯卧位，双手放到胸前。扶持下能坐稳或能独坐。

6~9个月：仰卧位时头能抬起；把玩自己的脚并将脚趾放入嘴里；双腿交替蹬踏，能向一侧翻身。俯卧位时能伸直双上肢把身体撑起；能做轴心转动（团团转）；能从俯卧翻身至仰卧；会爬行（腹爬）。坐位时背能挺直，坐在地面上时需要用手支撑；坐位时头可以两边转动。扶持站立时双腿跳动。

9~12个月：能在地面上挪动和爬行（四点爬）。坐位时能向侧转去拿玩具；可有多种坐姿（椅子、凳子、地面）。扶家具或成人的手可以从坐位至蹲位、跪位和站起来。扶家具可横着行走。

1~1.5岁：坐位时喜欢变换坐姿，转动、挪动或扶家具站起来。能扶家具或独自站立。双手或单手扶行走或独立行走。

1.5~2岁：能爬上成人的椅子，并坐在上面。独自行走，可边走边玩玩具。扶扶手可两步一级上楼梯。能笨拙地跑。

2~2.5岁：行走过程中可急停，并蹲下来从地上捡东西。一手扶扶手可上、下楼梯，两步一级。能急促地跑，并避开障碍物。可跳起，但不能双脚同时离地。能踢球。

2.5~3岁：能踮脚尖行走。不扶扶手，可两步一级独自上楼梯。扶扶手可两步一级下楼梯。可双脚跳起。

3岁：能单脚站。每步一级独自上楼梯，两步一级独自下楼梯。可绕弯或绕过障碍物跑。双手能接大球，单手扔小球。能从矮的台阶往下跳并站稳。会骑童车并能拐弯。

（二）精细运动

0~1个月：手常握拳，拇指被握在其余四指里。

3~6个月：手常张开，把玩具放他手掌的尺侧时能有抓握（尺侧抓握）。

6~9个月：能用手掌抓握，没有主动放开的活动。开始会把玩具从一只手递给另一只手。

9~12个月：能用食指指点物品。抓握时用拇指（桡侧抓握）。能用拇指和食指捏拿细小的物品。能放开玩具。

1~1.5岁：手指能灵巧地捏拿物品。建立惯用手。用拳握的方法握笔涂鸦。

1.5~2岁：能拾起滚动的球。能把小玩具放到容器内。能把容器倒过来，倒出内容物。用拳握或手指握笔涂鸦或模仿画直线。

2~2.5岁：能剥开糖纸。能逐页翻书。能旋开和旋紧瓶盖。能模仿画横线、画一个完整的圆。

2.5~3岁：拇指和食指对捏能穿直径2.5cm大小的珠子。开始用剪刀剪东西。能单手握住杯子。

3岁：拇指和食指对捏能拿起针线。能较好地使用剪刀。能画简单的图形。较灵活地使用工具和餐具。

二、姿势评定

姿势是指身体在静止时为克服重力的作用而采取的自然体位。姿势发育与神经系统的发育是相平行的，它反映着肌张力和神经系统的状态。姿势和反射都是自发运动的基础，二者关系密切，相互影响，都随着神经系统的发育而发展。

（一）仰卧位

头部是否处于正中位，能否抬头；头部转动时是否受原始反射的影响而出现肢体和躯干的紧张性活动；头部是否后仰，身体是否呈角弓反张状；四肢有无非对称性的动作，双手是否能合掌，能否把玩手和脚；翻身是否困难，动作是否有异常，头、躯干和肢体的动作是否有分离。

（二）俯卧位

能否抬头，头部是否能保持中立位；是否受原始反射的影响而出现四肢屈曲、臀部高于头部的体位；双上肢能否支撑身体；腹爬时肢体的活动情况如何。

（三）坐位

头部是否正中位；能否长腿坐和盘腿坐，是否要用手支撑；躯干是否挺直，是否有拱背和W坐位等异常的坐姿；能否从坐位转为俯卧位。

（四）四点跪位

能否保持平衡，伸手时是否会向侧倒；四点跪位转为坐位是否困难；四点爬时是否重心后移，上下肢有无交替性的移动。

（五）跪位

能否保持平衡；髋关节能否保持中立位；能否向四点跪位和半跪位转换。

（六）站立位

能否保持平衡；两侧持重是否对称；双腿是否能分开，足跟是否着地；是否有膝过伸现象。

第四节 日常生活活动能力的评定

日常生活活动（ADL）是指人们为了维持生存及适应生存环境而每天必须反复进行的最基本的、最具有共性的活动。

一、日常生活活动能力的范围

日常生活活动能力的范围包括运动、自理、交流和游戏活动。

二、评定的目的

1. 评定在日常生活活动方面是否能独立或独立程度如何。
2. 制定合适的治疗目标与治疗方案。
3. 评定治疗效果,修改治疗方案。
4. 判断预后。

三、评定的时间

应在第 1 次治疗前进行评定,重复评定时,应按相似的时间和条件进行。

四、评定的地点

应选择患儿认为最好、最熟悉的地点进行评定。

五、影响评定的因素

1. 患儿过去的生活习惯。
2. 所处的环境,心理状态,理解与合作程度。
3. 评定者的经验。

六、评定表格

这份表格主要测试患儿生活自理的程度和完成的质量。测试内容包括以下几个方面:个人卫生动作、进食动作、更衣动作、排便动作、器具使用、认识交流动作、床上运动、移动动作、步行动作共 50 项,满分 100 分。

具体评定表格请参看下篇第八章 第一节 常用的康复训练档案。

第五节 头的控制能力评定

这项检查主要测试患儿的头部在空间位置抬起、保持直立、稳定性的能力。检查应由头部最稳定状态向不稳定状态逐次进行。

一、俯卧位

将患儿置于俯卧位、治疗师从患儿侧面观察头抬起情况。
1. 患儿很容易将头于身体正中线抬起并保持这个姿势。
2. 患儿可在竖直方向将头抬起,但不能保持这个姿势。
3. 患儿可抬头,但头不能在身体正中线上。
4. 患儿无法将头抬起。

二、扶坐位

将患儿置于仰卧位,治疗师双手抓住患儿前臂将他拉成坐位,治疗师从患儿前面观察其头抬起情况。
1. 在整个过程中,患儿的头由后仰变为前屈,下颏贴近前胸。
2. 在整个过程中,患儿的头由后仰变为稍前屈,下颏不贴近前胸。
3. 在整个过程中,患儿有时可保持头部与身体呈一直线。
4. 患儿不能自我控制头部与身体呈一直线。

三、站立位

将患儿置于立位,治疗师从患儿前面观察患儿头部在空间的保持情况。
1. 患儿可将头部与身体呈一条直线,并保持这个姿势。
2. 患儿不能将头部与身体呈一条直线,但可以保持姿势。
3. 患儿不能将头部与身体呈一条直线,突然后仰或前屈,摆动较大,很难维持一个固定姿势。

第六节 翻身能力的评定

这项检查主要测试患儿独自完成翻身动作和获得体位变化的能力。将患儿置于仰卧位,用玩具引诱他向身体一侧翻转至俯卧位。然后再返回到仰卧位,治疗师在患儿进行翻身的过程中观察其头部、躯干部、骨盆、下肢旋转情况以及身体翻转的程度。
1. 患儿身体各部分可较协调地翻转至俯卧位。
2. 患儿可翻至俯卧位,但不能返回来。
3. 患儿仅上半身或下半身翻转,可至半侧卧位,并保持这个姿势。
4. 患儿有翻身的意识,但无法完成动作。

第七节　坐位平衡能力的评定

一、坐位保持能力

这项检查主要测试患儿保持坐位的能力及坐姿情况。检查可在跪坐位、盘腿坐位、长坐位进行。治疗师应观察以下内容：

1. 患儿可独自取坐位，整个背部能伸展。
2. 患儿可独自取坐位，但需要双上肢支撑，背部稍弯曲。
3. 患儿必须躯干前屈、双上肢支撑才能保持坐位，整个背部弧形弯曲呈"猿背"。
4. 患儿不能保持坐位。

二、坐位平衡能力

这项检查主要测试患儿可保持坐位后，在受到一定外力或双上肢抬起时的动态情况下的坐位维持情况。患儿取坐位，治疗师分别自患儿前、后、左、右推动患儿双上肢抬至身体不同高度进行观察。

1. 患儿可承受治疗师施加的外力或将双上肢充分伸展举过头顶。
2. 患儿可承受治疗师施加的部分外力或部分方向的外力，或让患儿双上肢伸展，肩关节水平外展90°。
3. 患儿不能承受治疗师施加的任何外力，但双上肢可在身体前参与作业活动。
4. 患儿既不能承受外力，也不能使用双手参与作业活动，只能维持坐位姿势。

第八节　爬行能力的评定

这项检查主要测试患儿独自获得爬行能力及爬行姿势的情况。将患儿置于俯卧位，用玩具在其前方引诱他，让他独自爬过去。

1. 患儿可以手膝位，四肢交替爬行。
2. 患儿可以手膝位，但爬行时双下肢不能协调运动，而是同时运动。
3. 患儿以腹部紧贴地面，双上肢和双下肢交替匍匐爬行。
4. 患儿以腹部紧贴地面，双上肢交替运动，双下肢不运动，被拖带爬行。
5. 患儿以腹部为支点，原地打转。
6. 患儿无法爬行。

第九节 手功能的评定

一、粗大抓握能力

这项检查主要测试患儿手的屈曲、伸展，整个手掌取物的能力及姿势情况。治疗师观察患儿抓取大号木钉（直径2.5cm的圆柱体）的情况。

1. 患儿可将五指自然伸展抓住大号木钉。
2. 患儿可抓住大号木钉，但拇指内收，只用四个手指去抓握。
3. 患儿可抓住大号木钉，但手部掌指关节伸展，指关节（IP关节）屈曲，形如"猿掌样"抓握。
4. 患儿不能抓住大号木钉，只有治疗师将木钉放在他手中时患儿才可用手握住。
5. 即使治疗师将木钉放在患儿手中也不能抓握。

二、精细动作

（一）指腹捏的评定

这项检查主要测试患儿用手指捏取较小物品的能力和姿势情况。治疗师观察患儿捏取中号木钉（直径1cm的圆柱体）的情况。

1. 患儿可用拇指的指腹和食指的指腹捏起中号木钉。
2. 患儿可用拇指的指腹和食指的指侧捏起中号木钉。
3. 患儿可4个手指屈曲将木钉"捞"到手中。
4. 患儿不能使用手指取物。

（二）指尖捏的评定

这项检查主要测试患儿运用手指尖端捏取细小物品的能力。治疗师观察患儿捏取小号木钉（直径0.5cm的圆柱体）或小铁钉（直径0.1cm的细圆柱体）的情况。

1. 患儿可用拇指指尖和食指指尖捏起小木钉。
2. 患儿用手指先将小木钉移置桌边，再用指腹捏起。
3. 患儿不能运用手指指尖捏取细小物品。

（三）轻移物品能力的评定

这项检查主要测试患儿将一只手中的物品送到另一只手中去玩的情况。治疗师取一个边长 2.5cm 的方形积木，观察患儿玩积木的能力。

1. 患儿可随意自如地将这只手里的积木传递到另一只手中去玩，而不会让积木掉到地上。
2. 患儿可完成双手间传递积木的动作，但是用另一只手从这只手中将积木抽出来的。
3. 偶尔可将一只手中的积木递到另一只手中，有时积木会掉到地上。
4. 患儿不能用双手传递积木。

第十节　双手协调性的评定

这项检查主要测试患儿双手在体前，两只手配合的能力。

一、双手粗大协调性的评定

患儿取稳定体位，治疗师取两块大小相同的塑料智力拼插块，让患儿将它们拼插在一起。

1. 患儿双手可在体前正中线，自如地将两块拼插块拼插在一起。
2. 患儿双手可完成拼插动作，但不能在体前进行，而是在体侧完成。
3. 患儿先将一块拼插块放在体前，再用另一只手抓住另一块拼插上去。
4. 患儿不能完成拼插动作。

二、双手精细协调性的评定

患儿取稳定体位，治疗师取一套直径 1cm 的训练用螺丝，让患儿将螺母拧上去或拧下来，观察患儿双手操作情况。

1. 患儿双手可在体前正中线将螺母拧下来。
2. 患儿只能用一只手固定，另一只手去拧，反过来就不能完成。
3. 患儿在体侧完成拧螺丝动作。
4. 患儿只会双手同时转来转去，不能将螺母拧下来。

第十一节　手和眼协调性的评定

这项检查主要测试患儿手和眼的配合能力。治疗师取检查用具（图 3-11-1），让患儿将带孔的圆木块插到木棍上，观察患儿操作情况。

1. 患儿可准确地将圆木块插到木棍上，头部始终保持在身体正中竖直位。

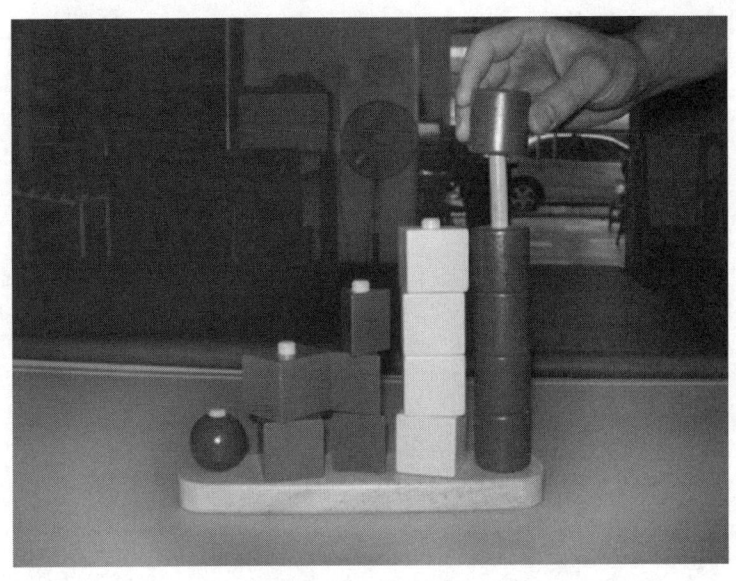

图 3-11-1 手眼协调性检查用具

2. 患儿可完成插木块动作,但头转向一侧,用眼的余光视物。
3. 患儿可完成插木块动作,但头转向一侧,患儿用手去触摸木棍的位置,然后插上。
4. 患儿无法完成这个动作。

(林国徽 陈旭红)

中篇　康复技术

第四章
脑瘫的康复治疗

第一节 治疗原则

一百多年来，人们十分注意脑瘫患儿的早期诊断与正确评定，因为早期进行治疗有望使脑瘫患儿得到理想的康复效果。人们也清楚地认识到，新生儿的脑重量占体重的1/8（即300~400g），但其各系统的发育并不完善，在3岁以前发育最快，可达成人的80%，6岁时才基本发育完善，接近成人。这说明脑组织在6岁以前的可塑性是很强的。前苏联文学家托尔斯泰曾感叹说："从5岁的我到现在的我只是一步的路程，从新生儿到5岁之间则是重大、惊人的距离……在我一生的其余岁月中所获得的东西都比不上那时候所得的1%。"医生和患儿家长应该抓紧这一有效的时间，采取各种措施与手段来促进受损伤脑的康复、调节、功能重塑，控制疾病发展与不良姿势形成，以使脑瘫患儿获得最多的运动能力，健康地步入社会。

脑瘫康复医疗在不断发展，近20年来由于对脑瘫患儿运动生理、病理研究的深化，进一步加深了对运动障碍和异常姿势的认识，逐渐形成了一套较为完善且行之有效的康复疗法，目前各国都已经采用。

（一）医疗康复与教育康复同步进行

提倡引导式教育法，由教师、治疗师、医生、保育员、家长以全日流程进行康复训练。

（二）运动功能训练

这是脑瘫康复医疗的核心，训练的基本目的是建立和恢复运动功能。

（三）运动疗法

通过徒手或借助器械，运用力学原理进行运动，达到治疗目的。主要目的有两方面：其一是促进正常运动的发育，其二是抑制或减弱异常运动和姿势的发生。

（四）作业疗法

这是在运动疗法的基础上恢复各种精细动作的训练，以解决学习、生活、工作及社交所遇到的困难。作业疗法是把脑瘫患儿与社会连接起来的桥梁，是让脑瘫患儿健康步入社会的必经之路。

（五）药物配合

解痉药、细胞复活剂、神经末梢-肌肉接头处运动点药物注射（肉毒杆菌毒素）疗法在短时间可控制痉挛、控制癫痫而利于康复训练。

（六）传统康复疗法

中医学对脑的生理功能、运动生理及脑瘫（五软、五迟）的认识是独特的，治疗方法多种多样，疗效也是肯定的。传统康复疗法是我国康复医学的重要组成部分，尤其在治疗脑发育迟缓、自主神经系统功能紊乱方面都有显著疗效。常用的方法有中药、针灸、按摩、练功、埋线和穴位注射等，应提倡中西医结合治疗脑瘫。

（七）心理康复与教育康复

脑瘫患儿的心理康复与教育康复是社会问题，必须引起高度重视。心理康复方面的医生，要掌握脑瘫患儿心理活动的特点及心理问题，消除残障心理因素。教育康复极为重要，临床观察发现，脑瘫患儿接受康复的能力都比较强，可为今后步入社会奠定基础。

（八）手术疗法

目前对于单纯痉挛型脑瘫可采用周围神经选切手术，临床效果较好；同时可采用下肢和上肢骨性矫形手术和颈动脉周围交感神经网部分剥离切除术，可改善脑组织的微循环，调整脑干-自主神经功能，降低神经元细胞"兴奋素"的释放，对于流口水、发音障碍、上肢肌力不协调及手部功能障碍有改善作用。

（陈旭红）

第二节 运动功能训练

一、运动训练的意义与目的

运动的发展是人类各种活动发展的基础，人从出生起便有了某些本能的动作。从最初的非条件反射到后来有目的的随意运动，最终使人类获得了参与社会生活实践的能力。运动发展与人的感知觉、思维活动的发展有密切关系。人的神经遍布全身，受到刺激后，身体会有相应的反射与反应，改变肌肉张力而发生动作，并将有关信息反馈到神经中枢。从这一意义看，通过运动训练可促进人的智力发展和增强适应能力。脑瘫儿童的运动发展比正常儿童迟缓，平衡能力、协调能力都相对较差，所以要对脑瘫儿童进行科学、系统的运动康复训练，最大限度地改善其运动能力，从而为他们的发展及适应能力的提高打下基础。

二、运动能力主要训练内容

人类的运动大体分为粗大运动（大肌肉运动）和精细运动（小肌肉运动），训练中的粗大运动包括：基础性运动（翻、爬、站、走、跑、跳、投等）和技巧性运动（滚翻、走平衡木等）。精细动作包括：抓、握、提、放、撕、扯、捻、压、拧、悬、揉、搓、翻、揭、折、叠、捆、绘、写等。

脑瘫儿童运动能力的主要训练内容为：翻身、坐、爬、站、步行、上下台阶、跑、伸手取物、捏取、拧盖、系扣子、穿珠子、折纸等。

三、具体训练方法

第一要根据小儿运动发育的顺序制订训练治疗计划，遵循从简单到复杂、从容易到困难的规律。第二不要同时给两个或两个以上的较难的课题。第三是运动与感觉训练尽可能同时进行。早期训练包括以下几个方面：

（一）头部的控制

头部控制发育是人体所有运动发育的基础，头部控制不良，必然导致发育迟缓。头部的控制首先是从眼球的追视运动开始的，新生儿一出生就有向左右方向的追视运动能力，1~2个月后出现上下方向的追视运动。眼球的追视是否充分对今后头部的屈伸、左右旋转及头部的翻正反应起着非常大的作用。

1. 眼球的追视训练　患儿取仰卧位，治疗师用颜色鲜艳且能发出声音的玩具在离患儿眼睛 30cm 的水平位置缓慢地左右移动，观察其眼球是否跟随玩具而左右运动；同样的位置将玩具做上下移动观察患儿的上下追视运动，进行训练时移动的速度要缓慢、均匀。如果上下方向追视可以完成，说明视觉的发育不会有很大的问题，为今后头部在垂直位的保持以及前后左右的运动打下了较好的基础（图 4-2-1）。

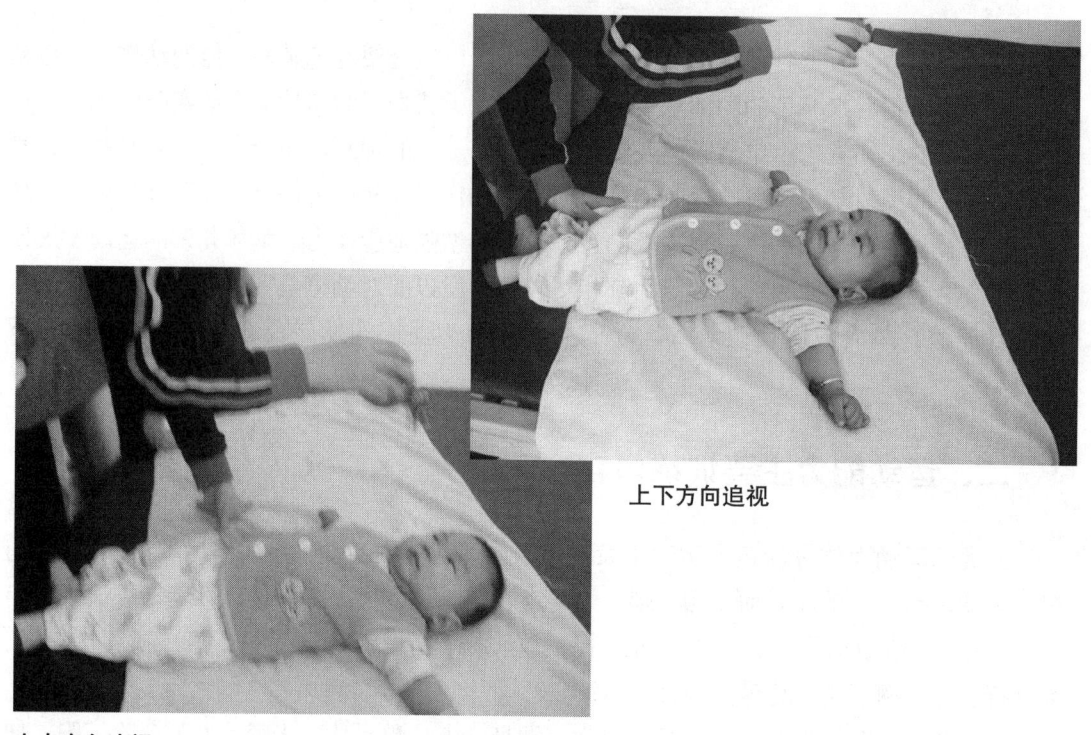

上下方向追视

左右方向追视

图 4-2-1 眼球的追视训练

2. 仰卧位头部的旋转　仰卧位时头部上下左右的旋转性运动实际上是追视的最佳结果，头部的旋转运动是追视训练的延伸。应当注意，头部的枕侧和侧方的扁平及变形会影响仰卧位头部的旋转。

3. 肘支撑头部上抬　正常儿大约在出生 2 个月左右就可以完成俯卧位头抬 60° 的动作，并且是利用双肘支撑。脑瘫患儿由于迷路性的翻正反应不充分，紧张性迷路反射残留，在做此动作时常会出现面部及双膝同时支撑体重的屈肌位的姿势。这时治疗师做训练应在患儿后侧，使其髋关节、膝关节取屈曲位；然后治疗师双膝分别跪在患儿两侧，利用自身力量防止患儿臀部上抬；然后治疗师使自己的重心前移，用两手借助患儿肩胛带和肘关节，完成肘或手的支撑动作。为了诱发患儿头部上抬及旋转，可以在距患儿头部约 30cm 处放置患儿感兴趣的玩具或食物。但是，当患儿屈肌紧张时，髋关节屈肌、内收肌短缩明显，应减轻对患儿臀部的压迫，以免造成患儿哭闹及肌肉拉伤（图 4-2-2）。

为了抑制迷路性反射姿势及屈肌张力的亢进，也为了在保持头部上抬的同时利用肘关节支撑体重进行感觉输入和再教育，治疗师可以借助自己的双手使患儿头部上抬保持竖直位。这样既抑制了异常的反射姿势，又提高了患儿双眼追视的范围和对外界的兴趣（图4-2-3）。

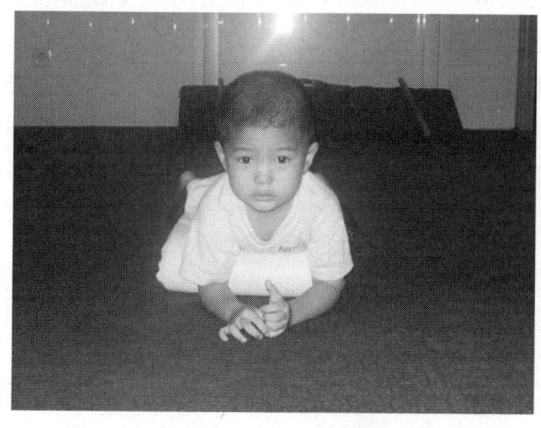

图4-2-2 肘支撑头部上抬

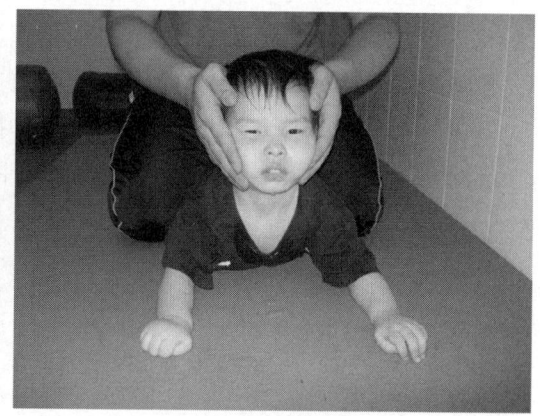

图4-2-3 头竖直上抬抑制异常姿势

4. 仰卧位头部上抬　这个动作正常人在日常生活中常见，属于早期实用性系列动作，脑瘫患儿常会有仰卧位时屈肌控制能力低下，受外界刺激时伸肌过度紧张的现象，这种情况下进行仰卧位头部控制能力训练就非常必要了。进行训练时治疗师用双腿夹住患儿的骨盆及双下肢，双手握住患儿两肩，让患儿双手交叉抱肩，然后治疗师诱导患儿头部上抬，紧接着让患儿慢慢坐起至45°，在这一位置停止片刻。对双侧肩部周围肌群张力低下的患儿必须注意不要牵拉其双手做这一动作，以免肩部脱位（图4-2-4）。

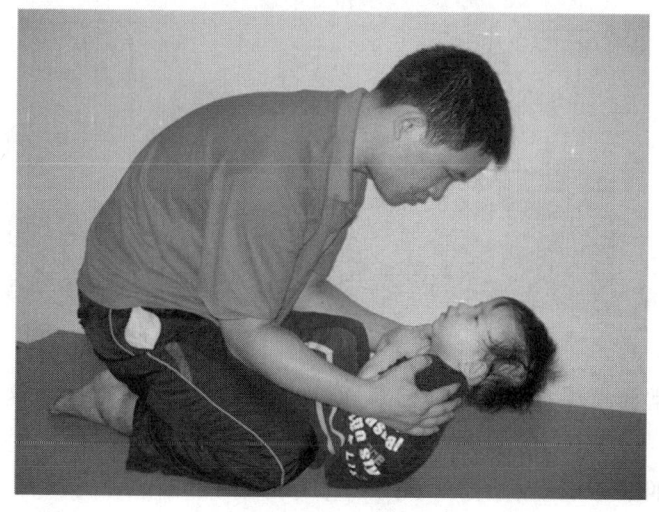

图4-2-4 仰卧位头部上抬

5. 俯卧位头部上抬与双上肢的支撑　这一动作的主要目的是提高头部的抗重力伸展能力和双手支撑负重的能力，并且促进手掌负重感觉的强化。许多脑瘫患儿习惯于双肘支撑动作使头部抬至竖直位，利用手掌支撑体重较困难，重心后移不能完成。治疗师在训练时应跪在患儿的后侧，患儿俯卧并使髋关节屈曲位，治疗师用双腿夹住患儿骨盆两侧，双手握住患儿两侧肘关节令其伸展。在保持其肘关节伸展的同时，治疗师可以诱导患儿适当前移重心，尽可能地使患儿上肢与地面垂直。训练过程中要注意提醒患儿抬头。这一动作是以前面的训练动作为基础的，头部上抬双上肢支撑能力获得后可进一步进行以这些姿势为基础的重心移动训练。治疗师用一只手护持患儿手掌，另一只手将患儿上肢上抬，这样反复交替地使重心在双上肢之间左右移动（图4-2-5、4-2-6）。

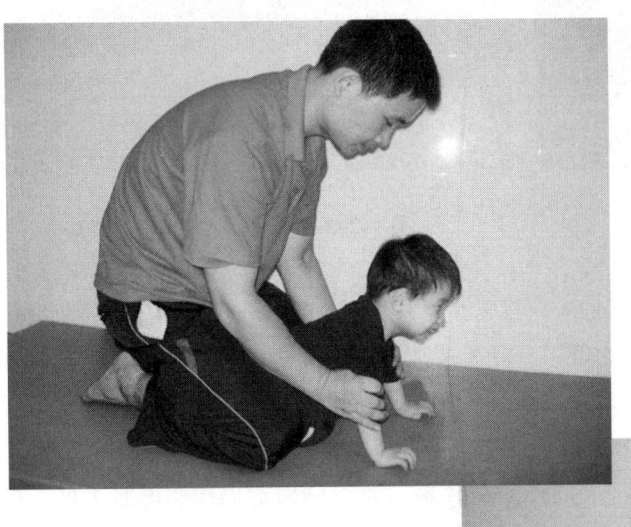

图4-2-5　俯卧位头部上抬双手支撑

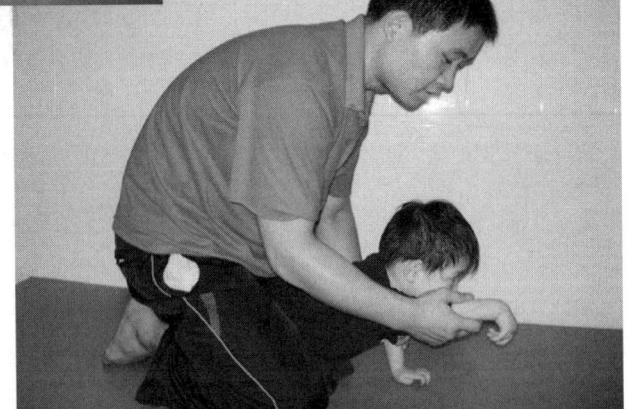

图4-2-6　俯卧位手支撑重心左右移动

6. 纠正不良姿势　脑瘫患儿常会出现各种不良姿势，通过一些手法治疗可以纠正这些不良姿势。

（1）角弓反张：表现为头向后仰，双肩旋前上抬。纠正时治疗师用手压着患儿的双肩，并扶持其头部向前倾，但不要将手放在患儿的枕后部向上抬，以免加重痉挛（图4-2-7）。

（2）头后仰：表现为坐位或直立位时，头部无法与身体保持一致，而是向后仰。纠正时治疗师双手稍用力握住患儿双肩，拇指压住胸部，使双肩旋内，肩胛带前伸。或者治疗师将患儿双上臂放在身体前，按住其胸部，使头向前倾。如果头向后仰，肩部和手臂外展，或有时双臂屈曲，有时一臂屈曲、一臂伸展，纠正时治疗师双手握住患儿两上臂，再将双臂放到身前，双肩关节旋内，双臂朝下，再慢慢上抬（图4-2-8、4-2-9）。

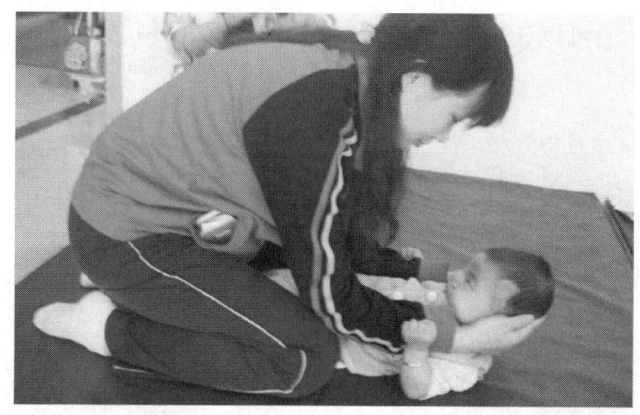

图 4-2-7　纠正角弓反张

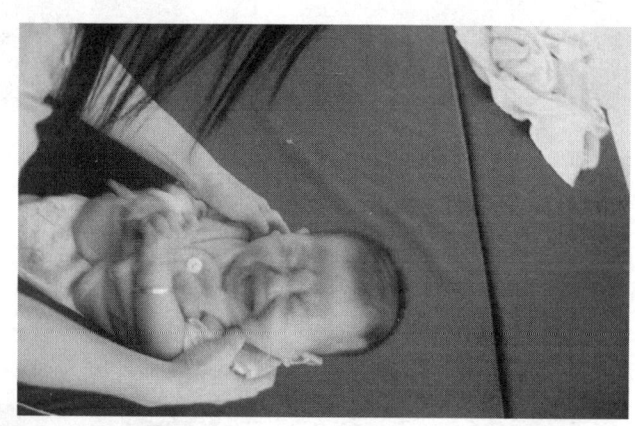

图 4-2-8　肩胛带前伸

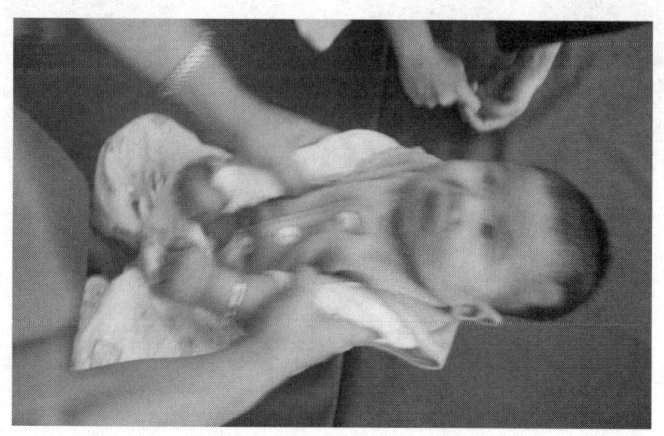

图 4-2-9　双臂上抬

7. 控制头和身体 如果患儿学不会抬头，则其他活动将很难学会。仰卧位由于紧张性迷路反射的影响，使背部肌张力增高，身体僵硬，而正坐位有助于患儿抬头和注视四周。训练时（图 4-2-10）应从支撑坐位开始，先将患儿扶坐在治疗师的双膝上，治疗师轻压其双肩并逐渐抬高其胸背部，使患儿头向正前方（图 4-2-10A）。当其头部支撑改善时，治疗师也可以仰卧位，屈曲双膝，让患儿靠在治疗师的大腿上，治疗师双手扶住其双肩，将其身体缓慢向前倾（图 4-2-10B）。也可以在患儿身体向前倾时，慢慢将其向两边移动，以训练其抬头（图 4-2-11C）。还可以让患儿俯卧在治疗师的胸部，并缓慢向两边活动其身体（图 4-2-10D）。

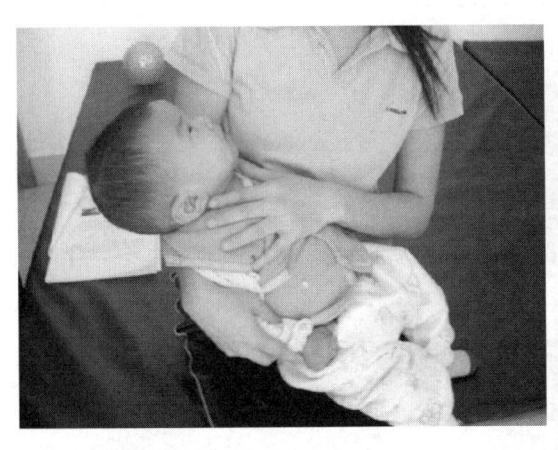

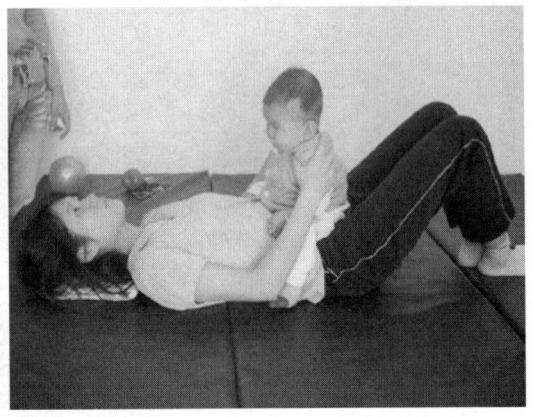

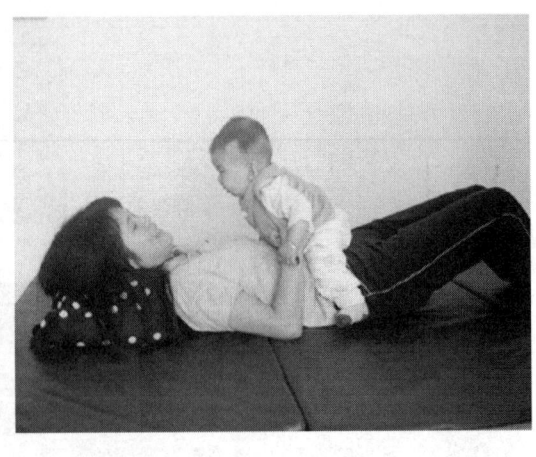

图 4-2-10 控制头和身体的训练

有条件时可以让患儿俯卧在楔形木块上或治疗球上玩玩具，同时训练头和躯干的控制能力（图 4-2-11）。

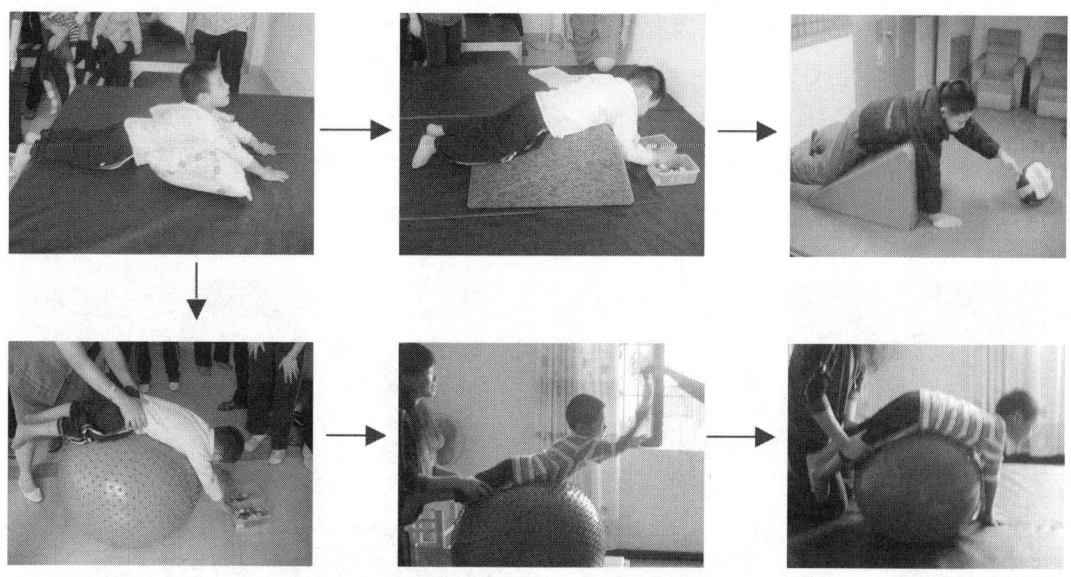

图 4-2-11 俯卧位头及躯干控制训练

（二）躯干的控制

躯干控制的基础是头部获得充分的控制，因此在躯干控制训练之前，必须使头部有很好的控制与调整能力。

1. 俯卧位屈伸的统合调整　俯卧位时正常儿一般是用肘或手掌支撑体重的，这时其肘位于肩关节稍前的位置上，肩关节处于轻度的外展外旋位，这样可以更容易获得重心的移动。

脑瘫患儿由于异常姿势反射的影响，俯卧位时屈伸统合能力的调整困难，多见这些患儿双侧肩胛带上提，肩关节内收，治疗师为了控制患儿这个姿势，用自己的手抓握住患儿的两肩，通过肩部轻轻地向胸部方向施加压力来获得腹肌的收缩，如果沿对角线的方向施加压力可以获得体重的侧方转移（图 4-2-12）。

2. 仰卧位屈伸的统合调整　正常儿通过屈伸统合调整，双上肢可以向前方伸展，还可以抓住膝部和脚，并可以把脚放到口边，使髋关节处于屈曲位、膝关节处于伸展位，伸肌运动优势开始被打破，分离运动开始出现。这时是腹侧肌肉发育的高峰，这会为今后平衡的获得与坐位的保持打下良好的基础。脑瘫患儿在这一方面会有很明显的缺陷，使患儿的活动缺乏运动性与分离性。治疗师对这类患儿进行训练时首先使其处于仰卧位，让患儿骨盆上抬放在治疗师的双膝上，使患儿头部在屈曲位，后颈部在伸展位。维持这一姿势可以使患儿得到正确的头部对线与感觉的反馈，也会有效抑制肩胛骨的前突与肩部的上抬，同时可诱导患儿双手向中线方向伸出（图 4-2-13）。

3. 骨盆的控制　骨盆的控制是维持坐位及立位的重要因素。正常儿在立位步行开始之前骨盆的控制已相当充分。正常儿在仰卧位、双下肢屈曲中立位上抬臀部时，可使躯干中线与大腿中线通过骨盆保持在一条直线上，这时的腹肌与臀部肌肉处于平衡状态，骨盆为中立位。脑瘫患儿常因臀部肌肉发育不良、腹肌与臀部肌肉的运动不协调、肌腱短缩等原因使骨盆的控制完成不了,进一步影响了坐位、立位姿势的保持与对线,同时也影响了立位的平衡与行走能力。治疗师在对患儿进行这一动作强化训练时,应保持患儿下肢屈曲中立位,双手从患儿双侧髂前上棘上向下方均匀地施加适当阻力让患儿上抬臀部。还可快速拍打臀大肌肌腹给以深感觉刺激使其上抬(图4-2-14)。

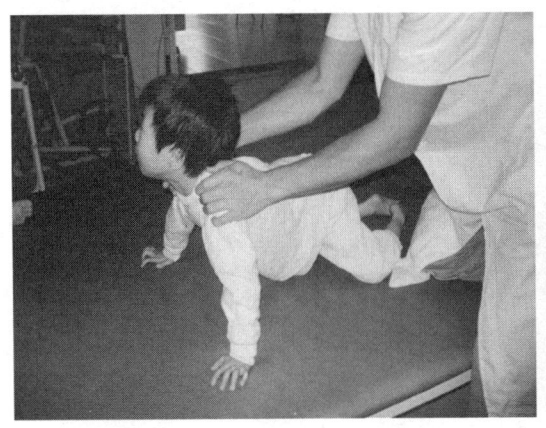

图4-2-12 俯卧位屈伸的统合调整

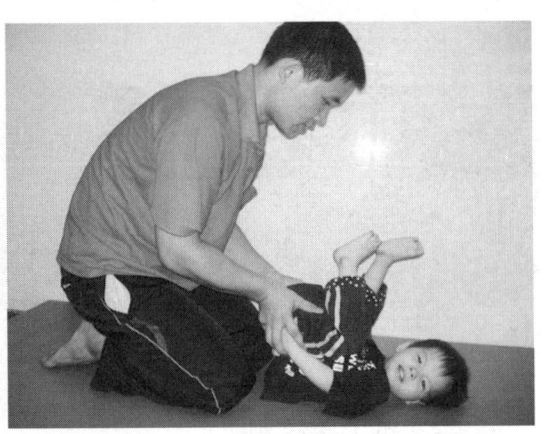

图4-2-13 仰卧位屈伸的统合调整

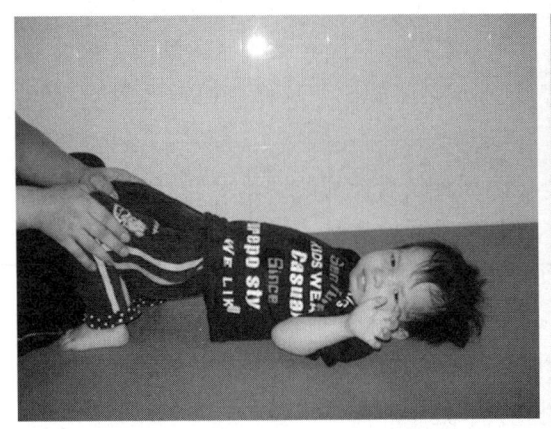

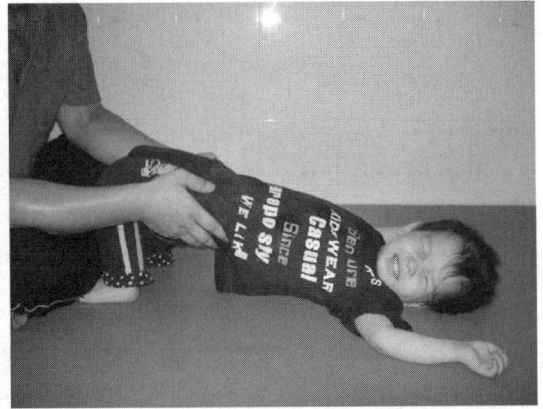

图4-2-14 骨盆控制训练

(三)上肢的支撑

正常儿4个月左右大时基本上完成了双上肢及双手掌支撑体重的动作,并且髋关节处于伸展位,可左右移动重心维持平衡。脑瘫患儿俯卧位支撑常常会出现髋关节屈曲、用胸部支撑体重的姿势,双上肢抗重力伸展困难,重心移动不能完成等。这时首先要对患儿骨盆部位的负重、重心的移动进行强化训练(图4-2-15)。

1. 骨盆部位的负重及重心的移动　骨盆部位的支撑体重训练，是为了让上肢充分伸展和重心后移，以提高肩、肘、手的抗重力伸展能力。开始时可以借助楔形板进行部分免负荷的训练。然后可以减低楔形板的高度直至上肢的负重充分后，可让患儿进行单纯性的上肢手掌支撑骨盆负重姿势的训练。这一动作的要点主要是防止患儿肘关节突然屈曲，并注意使患儿肩关节轻度外展及手指伸展以防止肩胛骨向前方突出与上提（图 4-2-15A）。

为了诱发患儿重心的左右移动，可以在患儿的左前方或右前方用其感兴趣的玩具诱发其出现一侧上肢伸出抓取的姿势，这样很自然地诱发出向一侧的重心移动。翼状肩的患儿肩关节的稳定性差，颈部与躯干间的分离运动不充分，对这类患儿及非对称性紧张性颈反射的患儿，治疗师可以采取跪位，患儿双下肢外展放置在治疗师身体两侧，治疗师手指伸展，大拇指放在患儿肩胛骨外侧缘，其他四指支撑胸部，使患儿完成手支撑体重的姿势，同时可以使其重心左右移动。手掌支撑体重可以促进患儿头颈部的伸展能力、头颈肩的对线及重心侧方移动时的翻正反应（图 4-2-15B）。

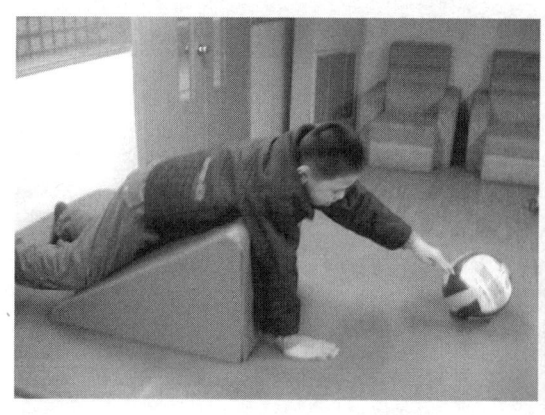 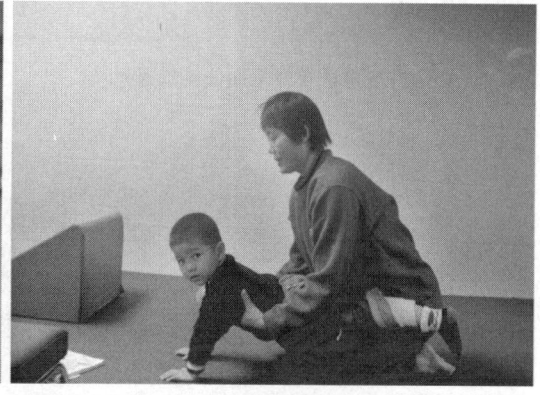

A. 借助楔板上肢支撑　　　　　　　　B. 上肢支撑与重心移动

图 4-2-15　骨盆负重与重心转移训练

2. 侧方、后方支撑体重　侧方支撑在正常儿 6 个月左右就开始出现，侧卧位翻身起坐利用一侧上肢及骨盆支撑体重，另一侧骨盆向前方回旋，这样另一侧上肢可以前伸以达到抓物的目的，这一动作也诱发出了躯干纵轴的旋转能力。治疗师在对脑瘫患儿进行这一动作的促进时，首先做躯干的侧屈与回旋的促通训练。治疗师利用一侧上肢与手掌支撑患儿胸部，另一侧手在患儿一侧躯干加以保护。治疗师利用自己的上肢使患儿的体重向一侧移动变成单侧的上肢与臀部和大腿支撑体重。缓慢反复进行这一动作可以诱发躯干的屈曲和侧屈及旋转运动（图 4-2-16A）。

另外，对于运动障碍较轻的脑瘫患儿应长期反复进行仰卧位翻身，上肢支撑后起坐成横坐位然后成膝手立位姿势，再过渡到爬行、立位这一系列的动作训练（图 4-2-16B）。这有助于患儿对自己肢体的了解，有助于头、颈、躯干、肢体的分离运动的出现。同时这些肢体姿势的转换性训练也有助于各方向的翻正反应的强化。

治疗师在完成前侧方的支撑强化后要注意对患儿后方支撑的促进。训练时治疗师位于患儿后方，通过对患儿肩关节和肘关节的辅助使患儿身体重心后移至腰部及手掌上形成后方支撑。注意患儿手指方向应当朝向后侧，使肩关节充分外旋。后方支撑多见于维持平衡和保护性的运动。正常儿后方支撑一般在10个月左右出现（图4-2-16C）。

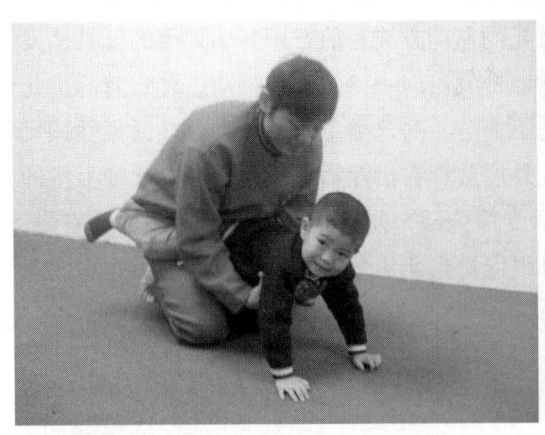

A. 侧方支撑诱发躯干屈曲旋转运动　　　　　　　　C. 后方支撑

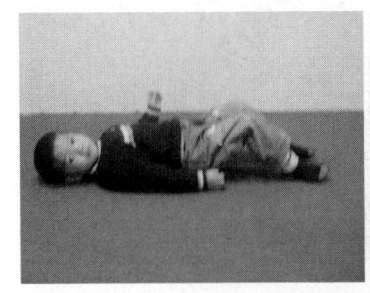 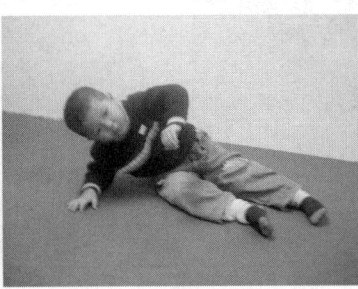 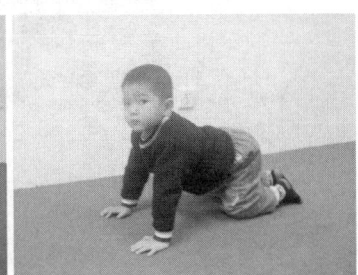

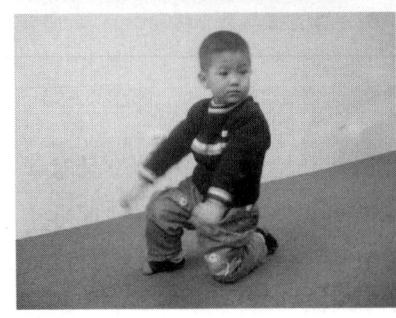 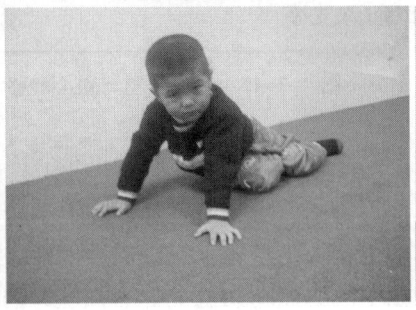 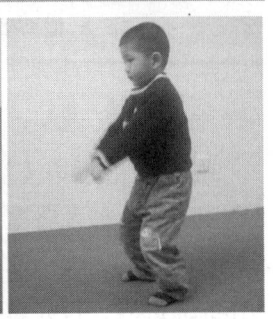

B. 从仰卧到爬行、立位的顺序

图4-2-16　支撑训练

（四）保护性伸展

正常儿上肢的保护性伸展在上肢的支撑能力充分发育以后开始出现。治疗师对脑瘫患儿进行保护性伸展反应的训练时要在上肢的支撑完成以后。

训练时在球上完成效果较好。治疗师用手握住患儿的双下肢（或骨盆），让患儿俯卧在球上，缓慢地使患儿随球向前后左右运动，同时利用口令或玩具诱发患儿头部上抬、双上肢向前方伸出（图 4-2-17A）能维持坐位的患儿可以取长坐位，治疗师位于患儿前方，双手握住患儿的踝关节，上抬患儿的双下肢或分别抬起一侧下肢，使患儿的重心前后左右地移动，直至患儿的双下肢有向各方向伸出的动作（图 4-2-17B）。这时治疗师要随时注意利用患儿头颈及躯干的翻正反应使患儿尽可能维持平衡。

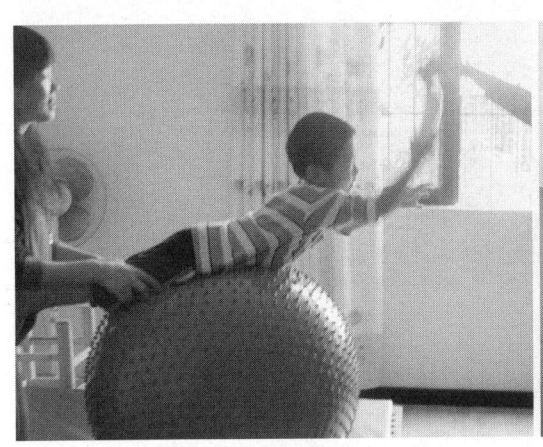 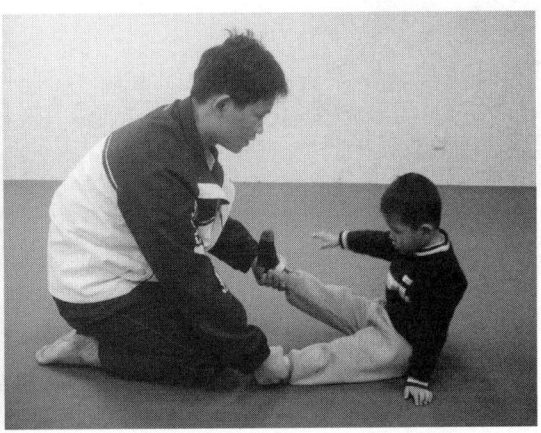

A. 俯卧时保护性伸展的诱发　　　　B. 坐位时保护性伸展的诱发

图 4-2-17　保护性伸展训练

（五）坐位的训练

正常儿 9~10 个月就已出现较充分的分离性运动，能够采取各种各样的坐姿，已充分获得坐位的平衡能力，脑瘫患儿这时期大部分处于低紧张状态，双下肢大幅度屈曲、髋关节外展、骨盆前倾等，进行训练时除了屈伸肌的统合性训练和头、颈、躯干的控制能力训练以外，还应进行下列较重要的训练。

1. 坐位时躯干的调整能力　治疗师让患儿取坐位，从后侧握住患儿两侧骨盆，使患儿重心向各方向移动，调整患儿骨盆、腰椎向各方向倾斜和弯曲，同时使患儿的腹肌得到充分的收缩。为了诱发出轴性的旋转动作，可握住患儿骨盆进行各方向的回旋性动作（图 4-2-18A）。

2. 维持坐位扩大双上肢活动范围　上肢活动范围的扩大有助于患儿坐位的维持和日常生活动作的自理。治疗师在进行训练时让患儿取椅坐位，注意椅子的高度要适合患儿，使患儿双足要全部着地，治疗师可以充分地利用患儿前后左右的空间，在不同的角度与高度给患儿不同的刺激，诱发患儿向不同的方向伸出上肢，扩大重心移动的范围。注意患儿的眼睛与手的目标要一致，同时要注意患儿的头、颈、躯干的翻正反应出现得是否充分。

若患儿有骨盆后倾，腰椎过度后弯，双上肢为了维持姿势不能向任何方向运动时，可以适当给予腘绳肌的牵拉这一基础性的训练。治疗师在患儿前方用双手固定髋部，双腿压着患儿膝关节部位，使双腿处于伸直状态，让腘绳肌充分牵拉（图 4-2-18B）。

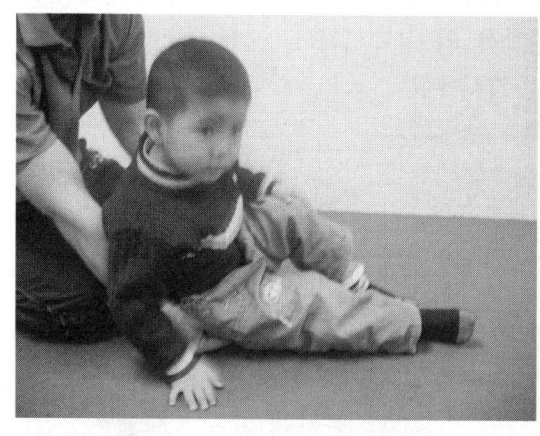 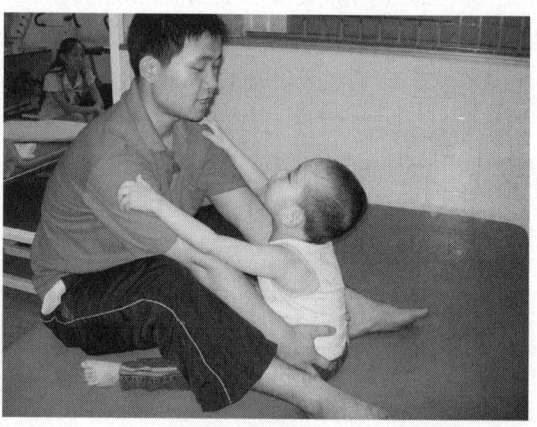

A. 坐位躯干的调整　　　　　　　　　　B. 腘绳肌的牵拉

图 4-2-18 坐位训练

3. **低张力型**　治疗师用一只手扶患儿胸部，另一只手扶其腰部，帮助患儿坐着。为了保持背部伸直，治疗师可以握住患儿的髋部往下压，以刺激患儿抬头和伸直脊柱，亦可以将患儿置于自己的大腿上进行上述操作，这一体位有利于患儿将双腿分开，手在中线位活动（图 4-2-19）。

4. **痉挛型**　为了缓解痉挛，使患儿背部充分伸展，治疗师可将自己的双手从患儿腋下穿过，用双臂顶住患儿双肩，阻止肩胛骨内收，同时用双手将患儿大腿外旋分开，再用双手分别按压患儿的双膝，使下肢伸直（图 4-2-20）。

5. **手足徐动型**　在无支撑坐时，手足徐动型患儿的上肢及下肢会有不自主的运动，身体可能向后倒，无法用双手支撑自己或向前伸手抓握东西。治疗方法是将患儿双腿并拢后屈曲，然后用双手握住患儿的双肩，做肩关节内旋动作，带动肩胛骨向外，使双手放到身前以便于玩耍（图 4-2-21）。

6. **坐位平衡训练**

（1）从卧位坐起：目的是教会患儿如何从卧位坐起，直至单独坐。

1）坐起前训练：治疗师握住患儿的髋，轻轻推向一边，练习向不同方向转身（图 4-2-22A）；或将患儿向一边倾斜成侧坐，鼓励其用一只手向不同方向伸，同时，抓住他的另一只手伸直，使其自己能支撑自己（图 4-2-22B）；也可以让患儿俯在可以滚转的东西如训练球上，治疗师握住其髋，轻轻将患儿向前倾，训练患儿的平衡反应及控制能力（图 4-2-22C）。

2）卧位坐起训练：患儿俯卧位，治疗师一手扶住其胸部，一手转动其髋部成侧卧位

（图4-2-23A），然后向下向后按髋部，使患儿能用一侧上肢支撑身体（图4-2-23B）。随着患儿控制能力的增强，治疗师可以抓住患儿的一侧手向上推，以巩固平衡能力。

（2）用手支撑坐：目的是教会患儿移动时保持身体向上，用手臂支撑。方法如下：

1）握住患儿的手和脚前后左右摆动，并引发头和身体平衡（图4-2-24A）。

2）做移动运动时，保持背部伸直，上肢向前、向上（图4-2-24B）。

3）玩耍时，握住膝作支撑，将患儿斜向前并用上肢支撑。

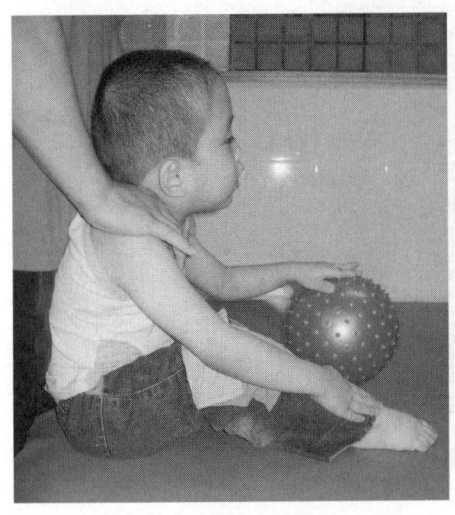

图4-2-19　低张力型坐位训练 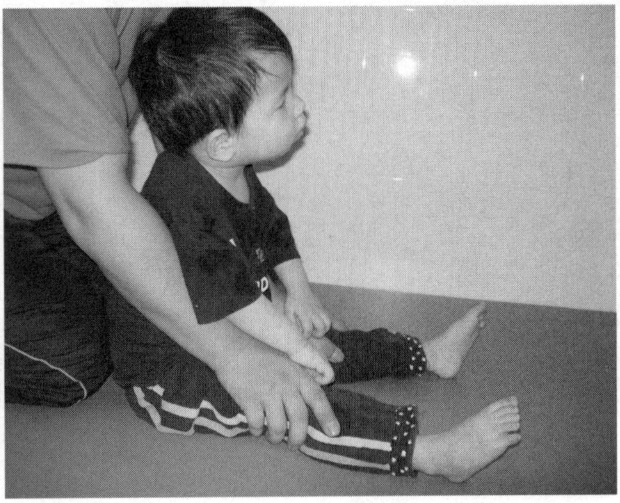　　　　图4-2-20　痉挛型坐位训练

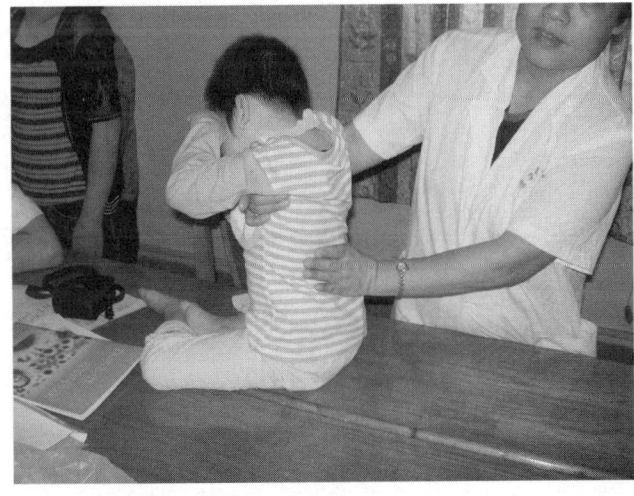

图4-2-21　手足徐动型坐位训练

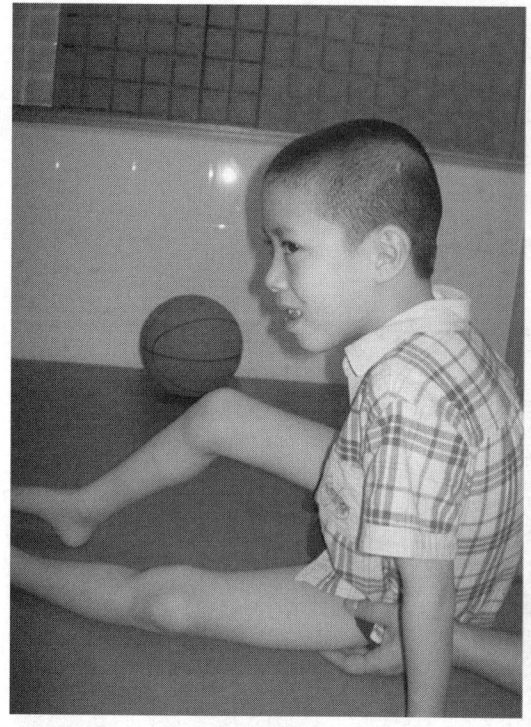

A. 练习转身　　　　　　B. 支撑自己

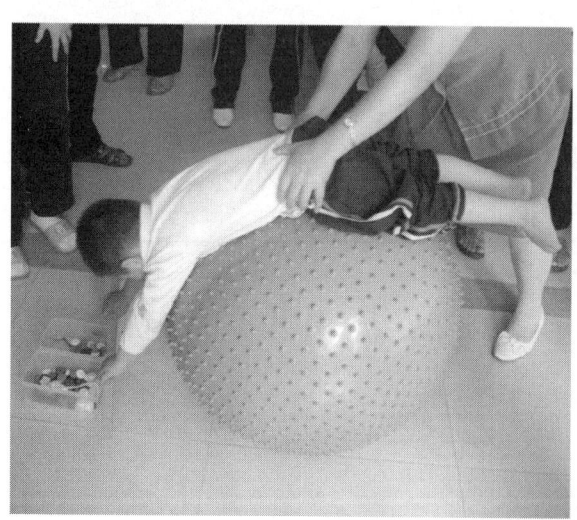

C. 身体前倾

图 4-2-22　坐起前训练

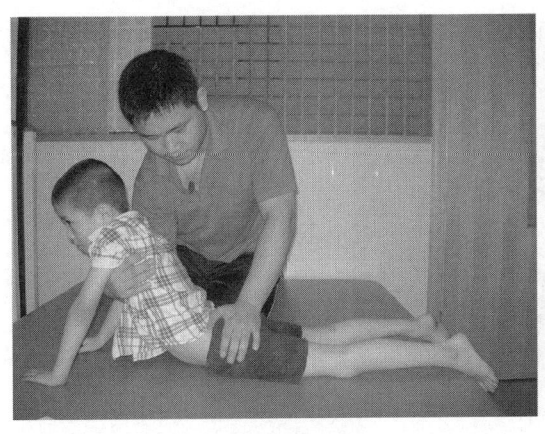
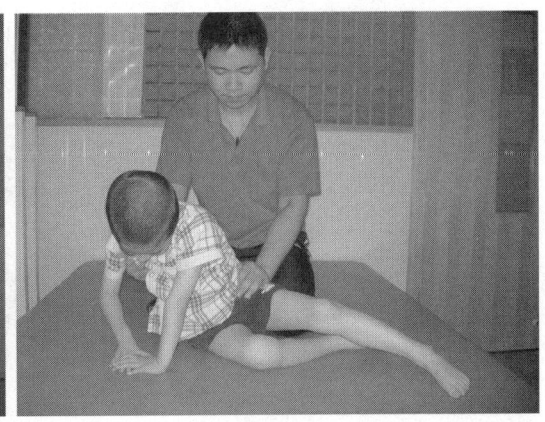

A. 转动患儿身体　　　　　　　　B. 侧卧后用上肢支撑

图 4-2-23　卧位坐起训练

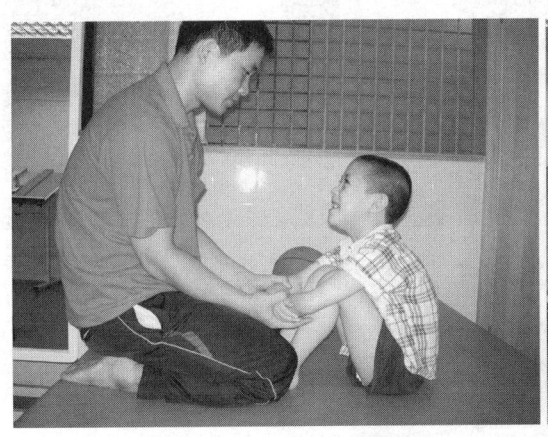

A. 引发身体平衡　　　　　　　　B. 背部伸直，上肢向前、向上

图 4-2-24　用手支撑坐

（3）单独坐：目的是教会患儿保持双腿分开，平放地上，身体前倾或双手支撑进行活动。现将痉挛型脑瘫和手足徐动型脑瘫坐位训练活动分别阐述如下：

1）痉挛型脑瘫（图 4-2-25A）：

①选择具有良好体位及训练平衡的游戏，以鼓励患儿保持肘部伸直，如伸直有困难，可用肘套固定。

②当平衡改善时，鼓励患儿先用一只手活动，然后再用双手活动。

③治疗师将患儿双腿分开，双手可向各方向做一些动作。如将身体向前倾斜，屈身摸脚趾等。

2）手足徐动型脑瘫（图 4-2-25B）：

①治疗师可用双手扶着患儿双肩，患儿双手支撑地面，呈负重坐位。

②治疗师让患儿双腿分开，平放地上。患儿双手肘部伸直，在治疗师的协助下玩玩具。

③当不需要支撑可以保持平衡时,可以让患儿站着,向各个方向做一些动作,或在治疗师协助下看图书。

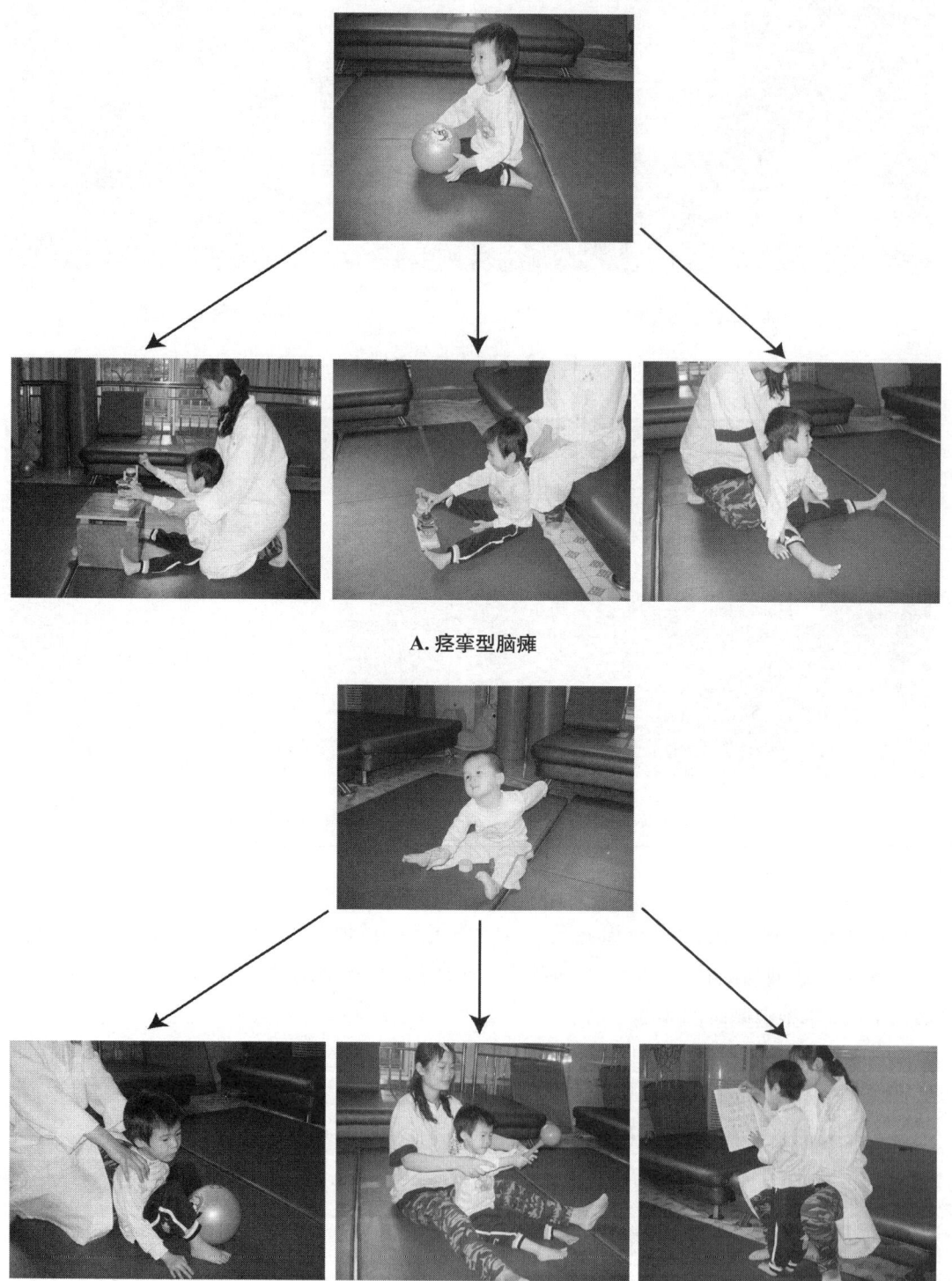

A. 痉挛型脑瘫

B. 手足徐动型脑瘫

图 4-2-25 坐位训练活动

7. 坐位姿势要求

（1）良好坐姿：正常患儿的坐姿是头略向前，背伸直，不向一侧倾斜，臂部靠近椅背，膝超出足前，双腿稍稍分开，双足平放在地板上（图4-2-26A）。

（2）不良坐姿：脑瘫患儿或是伸髋太多、背部滑出椅子，或是屈髋太多、身体前倾（图4-2-26B）。

（3）姿势训练：针对不良坐姿中存在的问题进行治疗：如果伸髋太多，容易滑出椅子，可以用一根带子将患儿固定在椅子上（图4-2-26C）；如果屈髋太多、身体前倾，可以用桌子围住身体（图4-2-26D）；如患儿双下肢交叉，可以让患儿分腿坐在长板凳上或用毛巾做成的沙袋上（图4-2-26E）；如果患儿屈膝肌挛缩，坐下时双膝应当尽量保持伸直；如需要支撑，可以用一个有夹角的椅子（图4-2-26F），这种椅子可用木头、泡沫塑料或硬纸板制作；如果坐位平衡能力比较差，可以用一个加底座的椅子，防止倾斜。

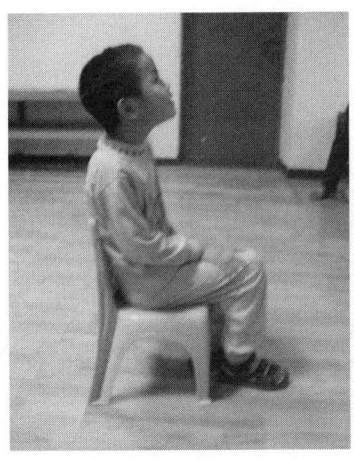

A. 良好坐姿

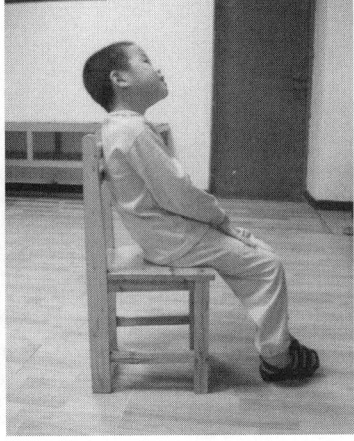

B. 不良坐姿

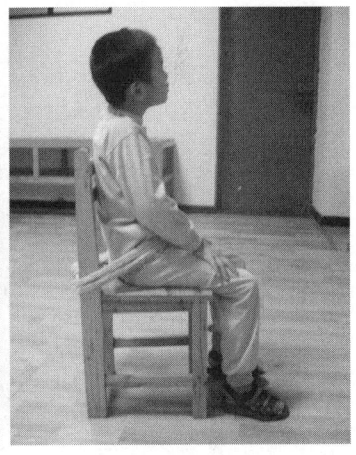

C. 固定带坐姿

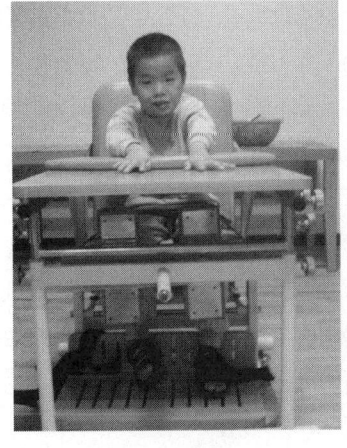

D. 桌椅坐姿

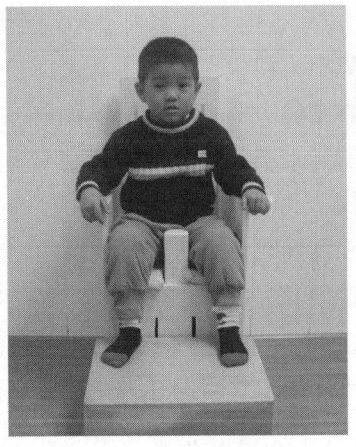

E. 分腿坐姿

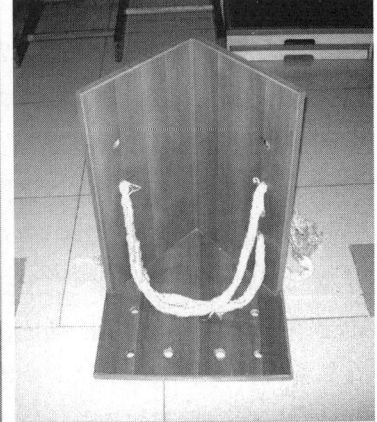

F. 有夹角的椅子

图4-2-26 坐姿训练

（六）爬行训练

正常儿在 8 个月左右出现膝手位爬行姿势，在膝手位姿势爬行之前是腹爬。

1. **腹爬** 两栖类动物反应的出现会导致腹爬现象，这是正常儿发育的一个重要阶段，脑瘫患儿俯卧位时重心移动，负荷侧伸展时非负荷侧会收缩，体重负荷侧上下肢伸展内旋而非负荷侧屈曲，并且会有全身的过度屈曲与过于伸展，不会出现体轴的旋转动作，同时腹爬也就有很大的障碍。治疗师在对患儿进行腹爬的促进时，让患儿俯卧位，使其负重侧上肢处于外旋内收、肩关节完全屈曲的位置，让患儿下肢向内收内旋方向运动，头部轻度后伸。这样左右交替在前方支撑，重心在躯干两侧交替转移，双下肢有规律地屈伸。对脑瘫患儿进行训练时，治疗师位于患儿后方，双手握住患儿的双下肢膝关节处，当右侧肩关节及上肢向前方伸出时，治疗师辅助左侧髋关节与膝关节完全屈曲到最大程度，并指示患儿向下方"蹬"，然后再使左侧上肢与右下肢产生同样动作（图 4-2-27）。

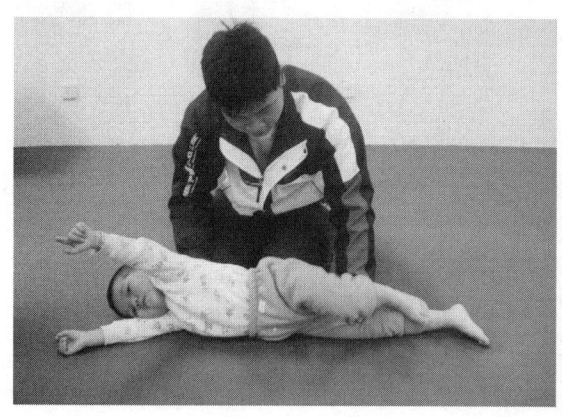 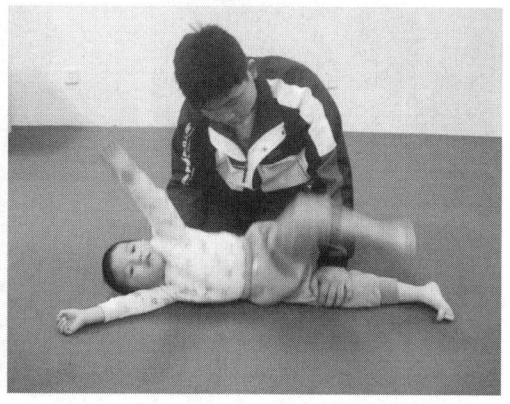

图 4-2-27 腹爬前重心左右移动训练

2. **膝手立位与爬行** 膝手立位是身体抗重力上抬离开地面的重要阶段，它标志着躯干与骨盆及四肢之间的运动分离能力和骨盆离开床面上抬的抗重力能力的获得。脑瘫患儿由于原始反射及姿势的影响，常常膝手四点不能平均负重，甚至不能维持这一姿势，向侧方的重心移动及双侧下肢交替的运动部分或全部不能完成。最典型的姿势是双上肢向前方支撑，体重由双下肢及骨盆支撑，头部过于伸展形成"坐爬"姿势。这时训练的主要目的是使患儿重心前移，使双手与双膝同时负重。进行训练时治疗师在患儿后方，双手放在患儿臀部，向前后方向缓慢地推拉使其完成体重前移（图 4-2-28A）在进行前后重心移动时也要进行左右重心移动的训练，治疗师将一只手放在患儿骨盆的一侧施加阻力，另一只手在对侧维持保护。以上这两个动作的主要目的是维持膝手立位的姿势，并使重心在四点之间移动，促进躯干的调整与旋转，为膝手位的移动做准备（图 4-2-28B）。

完成了重心前后移动后，患儿的膝手位姿势、膝手位的平衡与对线会大有改善，然后进行三点支撑维持平衡的训练（图 4-2-28C），主要是指示患儿一侧肢体上抬的训练。这个训练的目的是膝手位姿势下的位移。训练时，治疗师在患儿后方辅助患儿抬起一侧上肢，使重心移至两膝和另一上肢，然后进行对侧下肢的上抬。治疗师可以握住患儿的踝关节帮助患儿上抬，使其重心移至两手和另一侧下肢。当重心的移动能随意完成以后，向前方的爬行就较容易进行了。利用口头指示或用手在臀部给予向前移动的感觉输入就可以让患儿进行膝手位的移动训练。

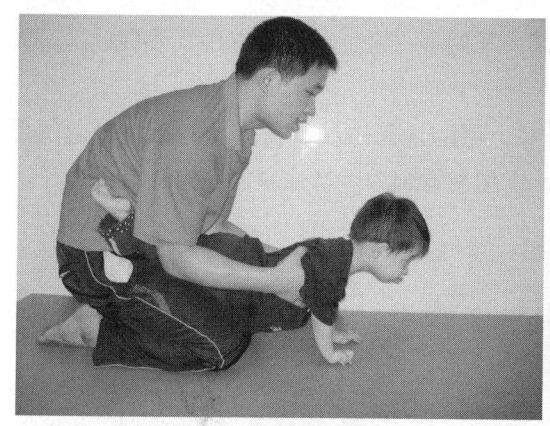

A. 膝手位保持前后移动

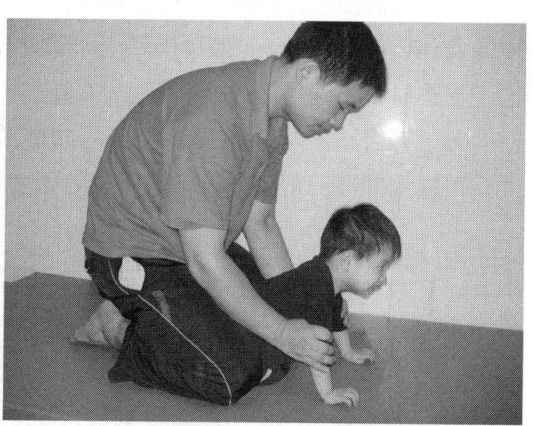

B. 膝手位重心侧方移动

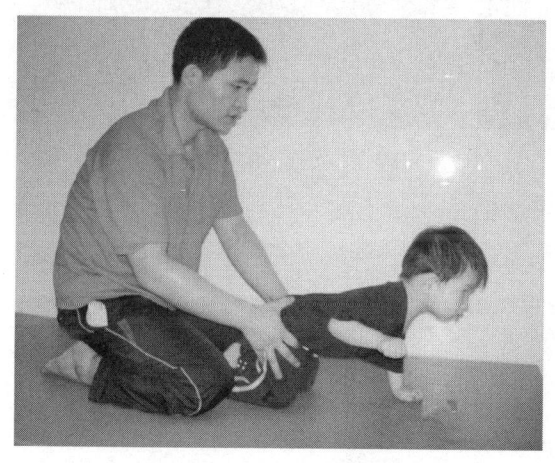

C. 三点支撑训练

图 4-2-28 膝手位爬行训练

3. 卧位姿势训练　正确的体位能使患儿以正常的模式参与活动，因此，要训练患儿学会保持正确的姿势，并经常变换体位。

（1）俯卧位：对于软瘫患儿，可在其双下肢下放垫子或沙袋，将其双腿并拢在一起，或用卷状物、楔状物固定体位（图 4-2-29A、4-2-29B）。对于痉挛型脑瘫患儿，可以用卷状物将其僵硬的腿分开，将屈曲的双髋牵直，再用两个沙袋和带子固定（图 4-2-29C），以对抗屈曲痉挛模式，并可增加其双手支撑的能力。

保持正确俯卧姿势的基本要求是患儿需要有一定的头部控制能力，一定的关节活动能力，肩关节可屈曲90°，并有一定的稳定性；踝关节可保持中立位。

（2）膝跪位：这一姿势可以增加髋关节的稳定性，但要求患儿有一定的头部控制能力、髋关节没有变形或脱位、膝部可以负重。

（3）半俯卧位：可以增加躯干及双下肢的伸直能力，提供重心转移的练习机会，由于这一姿势会增加伸肌张力，所以不适合肌张力高的徐动型患儿。

（4）侧卧位：保持双上肢向前伸直，将两手放在一起，一侧髋及膝屈曲，这一姿势可以使身体放松，有助于训练前臂及手部的控制，降低不正常反射，训练中线发展，适合无法坐立或肌张力偏高的患儿。

（5）仰卧位：将头及肩向前，屈曲髋及膝，可防止身体僵硬挺直。对不能坐起的患儿，可以用仰卧三角垫，以增加背肌的张力，增加视觉刺激，增强屈曲肌肉的能力。

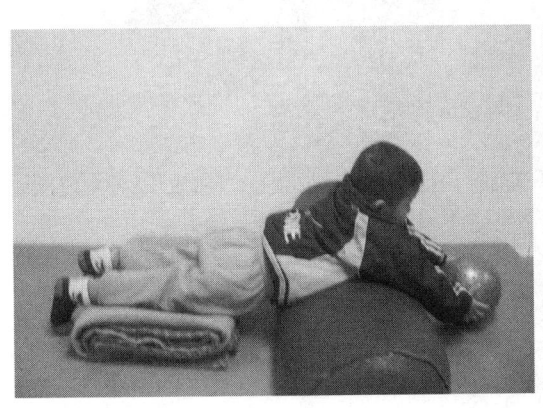

A

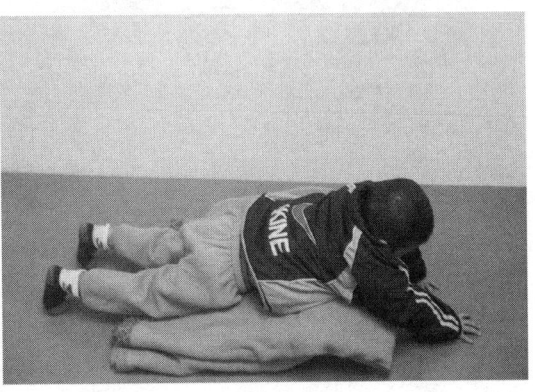

B

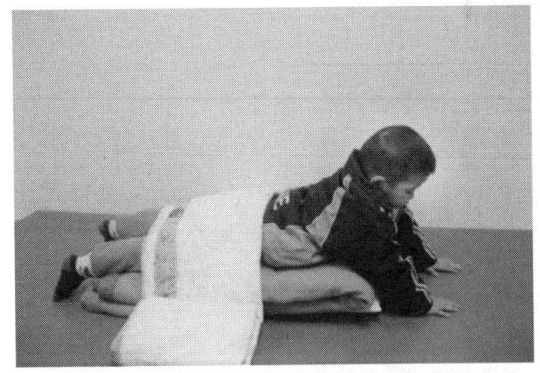

C

图 4-2-29　俯卧位姿势训练

（七）站立训练

直立行走是人类抗重力伸展姿势达到的最高阶段。能否站立行走是脑瘫患儿家长最关心的问题。正常儿一般在10个月时就可以独立扶物站立，开始重心的移动、体轴的旋转及足底感觉的更深一步的学习与体验,并且能够综合以往的经验努力地维持立位姿势,充分利用各种感觉,努力扩大自己在立位的活动空间。1岁左右的多数正常儿基本上完成了独立步行的学习,以后一些较细微的调整能力及高水平的平衡能力会继续发育。

脑瘫患儿的立位姿势有两种:一种为过紧张型,主要为阻性支持反应、迷路性反射等残留而使得髋关节内收内旋,尖足、膝过伸、骨盆不能维持中立位,患儿整体的姿势对线不充分,维持平衡能力差,缺乏屈曲方向的控制能力。另一种为低紧张型,立位时双足跟部内侧负重,足尖部向上方跷起,髋关节极度外展外旋,骨盆缺乏控制,整体的姿势控制与对线均不充分。

1. 从跪到站立　需要身体的重心能从一侧下肢转到另一侧下肢,以及重心的调节和平衡功能及手的参与才能完成站立动作。

(1) 四点跪训练:当患儿能单独坐时,就可以教其用手和膝支撑自己,如有下肢挛缩,要经常保持下肢伸直,以达到牵拉目的,帮助患儿跪起和站立。四点跪训练方法如下:

1) 患儿俯卧位,一侧下肢屈髋屈膝,重心移动到膝,然后用同样的方法屈曲另一侧下肢(图 4-2-30)。

2) 将患儿双髋向下压,鼓励抬头并用双上肢支撑自己。治疗师双手可以放在患儿双侧腰部,前后左右轻轻摇动,以训练患儿的平衡反应。

(2) 双膝跪训练:良好的跪位平衡可以帮助站立。训练时治疗师位于患儿的正前方,与患儿面对面。先让患儿坐在自己的脚跟上,治疗师双手抓住其肩部,帮助患儿双上肢向前直到髋部伸直跪起,然后再坐回自己的脚跟上,当患儿能保持平衡后,将其向两边轻轻摇晃,以诱发动态平衡反应(图 4-2-31)。

(3) 蹲起训练:

1) 患儿手足四点触地,治疗师在患儿身后双手分别握住患儿双膝,保持其四肢着地时的平衡,并向不同方向轻轻摇晃,同时,鼓励患儿交替抬起一侧上肢,变成蹲位(图 4-2-32A)。

2) 站起时,先让患儿向前伸上肢,治疗师从患儿身后向下压其双膝,保持双足平放,帮患儿从蹲位站起(图 4-2-32B)。

2. 扶着站立训练脑瘫患儿在扶站时常常会出现头向后仰、重心失去平衡的问题,给站立带来困难。

(1) 从坐位站起:将患儿双脚放平,治疗师双手按住患儿膝部,在患儿向前倾的同时向下压膝,站起时扶着胸和膝,避免患儿向后倾倒。

(2) 从跪位站起:患儿先由双膝跪变为单膝跪,治疗师固定患儿一侧下肢,使其重心转向固定一侧的下肢,抬起另一侧下肢成半跪位(单膝跪位),当其身体向前倾时,重心移至前方的腿上,扶着患儿的胸部帮助站立。站立后,治疗师一手固定患儿双膝,一手固定其腰骶部,保持髋部伸直,并使重心前移,保持平衡(图 4-2-33)。

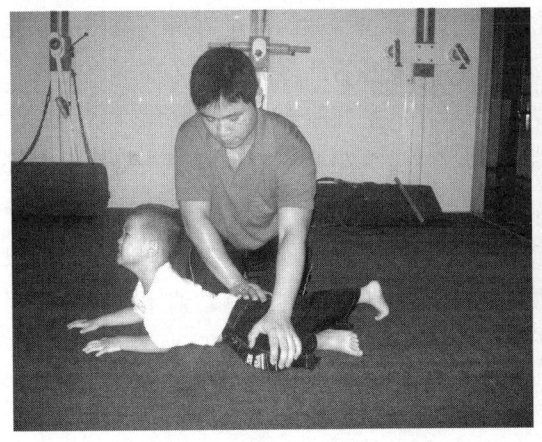

图 4-2-30　四点跪训练

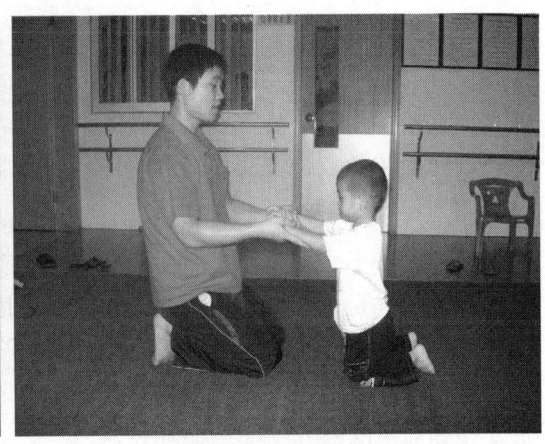

图 4-2-31　双膝跪训练

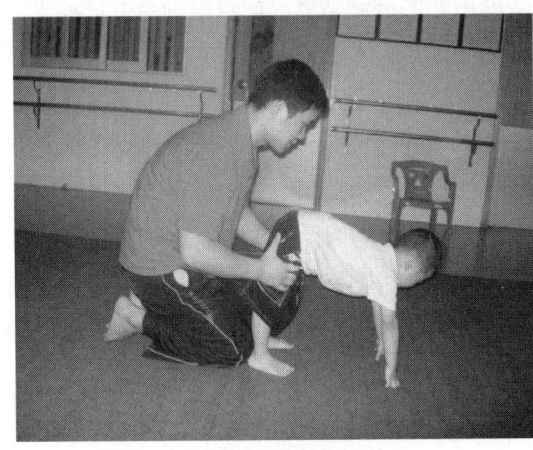

A. 四点触地

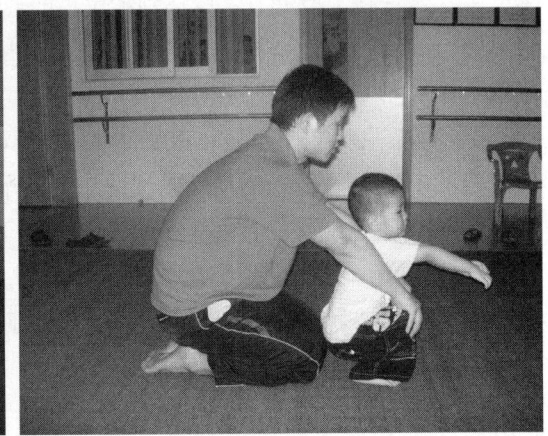

B. 从蹲位站

图 4-2-32　蹲起训练

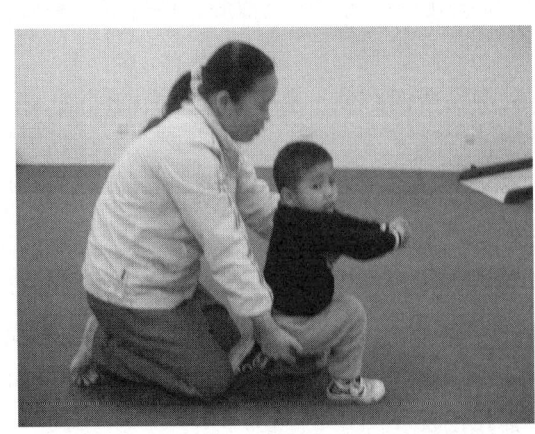

图 4-2-33　从跪位站起

（3）从椅子上站起：当患儿能扶着站起后，开始训练其单独由椅子上站起，方法如下：先将患儿双足放平，治疗师用一侧手压住患儿双膝，使患儿身体向前倾，另一侧手放在其臀部稍稍向上托起，练习抬起臀部；当臀部能抬离椅面时，治疗师面向患儿，扶住其肘部，使其身体向前，并帮助伸直髋部站立，然后让患儿自己扶着站。必要时，可以在其将要站起来时向下压患儿的膝部。

（4）单腿站立：如果患儿站立平衡能力较好，可练习单腿站。站立时如果出现上肢向后伸，可以让患儿用双手在身体前握一根棍子以保持平衡（图4-2-34）。

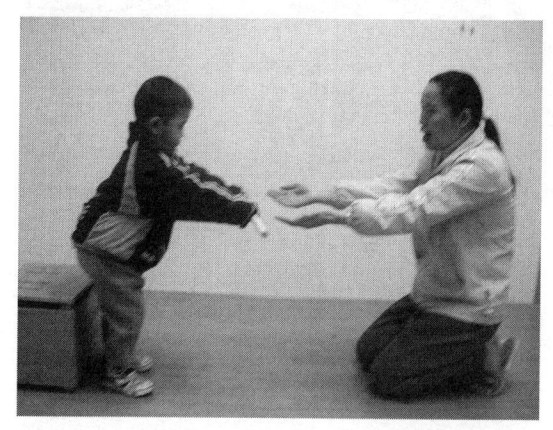

图4-2-34 单腿站起

3. 立位姿势　维持立位的主要因素有头、颈、躯干、四肢的控制能力，抗重力伸展能力，保护性伸展能力，以及各种姿势肢位的翻正反应、倾斜反应等。所以，脑瘫患儿要想站起来，必须进行从仰卧位到立位不同阶段的各种训练。立位保持训练先从坐位到站起开始。治疗师要为患儿选择一个适当的凳子，患儿坐上时双足底着地，膝屈曲90°，治疗师站在患儿前方诱导患儿身体重心前移至双足，使膝关节屈曲至大于90°后，让患儿抬高臀部及躯干站起（图4-2-35A）。治疗师双手可以辅助患儿双膝关节，以防止膝关节控制能力不充分突然出现屈膝现象，如果髋关节有轻度的内收内旋还可以随时矫正（图4-2-35B）。当患儿站立起来后要注意防止其尖足的出现，如果有必要时可以借助支具加以矫正。

在站起的训练同时可以进行立位姿势的保持与重心移动训练。患儿在两个高低不同的台子之间进行搬运玩具的活动，注意双足原地不要移动，这样就可以诱发其出现躯干的旋转及重心的移动（图4-2-36）。

立位时屈伸肌的强化性训练也是非常重要的。治疗师在患儿后方，双手握住其膝部，然后使患儿重心前移，同时治疗师手掌要向前下方压迫，使其难以出现踝关节跖曲，这时指示患儿向前弯腰触地，然后再让患儿缓慢站起，在完成动作的同时，注意防止患儿双侧髋关节内收内旋和尖足的出现（图4-2-37）。

另外还有重心在两脚之间移动的训练，让患儿双下肢分别跨在治疗师的一侧下肢的两侧，使患儿的一侧下肢向前迈出，治疗师的手从后方握住患儿髋关节下部，使其髋关节轻度外旋，并注意让其对侧肩向前，诱发出躯干的旋转，使重心侧方移动，同时也强化了足底感觉（图4-2-38）。

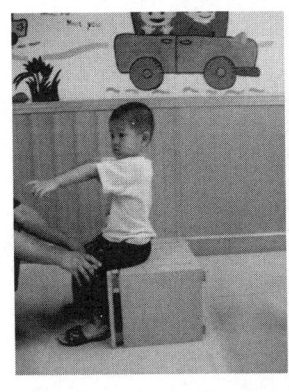
A

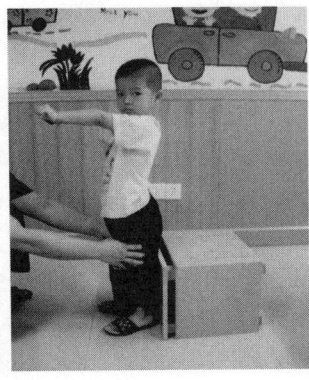
B

图4-2-35 坐位到站起的训练

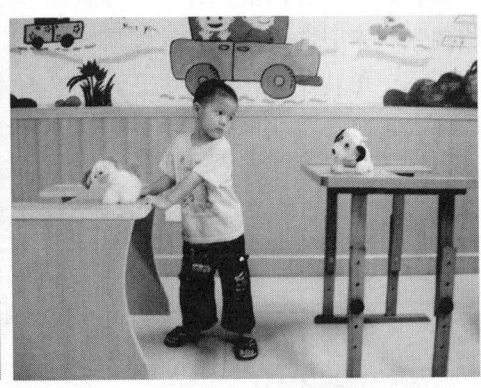
图4-2-36 躯干的旋转

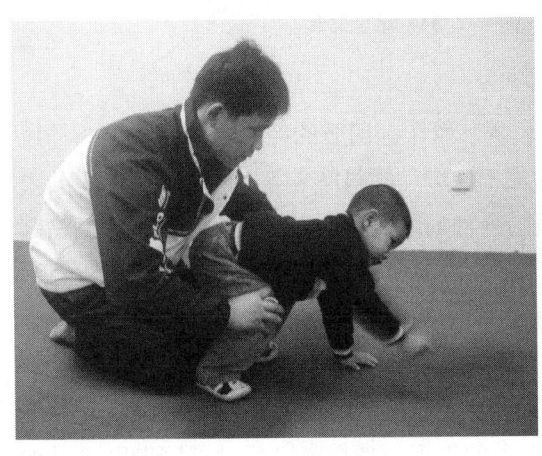

图4-2-37 屈伸肌强化

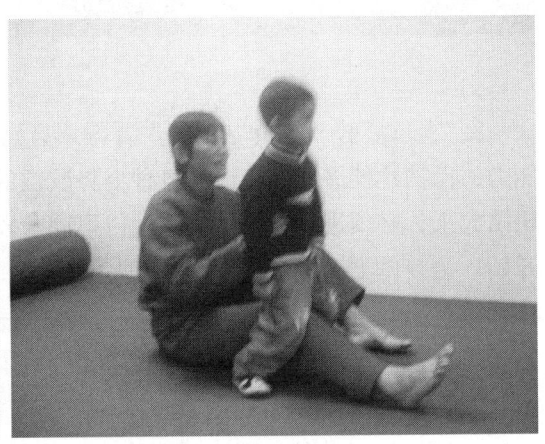

图4-2-38 重心在两脚之间的移动

（八）步行训练

1. 正常人步行时，在向前方迈步的同时，体重已向另一侧下肢移动并引起这一侧沿体轴向前方的回旋，非负荷侧向后方旋转。当迈出侧下肢足跟触地时，这侧骨盆向后方旋转。对脑瘫患儿进行步行训练时可根据这一规律进行，先让患儿重心移至两脚之间轻靠在治疗师腿上，治疗师用双手从患儿双肩或胸部给以辅助，使其体重向侧方移动，治疗师从患儿肩或胸部沿对角线方向施加压力，迫使对侧出现翻正反应，同时使体重非负荷侧向后方轻度旋转，诱导其负荷侧向前移动（图4-2-39A）。

2. 平地行走　先让患儿扶着物体走，一般侧行比较容易（图4-2-39B）；然后练习向前迈步，治疗师可以在患儿身后扶住其双肩向前，帮助其将重心从一只脚向另一只脚转移（图4-2-39C），并逐渐减少帮助。借助学步车及在双杠中行走，则比较容易（图4-2-39D、E）。

3. 上下楼梯　为了帮助患儿更稳地行走，尚需学习上下楼梯。可以先学习如何上下一级台阶，逐渐增加级数。治疗师可以在一侧拉住患儿的手或在前方拉住患儿的双手，以增加安全感。

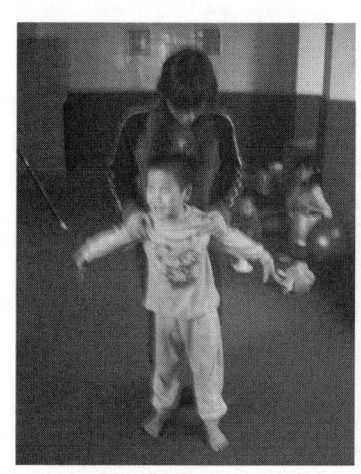
A

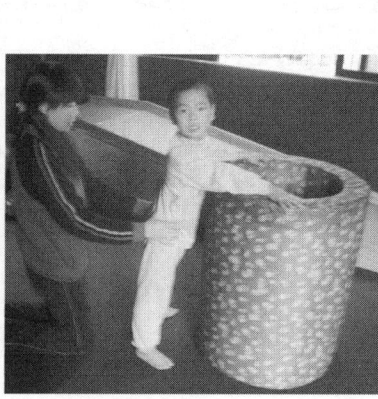
B

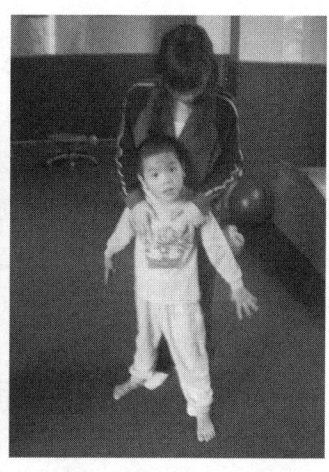
C

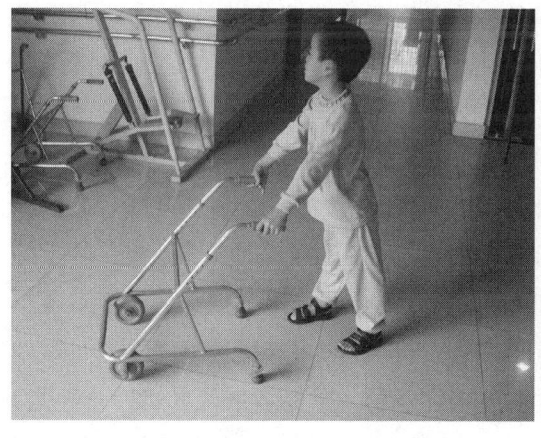
D

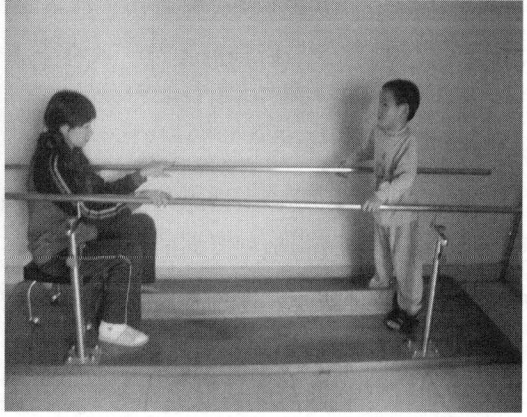
E

图4-2-39　步行训练

四、注意事项

1. 注意安全。
2. 因人而异选择指导方法和辅助程度。
3. 及时给予强化，建立信心。
4. 给予适当的语言提示。

（陈旭红　马旭胜）

第三节　手部功能训练

由于脑瘫患儿的大脑在发育期间受到损伤，致使肢体运动受限，手呈原始握拳状。如果要使患儿用这样的手来完成各种动作，就需要用特殊的方式进行长期的艰苦训练，设法引导患儿的手正常活动，使患儿能像正常儿童一样做应该做的动作，可用语言引导及手法进行训练。

一、握拳式手的矫正训练

对于长期握拳不能伸开的手：治疗师一手按住患儿的内关穴，用语言诱导患儿抓或拿物品；或按住患儿的外关穴，使患儿的手指张开；或慢慢地把患儿的手指分开，治疗师用手指在患儿的手掌上搓，接着由上往下平推伸指穴（在手掌背面各指之间）；也可沿患儿的手指、前臂，最后到肘关节，这样上下慢慢地来回搓。这种训练方法可通过治疗师的手掌、手指的触摸、搓捏与按压来刺激患儿的手及前臂的皮肤，引导患儿手掌伸展（图4-3-1A）。

也可用一些玩具，引诱患儿伸开手指去触摸，用这种方法来引导患儿把手伸开。训练方法：引导患儿慢慢地把紧握的手分开，然后放在身体前面，肘关节伸直，让患儿的手逐渐往玩具上施加压力，保持均匀地用力。在训练的同时，应不断地用玩具引导及提示各个部位用力，并告诉患儿这是什么玩具，然后诱导患儿自己抓握。这样可以增强患儿对外界的识别能力。也可被动地把患儿的手指屈曲，然后松手，再提示患儿自然松开手指。这一动作重复几次后，再引导患儿把手中握着的玩具扔掉，这样可以促使手指伸开（图4-3-1）。

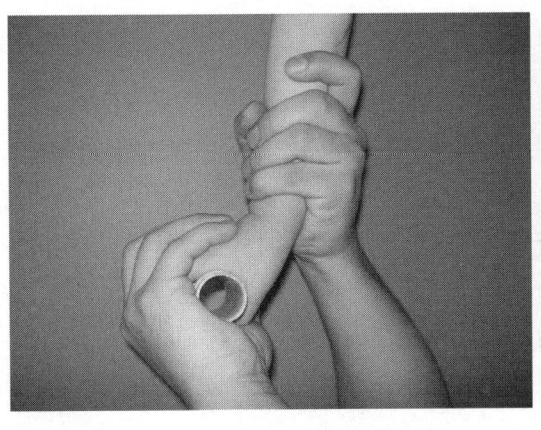
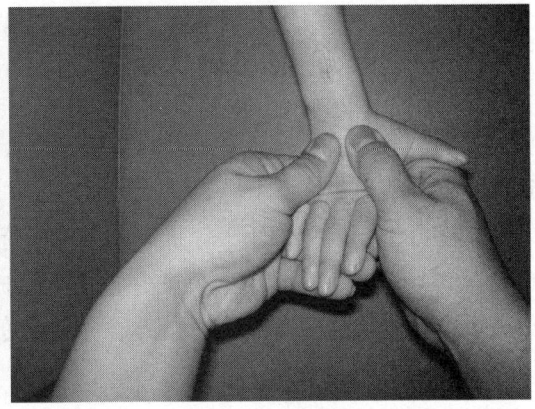

A   B

图 4-3-1　矫正握拳式手

二、伸肌痉挛者的抓握训练

1. 可借用一些大小适中、轻重适当、容易抓握的玩具让患儿完成训练。抓握时，诱导患儿伸开五指，均匀用力，抓握后慢慢放下，再拿起……同时指导患儿怎样用力抓放。抓握时，先让患儿手指屈曲，再用力抓握，放下时，尽量把手伸直，但也要促使患儿建立时间概念，用"一、二、三、四……"来促使他很快完成这个动作，并反复做此动作，以强化患儿的抓握能力（图 4-3-2A）。

2. 当患儿抓握东西比较灵活后，再诱导患儿将空手伸开、抓握，逐渐加快伸开、抓握的速度，以促使手抓握动作协调及提高灵活性。还应当配合日常生活器具引导出患儿自发性的手部功能（图 4-3-2B）。

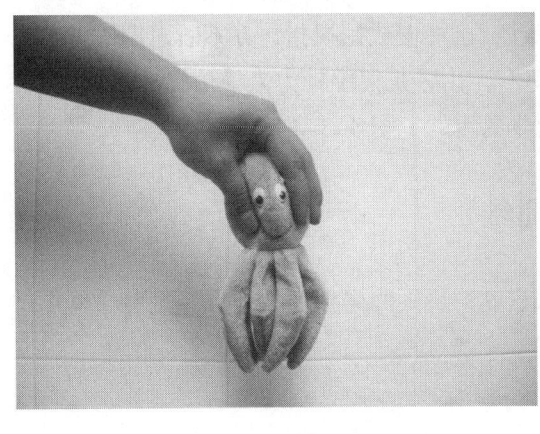
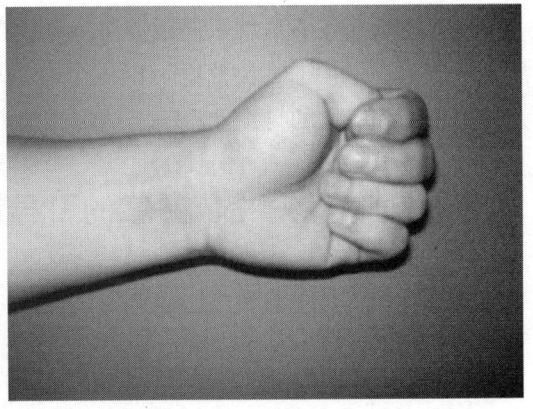

A   B

图 4-3-2　抓握训练

三、拇指内收的矫正训练

拇指内收是指由于原始抓握反射的存在，拇指长时间紧握在手掌内，不能主动外展，致使手部功能缺失。

训练方法：治疗师用手轻揉患儿的大鱼际肌，并把大拇指用力向外拉，连续活动几次后，再诱导患儿把拇指往上翘，并且用语言提示"用力向外伸"。在训练过程中，可先把患儿其余四指握住，再诱导拇指外展，并反复地做，增加信息反馈。治疗师亦要用自己的拇指，在平推"伸指穴"及按揉"合谷穴"之后，使用牵拉法用力拉伸患儿的拇指，并上下摆动（图4-3-3）。

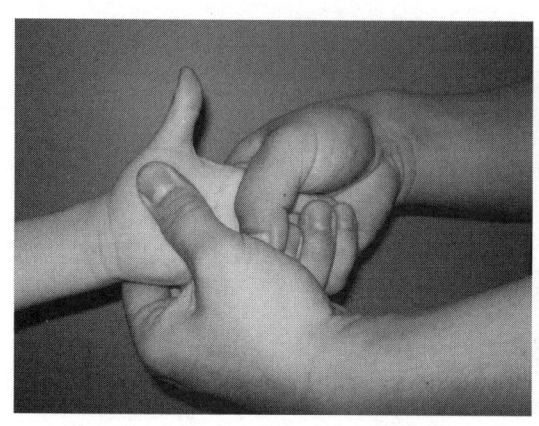 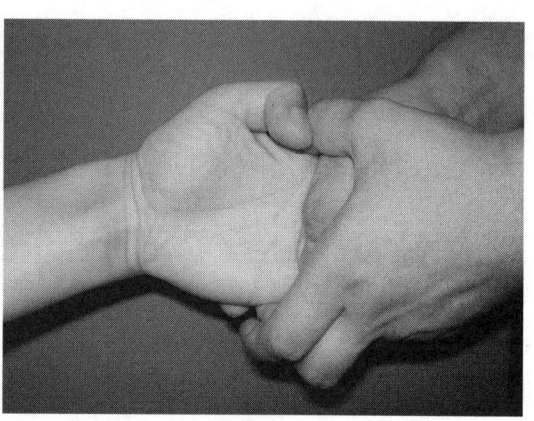

图 4-3-3　矫正拇指内收的训练　　　图 4-3-4　矫正拇指不能内收的训练

四、伸肌痉挛、拇指不能内收的矫正训练

可先让患儿左右活动大拇指数次，再让患儿自己慢慢收回拇指，并不断地用语言诱导患儿拇指屈曲。同时，治疗师可以做个模拟动作，让患儿集中精力来模仿完成这一动作，这样可以增加患儿的自发性活动，达到拇指内收的目的（图4-3-4）。

五、对掌、对指、并掌的引导训练

训练前先检查患儿能完成这些动作到什么程度，最大障碍在什么地方。先引导患儿双手对掌、对指，然后并掌，逐次训练。

（一）对掌

治疗师先做个对掌示范动作，并让患儿模仿这一动作。再引导患儿五指伸开，做好对掌动作，然后引导患儿慢慢地把拇指向手心屈曲，一直到最大限度。对做此动作较困难的患儿，治疗师先用手帮助患儿完成。同时，用语言引导患儿"大拇指用力向掌心屈曲"，这样边引导边训练，当患儿有意识地完成这个动作之后，就要强化他自己进行练习（图4-3-4A）。

（二）对指

训练时，用语言引导患儿配合器具的方法来完成。治疗师先引导患儿用拇指与食指捏比较轻的合适的物体，同时用语言引导患儿"拇指、食指用力，两指端相对"，反复做此动作。当患儿能较好地完成这个动作之后，再依次引导其余三指逐渐完成对指动作（图4-3-4B）。

（三）并掌

先引导患儿双手并掌。对于不能并掌者，治疗师要帮助患儿把手指并好，分开，再并好，并保持一定的时间，再松开，反复做此动作，然后用语言引导及强迫患儿完成这个动作。同时，要指导患儿改正不当的用力方法及异常姿势。对于徐动型患儿的并掌训练，应当先将腕关节固定，并提醒患儿放松，尽量控制徐动的次数。并掌时，先引导患儿伸开五指，并尽量伸直，然后慢慢地把手指并在一起。当一手并掌时，可先把食指、中指、无名指及小指并在一起，然后再把拇指并拢。单手并掌以后，还可以引导患儿做五指外展、内收动作（图4-3-4C）。

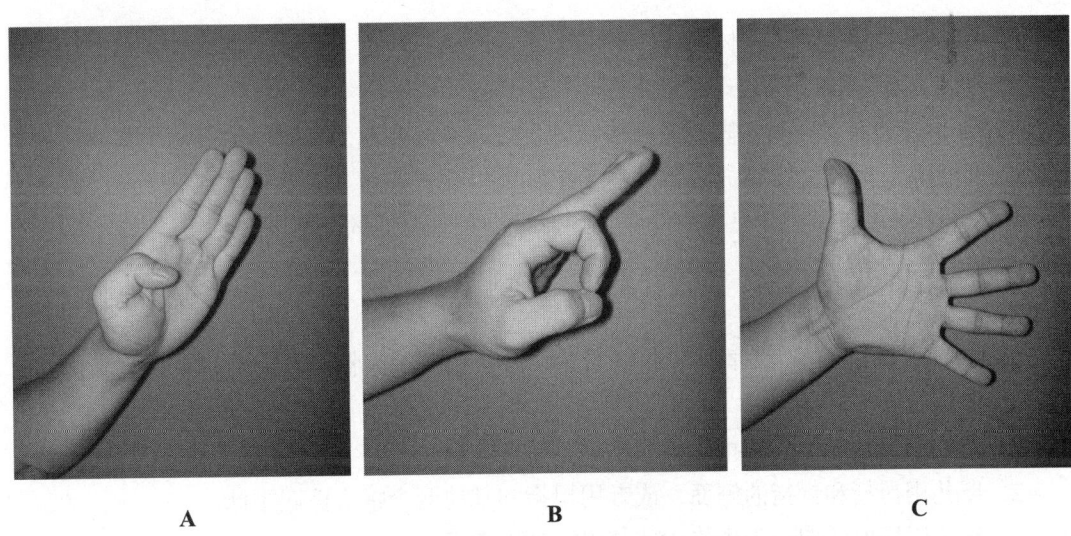

图4-3-4 对掌、对指与并掌训练

六、上肢粗动作和精细动作的控制能力观察

（一）双手放开

从运动发育角度说，婴儿的手是从握拳到半握拳，最后双手放开，这样逐步发展的。

本项测试主要是治疗师观察婴儿双手状况。

1. 婴儿的双手放开，并能根据自己的需要握拳、拿物。
2. 婴儿的双手握拳，但常能放开，特别是在想伸手拿取看到的物体时双手能够放开。
3. 婴儿的双手常握拳，只是偶尔才放开。
4. 婴儿的双手始终保持握拳状态。

一般4个月的正常婴儿便能做到双手放开。

（二）双手放至中线

置婴儿于仰卧位或扶坐位，治疗师观察婴儿将双手主动放到中线的能力。

1. 在仰卧位婴儿频繁地将双手放到胸前中线位，玩耍自己的手指。
2. 在仰卧位婴儿偶尔将双手放到胸前中线位。
3. 在仰卧位婴儿不能将双手放到中线位，但在扶坐时偶尔能将双手放到中线位。
4. 无论是在仰卧位还是扶坐位，婴儿都不能将双手放到中线位。

一般4个月的正常婴儿在仰卧位时已能经常将双手放到胸前中线位，玩耍自己的手指。

（三）抓大物体

婴儿坐位或扶坐位，治疗师拿出一个边长2.5厘米的立方体，观察婴儿抓立方体的能力。

1. 婴儿很容易地将立方体抓起，握在手中。
2. 婴儿用一种别扭的方式，将立方体抓在手中。
3. 婴儿自己抓不住立方体，但当治疗师将立方体放在他手中时，他能用手掌握住。
4. 即使治疗师将立方体放入婴儿的手中，他也无法握住。

一般7个月的正常婴儿已具有随意用手拿取这种立方体的能力。

（四）抓小物体

婴儿坐位或扶坐位，治疗师拿出一个直径0.5厘米的小球，观察婴儿抓起这个小球的能力。

1. 婴儿用拇指和食指的指端捡起小球。
2. 婴儿用拇指和食指的侧面，或者用拇指和其他两个指头拣起小球。
3. 婴儿用屈曲的四个手指将小球"舀"到手掌里。
4. 婴儿无法用手抓起小球。

一般12个月的正常婴儿能用拇指和食指的指端捡起小球。

（五）伸手抓物

婴儿仰卧位或者坐位、扶坐位，治疗师拿一个拴着线绳的圆环，使圆环晃动。观察婴儿伸手抓取晃动圆环的技能。

1. 婴儿伸出手有把握地抓住距离在手臂长度以内的晃动圆环。
2. 婴儿伸出手偶尔能抓住圆环，而且圆环须在他方便抓到的位置。
3. 婴儿伸手去抓圆环，但总是抓不住。
4. 婴儿不会伸手去抓圆环。

一般 7 个月的正常婴儿能伸手抓取晃动的圆环。

（六）合并物体

婴儿坐位或扶坐位，治疗师取出两块边长 2.5 厘米的立方体，让婴儿一手拿一个。观察婴儿在身体中线位将两块立方体合并在一起的能力。

1. 婴儿很容易地在胸前将两块立方体合并在一起，并互相敲击。
2. 婴儿偶尔在胸前将两块立方体合并在一起。
3. 婴儿只是偶尔将两块立方体合并在一起，但以后不再重复做这个动作。
4. 婴儿在整个测试过程中，一直没能将两手中的立方体合并在一起。

一般 8 个月的正常婴儿已具有在胸前将两手中的立方体合并在一起的能力。

（七）转移物件

婴儿坐位或扶坐位，治疗师拿出一块边长 2.5 厘米的立方体。观察婴儿两手转移、玩弄立方体的能力。

1. 婴儿随意地将抓在一只手中的立方体松开，转移到另一只手中，而不让立方体落到地上。
2. 婴儿能完成将立方体从一只手转移到另一只手中的动作，但看上去似乎是用一只手将立方体从另一只手中抽出来的。
3. 婴儿偶尔将一只手中的立方体转移到另一只手中，有时立方体会掉落到地上。
4. 婴儿不会将立方体从一只手转移到另一只手。

一般 8 个月的正常婴儿已能较好地完成将立方体从一只手向另一只手转移的动作。

七、脑瘫患儿双手运动操

（一）握拳运动

五指在胸前弯曲成拳→五指伸展、掌心向外→手心转向内、弯曲成拳→自然伸展五指（图 4-3-5）。

（二）握爪运动

五指集中成爪状，指尖相对→五指自然分开→五指集中→指尖向外→五指再分开（图 4-3-6）。

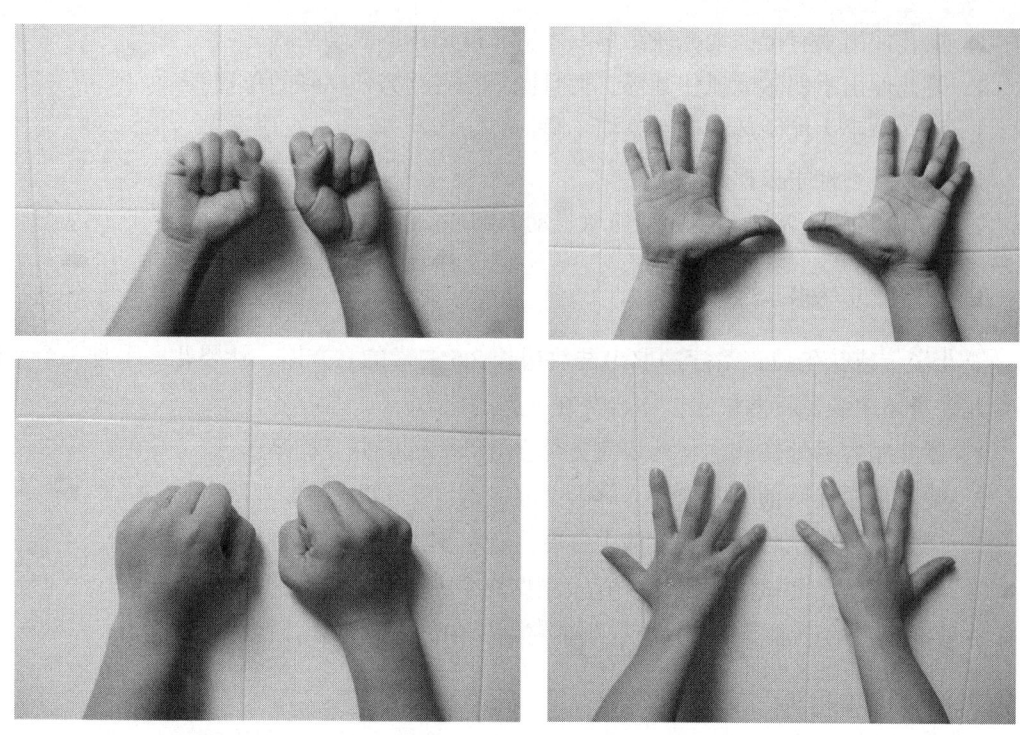

图 4-3-5 握拳运动

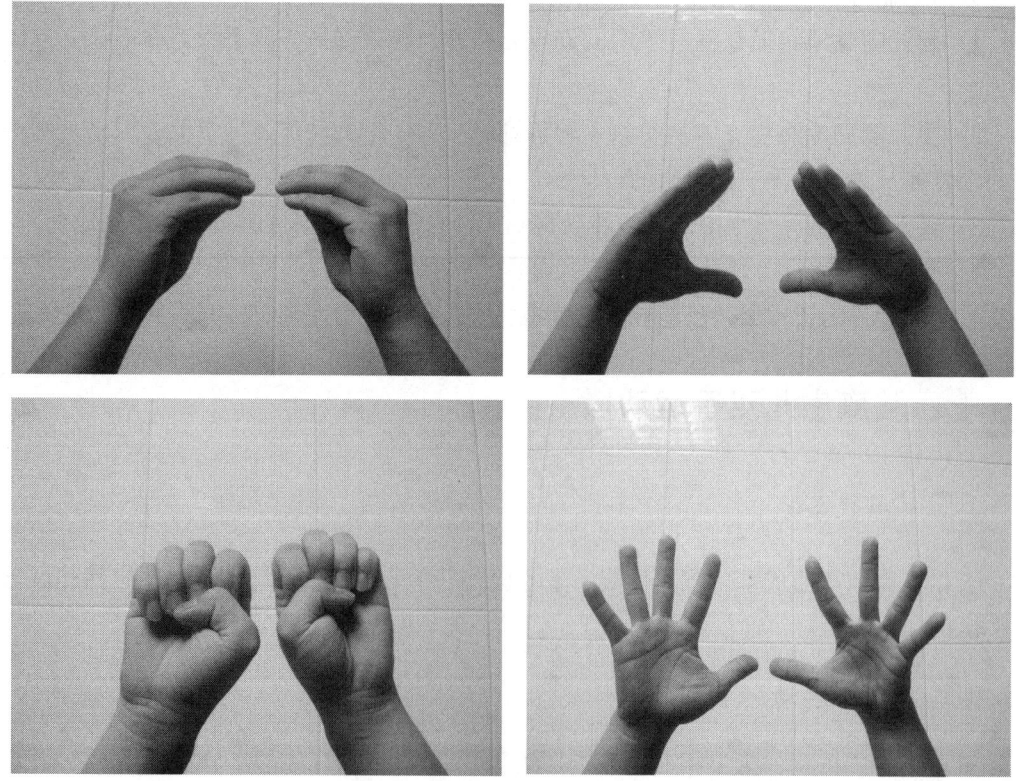

图 4-3-6 握爪运动

（三）屈指运动

食指开始由第二节弯曲，并立即恢复；弯曲中指，弯曲无名指，弯曲小指（图4-3-7）。

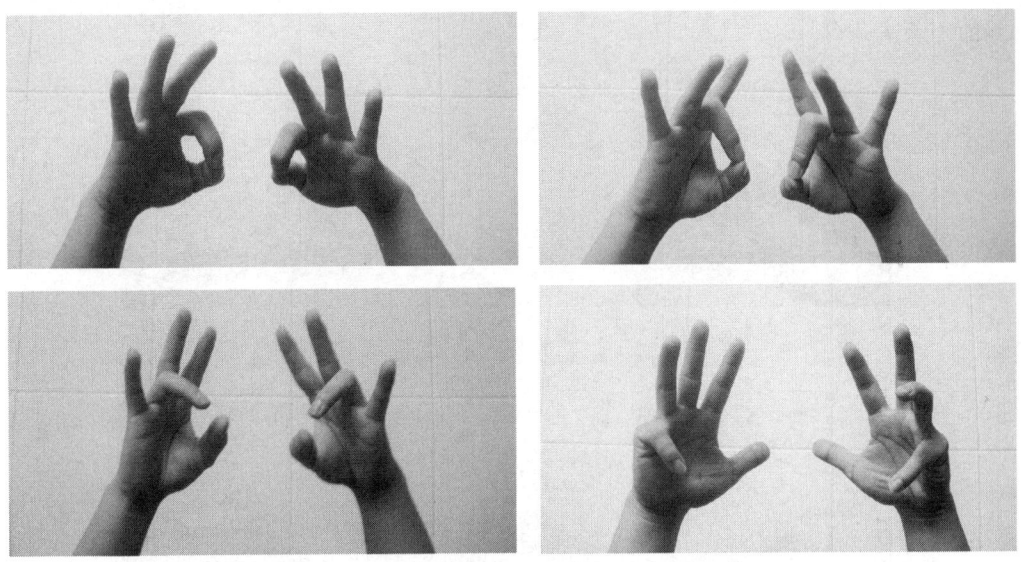

图4-3-7　屈指运动

（四）碰指运动

从食指开始，由第三节弯曲和拇指相碰；中指弯曲和拇指相碰；无名指弯曲和拇指相碰；小指弯曲和拇指相碰（图4-3-8）。

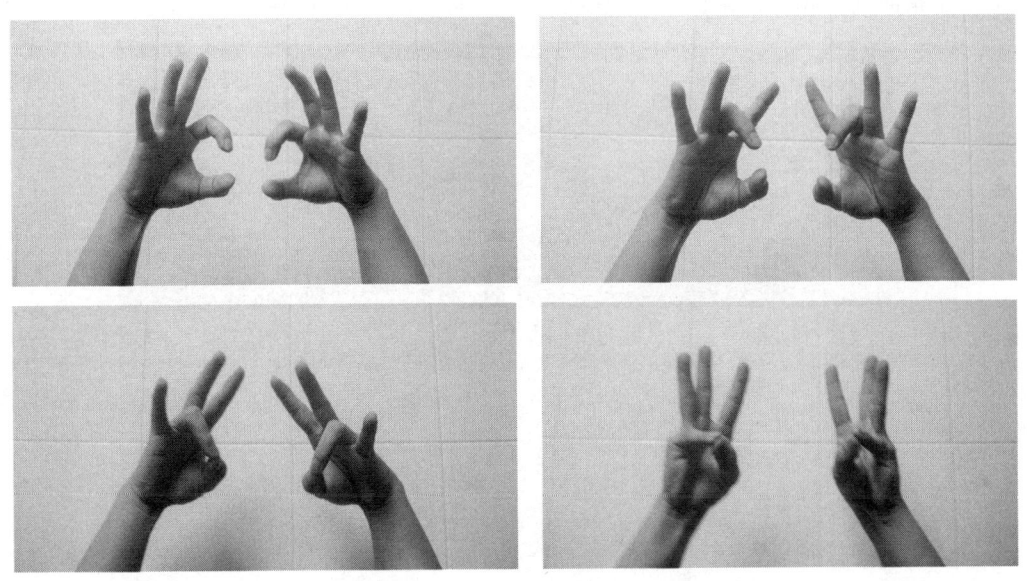

图4-3-8　碰指运动

（五）握指运动

左手握拳向外、拇指翘起，右手握左手拇指；右手握拳、拇指翘起，左手握右手拇指。左手横胸前、手心向内、拇指翘起，右手由外向里，握住拇指；右手横胸前，左手动作如前（图4-3-9）。

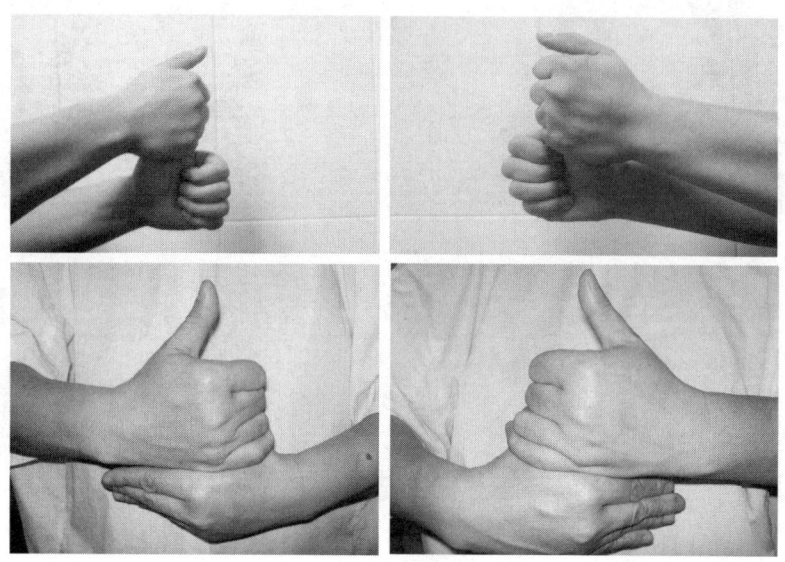

图4-3-9　握指运动

（六）互握运动

两手胸前交叉、手心相对，手指向外、相互握紧；两手交换位置，再握一次。两手心相对、手指向内，相互握紧；两手交换位置，再握一次（图4-3-10）。

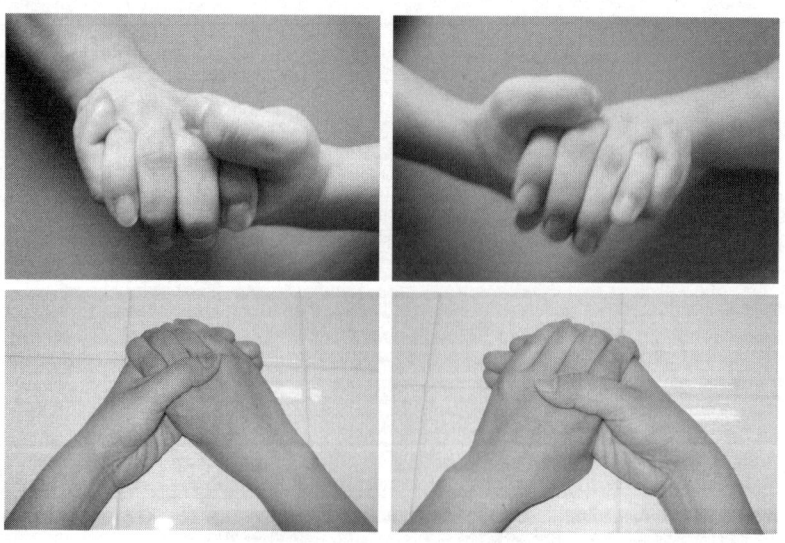

图4-3-10　互握运动

（七）轮指运动

从小指开始，依次将各指收回，全部收回成拳；再从小指开始依次将各指弹出去（图4-3-11）。

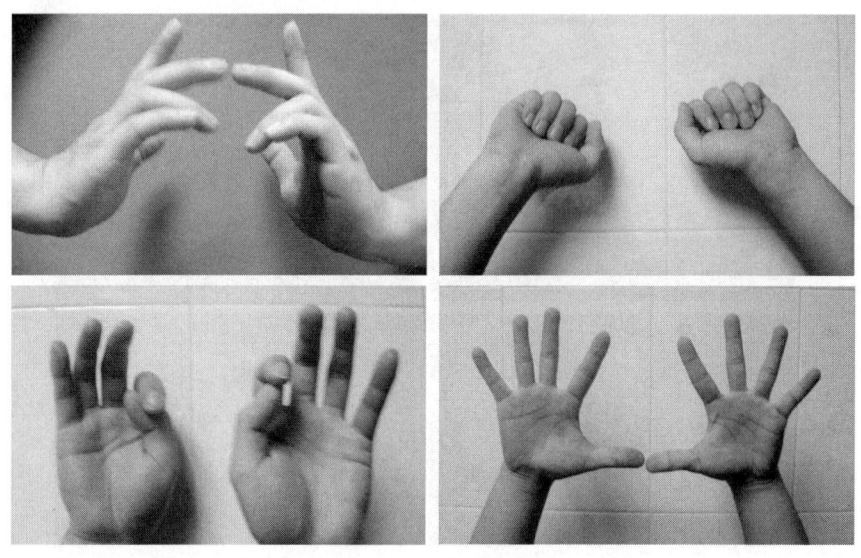

图 4-3-11　轮指运动

（八）拱指运动

大拇指、食指相顶；大拇指和食指相靠；左手大拇指与食指分开，再向前伸，右手大拇指和左手大拇指相靠，右手食指再向前伸，恢复原状（图4-3-12）。

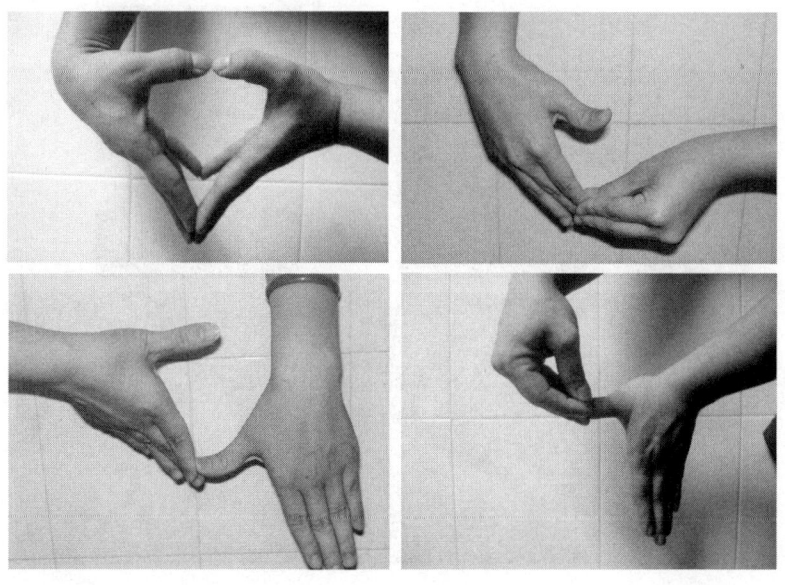

图 4-3-12　拱指运动

(九) 碰手运动

两手心向上，互碰一次；两手心向下，互碰一次；两手心相对，互碰一次；手背相对，互碰一次（图 4-3-13）。

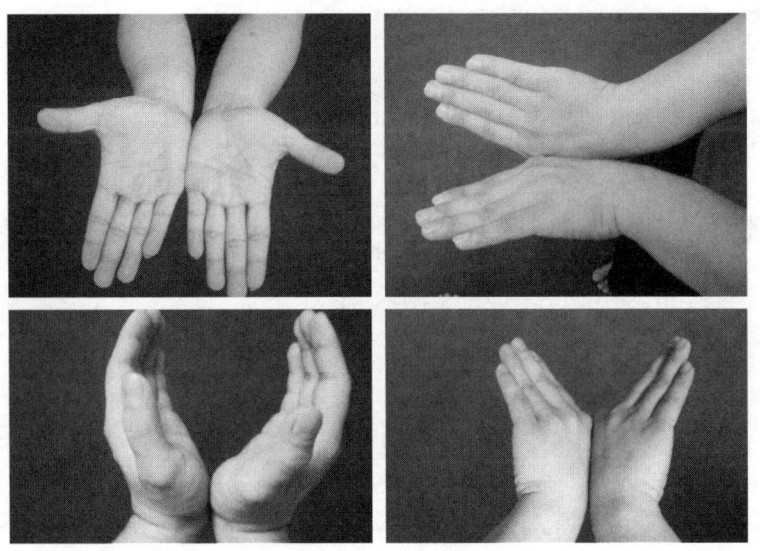

图 4-3-13　碰手运动

(十) 拍拳运动

左手握拳，右手伸展，顶上左拳；左手伸展，右手握拳，左手拍右手拳；两手调换，动作如前（图 4-3-14）。

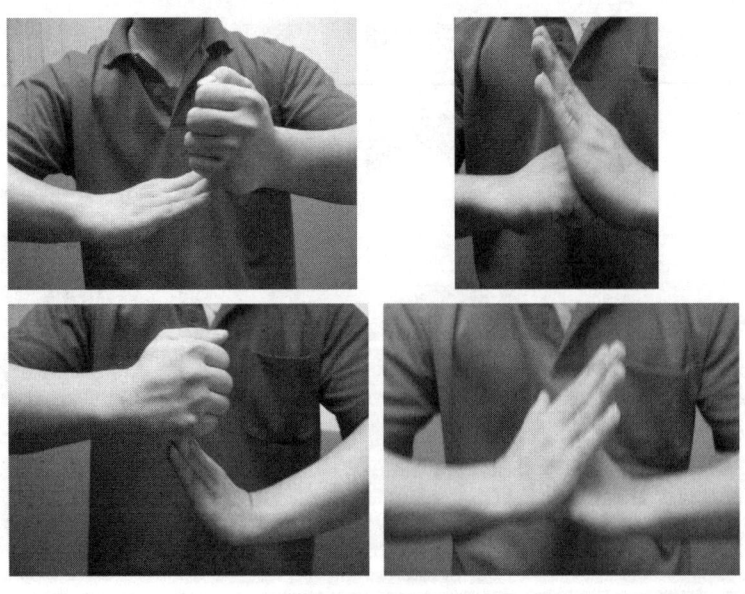

图 4-3-14　拍拳运动

（陈旭红）

第四节 Bobath 法

Bobath 法是英国理学法师 Mrs Bereta Berla 以自己的长期治疗小儿脑瘫的临床经验为基础，由 Karel Bobath 以神经生理学关于姿势控制和小儿发育学理论武装，发展成为当代小儿脑瘫康复治疗主要手段之一。在欧美、俄罗斯、日本等各地广泛应用。

Bobath 法贯彻两个基本原则，即控制异常的姿势反射（反应），特别注意控制或减弱高紧张型的异常姿势反射，以及促进正常姿势反数、正常的运动形式，尤其是对完成具有高度精确的翻正和平衡反应。在功能训练主体方向上，倡导了发育训练，其目的在于充分发挥儿童的潜在能力，故又称为神经发育学治疗法（neurodevelopmental treatment，NDT），此法力求达到以下目的：①提高抗重力、保持正常姿势与控制运动姿势紧张的能力。②控制异常姿势反应和异常姿势紧张的增长。③通过游戏和训练的方式，发展儿童的能力，使儿童在进食、更衣、排便等日常生活中能够自己完成。④预防关节挛缩和变形，从而达到康复的目的。

Bobath 法强调婴儿脑组织有高度可塑性和顺应性，是学习的最有潜力时期，为早期治疗的最佳条件。在推广家庭疗育和社区康复活动中，认为母亲是治疗中积极成员之一，如给予一定的培训和指导，就地在家庭中或社区开展康复是重要的、良好的方式，适合我国当前社会条件。现就发育神经学治疗的概念、评价、治疗手段和应用分述如下。

一、发育神经学治疗概念

Bobath 认为，正常发育的脑一旦受损害，运动发育受损则会停止发育或迟滞、同时逸出异常姿势反射而出现异常姿势、运动形式。小儿脑瘫的运动障碍，表现为与其相应年龄的运动发育落后（未熟性），以及在正常儿童任何年龄阶段都看不到的病态异常运动模式（异常性）两个特点上。脑瘫的中枢性运动障碍的协调困难表现为肌肉或姿势紧张异常，以及异常的联合反应阻碍了正常运动，出现病理反射，和正常的感觉—运动发育迟延。

上述两种因素因患儿的年龄、严重度、病型和受损部位的不同而形成种种病态，几乎因人而异。发育中的中枢神经系统被损害后，和外界之间建立了异常的感觉—运动通路，形成异常的神经网络，导致向错误方向发育，形成异常发育的临床征象，它复杂并有进行性。Bobath 常讲的脑瘫的临床症状，至少要进行到青春期，并强调脑瘫患儿运动协调性障碍为困难的关键，他的观点主要有以下几个内容。

1. 中枢神经基本功能是对一切刺激和反应进行综合、协调化。意图性活动是脑皮质通过基底核、视丘或小脑作出程序，由运动区指令来完成。完成运动主要需通过本体感觉向皮质和小脑反馈信息。其功能约在 3 岁开始成熟，7 岁时终了。正常儿童随着反复的重复日常动作，可像自动一样毫无困难地、反射性地完成动作。任何简单的动作都涉及全身肌肉活动，如坐位屈肘时主动肌收缩，拮抗肌弛缓，可是上部肩关节必须固定，为了固定关节，连躯干、骨盆，两下肢也要协同作用。随意运动的开始停止、转换方向需要意识支配，一般完成动作背景多运用自主性活动运动模式来完成。故 Bobath 认为，自主的控制功能是姿势反射活动。脑瘫患儿失去上位中枢控制，则出现下位中枢的异常姿势反射活动，表现出异常运动模式。如在此时进行抑制和修正，以正常感觉—运动来阻断异常运动的恶性循环，可防止疾病进展，达到康复目的。

2. 肌肉或姿势张力：正常姿势反应机构中肌肉的性状，在古典的生理学上，用肌张力来表现，而这只不过限于表现肌纤维的弹力性而已。为了说明固有感受器对身体位置的支持面，所受刺激发生的肌肉反应，观察到活体肌肉状态，不如以姿势张力来表达更适宜。

姿势张力对重力要保持一定的高度，如正常可以被动地举上肢不下落，或自动地停在空中，这种现象称为悬空，如在日常生活动作中，上肢的伸展和行走中下肢抬高保持中，都可看到这种现象。还有在坐位、立位保持时，头部、躯干部有关肌群要持续保持一定紧张度。当中枢神经系统受损害时，则缺乏支持性和悬空现象。表现为弛缓性或虚脱。因此运动障碍并非各个肌肉组织的损害，实质是姿势张力异常问题。各种肢位被动检查可以测定出反应。

正常姿势变化能灵活适应，而小儿脑瘫中痉挛型则表现为姿势张力亢进并有抵抗，失去可动性。手足徐动型患儿姿势张力有时强有时弱。而弛缓型对姿势变化无抵抗，呈低紧张状态。

3. 相反神经支配（reciproealinner vation）：Sherington 所做的蛙的下肢屈、伸肌实验，证实了主动肌收缩而拮抗肌弛缓的法则，称为相反神经支配。正常的情况下，相反神经支配正常姿势反射活动，保证姿势和运动的完成。越是复杂动作，越受高级中枢的影响，越富于适应性。如固定中枢关节保证周围灵活活动，为体重负荷而牢固地固定关节，既保证平衡反应，又完成圆滑而复杂的动作。

中枢神经系统受损伤时，正常的相反神经支配亦受损，会使正常儿童所具有的主动肌、共同运动肌、拮抗肌完不成非常精巧动作，有自主运动的功能障碍，而呈异常姿势反射活动。可以表现出过度的同时收缩或过度的相反抑制（见表 4-4-1）。

临床上，在脑瘫患儿身上经常可以看到呈屈曲模式的伸肌群，和呈伸展模式的屈肌群，表现出相反神经支配的相反抑制。主动肌、拮抗肌都同时过度收缩时的痉挛性僵硬状态。由于关节固定性过强，可动性减少。如过度相反神经抑制，则会缺乏固定性，肌张力也会低下。

表 4-4-1　相反神经支配异常

过度的同时收缩	相反神经支配	过度的相反抑制
典型的如徐动型患儿，一切的运动表现极端。	正常	痉挛性和相反神经支配不足，妨碍痉挛型患儿的运动。

4. 异常运动模式：脑瘫患儿常见异常运动模式。它们受紧张性迷路反射、联合反应、

阳性支持反射等影响较大。脑瘫患儿可见原始反射残存和再现。还可以看到异常和正常姿势反射活动之间的竞争表现。如紧张性迷路反射和紧张性颈反射强弱不均，则会有障碍轻的部分来代偿重的异常模式的情况。手足徐动型患儿，中枢、基底核缺少控制，常常出现过强的翻正反应。由于脑干缺乏张力选择和调整力，表现出姿势和运动的不固定，形成手足徐动型的病型特征。

上述三种表现之间互为关联，如有一种损害，其他两种亦难能正常。

5. 联合反应妨碍正常运动。联合反应是一种共同运动反应模式。当患儿障碍轻微部位做有目的性、随意动作时，会引起其他部分肌痉挛性增高，因而妨碍了正常功能的发挥。如偏瘫患者下肢一用力屈曲，患侧上肢的肘、手、指关节会屈曲增大发生联合反应；痉挛型双瘫儿坐位使用一只手时，易发生坐位屈肌的痉挛性增重。越是努力去做，则另一侧的上肢、颈部、躯干，以至两髋关节屈肌痉挛性也随之亢进。这样下去就能成为屈曲变形的重要因素。

6. 正常的感觉—运动发育迟滞：资料证实，几乎所有脑性运动障碍患儿，都有运动发育落后，重者可有发育停滞。如果缺乏运动锻炼，或有听觉障碍、视觉障碍，体验不到生活动作，一定会使小儿缺少运动—感觉刺激，自然会妨碍正常姿势发育。故社会早期正常生活经验，对小儿全面发育都是基本的、必要的因素。所以，Bobath 强调一定要给予正常感觉—运动的刺激，使之有更多的体验。脑的成熟是需要周围来的刺激与学习协同作用来完成。

7. 脑瘫是中枢性发育障碍：Bobath 十分重视自主性姿势反应，提倡婴幼儿在抗重力的有效活动中，学习促进协调性的姿势反应发育。所以，他认为在脑性运动障碍治疗中，使姿势紧张正常化，阻止病理的反射，促通翻正反应、平衡反应、协调姿势—运动反应极为重要。特别是纠正协调障碍最为关键，强调提出用反射性抑制肢位和关键点的促通手法。按照他提出未成熟儿的脑受损伤，基本以中枢性运动障碍的"发育障碍"的观点，在治疗运动障碍时宜采用运动疗法。

8. Bobath 的脑瘫分类：Bobath 作为脑瘫重要治疗学派，当然有自己的分类法，是按肌紧张性状况来分类（见表 4-4-2）。痉挛型分为重度和中度痉挛型两种，强直型（僵硬型）作为重度痉挛的一部分。以肌紧张为特征的手足徐动型，又分为单纯手足徐动型、舞蹈症样运动手足徐动，以及伴有重度、中度痉挛性的手足徐动型四种。失调型和震颤型被作为同一组。此外，还有轻微症脑瘫的轻微脑损伤一组。

表 4-4-2 Bobath 的脑瘫分类

1. 重度型（包括强直型）
2. 中度型（包括僵硬型）
3. 手足徐动型（合并或不合并重度及中度痉挛型，合并或不合并失调）舞蹈症样运动型单纯手足徐动型
4. 失调型：震型在内
5. 弛缓型—低紧张型
6. 轻微症脑瘫：集中困难多动儿

二、评价

Bobath 评价运动障碍的同时，运用神经生理学理论分析。如患儿不能坐时，要分析是手法不能支持，还是因脑干不能控制引起的。故可以说它是分析的评价。然后用 Bobath 的手法达到理想的治疗效果。梶浦认为评价和治疗平行进行，没有预先典型的治疗程序的制订（图 4-1）。强调制订程序中，要求治疗者有高度治疗经验和观察力，以及创造性的发挥，针对不同年龄、严重程度、病型等制定出适合的治疗程序。

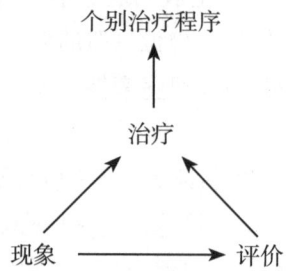

（一）运动发育迟滞的评价

除注意婴儿粗大动作发育（如抬头、坐、爬等方面）是否落后外，评价时重点放在动作的不协调、不完全性、原始反射的残存，以及异常姿势反射病态方面。

1. 运动的均衡性：Bobath 强调正常婴儿肌肉发展一定是沿着抗重力顺序的，同时四肢动作灵活，而脑瘫患儿则不对应。例如 6 个月的患儿，虽然坐位看似充分发育，可是坐位时不稳定，保护伸展反射也不好，手伸向前方使用困难，而且手常攒握着。评价时，不能只观察纵的发育指标，而要同时观察横的发育均衡性，最好从中枢神经系统整体的发育均衡性来评价。正常发育的运动构成因素见表 4-4-3

表 4-4-3 运动构成因素的正常发育（今川）

发展程度	身体部位			功能意义
	头部　躯干	骨盆	四肢	
低	杂乱的运动	不稳定	全身的粗大运动	维持生命功能 指向正中线 对称性 正中线上的稳定性。正中线的交叉 一侧功能的优势 多种功能活动
	伸展 ⟷ 屈曲	前倾 ⟷ 后倾	伸展 ⟷ 屈曲	
	侧屈 ⟷ 侧屈	抬上 ⟷ 下拽	外展 ⟷ 内收	
	回旋 ⟷ 伸展	⟷ 回旋→屈曲	外旋 ⟷ 内旋	
	姿势的稳定性	姿势的稳定性	分离的精细动作	

2. 注意主动、自动反应：翻正、平衡、保护伸展反应是正常姿势反射最基本自动反应的一部分。自动的姿势反应可保持头于垂直线上、体轴内回旋、保持平衡和保护跌倒造成的伤害，这些反应是一切技巧性动作的基础。评价时要注明发育是否迟滞或未发育，以作为发育程度标尺之一。基本自动反应正常发育见表 4-4-4

表 4-4-4 基本自动反应

反应	出现时间
翻正（直立）反应	
（1）颈翻正反应	0~4 个月（M）
（2）迷路翻正反应	2~8 个月
（3）身体作用于头翻正	4~6 个月
（4）身体作用于身体翻正	6 个月
（5）视觉翻正	6 个月
平衡反应	6 个月
其他 手臂保护伸展（伸出支撑）向前 　　　　　　　　　　　　侧方 　　　　　　　　　　　　向前	6 个月 8 个月 10 个月
抬躯反应	4~6 个月

(二) 异常姿势、运动模式的评价

1. 病型和姿势肌紧张：发现有异常运动姿势者，常以被动活动关节测定是否有抵抗出现来诊断病型。评价时要注明患儿是在兴奋、安静或动作时，以及体位和姿势，被动运动的速度和质量等影响因素。一般评价在仰卧位、俯卧位、坐位、膝立位、立位肢位靳行。要记下姿势紧张在哪一部位，以及分布差异（前后、左右、上下）和强度。更要说明肌紧张是在什么情况下可以引起变动。姿势紧张变化良好适应者为正常。对姿势变化有抵抗、适应慢、呈过紧张者（hypertonicity）为痉挛型、强直型。时强时弱动摇者（nutation）为徐动型。而对姿势变化无抵抗呈低紧张（hgpotomcieibg）者为弛缓型。

2. 相反神经支配的障碍：主动肌、抗拮肌、共同肌等同时收缩活动对姿势、运动模式完成起重要协调作用。相反神经支配由大脑皮层，小脑皮层调整，而不发生主动肌 100% 的收缩，抗拮肌的收缩极端偏移。抗拮肌根据运动方向、性质的不同，立即作为共同或起着准备转移主动肌作用。临床上常见屈曲模式患儿的伸肌群和呈伸展模式的屈肌群，具体表现为正常人的正常相反神经支配。按照运动的调整时间、方向性不同，主动肌和抗拮肌阶段的收缩、弛缓来制定共同的任务。评价时要掌握正常相反神经支配。

过剩的固定性和不充分的运动性者为典型的痉挛型。过剩的可动性和不充分的稳定性者为典型的失调型，徐动型脑瘫患儿呈运动障碍状态。在制定治疗程序上有实际指导意义。

3. 脑瘫的姿势、运动模式深入分析：评价中认定有异常姿势、运动模式时，必须仔细观察是否为持续存在、典型或为一过性的表现；促成这种障碍因素是什么；哪些是原发的、其程度如何，如何来抑制；异常模式中哪些是继发的；要评价哪些肢位病态特征最明显、最严重，是否可以完成随意运动动作。

评价中要重视分析：①异常运动模式阻碍了正常运动模式。②各种异常运动的强行组合。③障碍较轻的部分代偿动作。④动作呈刻板式，且异常运动模式反复重复，会出现关节挛缩、脱臼、变形等。⑤成长阶段过分的努力而出现联合反应。⑥身高、体重的增长因素。⑦癫痫和其他并发症影响及其他全身状态的恶化等因素要排除。

4. 年龄因素：

（1）0~4个月婴儿期除重症先天性运动障碍外，出生时大脑皮层虽有成熟的传入和传出神经纤维，但几乎发挥不了作用。正常儿童也常常看到姿势、运动不协调的脱轨动作，故此期诊断脑瘫要十分慎重，当有明显的异常分娩因素、脑损伤的症候及一些姿势反射异常时才能考虑。但应重视小儿主动、自动运动，不能过分信赖姿势反射。

（2）正常婴儿6个月时迷路性翻正反应和头部翻正反应成熟，才可促进坐位和翻身动作的完成。这个月龄，继续发展向侧方移动体重的能力及上下肢超越正中线运动。同时也出现肩胛带和骨盆带的体轴内回旋，能圆滑地调整躯干和四肢的动作。不但能用双手支持体重，也可用一侧前臂支持，另一只手伸向侧方、前方做保护反应。两下肢在仰卧位也可以抬起离床。这些6个月婴儿所表现的控头、上肢支持性、体轴回旋、躯干和四肢的分离运动是完成一切动作的必要条件。脑瘫患儿多数做不成或完成得不充分，或需代偿的努力来完成。此期是自主运动迅速增长时期，易发现异常姿势和运动模式，可通过评价早期诊断脑瘫。

（3）10个月以后婴儿移动动作多了，脑瘫的异常性表现明显，痉挛型患儿中常显露出部分挛缩症候，需要外科解决的应早期判定。重要的是对异常运动模式，评价分析其异常形成过程，进行早期干预和制定治疗方案。

5. 评价测定不同肢位对自发运动模式异常、姿势肌紧张异常是观察重点。

（1）仰卧位：非对称性。头的抬举，拉起反应，翻身、起来，挺腰弓臀（抬举骨盆），四肢的姿势和运动状况。

（2）俯卧位：非对称性。头的抬举，前臂或伸展上肢来支持，翻身，伸臂抓物，膝的屈曲，在地上爬，四爬位移动坐位，下肢运动状态，方向转换。

（3）坐位：非对称性。伸腿长坐位，侧坐，方向转换，两下肢抬举，坐椅子，进行向四爬位。

（4）立位或立位悬垂：非对称性。起立姿势，能否支持体重，躯干和下肢的伸展，踝关节的背屈，其他有否变形。

归纳 Bobath 评价要点如表 4-4-5，供临床应用参考。

表 4-4-5　Bobath 临床评价要点

姓名	年龄	性别	诊断名
整体印象　　母子关系			
a.小儿能完成的动作（能力） b.小儿完不成的动作（障碍） c.异常的方式、完成的动作极其原因			
确认事项：			
姿势模式 非对称性 呈屈肌过紧张位或伸肌过紧张位 静止时及刺激时的肌紧张状态 已出现的挛缩或已有出现的危险			
检查项目（俯卧位、仰卧位、拉起、坐位等各方面） 头的控制及躯干的稳定性			
上肢的支持能力 坐位：自己坐起、坐椅子、坐位平衡、衣服的穿脱及其他日常生活动作中的坐位 立位：扶站、抓立、坐位向站立。是用双手还是尚不能用 能步行儿：自己从地上立起（以何种方式？）不用扶物站或已能步行，单足起立（用哪侧腿）能否拾起东西			
主要问题： 治疗的目的 用何种方式促通？ 怎样修正或抑制？			

三、治疗

脑瘫评价从神经发育学和运动障碍两个方面进行，与此相对应，Bobath 治疗要本着两项原则。①抑制异常运动模式，尤其要对高紧张姿势模式大部分的异常紧张性姿势反射抑制，或使之减弱。②促通（诱发）正常运动模式：特别对精细动作被统一了的翻正反应和平衡反应的促通。实际脑瘫治疗涉及多方面问题，只用一种理学疗法处理是不可能的，故 Bobath 法不称为技术，它需要治疗师操作后才能获得好的效果，达到治疗目的，故称为 Bobath 法。Bobath 法要求治疗师应有丰富经验和熟练的手法。

Bobath 强调在实际治疗中应注意：①不要要求脑瘫患儿做过多动作：因为正常儿童容易做出的动作，脑瘫患儿都很难完成。活动会引起不随意动作等异常姿势反射加重，会促使挛缩、变形。必须慢慢进行训练，使其自然完成。②注意启发自动性运动。不要在训练中说这样不行，那样活动也不可以。③对原始运动模式不必抑制，只要促通正常姿势反射即可促使其消失。④本法和整形外科体疗有区别。使用关键点来调整，但不是以活动关键点部位为目的，而是以此来诱发整个身体正常运动为目的。⑤如发生器质性挛缩时，手法治疗无效,仍要整形外科手术解决。⑥边治疗边评价,及时修正治疗方向,在治疗时间内同时进行评价,意味着预先不必制订治疗计划的细节。⑦每个患儿情况不同,问题不一样,因此不能作出统一的治疗程序、常规。⑧对各种脑瘫,包括成人都可用本法治疗,无论怎样重症脑瘫都是可以治疗。Bobath法主要有以下三种治疗手法。

(一)抑制—控制关键点

Bobath法是长期临床治疗经验确认抑制异常姿势反射活动,要自然地诱发出患儿的潜在功能的治疗方法,即治疗师训练中操作身体某些部位,能抑制挛缩和异常姿势反射,也能促通正常姿势反射。将这些部位称之为控制关键点。这些部位多在近体部,随治疗进展而向周围移行,并随之减少操作点和量,以及逐渐增多脑瘫患儿自己意图性运动。这些关键点组合起来,针对患儿情况,在仰卧位、俯卧位、四爬位、立位各种体位中运用(表4-4-6)

表4-4-6 关键点的控制(梶浦一朗)

关键点	操作	控制	促通
颈	背屈 屈曲	屈曲	伸展
		伸展	屈曲
肩胛带	回缩	屈曲	伸展
	前方突出	伸展	屈曲
上肢	内旋和内收	伸展	屈曲
	外旋和外展	屈曲	伸展
	外展和拇指外展	屈曲	伸展
骨盆带和下肢	屈曲		髋:外展和外旋
	伸展和外旋		髋:外展
	足趾和背屈		足:背屈

脑瘫患儿传入神经有分路现象。正常某一神经刺激会被导入一定的神经通路中,而脑瘫患儿因其较高中枢不成熟,传入阻力就显得较大。它们会被导入阻力较小的原始反射路径。传入神经的输入可决定输出神经所输出的信息,因此,当传入信息被导入原始反射的路径时,就会表现出不正常的动作形态。脑瘫患儿因有不正常肌肉张力及感觉异常的现象,抑制手法就是操作关键点,使其有正常的感觉输入,并使这些输入能传出正确的神经路径,获得正确的动作形式。但须知在抑制的方法中也包括了促通诱发的应用。

1. 头部:

(1)前屈:全身屈曲模式占优势,对全身伸展模式起到抑制,而完成促通屈曲姿势。头部前屈可以在俯卧位、坐位、立位进行。如对仰卧位伸肌痉挛性强的,头紧贴着床,肩胛带回缩强的痉挛型可以应用;徐动型脑瘫患儿慢慢屈曲颈部则会达到抑制全身伸展模式的目的。但存在对称性紧张性颈反射者,头前屈则会出现髋关节、下肢的伸展模式和脊柱后弯现象。

（2）背屈：颈部伸展，则全身伸展占优势，抑制全身屈曲模式，而完成伸展姿势、伸展运动的促通。

（3）回旋：可破坏全身性伸展和屈曲模式，能诱导出体轴内回旋，四肢的外展、外旋、内收、内旋模式。但对痉挛性强、呈强僵性或间歇性的痉挛等重症病例不能直接控头，应利用后述的肩胛带、躯干部的关键点来控制头部的肢位。重症病例可制作特殊椅子来保持良好的坐位姿势，以保持头位。

2. 肩胛带及上肢：保持肩胛带向前方突出则全身屈曲占优势，能抑制头向后方过伸展的全身伸展模式状态。只要是伸展上肢做诱导伸出时，就能保持肩胛带向前方突出位。如果肩胛带回缩，会使全身伸展模式呈伸展优势，可以抑制因头前屈而致的全身屈曲式，而促通抗重力伸展活动，可直接操作。或用上肢来保持肩胛带的肢位变化。

上肢和肩关节联合活动常有很好的效果。①内收前臂伴同肩关节完全内旋，则可有效地抑制手足徐动型伸肌的痉挛性，可是如用于痉挛型，则会使躯干和下肢的屈肌痉挛性增加。这时如改为前臂外展、肘关节伸展，使肩关节完全外旋，则能抑制全身屈曲模式，并促通其伸展。②假如前臂外展、伸展肘关节和肩关节外旋位的同时，使上肢水平位外展，则屈肌的痉挛性，尤其是胸部肌群及颈部的屈肌群抑制，促通手指自发的伸张。还可以同时促通下肢的外展、外旋和伸展。③肩关节外旋一抬举上肢，可抑制痉挛型四肢瘫、双瘫的屈肌挛性和上肢、肩胛带向下方阻力，使脊柱、髋关节、下肢变得容易活动。使上肢对角线的向后方伸展可以期待到②的效果，适用于重度痉挛型。若加用外旋效果更为理想。⑤前臂外旋伴有拇指外展可促通全指的伸展。

3. 躯干（脊柱部）：躯干部前屈，全身呈屈曲位，会抑制全身性伸展模式和促通姿势、屈曲运动。对仰卧位全身性伸展模式强的肌紧张障碍手足徐动型，使用强制屈曲躯干是以减少全身过紧张为目的的常用手法之一。还应注意年长的肌紧张异常手足徐动型患儿一坐到椅子或轮椅上，头和背部向后紧靠椅背时，常会出现躯干过伸展现象。躯干部的后屈伸展，使全身伸展位占优势，成为抑制全身性屈曲模式。俯卧位为全身性屈曲模式所支配。一个将上肢抱收在胸下、屈曲髋关节、下肢和用颜面支持体重的痉挛型四肢瘫患儿，如果将上肢从胸下拉出，抬举到肩、胸的高度，摆成髋关节紧贴地面躯干部伸展姿势时，这种姿势可以激发头的抬举，两上肢支持体重，促通抗重力伸展活动。躯干回旋可以破坏全身性屈曲、伸展模式，促通体轴回旋运动和四肢回旋运动。

4. 下肢、骨盆带：①屈曲下肢可促通髋关节外展、外旋和足关节背屈。②下肢伸展位外旋可促通外展和足关节背屈。③足趾（尤以第2、3、4、5趾）背屈抑制下肢伸肌痉挛型，促通足关节背屈，下肢的外旋和外展。骨盆带的操作主要在坐位、立位使用。骨盆带后倾坐位时，上半身屈曲位占优势，下肢伸展位占优势。立位时呈后倾姿势及全身性伸展模式。骨盆带前倾坐位时上半身伸展占优势，下半身屈曲优势。立位时则呈前倾姿势及全身屈曲模式。一个不能控头、肩胛带退缩、上肢支持不力的手足徐动型患儿，由于下肢屈曲位跳动，足底不能着地、不能稳定地坐在椅子上，如能保持骨盆后倾位则可稳定地坐下。此外典型的剪刀式肢位患儿，以足前部支持体重的痉挛型患儿起立时，如能骨盆后倾，使体重后移，并可促通髋关节、躯干的伸展，可完成良好立位姿势。一个头前屈、脊柱拱背、上肢屈曲位，两下肢固定在内收位且足底不能着床的痉挛型患儿，如能前倾骨盆使躯干充分伸展，就可促通髋关节、下肢正常屈曲的前动性、练习到稳定的坐位。还有对手足徐动型、偏瘫患儿，若使之骨盆前倾，即能克服其步行时以腰椎部过度伸展、反张的代偿，防止摔倒，使下肢获得充分的可助性。

在不同体位中应用不同手法亦可达到有效的控制，列举如下。

（1）俯卧位：①头伸展，上肩关节外旋位抬起上肢，可以促通脊柱和上肢关节的伸展。②头伸展，前臂旋外，肘关节伸展，在肩关节外旋位使上肢水平位外展，就可促通脊柱伸展、手指伸展、下肢的外展。③头伸展向一侧回旋和屈曲颜面侧下肢外展，就能促通上肢向上方运动。

（2）仰卧位：将痉挛型不明显、颈部和肩胛带退缩的幼儿，如将其外展位的下肢向腹部屈膝时，则向前方伸出的两手就能容易地合到中间位。

（3）坐位：①对伸腿长坐位患儿，使之在髋关节充分屈曲躯干，就可以促通脊柱的伸展和头部抬举。②用内旋上肢保持内收位稳定肩胛带，可以促通向坐位拉起，复原到仰卧位的头控制。③按压胸骨使胸椎呈圆形背，可抑制头部、肩胛带的退缩，使头和上肢向前方。

（4）膝立位、立位：①前臂内收和肩关节完全内旋，再屈曲胸椎，能抑制手足徐动型伸肌挛性，膝关节的过伸展动作。②上肢外旋位伸展，稍向后方保持在对角线上时，对痉挛型可抑制躯干、髋关节及下肢的挛性，并可促通脊柱的伸展和髋关节及下肢的外旋、外展位伸展。

以上手法针对痉挛性、僵硬性、间断性的肌痉挛程度可单独或组合使用。一般重度者多用以抑制为目的的操作方法；中等者则在抑制的同时加用促通因素；轻度者在用促通的同时一面考虑用抑制手法。应用上述近体位控制关键点开始，随治疗进展渐渐以被动的保持来减少操作，并移向肘、手、手指、膝关节、足关节、足趾远端部位。应注意对患儿不要过于协助。

（二）促通

促通是能使患儿获得有主动、自动反应和动作技巧的手法。在促通之前或同时，应先用抑制的方法下降痉挛性。在治疗过程中，不断地利用抑制—促通手法来使患儿有正常的肌张力、动作模式、翻正反应及平衡反应。目的是最大限度诱发患儿潜在的能力，以不妨碍自身行动为度，给予适当的刺激后，等待反应。如出现异常反应，应配合使用控制关键点手法。

适应自主姿势反映的情况有：①新生儿或年幼患儿。②痉挛型患儿：主要促进运动模式发育，移向正常发育。③手足徐动型、失调型患儿：其肌肉收缩忽高忽低，特别缺乏同时收缩，故应掌握正确的肌收缩调整时间，使全身收缩均等分配。④弛缓型患儿：为了激发自主反应，应给予强刺激。

（1）颈翻正反应的促通：首先用双手从仰卧位的患儿上方，将小儿头部慢慢扶起，会感到颈部周围肌群收缩性增强，之后一点点地减少支持。当收缩性波及肩胛带、腹部，感到小儿的头部轻的时候，则可换手。用一手或只用指尖轻轻支持头部；另一手扶着患儿颜面，慢慢地向左右方向回旋。此期间须注意保持头至床的一定高度。颈旋，则会按肩胛带、上肢、躯干、骨盆带、下肢顺序而诱发翻正运动。就是说从仰卧位反正反应的促通可诱发出侧卧位、俯卧位，而且也可以从俯卧位诱发到仰卧位来。但不是以被动操作使之翻身，而是通过促通头翻正反应以诱发肌肉的收缩达到正中位。对称性姿势、抗重力伸展活动，以及上肢和下肢的分离运动等正常儿发育协调模式，从而使患儿体验正常的运动感觉。临床上用于痉挛型及间断性痉挛不严重的手足徐动型脑瘫，能促进患儿两手指向正中位和对称性姿势的侧卧位。痉挛型双瘫患儿，可学习下肢的分离运动（尤其是外展、外旋模式）。如一只手扶患儿下颌，另一只手扶后头部向左右的一方回旋。当患儿以前臂支持时，回旋其骨盆，能诱发一侧下肢屈曲向前方迈出动作。假如上肢的屈肌痉挛性有增大趋势，则将患儿头携抱于两腋窝下，来诱发肩胛带的回旋。这是对痉挛型双瘫患儿的远方操作法，协助其下肢的协调运动模式。对以上臂支持的俯卧位小儿，一边诱发上肢伸展位支持，一边回旋躯干，诱导呈长坐位（伸腿位）。继续来回转头，用两手支持体重；回旋躯干，使骨盆从床上抬起呈四爬位。

自四爬位保持患儿的下颌和后头部，慢慢地使体重移向后方，抬高髋关节和躯干的抗重力伸展活动而呈膝立位。然后，治疗师移到患儿侧方，两手保持头部，使体重从一侧移到膝上后，再向反对侧回旋头，自由的下肢抬向前方而呈单膝立位。治疗师保持着患儿头部，患儿换为向前方位置，向前方迈出的一侧下肢以足底来支持，逐渐地伸展髋关节和转头诱导呈两足底来支持体重的立位姿势。

这样的一系列动作以头的立直反应为基础，促通诱发出各种肢位。这种手法不限于头部，也可以选肩胛带、骨盆、上肢、下肢，针对患儿症状来使用。此外，还可以利用身体对身体的翻正反应、头对身体的翻正反应、迷路性翻正反应，上肢伸展反应，以及平衡反应的手法来促通自动反应。

（2）上肢保护的伸展反应：上肢保护的伸展反应，在拥抱反射消失后5个月时出现。先是手向前方伸展，8个月起向侧方，10个月后向后方保护伸出手的发育反应，一生中持续保持。①俯卧位以上肢支持体重，从下方将患儿抬起，或向后方拽肩胛带，慢慢地向侧方动摇，以此来诱发伸展上肢，并以其手承载体重。②四爬位的上肢支持体重，和①一样在四爬位以手承载体重。③正坐位上肢保护伸展，对正坐的患儿，治疗师要事先不告知，突然进行向前方、侧位推动，使患儿上肢伸展，以便身体翻正起来。

（3）平衡反应的促通：在仰卧位、坐位、立位等肢位来促通。可以配合使用大球、滚筒、平衡板等辅助训练器具进行。

四、婴幼儿早期训练和典型示范

目前,对于小儿脑瘫没有统一的治疗方法,现介绍婴幼儿早期的一些训练,以及精选英国伦敦 Bobath 中心和日本 Bobath 医院的经典资料中对最常见的痉挛型双瘫、年长型患儿痉挛四肢瘫的治疗手法,供参考。

幼儿早期训练

早期运用运动疗法效果明显。将功能训练主体方法导入发育训练。图 4-4-1、4-4-2 为正常伸展模式练习,患儿下肢稍外展、外旋,颈部、脊柱、髋关节部分充分伸展。图 4—3 中同时诱导上肢的正常支持性。加压迫刺激臀部来增强此种姿势,还可和上肢下阶段的"降落式反应"结合起来进行。训练伸展模式是立位不可少的必要姿势。图 4-4-3 在拉起同时诱发患儿积极地屈曲颈部,从这种姿势的前后左右,一点点地拉动,尤其是练习躯干上部颈立直运动。

两手合拢在中央,用手去接触口是婴儿发育的最基本动作行为。图 4-4-4 类似,是仰卧位合并两手两足,以此去接触口的动作。这种姿势需要抬起骨盆,两腿外展、外旋,几乎是婴儿必定的一种动作形态。婴儿常常以两手撑着两脚玩,或拿脚到口中。这对婴儿来讲,不仅在获得四肢和口的协调性上很重要,而且能举起骨盆左右摇晃时,其中又蕴含着翻身动作。做此训练时,注意不要向后推拽肩部。图 4-4-5 是进一步采取的回旋动作模式。图 4-4-5 为导入胸部和骨盆间的分离回旋动作,和俯卧位向仰卧位翻身动作关联着。图 4-4-6 同样是在胸部和骨盆间导入分离回旋,关联自俯卧位向仰卧位翻身。同时在俯卧位伸展两上肢来抬起上体的姿势,具有以一侧上肢支持来解放扭转躯干的姿势,这是将来从俯卧位向坐位发育的必要过程。

以上是婴儿早期获得发育基本的躯干和四肢的对称姿位,四肢、口的协调性,体轴内分离回旋的导入典型模式的基本训练。适用于超早期(3~4 个月)、早期婴儿(6 个月以后)。在婴儿后半期和幼儿早期要配合应用大球、滚筒等道具,根据患儿实际病态来治疗。在社区和家庭中要争取家长配合训练,树立信心。

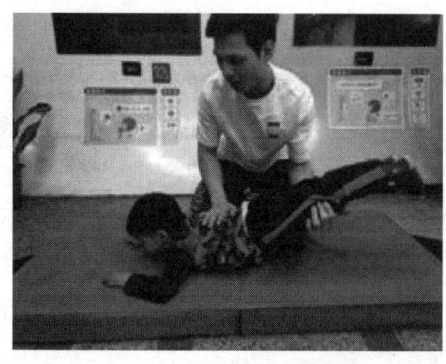

图 4-4-1　正常伸展模式训练

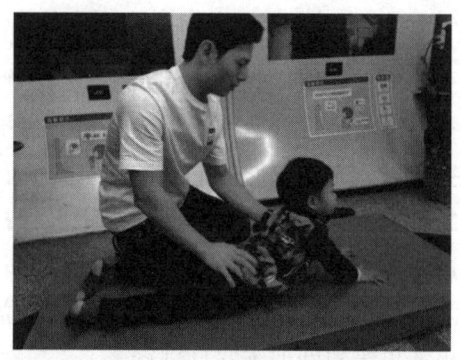

图 4-4-2　伸展同时诱导上肢正常支持性

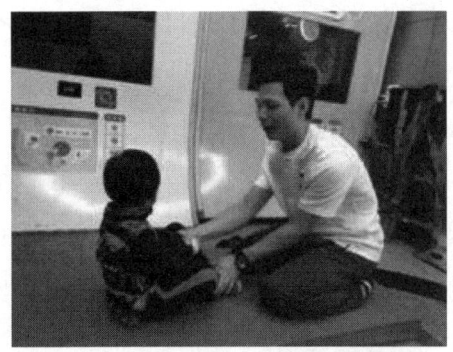
图 4-4-3　练习躯干和颈立直运动

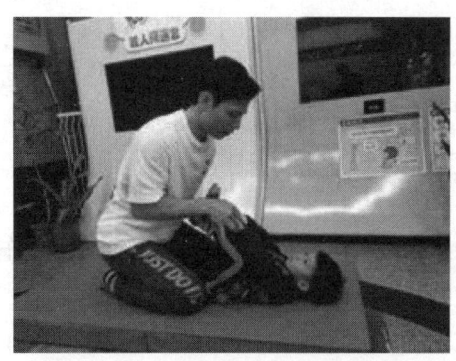
图 4-4-4　练习四肢和口协调、抬臀

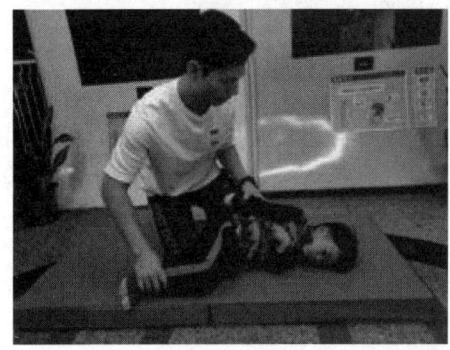
图 4-4-5　胸部和骨盆间分离回旋

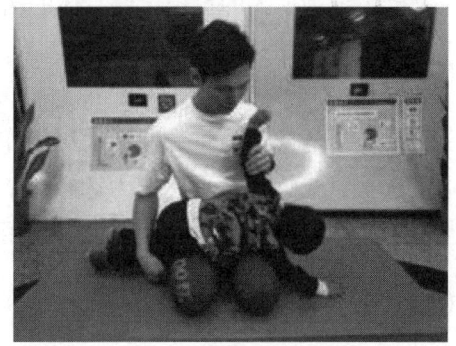
图 4-4-6　分离回旋和以单肢支持

（陈旭红　马海鑫）

第五节　作业治疗

一、作业疗法的概念

作业疗法译自英文 occupational — therapy（OT）。是在 1914 年由一位美国医师提出的。Occupy 意为占有或填充其时间与空间使之参与、忙碌，occupation 指其从事的活动或事件，therapy 包括治疗疾病或残障。

作业疗法的目的是经过选择的作业活动，对于身体上、心理上有功能障碍，以至不同程度地丧失生活自理和劳动能力的病人进行治疗和训练，恢复和改善其生活自理能力、学习和劳动能力的一种康复治疗方法。作业疗法作为一种康复治疗方法，重视康复对象的现有水平，注重选择作业的目的性和脑瘫儿童的参与度，强调让脑瘫儿童在感兴趣的作业中改善功能障碍，提高生活能力。

作业疗法的定义不断被修改。1994 年世界作业疗法师联合会的定义是：作业疗法是让人们通过具有某种目的性的作业和活动，来促进其健康生活的一种保健专业。作业治疗是一门指导患者参与选择性活动的科学和艺术。

二、作业疗法的特点

由于儿童在解剖、生理、心理、社会作为等方面尚未发育成熟，且随着年龄的变化而发生变化，因此针对脑瘫患儿的作业疗法，应以活动为手段去恢复、维持或重新开发因功能丧失，当功能恢复无望时，则设计、制作并提供相应的辅具来帮助代偿。作业治疗的最终目的是提高生存质量，训练患者成为生活中的主动角色，积极地进行必需的生活活动，而不是被动地成为他人的负担。就具体的治疗措施而言，有以下特点：

（一）针对性

一定要有目的或理由将作业活动用作作业疗法项目。治疗师要以患者的需求为中心进行作业的选择，应将特定目标作为选择的依据，选择什么样的活动要依据患者的功能水平与参与能力，活动要与个人在社会中的作用有关联。

（二）趣味性

由于作业疗法环境的设施与气氛接近家庭、工作和社会环境，具有现实性与生活气息，因此，不但能提高患者的兴趣，也能提高治疗的效果；而功能的改善、劳作的成果，又进一步激励患者训练的信心与热情。

（三）主动性

作业疗法中所采用的作业活动，需要患者的主动选择与参与才能完成，其治疗效果与患者主动参与者程度成正比。

（四）康复辅助器具的设计应注重儿童发育的特点
（五）治疗中充分重视家属参与的重要性
（六）治疗—游戏—教育三者相结合
（七）脑瘫儿童功能障碍和作业治疗方法的关联

运动发育异常	促进运动功能发育的训练
异常运动模式	抑制异常促通正常运动模式的训练
缺乏感知觉体验	促进感知觉的运动功能的训练
日常生活活动障碍	ADL 训练
缺乏社会生活体验	社会适应性训练

三、作业疗法的作用

通过促进患者必需的日常生活能力，发展、恢复、维持其功能，预防残疾。作业疗法最重要的一点是，在作业治疗的过程中使患者积极地参与活动。其作用如下：

（一）改善肢体功能

通过功能性作业训练，改善脑瘫儿童肢体（尤其是上肢）的活动能力，如增大关节活动范围，增强肌力和协调性等，更好地完成日常生活动作。

（二）改善认知和感知功能

通过认知、感知训练，提高脑瘫儿童的注意力、记忆力、思维能力及感觉、知觉能力。

（三）克服心理障碍

通过各种作业活动，调节脑瘫儿童的情绪和积极性，增强患儿克服困难的信心。

（四）提高生活自理能力

通过日常生活活动训练和使用辅助器具，提高脑瘫儿童穿衣、进食、翻身、起坐、行走、如厕等生活自理能力和家务处理能力。

四、小儿脑瘫的问题和作业疗法的任务

小儿脑瘫本身由于疾病程度不同，自新生儿到老年为止，除运动和姿势异常外，具有以下问题者，从而确定的作业疗法的任务是：

1. 运动发育延迟落后：小儿脑瘫的过度肌紧张，或者有的肌紧张过分变动给患儿精神上带来紧张和压力，形成异常姿势，以及肌的不均衡变形。常见上肢拇指内收，手关节掌屈，前臂呈内旋位等，拮抗肌的持续性痉挛时可能造成挛缩和变形，以至于脱臼，这不仅妨碍日常生活动作的学习，而且将健康儿童大多的运动体验机会被剥夺。只有靠作业疗法师（士）协作才能解决。

2. 缺乏知觉、感觉运动体验：小儿脑瘫由于运动障碍影响，大多处于活动少，对周围事物难以像正常儿童那样到处走走、看看、摸摸。如果合并智力低下时，更是对外界难以定位，想要的握不住，手拿不到口中，拿到手中的东西不会玩，这样具体的活动越少，对外界了解和知道的东西就越少。而且脑瘫患儿常存在因视觉障碍所致的手眼协调、图和背景、形状的恒定性，空间的位置和空间关系障碍。还可能有类似的听觉、运动知觉、触觉、嗅觉等异常。因此这些领域都是作业疗法师（士）应该予以援助的。

3. 日常生活动作功能障碍：脑瘫患儿由于上肢活动功能发育差，自然日常生活动作掌握就晚，如吸吮、舌的运动控制、口唇的闭合功能差的脑瘫小儿较为常见。这些功能随着成长、习惯化获得动作而增多，是社会生活自立的基础。日常生活动作获得的指导，如小儿的抱持方法，协助进食的方法，衣服的穿脱方法，以至于游戏和生活安排，都应合理安排。至于指导移动工具、自助具和辅助用具的使用和开发，就更是作业疗法师（士）的任务了。

4. 缺乏社会生活的体验：正常儿童在 2 岁以后，就能看到人和周围事物具有一定社会性。而脑瘫患儿则由于本身障碍而和同年龄儿童接触、游戏的机会少，活动困难，不少事情依靠别人，或因治疗的影响等而缺乏社会生活体验，在一般社会中会有必要的人际关系差，以及依存和自立、意志表达或传达意见差等问题。

作业疗法师（士）则能预先将这些发育上的问题告诉给患儿母亲，进行指导。学龄期各个阶段的必要社会经验，必要的准备，就业和学习上的注意，甚至不能自立者的住宅改造，社区活动都要作业疗法师（士）来提供意见。

五、评价

为了作出合适的治疗、训练的步骤和计划，对患儿当前的能力和潜在的能力作出正确的预测显得十分重要。作业疗法师（士）应从各方面来收集信息，针对其存在的关键问题，作出治疗方案。

（一）评价方法：

一般由两方面进行。

1. 观察：对患儿要进行检查和观察，重点在于患儿一般情况；包括运动的协调性在内的一般活动，以及患儿的主要症状、表现、兴趣等情况，并对其协调性、社交性、自主性等人际关系行为侧面来了解和记录。

2. 病历内容和问询重点：一定要做到亲自会面和对其父母或家族主要人员座谈。要从以下几方面着手：①家族史、生长发育史，以及妊娠史、分娩史等高危因素。②病历和现在的健康状态，包括对身边生活的处理能力、游戏和兴趣等。③教育史，包括治疗教育情况、家庭环境、职业史等。④将来的计划和目标。

（二）作业疗法评价范围

1. 自立生活／日常生活技能：
（1）身体的日常生活技能：起居动作、饮食、更衣、入浴、移动、使用工具。
（2）心理社会的生活技能：自我概念、自我管理、与人的关系、集体观念、社会和地区认识。
（3）工作：在家康复、从事工作、就业准备情况。

(4)游戏/余暇活动。

2. 感觉、知觉—运动功能：

(1)神经肌肉：①粗大和精细运动（运动年龄检查，脑瘫动作测定，GMFM、FMFM）评价。②反射：（病理及姿势反射）。③关节可动区域。④肌力及耐久性。

(2)感觉、知觉：感觉认知，视觉—空间的认知，身体统一。

3. 认知功能：概念（理解、集中、记忆）。认知统一（解决问题的能力）。

4. 治疗的辅助用具情况：辅助用具，自助支具使用情况。

5. 周边环境：居住房舍、学校、职业场所、社区情况。

对于使用的各种测定方法，可以使用国内外的各种方法，如丹佛测定法（DDST）、婴幼儿精神发育检查、日常生活动作测定等。根据情况选定或请专科医院测定后参考并制定日程安排。

六、作业疗法内容

作业治疗的功能训练有：改善肌张力的训练、维持和扩大关节活动度的训练、改善协调和灵巧度的训练、平衡训练、增强肌力和全身耐久力训练、感觉、知觉训练、感觉统合训练等。

（一）上肢功能训练

包括增强肌力，改善关节活动度，减轻疼痛，增强耐力和协调性的训练。

（二）感知训练

包括触觉、实体觉、本体感觉、感知运动觉的训练。

（三）认知训练

包括注意力、记忆力、理解力、判断力、组织能力等训练。

（四）日常生活活动训练

如穿衣、进食、个人卫生、如厕等。训练伤、病、残者用新的生活方式完成日常生活活动；训练他们在家务活动中，如烹调、洗衣、清洁时学会省力，减少家务活动的能量消耗。

（五）生活辅助器具的指导使用

当伤病残者完成日常生活动作有困难时，如梳洗、穿鞋袜、进食等，帮助并指导他们借助自助具完成日常生活动作。

（六）其他

如职业技巧训练、工艺和园艺训练、游戏训练等。

本章节将重点介绍上肢功能训练的方法，其他作业疗法参考本书其他章节。

七、脑瘫儿童上肢功能训练

（一）儿童手部功能的正常发展

年龄	手部功能的正常发展
新生儿	抓握反射（3个月后消失）
3个月	手掌有时可以打开
4个月	可以伸手够物、尺侧握，短暂握住放到手中的物品
5个月	伸手抓物拿到眼前，全手握、放
6个月	双手交换玩物，桡侧掌握；
7个月	一手支撑，一手取物，两手分别抓、放
8个月	桡指握，平剪摘，抛、推、拉
10个月	三指钳握，用食指戳、指、拍手等动作
12个月	钳摘，旋转、挤压、双手交替互传
12~30月	手指灵巧活动：会翻书、拇指能和其他手指互碰、手掌握住小圆东西再做（帮助手弓）、会做弹指动作、会用手指把橡皮筋套在东西上
3~6岁	掌指协调活动：能单手捡物并移到掌心、会把手掌内的东西移到手指处放下、单手上下位移笔、旋转积木180°至360°

（二）儿童视觉动作的正常发展

年龄	视觉动作的正常发展
1岁开始	1.插放敲槌：把东西放入容器或孔洞内、会把插棒插到洞板里、会敲槌； 2.堆栈：会堆栈大积木（两手抓握）、小积木（单手抓握）、录像带、录音带、纸牌、书、报纸、家庭中常见的纸盒等
2岁开始	1.串珠：会串大小珠子 2.拆装：会剥或拆开东西，如糖果纸、香蕉、橘子、糖包、礼物；会包裹东西或捆绑起来（使用胶带或绳子）
3~6岁	玩纸牌：会玩纸牌，发牌、洗牌、拿牌、抽牌，把牌收起或拿出盒子

（三）手腕及臂功能的正常发展

年龄	手腕及臂功能的正常发展
1.5 岁开始	1. 开关容器：开关盒子、能开关瓶罐（大小） 2. 舀挤：会铲或舀东西（汤匙应用之前身）、会扭挤东西（如牙膏、米果条、冰条等） 3. 开关门：开关门把、会用钥匙开门

（四）视觉认知动作的正常发展

年龄	视觉认知动作的正常发展
1.5 岁以上	会撕纸：会撕开各种厚度的纸张
2 岁以上	会玩黏土：会用黏土做成扁平、长条、球形等形状
3 岁以上	1. 会折纸：会对齐边角，折叠各种厚度的纸张 2. 会给各种几何图形和不规则图形着色
4 岁以上	会剪直线、曲线和图形

（五）3~6 岁运笔

1. 涂鸦：3~6 岁

   无范围　　　有范围

   大范围　　　小范围

   直范围　　　曲范围

2. 握笔：（次领域）会正确握笔：前三指；粗笔、止滑笔、三角笔、短笔（图 4-5-1）。
3. 控笔：（次领域）能描画线段；会连点成线或图形；会在两条线段内划线；上下、左右、圈、正方形；斜线、X；三角形（图 4-5-2）。
4. 不正确的握笔姿势（图 4-5-3）。
5. 正确的握笔姿势（图 4-5-4）。

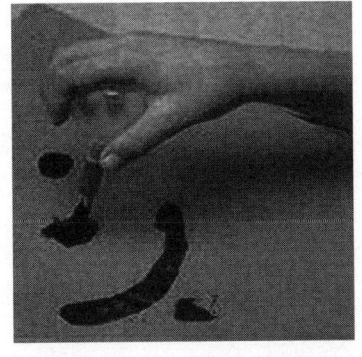 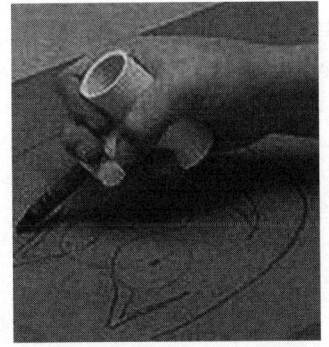

图 4-5-1　握笔

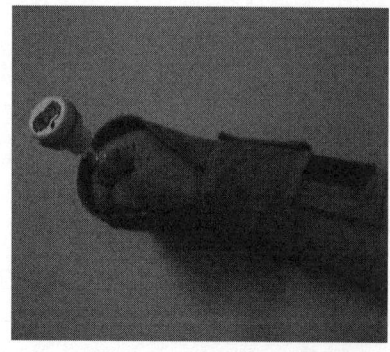 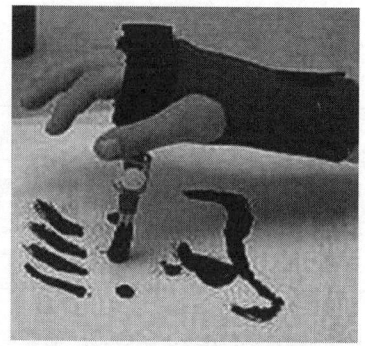

图 4-5-2　控笔

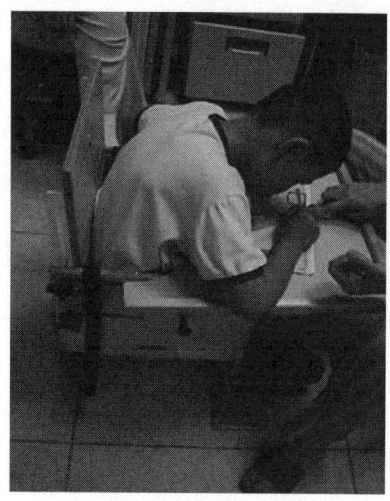 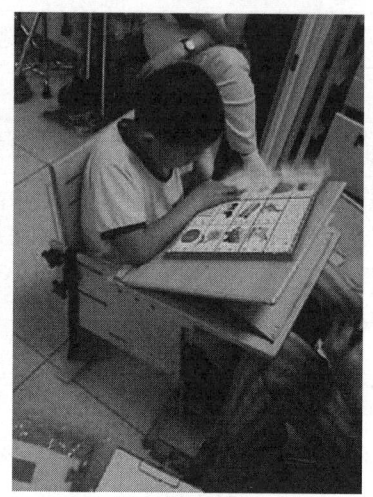

图 4-5-3　不正确的握笔姿势　　图 4-5-4　正确的握笔姿势

（六）上肢功能训练的原则及目标

训练原则：

1. 从评估开始，确定患儿手的发育阶段。
2. 以现有动作为基础，训练较高层次的动作。
3. 在稳定的坐、站姿势下，进行上肢动作训练。
4. 抑制异常姿势和反射，促进正常姿势和反射。
5. 玩、教具多样化，给予多种感官刺激。
6. 结合日常生活活动训练相应的手功能。

训练目标：

1. 加强用手意识。
2. 伸手。
3. 握物。
4. 释放物件。

5. 双手协调运用。

6. 运用食指头指东西。

7. 自理活动功能（如握勺食、持杯进饮）。

（七）上肢功能训练方法

1. 抓握东西的训练

许多患儿拇指内收，其余四指屈曲，手呈握拳状。由于拇指不能伸展，所以很难抓住东西，这时治疗师可做以下训练：

（1）将其大拇指桡侧外展，其余四指就容易伸展了。

（2）用一只手通过患儿掌心握住，然后将腕关节背屈，并施加一定压力，保持数秒钟。待患儿手伸展后，治疗师可以把玩具放到他手中，并稍用力握患儿的手，这样可促进患儿拿住玩具（图4-5-5、图4-5-6）。

（3）当患儿学会握住东西后，治疗师可选择较轻、易抓握的东西放在患儿的手上，鼓励患儿主动去拿，逐渐提高难度。

2. 放下东西的训练方法

许多患儿一旦抓住东西，就越抓越紧，很难放下，治疗师可先让患儿抓住东西，然后做以下训练：

（1）轻轻敲击其手臂指总伸肌腱，再由腕部向手指方向轻擦，同时配合"手打开，手打开"的语言提示。

（2）将患儿的手抬高至头以上，并使肘关节伸展，腕关节掌屈，利用"腱效应"也可促进手的伸展。

（3）当患儿学会放开手后，治疗师要经常用语言提示他练习张开，例如让他将手中的东西放到治疗师手上（图4-5-7）。

3. 拿起并放下东西的训练

在抓握东西和放下东西的训练基础上，治疗师可安排一些拿起并放下东西的连续动作，让患儿练习。例如套圈游戏、投掷沙包等。原则是先易后难，先大后小，先轻后重。

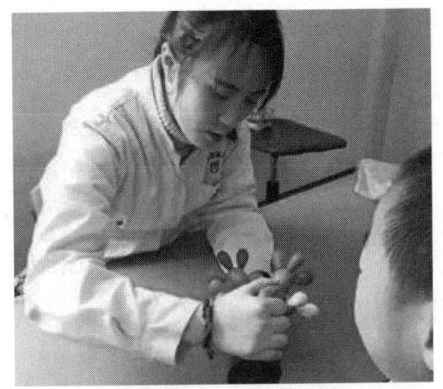

图4-5-5 抓握训练

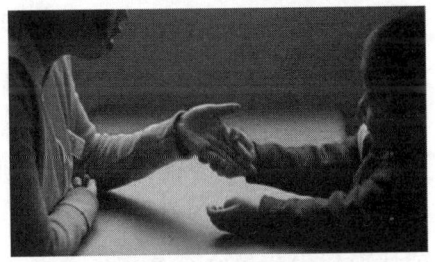

图4-5-6 抓握训练

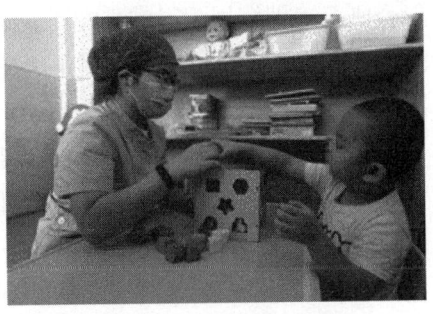

图4-5-7 放下东西训练

4. 手指动作的训练

（1）指腹捏的训练　用彩色黏土，将患儿五个指头插入黏土中，当其手抽出时自然就会出现手指捏的动作。或用小豆子教患儿捏进盘子中，甚至可在盘子中放几颗葡萄干，让他捏起来放到嘴里。必要时，治疗师可考虑用弹性绷带将患儿拇指、食指除外的其余三指约束起来，只用拇指和食指去捏取小东西，反复训练。

（2）指尖捏物的训练　让患儿将大头钉捏起，按顺序插到事先准备好带有图案的塑料泡沫板上。或用彩色小塑料块进行拼图游戏（图4-5-8）。

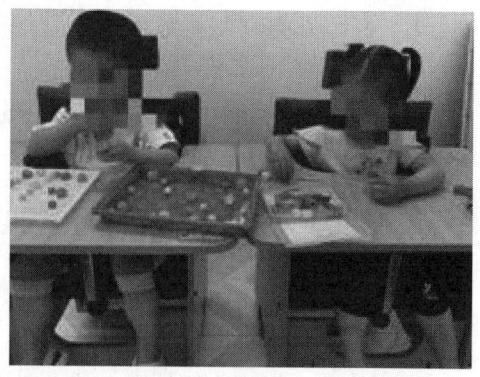

图 4-5-8　指尖捏物训练

5. 投掷和打击动作的训练

让患儿投掷小垒球、小沙包等都是练习投掷的好游戏。用小木槌去敲击儿童木琴、敲击蹦跳玩具等儿童喜欢的游戏，来达到打击训练的目的（图4-5-9）。

6. 双手协调性训练

（1）双手粗大协调性训练　治疗师要选择体积较大，需要患儿双手配合完成的玩具或游戏。可让患儿将带有尼龙搭扣的大萝卜粘贴起来，更可充分发挥患儿的想象力，让他用大块塑料拼插块，插出喜欢的东西。年龄较大的患儿还可以配合编织及铜板工艺进行训练。

（2）双手精细动作协调性训练　治疗师要选择体积小巧，需要患儿双手配合完成的玩具、游戏、作业活动等。可让患儿拆装小型变形金刚，拧训练用塑料的小螺丝，也可配合蛋壳、马赛克工艺进行训练（图4-5-10）。

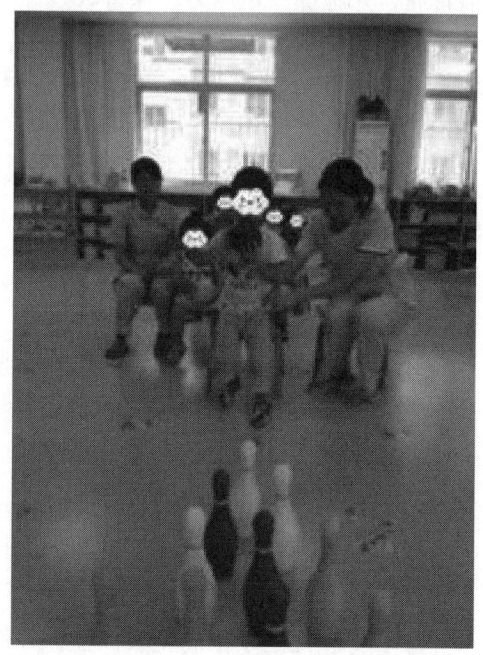

图 4-5-9　投掷训练

7. 手眼协调性训练

在进行这项训练时，必须以头部在空间保持直立为基础，治疗师要选择需要用眼和动手的玩具或游戏，可让患儿进行串珠子，走迷宫，把混合在一起的红豆和绿豆分开，甚至对年龄稍大些的患儿进行钉纽扣的训练（图4-5-11）。

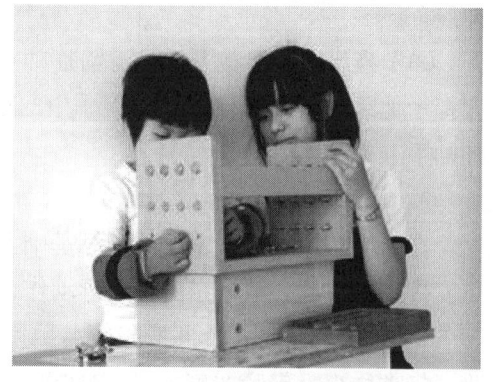

图 4-5-10　双手精细动作协调性训练

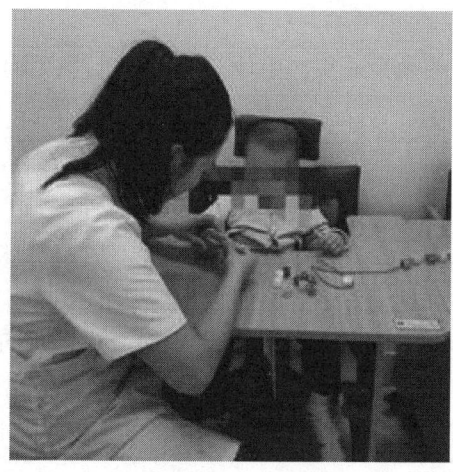 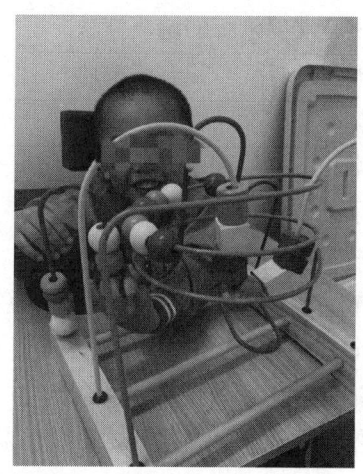

图 4-5-11　手眼协调性训练

8．各种综合性手部动作的训练

手部动作训练的最终目的是可以做综合性、连续性、具有功能性的动作，达到用手做事的目的。使用拼插的组合性玩具、折纸、布贴工艺、弹琴等各种丰富多彩的游戏，可促进手部连贯动作的训练（图 4-5-12）。

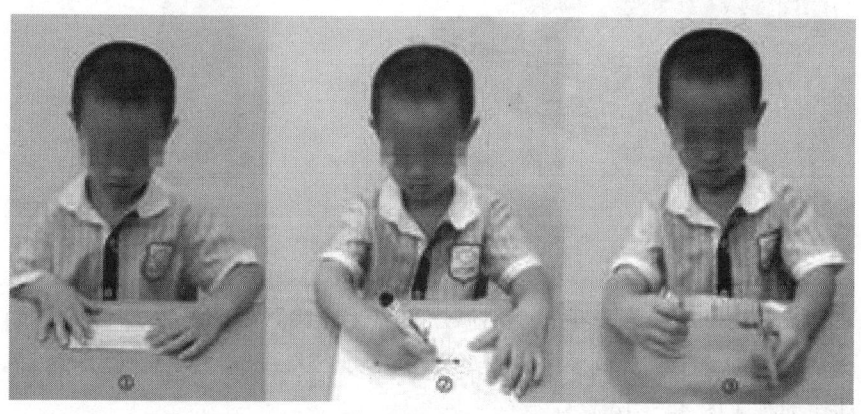

图 4-5-12　综合性手部动作训练

9．偏瘫手的训练

（1）训练患儿使用双手，健手与患手同时使用。

（2）俯卧位双手前伸—四爬位手支撑—抬起双脚呈倒立姿势—双手支撑—双手玩玩具。

（3）训练师扳回前臂使手腕向上，将手腕向指尖抬，同时做手指的伸展活动。

（4）伸手指的精细动作练习，做系纽扣、鞋带的动作。

（5）伸展手腕训练，与患儿手交织在一起，向母亲方向推，手靠近身体时，再伸肘推出。注意不要横抬起患侧的肩。

10. 上肢功能训练的游戏方法

（1）捏皮球　皮球以合成树脂材料制作的最为适宜，手放开后回缩迅速，可用于练习抓握、释物等基本运动。

（2）堆积木　堆积木时，患儿一块一块向上摆放，可练习向上抬手臂再放下，拇指张开抓握和手眼协调运动。

（3）摇车轮　可利用旧车轮制一圈，装一把手，让患儿握住把手来摇转，以练习手把握和肩关节回旋运动。车轮上可挂些彩色小玩具或铃铛来增加患儿兴趣。

（4）向板上挂图　在木板上钉若干不同高度的木棍，木板半倾斜，让患儿向上挂图，练习手的把握和向远处伸手动作。

（5）推沙袋　把沙袋缝制成如猫、狗、熊等动物形状，让患儿推动玩耍。可训练肩关节前伸、手掌推力和肘的伸展动作。

（6）套圈　患儿抛出竹圈或塑料圈环时，可活动肩、肘，练习握持及突然放手的动作，改善手眼协调和反射的投掷动作（图4-5-13）。

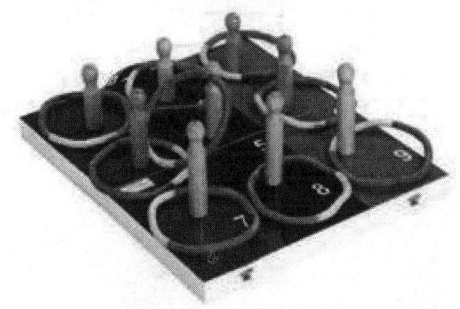
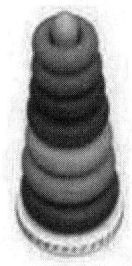

图4-5-13　套圈

（7）插空游戏　木板钻许多小孔，然后用跳棋子、缠布条的钉子、塑料棒，让患儿插入空洞内玩，可以训练手眼协调及手指捏拿动作，可由大到小、按自己想法来插，此游戏为较难的动作训练（图4-5-14）。

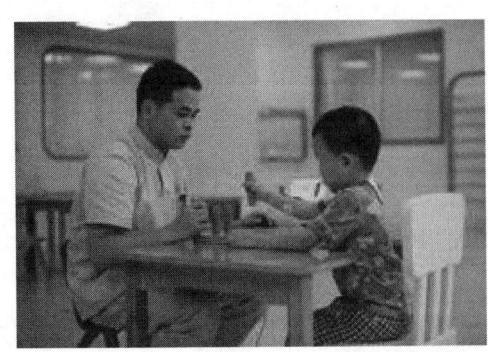
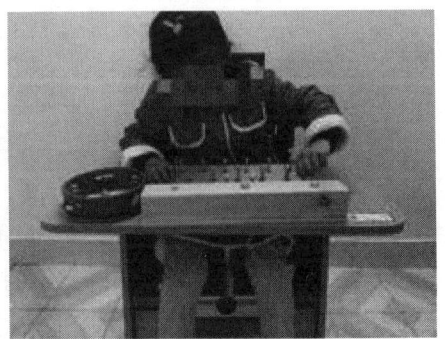

图4-5-14　插空游戏

（8）弹球　圆板上刻些小洞，然后叫患儿弹球入洞，或让其弹电子琴，可训练患儿手指快速伸展和手指的分离动作，以及进行音感教育。

（9）剪纸　使用剪刀剪出各种人物、花木，再进行粘贴，以训练患儿手指。

（10）其他　插木棍、拨电话、拧螺丝帽、拉手风琴、剪车票、拔河等游戏，可训练患儿双手动作。

（陈海波）

第六节　认知能力训练

认知包括知识的获得、贮存、转化和使用，是与感知活动几乎同步进行的心理活动，也同样是其他心理活动的基础。

脑瘫儿童的知觉速度缓慢，知觉范围狭窄，且知觉的主动性差，因此，有目的、有计划的认知训练，可以帮助他们提高认知水平，从而补偿其在感知、认知方面的缺陷，使其感知觉状况得到提高和发展。

认知（cognition）是认识和理解事物过程的总称，包括感知、识别、记忆、概念的形成、思维推理及表象过程。Pigatano（1998）认为脑瘫患儿的认知障碍系大脑摄取、贮存、注意、推理、抽象思维、排列顺序的障碍。脑瘫患儿的认知障碍，主要表现为认知发育落后及发育不平衡，应当在认知评定后，根据障碍的表现，有针对性地进行训练。

一、脑瘫患儿认知障碍的特点

（一）心理特点

1. 感知客观世界信息少，往往只能感知本体部分属性但不准确。
2. 感知速度缓慢。
3. 感知不够精确。
4. 颜色视觉发展缓慢。
5. 辨别声音能力差，所以学习语言很困难。
6. 缺乏感知的积极性。
7. 嗅觉、味觉、触觉与正常儿童有差异。

（二）记忆特点

1. 记忆新材料缓慢。
2. 保持不牢固（遗忘快）。
3. 再现或回忆不准确。

（三）语言特点

1. 开始说话年龄晚。
2. 口齿不清。
3. 理解语言的能力强于表达语言的能力。
4. 语言类型简单。
5. 有重复语言现象。
6. 听觉区分能力差，影响语言发展。

二、训练原则

1. 尊重患儿目前情况，切忌脱离实际。
2. 积极治疗影响感知觉的器质性病变与视力低下。
3. 采取容易接受的方式。
4. 切忌呵斥。
5. 就地取材，循序渐进。
6. 多进行鼓励表扬。
7. 像对待自己的亲生子女一样对待每位患儿。

三、训练方法

分4个年龄段：0~3个月、3~6个月、6~9个月、9~12个月。

（一）视觉刺激完成手眼协调功能

1. 要求　看新鲜玩具，看父母说话的笑脸，每日数次，每次1分钟左右。
2. 方法

（1）红球追视180°（3次通过），不看时可加哗啦棒引导。

（2）玩具放在桌子上行走，观察发声寻找（会走的玩具）。

（3）追视：桌子旁边放一些活动玩具，让患儿追视。

（4）藏玩具：玩具放在毛巾下3次。

（5）滚球：两个球从一点往两点滚至桌下。

（6）光照：光照与不光照之比为1s∶5s，每组5次。每日30~60组，间隔5分钟。可用灯光、手电、幻灯黑白图形卡片。

3. 目的意义　引导患儿向各个方向注视，提高注视能力。

（二）听觉刺激

1. 方法

（1）父母说话声音，每天多次较大声音说话。

（2）装有豆子的盒子、哗啦棒摇晃声，每次数响，每日 30~60 次。

（3）妈妈藏起来喊他，让其喊妈妈。

（4）接抱患儿，不要碰手。

（5）寻找目标，做到准确，动手玩。

（6）听录音带，每天 2 次（音乐、歌谣）。

2. 目的意义　有助于听力损伤的恢复。

（三）咀嚼、吞咽、发音、语言功能训练

1. 方法

（1）加辅食，面对面教小孩咀嚼、吞咽、发音。

（2）鼓腮、吹喇叭、吹气球。

（3）用舌尖舔吃小食品。

（4）用吸管吸饮料。

（5）教小儿发音、讲话。

2. 目的意义　有助于口腔肌肉的发育。

（四）皮肤刺激（感知觉训练）

1. 方法

（1）用花环套住患儿的上肢，患儿用手抓下。

（2）感觉温度：热、凉、硬、软触摸（凉15℃、热38℃）。

（3）软毛刷刺激全身皮肤，每日 5~10 分钟（肌张力高者）。

（4）硬毛刷刺激皮肤（肌张力低者）。

（5）空心掌拍打。

（6）冷水刺激。

（7）捏脊。

（8）抚触。

2. 目的意义　促进脑功能的恢复，增强或降低肌张力。

（陈旭红）

第七节 语言能力训练

语言是人类特有的社会生活的重要工具。人与人之间通过语言交流思想、感情和意愿，扩大并加深对事物的认识，丰富感情生活，增进参与社会生活的能力。

脑瘫患儿约有80%左右都具有不同程度的语言障碍，主要是由于大脑损伤所致。语言基本能力训练要从语言接受与理解能力和语言表达能力两个方面进行，使脑瘫儿童学会与别人交往。同时可帮助脑瘫儿童明白简单的口头指示，理解日常用语，明白图画、文字所表达的意思，学会正确发音，模仿各种经常听到的声音，会回答简单的问题，会用简单的语句表达自己的要求和疑问，看图能讲其中的故事或复述故事。最终达到交流的目的。

一、正常儿童的语言发育

判断脑瘫患儿的语言是否有障碍，首先必须掌握正常儿童的语言能力，熟悉正常儿童的语言发育，对脑瘫患儿语言障碍的评估和治疗至关重要。

（一）正常儿童的语音发育

1个月的婴儿呈自然反射发音，除元音外并出现了个别辅音。

2个月的婴儿认识能力有了发育，并从吮吸、咀嚼、吞咽动作中演变而发出一些声音，辅音有所增加，唇音出现，偶然出现双元音。

3个月的婴儿发音的数量和频率增多。

4个月的婴儿辅音增加，出现了舌尖音和唇齿音。

5个月的婴儿发音数量继续增多，并出现了音节的重复。

6个月的婴儿已能模仿单音节的声音。

7个月的婴儿单音节继续发育，并出现双音节。

8个月婴儿发音中前后辅音发展快，无规则的"说话"达高潮。

9个月的婴儿继续模仿声音，并出现模仿语言，有时说出令人难懂的话。

10个月的婴儿能模仿说出"爸爸""妈妈"。

11个月的婴儿能自己说出个别有意义的字或词。

12个月的婴儿双元音继续发展，能说出简单的词和重复的字。

16~24个月的幼儿发音进一步准确，开始运用字的组合，约25%的语言能使人听懂。

24~30个月的幼儿已掌握90%的元音和双元音，约60%语言能使人听懂。

30~36个月的幼儿掌握所有的元音和双元音，约75%的语言可使人听懂。

7岁的儿童对所有的语言发音能达到全部正确。

12岁的儿童语言、语法已达到完全正确。

（二）正常儿童语言理解能力发育

（0~3个月）

1. 以惊奇的表情或行动的改变对声音作出反应。
2. 以惊奇的表情或行动的改变对说话声作出反应。
3. 以注视的目光对着讲话人的脸。
4. 持续的目光对视。

（3~6个月）

5. 转向讲话人。
6. 转向发声的方向。

（6~9个月）

7. 听到叫自己名字时能转向声音发出处。
8. 安静地注意听别人讲话或注视物体。
9. 模仿摇手说："Bye-Bye"。

（9~12个月）

10. 对"放下"一词能作出反应。
11. 听到"别动"或"不乖"时常能中止行为。
12. 在口头提示下做出摆手或拍手的动作。
13. 听到家中某成员名字时头转向该成员。
14. 听到熟悉的玩具名称时能转向该玩具。

（12~18个月）

15. 听到某物体名称时能指出该物体。
16. 听到某物体名称时能从两项选择中辨别出该物体。
17. 听到"把某东西给我"时能将该物递给讲话者。
18. 按照2~3字组成的简单词的指示作出行动。
19. 指出身体的某一部分。
20. 听到物体名称从3项选择中辨别该物体。

（三）正常儿童语言表达能力发育

（0~3个月）

1. 啼哭。
2. 轻轻发声。
3. "咿呀"发声。
4. 尖叫。
5. 发笑。

（3~6个月）

6. 使用 2 个不同的元音。
7. 单独时"咿呀"发声。
8. 以不同的声音表达不同的感受。
9. 对大人的讲话以发声作为回答。
10. 发出辅音与元音的组合音，如：ba、ma、ga、da.
11. 模仿发出连续的音节。
12. 模仿大人讲话样发声。

（6~9个月）

13. 模仿大人讲话。
14. 与母亲有意识地"对话"。

（9~12个月）

15. 准确地运用"妈妈""爸爸"两个词。
16. 模仿新的声音。
17. 模仿字、词发音，近似准确。
18. 主动与别人进行极简单的语言交流。

（12~18个月）

19. 发音时出现声调变化。
20. 除说"爸爸""妈妈"外，开始使用"这个"。
21. 当被提问"这是什么"时，能说出物体的名称。
22. 以手势表达需要。
23. 能说出 4~6 个字的句子。
24. 模仿大人说短句。

二、语言训练的原则

1. 最大限度地降低致残原因的影响　首先要找出语言障碍的原因，并采取有效的控制措施，然后再进行语言治疗。如果发现患儿有听力、视力障碍就要为其配备合适的助听器和助视器。

2. 确立行为目标、制订系统的训练方案　每个患儿在做语言训练之前都必须做细致的评定，由于每个患儿的语言障碍程度不同，潜在能力不同，因此应根据评定结果确立目标和制订训练方案，训练方案要个体化而不能强求一致。

3. 采用多种治疗方法　语言治疗的方法有多种，治疗师要根据每个患儿的具体情况有选择地变换治疗方法，避免长期使用一种固定的治疗方法。

4. 强调正确发音，使用规范化语言　训练时要求患儿发音准确，但由于残疾的限制，不能过分要求准确率，能达到 80% 准确即可。语言要规范，语法力求正确，以便于理解。

5. 结合实际，注重实用　由于患儿学习语言所需要的语音刺激主要来源于其周围人，因此，语言训练应该使用地方语。

6. 用简捷方法进行语言治疗　在训练患儿发音时，最简捷的方法是示范与模仿，如示范与模仿仍不能起效，可采用矫正口型及发音部位，用压舌板协助发音部位达到正确接触。要避免单纯使用口头提示，因单纯口头提示往往不能使患儿掌握发音要领和正确控制发音部位。

7. 个别训练与集体训练相结合　对于语音阶段的训练宜以一对一个别教练为主，高级阶段可采用个别教练与集体训练相结合的形式。

8. 提倡早期治疗　语言治疗也是越早越好，对于发音迟缓的患儿在发现其异常时就应进行训练。

9. 家庭成员参与　治疗师要对患儿的家长、兄弟、姐妹进行必要的指导，使他们了解患儿的残疾情况，懂得如何在家庭中配合训练。

三、语言障碍的成因

脑瘫儿童的呼吸、共鸣、言语、表情和手势都因大脑损伤而受到影响，不能正确控制言语，致使说话速度过快、过慢或者不准确、不流畅，甚至失语。

脑瘫儿童语言障碍多属于构音异常。由于中枢神经系统受损、肌肉控制失调，造成构音器官衰弱、迟钝、不协调，而引起一系列语言障碍。

四、语言评估

有约 80% 的脑瘫患儿存在不同程度的语言障碍。患儿除有肢体方面的障碍外，大部分患儿存在构音器官、摄食系统的中枢性神经运动异常和认知障碍，造成患儿发声困难、摄食困难，严重影响了患儿的语言、摄食、认知、社会交往及交流能力的发育。

脑瘫患儿脑损伤的部位和范围各种各样，导致临床表现和语言障碍也各不相同，但临床表现以语言发育迟缓及运动性构音障碍为主。

言语功能评估是脑瘫功能评定的重要内容之一，需要从以下方面进行。

（一）病史

包括患儿的一般性资料、病因学、围产期情况、家族史、脑瘫诊断和类型，共患病情况（发育和智力水平）；获取必要的阳性辅助检查结果；粗大运动（the gross motor function classification system，GMFCs）和精细运动（the manual abilities classification system，MACS）分级水平等，还需要了解既往诊疗过程，专科康复/教育机构，幼儿园和学校资源，父母知识水平、受训情况和参与度、辅助技术（听力补偿、辅助沟通）等资源和使用情况等。

（二）语言发育迟缓评定

语言发育迟缓评定的主要目的是发现和确定是否存在语言发育迟缓及类型，患儿的语言处于哪一阶段，评定结果将作为制订训练计划的依据。

脑瘫语言发育迟缓的评定主要应用"S-S语言发育迟缓评价法"，该评价法是日本音声言语医学会于1987年制定，1989年正式更名为S-S（sign-significance relation）语言发育迟缓评价法，简称S-S法。1991年，中国康复研究中心将此方法引入中国，并按照汉语的语言特点和文化习惯研制了汉语版S-S评价法，于2001年正式用于临床。

（三）运动性构音障碍评定

应用中国康复研究中心运动构音障碍评定法进行评定，该评定法由李胜利等依据日本运动性构音障碍检查评定法和其他发达国家运动性构音障碍评定理论，按照汉语普通话语音的发音特点和我国文化特点于1991年研制而成。该评定法包括两项：构音器官检查和构音检查。通过此方法的评定不仅可以检查出脑瘫患儿是否存在运动性构音障碍及程度，而且对治疗计划的制订有指导作用。

1. 构音器官检查

目的：通过构音器官的形态和粗大运动检查确定构音器官是否存在器官异常和运动障碍，常常需要结合医学、实验室检查、言语评定才能做出诊断。

适应证：3.5岁以上的患儿运动性构音障碍。

范围：包括肺、喉、面部、口部肌、硬腭、腭咽机制、下颌和反射等。

2. 构音检查：

构音检查是以普通话语言为标准音，结合构音运动，对患儿的各个言语水平及其异常运动进行系统评定以发现异常构音。此检查对训练具有明显的指导意义，并对训练后的患儿进行再评定价值，可根据检查结果制定下一步治疗方案。

（四）言语清晰度测试

可以采用言语清晰度评分（speech intelligibility scores），适用于5岁及以上脑瘫患儿，由于听者内部和听者之间存在较大变异性，因此，强调每个孩子需要不止一个听者评分，才能确保有效性。

（五）言语语言分级与分群

脑瘫患儿专项言语语言分级与分群系统包括以下两种：

①言语语言模式分群（the speech language profile groups，SLPG），来源于对美国脑瘫儿童言语、语言和沟通发展的纵向研究资料；

②viking言语量表（the viking speech scale，VSS）：是描述语音清晰度的有用系统，分为I~IV级。

级别	语音清晰度（%）	言语表达能力	言语功能
一级	≤10%	未达到一级测试水平	无任何言语功能 不能进行任何言语交流
二级	11~25%	未达到二级测试水平	有一定的发声及言语能力
三级	26~45%	未达到三级测试水平	可以进行部分言语交流
四级	46~65%	未达到四级测试水平	能进行简单会话 较长句表达困难

（六）患者自我报告

可以采用患者和父母问卷方式，了解患儿的言语障碍对其日常生活的影响，找出最大障碍点、想要解决的问题和期望值。

五、语言障碍的表现

1. 痉挛型脑瘫　肌张力高，拮抗肌不能协调收缩，说话时面部、口腔部及舌部肌肉痉挛，言语不清、不流畅，发音慢。

2. 手足徐动型　构音动作缓慢而且费力，不自主的头部发音器官运动和发音需要不协调，发音部位不完整、不准确，舌尖上提较困难，音调高而尖，面部表情变化较多且夸张。

3. 共济失调型　肌肉收缩力不足，时间及力量、范围和方向受到拖延和削弱，以至说话不清。

4. 各型的共同特点　许多脑瘫儿童缺乏早期的语言刺激，又不能从生活环境中得到足够的语言信息输入，从而加重了语言障碍的程度。

六、语言训练要求

1. 有正常的呼吸方式、口舌协调和发音能力。

2. 有稳定的姿势，避免不正常姿势的出现（图4-7-1A）。与受训患儿讲话时，嘴应在其眼睛水平线以下，并用手控制其肩，使其头部控制更好。

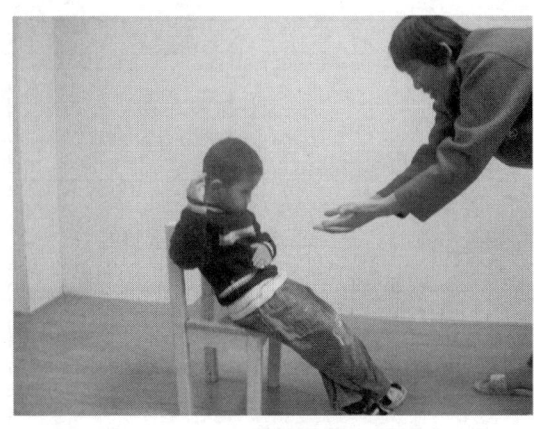
A. 错误姿势

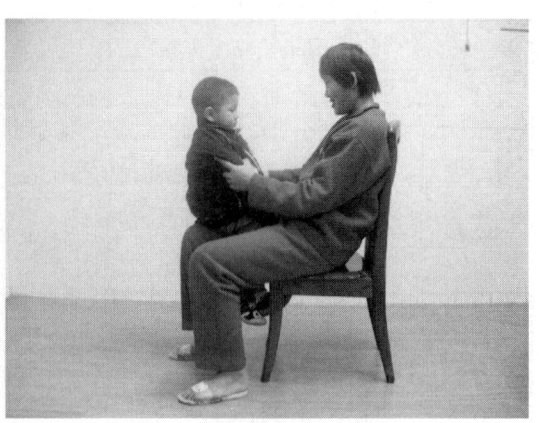
B. 正确姿势

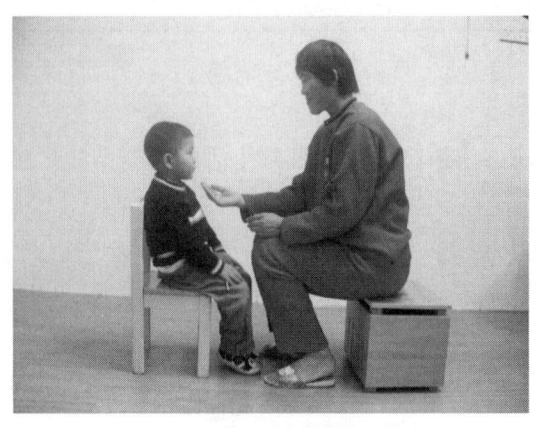
C. 康复员应当再低一些

图 4-7-1　语言训练的要求

3. 在相互讲话时，要注意正确的位置使患儿维持头部控制。康复员的正确位置应当是能够做到面向对方，嘴巴在对方眼睛水平稍低，这样可避免患儿的头向后仰而全身过分伸张、影响发音（图 4-7-1B）。

4. 有些患儿需要用力才能讲话，过分用力会使紧张姿势加重。此时家长或治疗师可坐下或蹲下，在不高于患儿的位置与他交谈，同时用手控制其肩或压其胸前，使其更易发音（图 4-7-1C）。

5. 说话能力的建立，必须依赖唇、口及舌的动作协调，如不协调可用下颚控制来帮助。

6. 教语言的教师，其发音一定要准确，音量要大，语调要有高低，速度要慢，并带有表情和动作，以使患儿发生兴趣。

7. 康复员要有耐心，使患儿感到亲切，消除恐惧与害怕的心理。

8. 当患儿有进步时，应给予鼓励和奖赏。

9. 当患儿用手势表示意愿时，康复员应装作听不懂来促进患儿张口说话。

七、语言训练的内容与方法

（一）语言理解能力训练

在训练患儿学讲话之前，先要进行语言理解能力的训练。可先教会患儿按大人所说的语义作出相应的反应。例如：让患儿欢迎，他即会做出鼓掌动作；对患儿说"再见"，他会举手摆摆等。无论患儿对你说的话能不能作出正确反应，你都要同他交谈。同时患儿发出的声音不管有没有意义，你都要表示高兴。只要通过反复多次交谈，患儿就会逐渐地理解你发音的意义，他就会重复发音、模仿发音，并逐渐会说出有意义的字和词。

（二）呼吸功能训练

1. 解除呼吸受阻的训练　脑瘫儿由于头下垂、下巴顶胸而造成呼吸受阻，如用力大声说话会增加痉挛，只有进行身体功能锻炼，改善其躯干及头部控制，保持良好的坐姿才有助于呼吸改善。

2. 减低呼吸速率的训练　使患儿仰卧，双臂交叉于胸前，治疗师施以压力使气呼出，再将其两臂张开，压力解除即可呼气，大约1分钟做20次。

3. 快速吸气训练　除需要正常呼吸速率外，还需要控制呼气与吸气，才能利用呼气流说话。快速吸气方式可渐进，先让患儿闭上嘴巴，以手指塞住一鼻孔或两个鼻孔，经过数秒钟再拿开，可引其快速吸气。

（三）语音训练

在语音训练过程中，治疗师应利用各种刺激法，如视觉刺激、听觉刺激和感觉刺激等来帮助患儿纠正发音。

1. 声音刺激　主要帮助患儿辨认正确的语音，并设法模仿正确的语音，具体步骤如下：

（1）治疗师正确重复说几次单音，让患儿听清并看清正确的构音动作，可让患儿坐在镜前训练。

（2）患儿模仿治疗师所说的单音，例如爸、妈等。如果正确可继续练习，使声音更明晰准确；如果仍说不好，可能是构音或发音部位不正确，导致语音不准，则需进行构音的矫正。

（3）进行训练中，有些儿童喜欢看治疗师的口型，有些则宁可闭上双眼聆听或感觉唇舌动作，不必强求一致。

（4）每个人讲话的构音部位不尽相同，只要语音正确就可以。

2. 感觉刺激　患儿因运动障碍而缺乏感觉的经验，同时因感觉器官的功能还没有发育成熟而无法分辨事物的重要性和次序。所以，刺激不能一下子给得太多，否则会造成挫折感，失去对外界探索的兴趣。

（四）其他发音练习

1. 脑瘫儿童的哭、叫行为，不但有益于发展控制喉头的能力，同时可使声带活动，从而学到发音。

2. 脑瘫儿童的"笑"亦是训练声带的好方法，应当经常逗引患儿咯咯笑以促进喉部发声运动。

3. 以游戏或唱歌的方式练习发音，能消除紧张情绪。

（五）发音矫正训练

在唇、口、舌等动作不能互相协调时，可以用下颚控制法，利用大拇指、食指及中指施压于下巴的前方及下面，然后叫患儿发出"阿"音时，即可用手控制他嘴唇的一张一闭，使他交替地发出"阿—呜"等音（图4-7-2）。

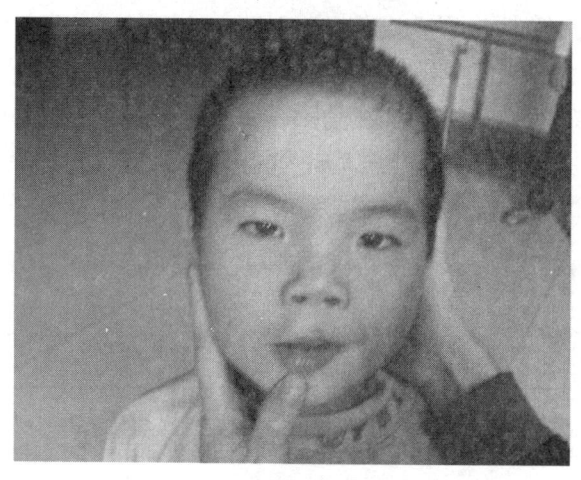

图4-7-2　发音矫正训练

（六）矫正构音部位

如果声音刺激法不能矫正，可能有构音障碍，这时，可采用矫正口型及发音部位的方法，用压舌板帮助直接接触发音部位，使患儿更明了正确的构音部位。要避免单纯使用口头提示，因单纯口头提示往往不能使患儿掌握发音要领和正确控制发音部位的活动。此外，还应面对镜子训练，让患儿可见到舌头、下颚的动作，如果有错误，就要及时纠正。

构音障碍又称运动性构音障碍，指与发声有关的呼吸器官如喉头、口腔、下颌、舌、口唇等功能障碍，所以语言障碍的治疗首先是运动性构音障碍的训练，具体的训练方法如下：

呼吸训练

因为运动发育迟缓患儿想要说话时，往往由于肌肉紧张而引起发音困难，手足徐动型的运动发育迟缓患儿表现得最明显，所以放松疗法的目的就是降低与发音有关肌肉的紧张性，消除全身的过度紧张状态，使不随意肌松弛，利于呼吸与发音。

正确控制呼吸之间的气流量是发音的基础，而且控制呼吸又可减轻咽喉肌的紧张性，利于正确发声。

正确的发声和构音，必须靠呼吸做动力，当形成一定的气流压力时，才可以发声，所以语言训练前必须先进行呼吸训练，运动发育迟缓患儿不能只单独进行语言训练，必须与理学疗法师、作业疗法师共同进行综合训练治疗，使患儿全身机能得到改善，呼吸机能也会相应得到改善。抗重力肌的发育对于呼吸机能有重要的作用。

A. 口唇与下颌的运动训练

运动发育迟缓患儿下颌运动发育障碍，口唇难以正常地开闭，因而也就无法构音，所以我们可以用以下方法刺激下颌及口唇周围的肌群，使之收缩而达到口唇闭合的目的。

对智力较好的患儿可以用语言指示做张口、闭口、噘嘴、露齿、咧嘴、圆唇、鼓腮、吮颊、微笑的动作，反复进行，直到熟练为止（图4-7-3、图4-7-4、图4-7-5）。

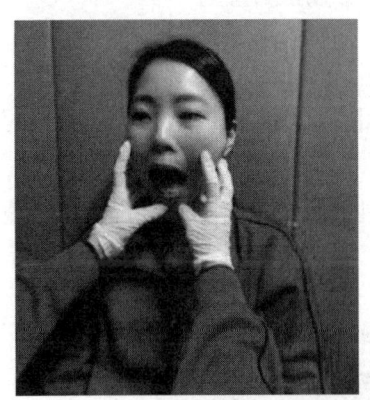
图4-7-3 张口

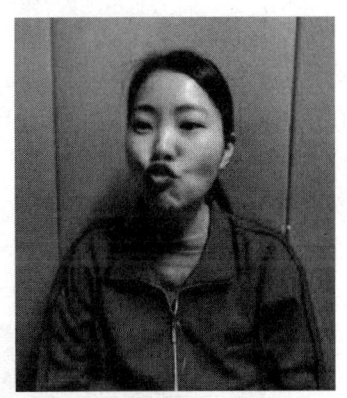
图4-7-4 圆唇

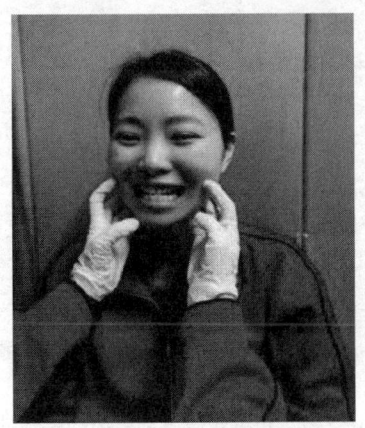
图4-7-5 展唇

用压舌板刺激

当患儿张口不闭合时,可用压舌板伸入患儿口腔内稍加压力,当向外拉压舌板时,患儿则出现闭唇动作,防止压舌板被拉出。(图 4-7-6)

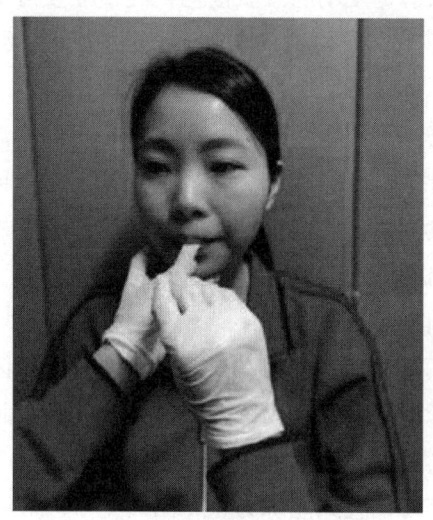

图 4-7-6　用压舌板做唇肌力训练

冰块刺激法

可用冰块在口唇或口唇周围进行摩擦,用冷刺激促进口唇闭合、张开的连续动作。

B. 毛刷法

用软毛刷在口唇及口唇周围快速地以每秒 5 次的速度刺激局部皮肤,也可以起到闭唇的作用。(图 4-7-7)

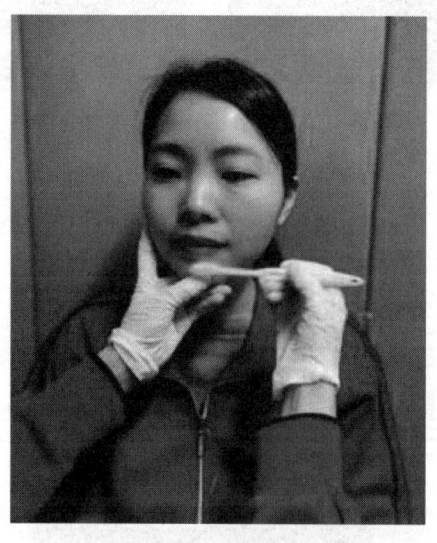

图 4-7-7　用毛刷做唇周肌肉的感知觉刺激

C. 拍打下颌法

用手拍打下颌及下颌关节附近的皮肤，可促进口唇闭合。训练人员一只手放在患儿的头部上方，另一只手拍打患儿下颌处，促进下颌上抬，促进口唇闭合动作（图 4-7-8）。

可用吸管回吸，用奶嘴吸吮，在口中放上食物，都可促进口唇的闭合动作。利用吹气泡、吹羽毛，大的患儿照着镜子吹泡泡糖，都可以取得较好的效果。

双唇的训练对发声十分重要，口唇与下颌的协调运动为发音打下了初步的基础。

舌的训练

A. 舌运动训练

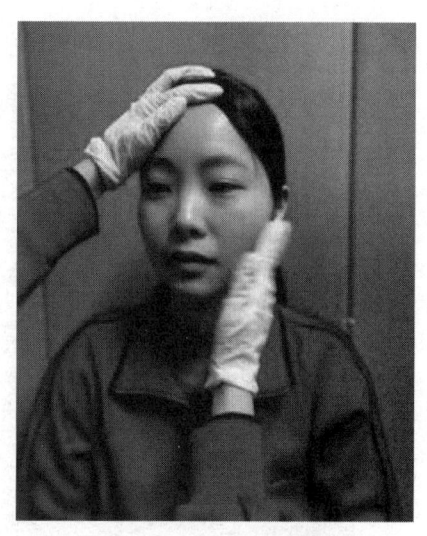

图 4-7-8　拍打下颌法

包括舌的前伸和后缩、舌上举抵上腭、向后卷舌，以及舌向两侧运动。利用咀嚼运动、吸吮动作，使舌与口唇动作协调，增加舌的搅拌动作（图 4-7-9、图 4-7-10、图 4-7-11）。

舌向前伸阶段，使患儿口张开，用食物或玩具或小勺放在口唇前方，使患儿出现舌伸出舔物的动作，并能自行控制。

舌向前、后、左、右运动阶段，用蜂蜜涂口周围，鼓励患儿出现伸舌舔糖的动作（图 4-7-12）。

此外，也可以用压舌板做被动抵抗训练。如用压舌板压舌尖，使患儿舌尖用力上抬等，对舌的运动都有促进作用。

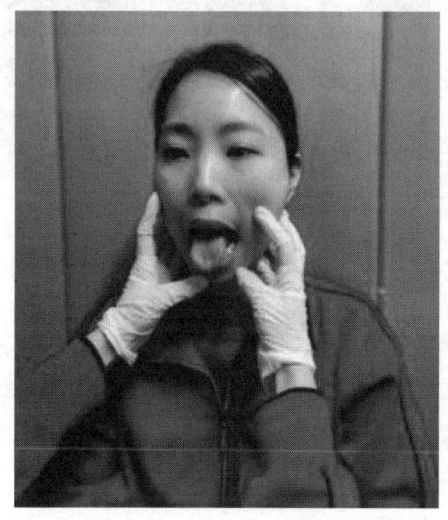

图 4-7-9　舌前伸

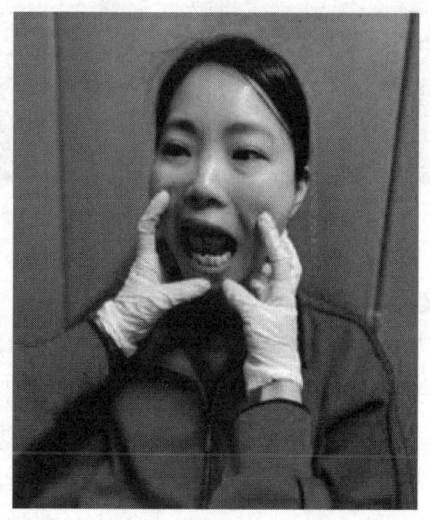

图 4-7-10　舌上抬抵腭

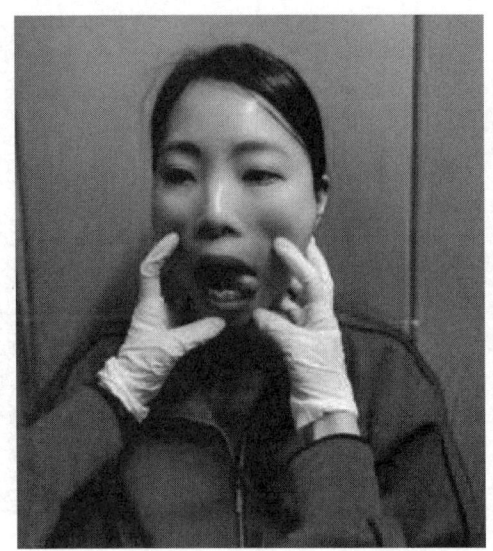 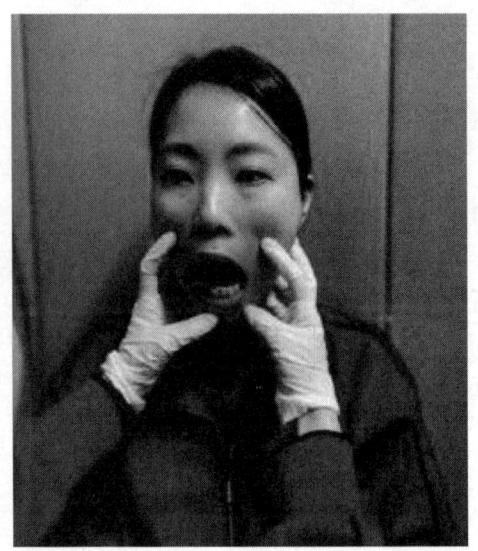

图 4-7-11　舌向两侧运功

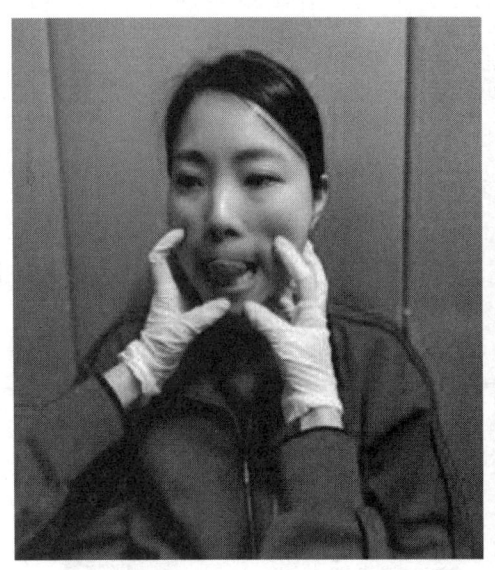 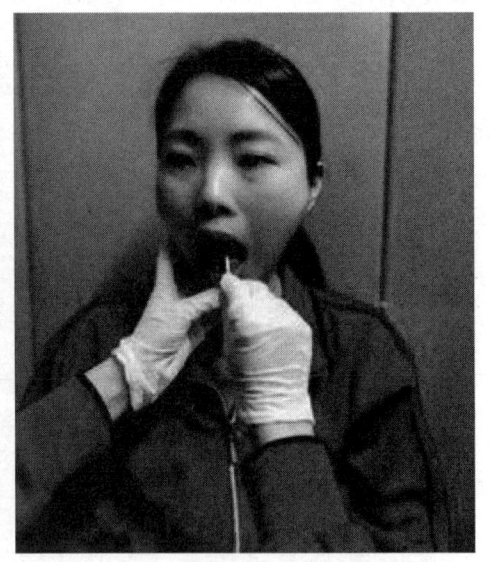

图 4-7-12　蜂蜜涂口周，舌舔口周　　图 4-7-13　用棒棒糖轻刷舌面做感知觉刺激

B. 改善口腔感觉

正常小儿常常把物品放在口内，通过口腔能感觉物体的形状和特点，而运动发育迟缓患儿，由于口腔的感觉功能障碍，不能辨别口内物体的形状，所以要改善口腔感觉，常用各种不同形状、不同硬度的物体放在口腔内进行刺激，使之获得感觉的经验（如 4-7-13）。

治疗师常用洗净的手指在患儿口腔内进行不同部位的按摩，这对于调动口唇、舌、软腭的动作十分有利，对口腔发育也会起到积极作用。

C. 对伴有不随意运动的训练

利用拮抗肌互相抵抗作用来调节其相互间平衡,如调节舌的上下运动时,可让患儿伸舌,用压舌板向上抬舌和向下压舌,给舌肌以交替抵抗作用,使舌肌主动肌与拮抗肌平衡,使舌运动稳定。

轻触法:当令患儿做噘嘴和咧嘴的随意动作时,语言疗法师可用手指轻触患儿的口唇或用手指轻触两腮,这样可以抑制其不随意运动,缓解口唇口角的抽动,并逐渐达到自我控制的能力(图 4-7-14)。

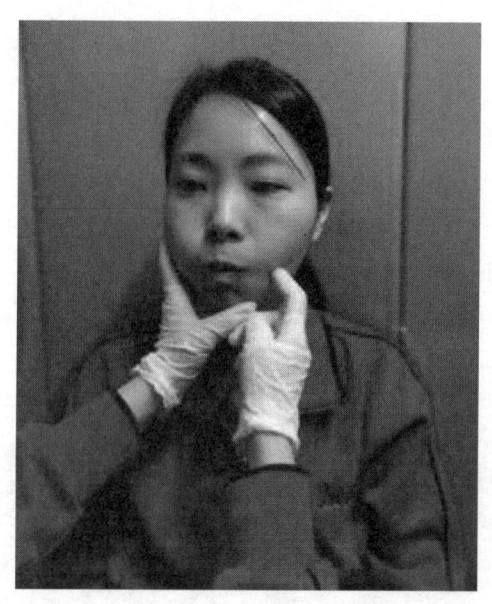

图 4-7-14　鼓腮、轻叩腮

D. 发音训练

运动发育迟缓患儿的构音障碍个体差异很大,应具体情况具体分析,制订训练计划时,既要有近期目标,又要有远期目标。

构音训练要按照语言发育的规律,并与视觉、听觉、触觉等功能密切配合,利用患儿已能发出的音,先从容易构音的音开始,如唇音 b、p、m 等,然后再进行较难的发音训练,如软腭音 k、g 等,齿音及舌齿音 t、d、n 等(图 4-7-15、图 4-7-16)。

也可按先训练发元音,如 a、u 等,然后训练发辅音,如 b、p、m 等,再将已掌握的辅音与元音相结合,如 ba、pa、ma、fa 等。

训练时要让患儿用眼睛看着训练师发音的口形,反复模仿,熟练掌握以后,就采用元音+辅音+元音的形式,如 ama、apa 等继续训练,最后过渡到单词和句子的练习。在训练发音清晰的同时,也要注意音量、语调和韵律的控制。

E. 发声训练

先发双唇音 p、b、m,发双唇音时,患儿可通过视觉、听觉作用,听着训练师发出的音，用眼睛看着训练师发音的口形，反复模仿，在训练中不断地鼓励患儿练习口唇的张开、闭合动作，每秒要求达到3~4次以上。

如果达不到以上的要求时，语言训练师可用手指帮助患儿闭合口唇，帮助发音。

其次要进行软腭音 k、g 的训练，要求舌头不触及上腭，进行发音训练。

患儿可采用仰卧位，两腿向胸部屈曲，稍向后仰或者坐在有靠背的椅子上，头稍向后仰，躯干稍向后倾，治疗师可用指腹轻压舌根或用压舌板限制舌尖触及上腭或用手指轻压下颌处（相当舌根部），同时鼓励患儿发音，当手指或压舌板从舌根拿掉时则发出 k、g 音。

最后进行齿音、舌齿音 t、d、n 的训练，训练时患儿的姿势很重要，可以采用仰卧位，四肢伸展，治疗师托起患儿的头部，略向前屈，或患者取俯卧位，双肘支撑，使头部前屈或头与躯干在一条直线上，或患儿取坐位，两手支撑躯干，头略前屈。

总之，不论采取哪种姿势，都必须使患儿头前屈，头前屈时才能使下颌受到由下至上的压迫，使下颌被动地上推，训练师发音的同时令患儿模仿，或用手指固定舌头，然后进行发音训练，当呼气经过鼻腔时发出 n 音。

发音训练从双唇音开始，如 p、b、m，再与元音结合，形成 pa、ba、ma，最后是元音、辅音、元音结合形成 apa、ABA、ama 等，逐渐过渡到单词与句子或短文。

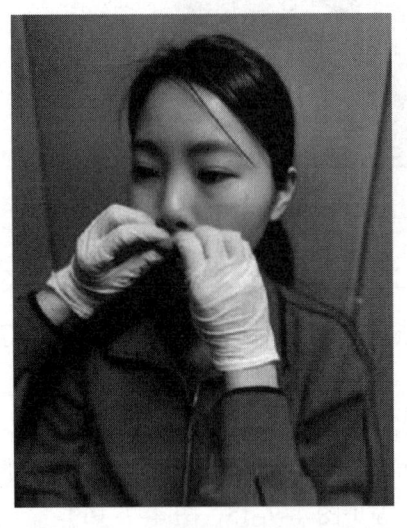 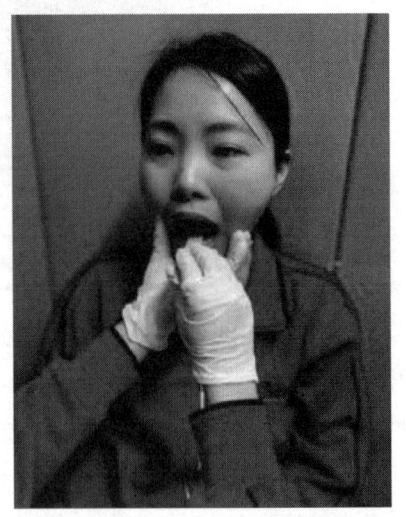

图 4-7-15　双唇音 b/ 的音位诱导训练　　图 4-7-16　舌后根音 g/ 的音位诱导训练

F. 持续发音

构音训练时吸一口气，尽可能延长发音时间，由单个元音过渡到 2~3 个元音，逐渐增加，反复练习，持续发音。在训练时要求患儿做鼓腮、吹气、吸入、呼出的动作，对发音很有帮助。

G. 做克服鼻音化的训练

运动发育迟缓的患儿由于软腭运动减弱，发音时咽腭部不能闭合，将非鼻音发成鼻音。这种鼻音化的构音明显影响语音的清晰度而难以听清楚,影响语言的交流。

所以对运动发育迟缓患儿进行语言训练时必须做克服鼻音化的训练。

该方法是引导气流通过口腔,如吹笛子、吹蜡烛、吹小喇叭,或者训练患儿用力发"啊"音或发"卡"音,这样可促进软腭肌收缩和上举,增强软腭肌张力及运动机能,促进咽腭部正常闭合,克服鼻音(图4-7-17)。

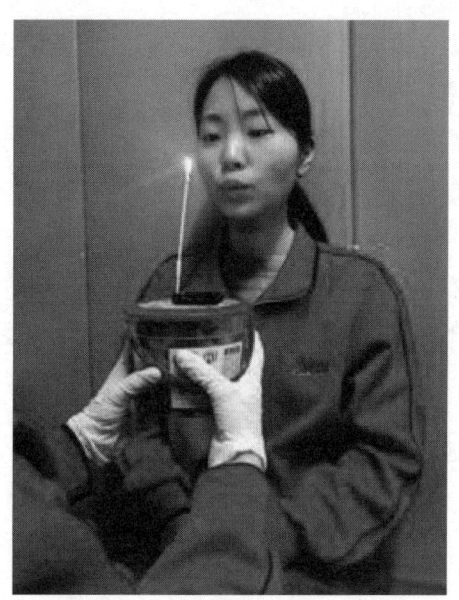

图4-7-17 吹蜡烛改善鼻音化训练

H. 训练患儿控制音量、音调与韵律

运动发育迟缓患儿由于有运动性构音障碍,发音的音量小、音调低,没有重音变化,缺少抑扬顿挫的变化,所以要训练患儿控制音量,变换音量,如由小变大,由大变小,一大一小交替进行,扩大音调范围,从低、中、高三种不同的音调进行训练。

同时可用声控玩具、电子琴、钢琴等配合训练,调节音量及音调。为培养一定的韵律感,可用节拍器配合调节发音的韵律。

（七）强调正确发音

训练时要求患儿发音准确,使用规范语音。可采用示范和模仿等最简捷的方法来训练。

（八）语句练习

当单音练习正确后,可针对异常的语言用专门组合成的语词进行矫正训练,然后再练习说句子、读报纸等,以便反复练习要矫正的语言。

（九）交谈式练习

起初句子应简短，然后逐渐增加句中的语词，句子可更加长些，使练习逐渐增加难度。

（十）训练举例

1. 因呼吸不正常、发音微弱而引起的语言障碍，不能用吹气运动或大声叫来纠正，因吹气及用力都会增加痉挛程度。

2. 如患儿因肌肉过度紧张或无力而张开嘴巴，父母可以在家利用喂食、睡前时间训练小孩把嘴闭上。在训练头部控制时，可加压力于唇、鼻间，或在下唇部揉按，有助于其闭合。

3. 如果患儿有吮大拇指的习惯，最好用吸嘴代替法，以后逐渐用玩具吸引他。把玩具放进嘴里，是语言发展的第一阶段，因其可提供感觉和运动经验。从婴儿期开始鼓励他们这样做。

（十一）语言发育迟缓的训练治疗

1. 语言发育迟缓的类型

A. 语言符号障碍

主要是未掌握语言符号，训练的目的是通过各种语言符号、手势、儿语使患儿掌握语言符号，建立人际交流的基础，然后再做理解符号的训练。

B. 语言表达障碍

患儿不能用语言表达意愿，这部分患儿训练的目的要以表达为目标，在训练时与语言的理解能力相配合，有手势语、语言的实地训练，使患儿获得语言表达能力。

C. 语言水平落后于同龄儿

这一部分患儿占运动发育迟缓患儿的大多数。表现语言水平落后，符号理解障碍，表达障碍，所以要加强训练，加强语言的理解与表达能力，促进语言发育。

D. 理解语言符号但不能表达

对这一部分患儿训练的目标是在加强语言理解的基础上，提高语言的表达能力，开始可采用手势语训练，然后再进行表达训练。

E. 语言交流态度障碍

这部分患者可以理解语言符号，有一定表达能力，但是有交流的态度障碍，性格孤僻，怕人，不能与人交流，训练时要重点从交流态度上下功夫。

语言发育迟缓的患儿，大多数全身的运动功能也落后或有不同程度的障碍存在，因此在进行语言疗法的同时，要配合做理学疗法、作业疗法的训练，对语言发育迟缓的患儿会有更大的帮助。

2. 语言发育迟缓的训练

对运动发育迟缓的患儿进行语言发育迟缓的训练，必须根据其所处的阶段制订具体的康复计划和训练方法。

训练中要注意双向发展，即先横向扩展，再纵向提高。如学说名词"帽子""手套""裤子"等（横向发展），进一步增加词汇"黄帽子""红手套""蓝裤子"（纵向提高）。

A. 游戏疗法

对于年龄较小的运动发育迟缓患儿，要注意在游戏的过程中学习语言，在不同的发育阶段加入不同的游戏内容，使患儿在游戏时应用自己学过的词汇和语句，促进交流行为的发展。

B. 手势符号的训练

手势符号是利用本人的手势作为一定意义的示意符号，可通过手势符号来表达自己的意愿，与他人进行非语言的交流。

对中、重度语言发育迟缓的患儿或语言符号未掌握的患儿以及表达困难的患儿均可将手势语作为表达训练的导入方式，逐步过渡到用幼儿语、口语进行表达的目标。

C. 文字训练

正常儿童的文字学习是在全面掌握了语言的基础上再进行的学习。

但对于语言发育迟缓的儿童言语学习困难时，如果将文字符号作为语言行为形成的媒介是一种非常有效的学习方法。另外还可以作为言语的暂时代替手段。

文字训练适用：言语理解与表达的发育均迟缓的儿童；言语理解好而表达困难的儿童；既有以上原因又伴有构音障碍、说话清晰度低下的儿童。

文字训练的顺序为文字形状的辨别—文字符号与意义的结合—文字符号与音声的结合—文字符号与意义、音声的构造性对应的结合。

D. 交流训练

交流训练不需要特殊教材，主要是根据儿童的发育水平选用合适的训练项目进行训练。

交流训练不仅可以在训练室中进行，也可在家中、社会中随时随地进行，应尽可能帮助患儿参与家庭和社会活动，鼓励他和其他小孩一起玩，鼓励他和其他小孩一样活动增进其社会交往的能力。

八、语言功能的代偿

许多脑瘫儿童具有语言接受能力，但无语言表达能力，有些为失语，有些为构音困难、发音不准，不能进行语言交流，因而需要为失语患儿设计语言代替方法。在欧美一些发达国家，电脑控制的代言器正被越来越多的脑瘫儿童接受，亦可以制作一些语言沟通板，用符号来表示各种意思。（图4-7-18）

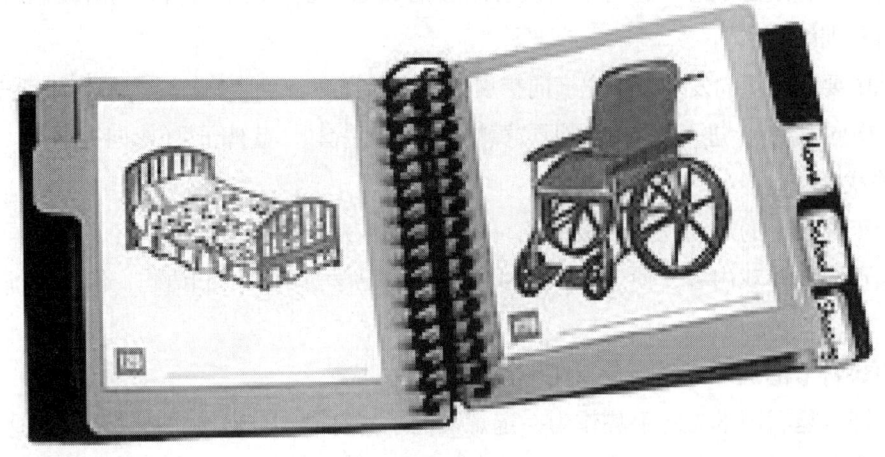

图4-7-18 沟通板

（曾鸿雁）

第八节 生活自理能力训练

婴儿自出生后便能接触到日常生活，如进食、排便、睡眠等。日常生活的护理不仅是保护和增强婴幼儿健康的必要活动，而且还可以促进他们的社会性和情感发展，并能引起他们对周围事物的兴趣，使他们更努力地向外界探索，发展其感官辨别能力、自助能力，增强他们对语言的理解和运用能力。日常生活对儿童来讲是十分重要的活动。

通过生活自理能力的训练，可增强脑瘫儿童的自信心，帮助他们树立积极的自我形象，还可使他们初步具有基本的生活能力和卫生习惯，过上较独立的生活，从而减轻家人和社会的负担。

一、自理能力训练原则

1. 按照正常儿童的发育顺序。
2. 了解患儿的能力，开始训练前对患儿进行一次全面的评定，根据评定结果制订训练计划，并及时调整治疗训练方案。
3. 目标个体化，根据不同型别、不同患儿的能力，制定具体的训练目标，分别采取对策，避免过高、过低。
4. 脑瘫患儿的生活自理能力训练应由易到难逐渐增加。

二、主要日常生活自理能力训练方法

日常生活自理能力的训练要从点滴做起,尽早开始,内容包括抱持方法、睡姿、穿着、进食、梳洗、如厕等。

(一)脑瘫儿童的抱法

脑瘫患儿由于运动障碍无法单独坐或行走,所以大部分时间由治疗师抱着。所以需要掌握正确的抱法和技巧,这样才有助于康复。使用正确的方法去抱脑瘫患儿,不仅省力,而且可刺激患儿对头部躯干等的控制能力,另一方面还可以纠正患儿一些不正常的姿势或体位。对于不同类型的脑瘫儿童,应采取不同的抱法。

1. 痉挛型患儿抱法 对躺着时经常呈现双臂弯曲且两腿处于伸直状态的患儿,抱的方法应是:让患儿双臂伸直,髋部和膝盖弯曲,将他滚向一侧并扶着他的头,抱起他靠近治疗师的身体,使患儿的双臂围住治疗师的颈部或伸向治疗师的背部,把患儿的双腿分开放在抱持者腰部两侧(图4-8-1)。

对于长期处于僵直状态的患儿,抱的方式应是:先把患儿蜷曲起来,也就是把患儿双腿先分开,再弯起来;双手分开,头略微下垂;也可以让患儿把头枕在治疗师肩上,这样可以不断地加强治疗师与患儿的感情交流(图4-8-2)。

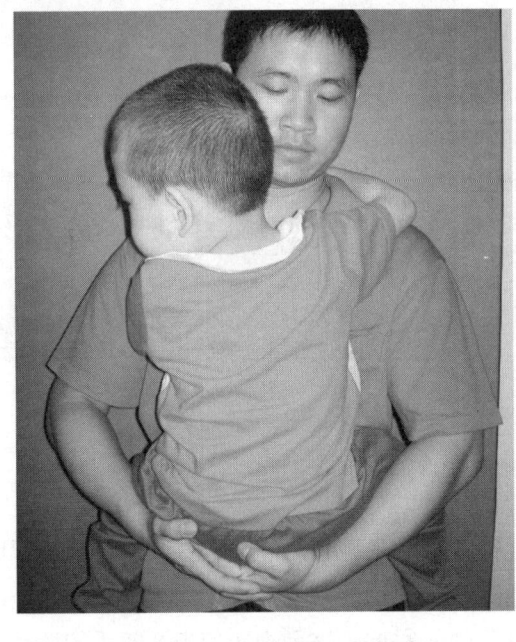

图 4-8-1 痉挛型患儿的抱法

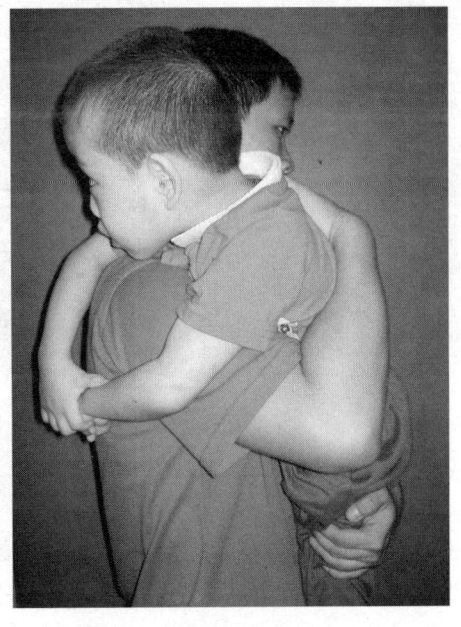

图 4-8-2 僵直状态患儿的抱法

对于经常蜷曲的患儿,可以先让患儿偏向一侧,然后用一只手从患儿一侧的腋下伸出,抓住患儿的手臂使双臂伸直,另一只手伸到两腿中间,用手掌托住患儿的下腹部抱起,使患儿的臀部紧贴抱持者的上腹部,这样抱会使患儿有安全感。

有些严重痉挛的患儿如果身体向后仰,僵直,肩关节外旋,上臂伸展,应当抬起患儿双肩以放松其腿的痉挛,双手从患儿双腋下伸过,托住患儿大腿内侧,分开患儿双腿,让患儿背部紧贴抱持者的腹部。

抱痉挛患儿时,不要从腋下把患儿托起,因为那样容易加重患儿双下肢的肌张力,使痉挛加重。

2. 徐动型患儿抱法　此患儿的抱法与痉挛型患儿有很大的不同,主要区别在于:将患儿抱起前,让患儿的双手不再分开而是合在一起,双腿靠拢,关节屈曲,并尽量接近胸部。做好这一姿势后,治疗师再把患儿抱在胸前,也可以抱在身体的一侧(图4-8-3A、B)。

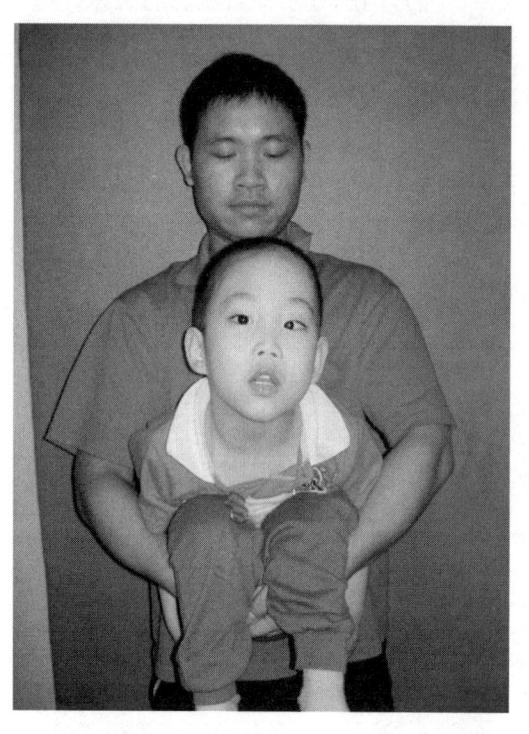
A

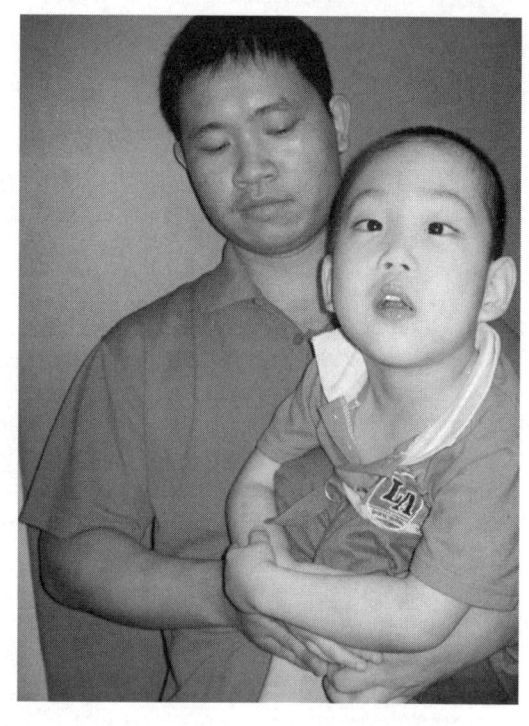
B

图 4-8-3　徐动型患儿抱法

3. 弛缓型患儿抱法　此型患儿身体软弱无力,头颈部无自控能力,抱时除了帮助他把双腿蜷起,头微微下垂外,最重要的是给他一个很好的依靠。亦可采用徐动型患儿的抱法,也可以把手从患儿的腋下穿过,手掌托住他的臀部。这种抱法使患儿双手的活动范围增大了,同时还可诱导患儿伸手去抓物的意识,达到患儿手自主活动的目的,同时躯干的控制能力也会得到提高(图4-8-4)。

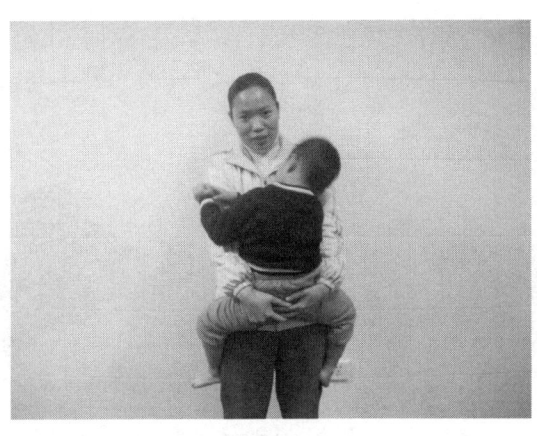

图 4-8-4　弛缓型患儿抱法

（二）脑瘫儿童的睡眠姿势

正常儿童睡眠姿势是随意的、自由的。脑瘫儿童由于紧张性反射的影响，头很难摆在正中位，常常是倾向一侧，并且头紧紧地贴在枕头上，长久地保持这种异常姿势将会发生脊柱关节的变形，所以不良的睡眠姿势会影响脑瘫儿童的正常发育。

脑瘫儿童一般睡眠不宜在普通床上长期采用仰卧姿势。由于仰卧位姿势会导致患儿运动不对称，加重肌肉痉挛，所以痉挛型的患儿最好采取侧卧位姿势。这样不仅有利于痉挛的肌肉张力得到改善，也有利于动作的对称。采用侧卧位姿势可以比较容易地将双手放在身体前面，可以看到并用手玩弄摆在前方的玩具。（图 4-8-5）。

有些患儿在仰卧时就将肩关节和双臂拿到前边，髋和膝关节呈屈曲倾向，如长期这样，将来会有导致这种姿势硬性固定的危险。所以对屈曲性痉挛严重的患儿，让他俯卧位睡，在其胸前放一低枕头，使其双臂向前伸出，当患儿头能向前抬起或能转动时，可以抽去枕头，让其俯卧位姿势睡（图 4-8-6）。

对于身体和四肢以伸展为主的脑瘫婴幼儿，除了上述侧卧位姿势外，也可采用仰卧位，但必须将患儿放置在特殊的悬吊床内，悬吊床中间的凹陷形状能够使躯干及四肢过度伸展的情况得到改善。同时又限制了患儿的头部向侧后方向旋转，保持头部在中线位置。为避免患儿的视野狭窄和斜视，可在悬吊床上方悬挂一些玩具来逗引患儿，使患儿的头部保持在正中位置，双手放到胸前来，还有利于上肢及手部的功能恢复（图 4-8-7）。

（三）穿衣训练

1. 正常儿童的发育顺序　正常儿童 1 岁左右能配合穿衣，如伸手进衣袖、提起脚放入鞋；1 岁 6 个月可坐稳，用双手脱袜、鞋、帽；1 岁 6 个月至 2 岁脱衣更熟练，并开始自己穿衣，到了 4~5 岁可扣纽扣、系鞋带、穿脱衣服等。

2. 穿衣训练的前期条件　穿衣训练首先要选择良好的体位，要让患儿知道自己在做什么，如穿衣要先穿患侧，脱衣要先脱患侧。

（1）坐姿及站立能力是否达到基本要求。

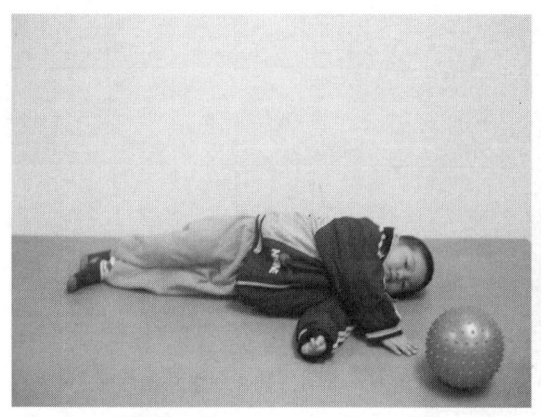

图 4-8-5 侧卧睡

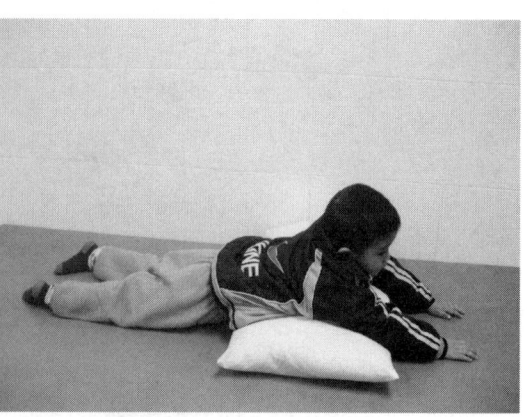

图 4-8-6 俯卧睡

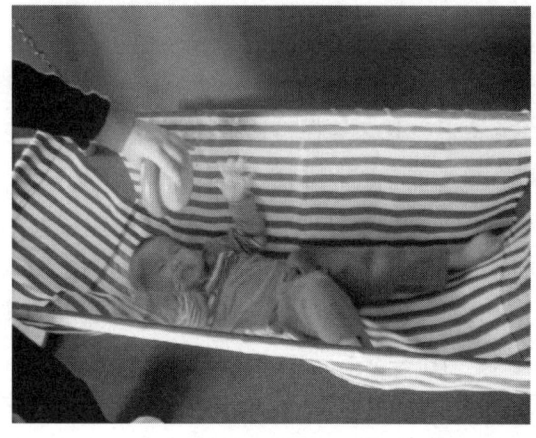

图 4-8-7 悬吊床

（2）上肢活动有没有限制，如能否伸手到背后。

（3）手眼协调是否良好。

（4）手指操作能力是否良好，例如拇指、食指的细小动作能力。

（5）专注力是否良好。

（6）身体协调运动能力是否良好，头部、身体及四肢能否互相配合进行活动。

（7）最重要的是为儿童制定训练目标，目标应适当，不可过高、过低。

3. 穿脱衣的方法

（1）脱衣方法：

步骤1：患儿坐在凳子上或轮椅，或地上靠墙角坐（图4-8-8A）。前面置一木台，让患儿将上身俯在木台面上（图4-8-8B）。

步骤2：伸手往头后，抓T恤衫领边（图4-8-8C）。

步骤3：慢慢把T恤全部拉高至肩部，然后褪出头部（图4-8-8D）。

步骤4：用力拉，把T恤衫褪出头部（图4-8-8E）。

步骤5：轮流把手臂褪出衣袖（图4-8-8F）。

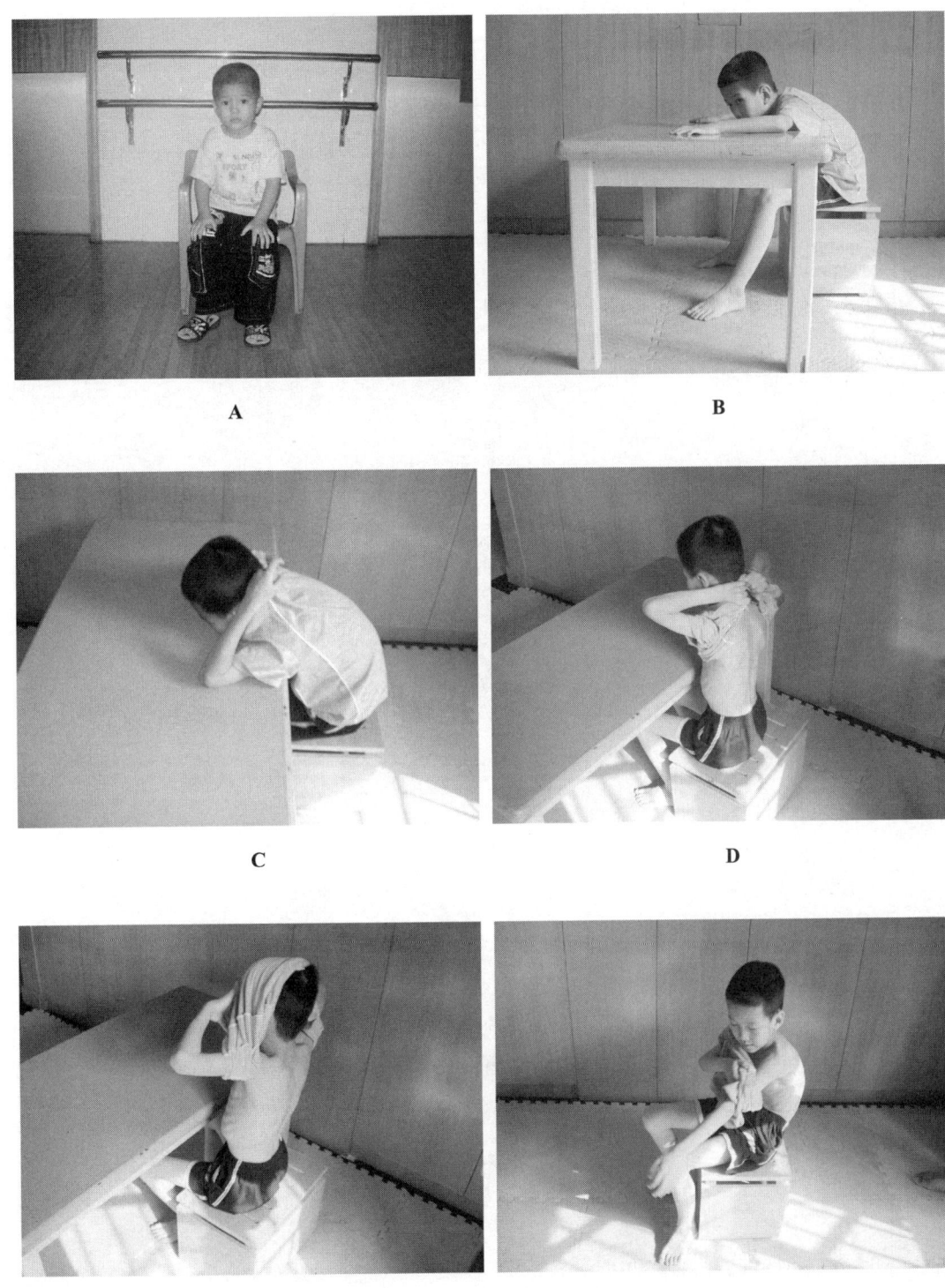

图 4-8-8 脱衣方法

（2）脱裤方法一：

步骤1：患儿坐在靠背椅上或轮椅上，或靠墙角坐（图4-8-9A）。

步骤2：一手抓住扶手，另一手之拇指插进裤头（图4-8-9B）。

步骤3：将身体倾向扶着的一边，使拿裤的手可将裤头推过臀部（图4-8-9C）。

步骤4：换过拿裤头的手扶着扶手，原来扶着扶手的手将拇指插入另一边裤头（图4-8-9D）。

步骤5：重复第三步骤动作（图4-8-9E）。

步骤6：轮流重复第2~5步骤，直至裤褪至膝关节下（图4-8-9F）。

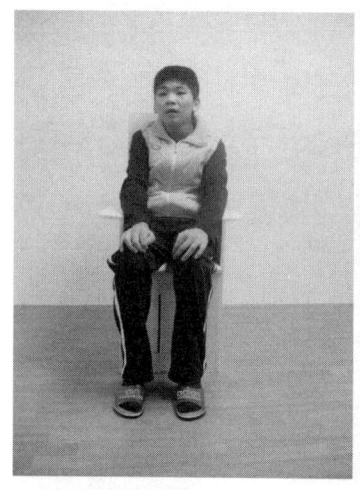

A

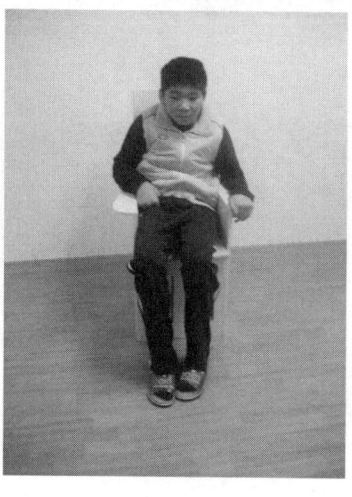

B

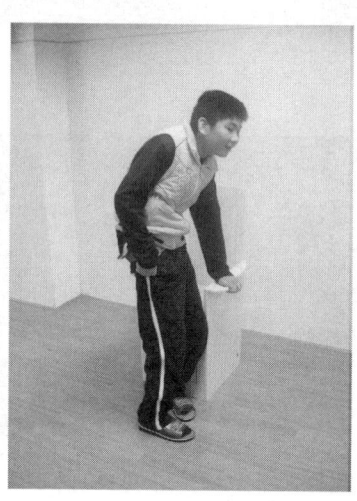

C

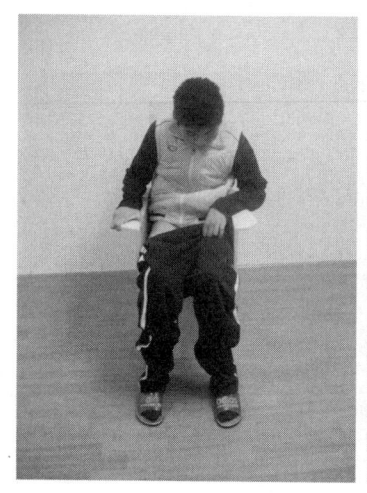

D

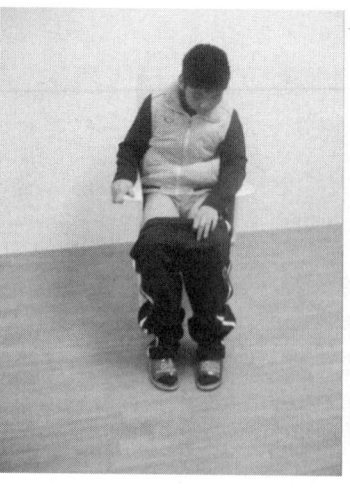

E

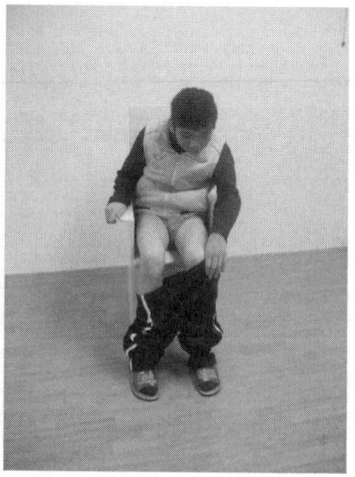

F

图4-8-9　脱裤方法

（3）脱裤方法二：

步骤 1：仰卧在床上（图 4-8-10A）。

步骤 2：一手抓着裤头一侧，将身体重心微微移向另一侧，用手将裤头推下臀部（图 4-8-10B）。

步骤 3：换另一只手抓裤头，将重心移向另一侧，用手推下裤头（图 4-8-10C）。

A

B

C

D

E

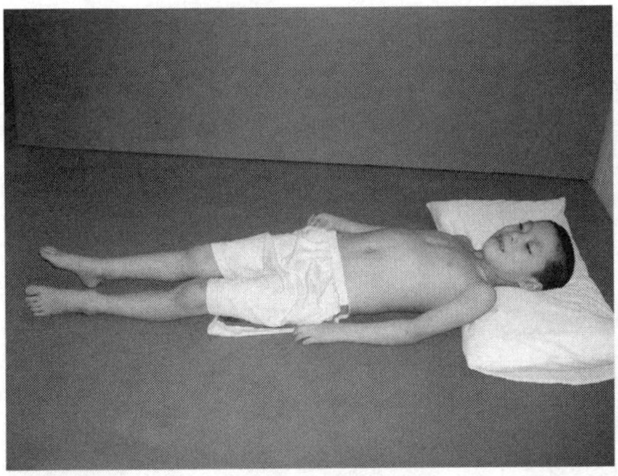

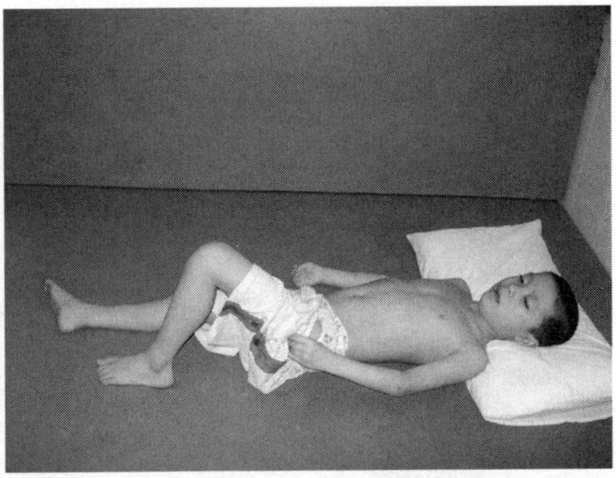

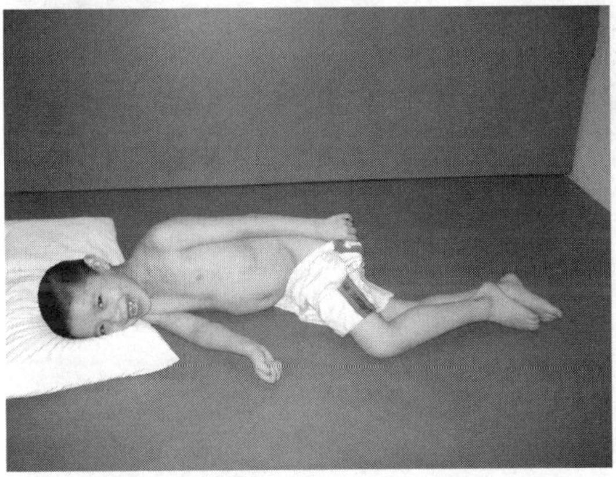

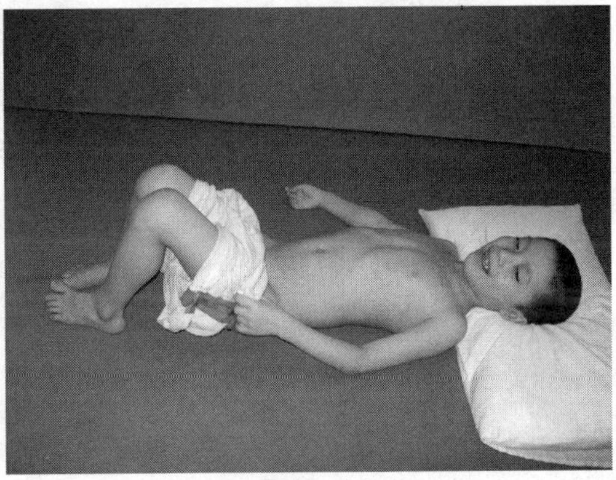

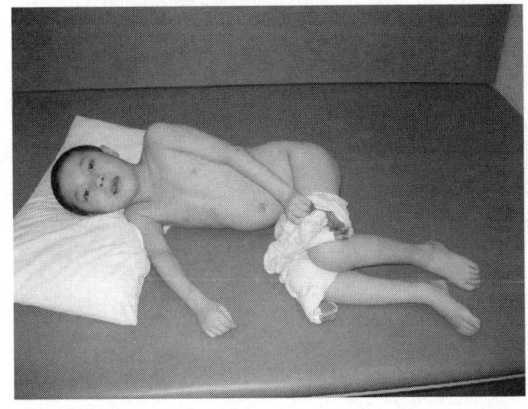

图 4-8-10　脱裤方法

步骤4：轮流重复第2~3步，至裤头褪至大腿处（图4-8-10D）。
步骤5：侧卧将身屈起及双脚尽量屈起，使裤子慢慢脱下（图4-8-10E）。
（4）穿衣方法：
步骤1：患儿坐于凳上，或坐靠背椅、轮椅，或在地上靠墙角坐（图4-8-11A）。
步骤2：右手抓衣领，纽扣面对患儿（图4-8-11B）。
步骤3：左手交叉穿进左袖里（图4-8-11C）。
步骤4：抓衣领的右手将衣转向身后（图4-8-11D）。
步骤5：右手穿进右袖里，伸手往后穿出袖孔（图4-8-11E）。
步骤6：两手胸前交叉整平，对齐，系纽扣。（图4-8-11F）

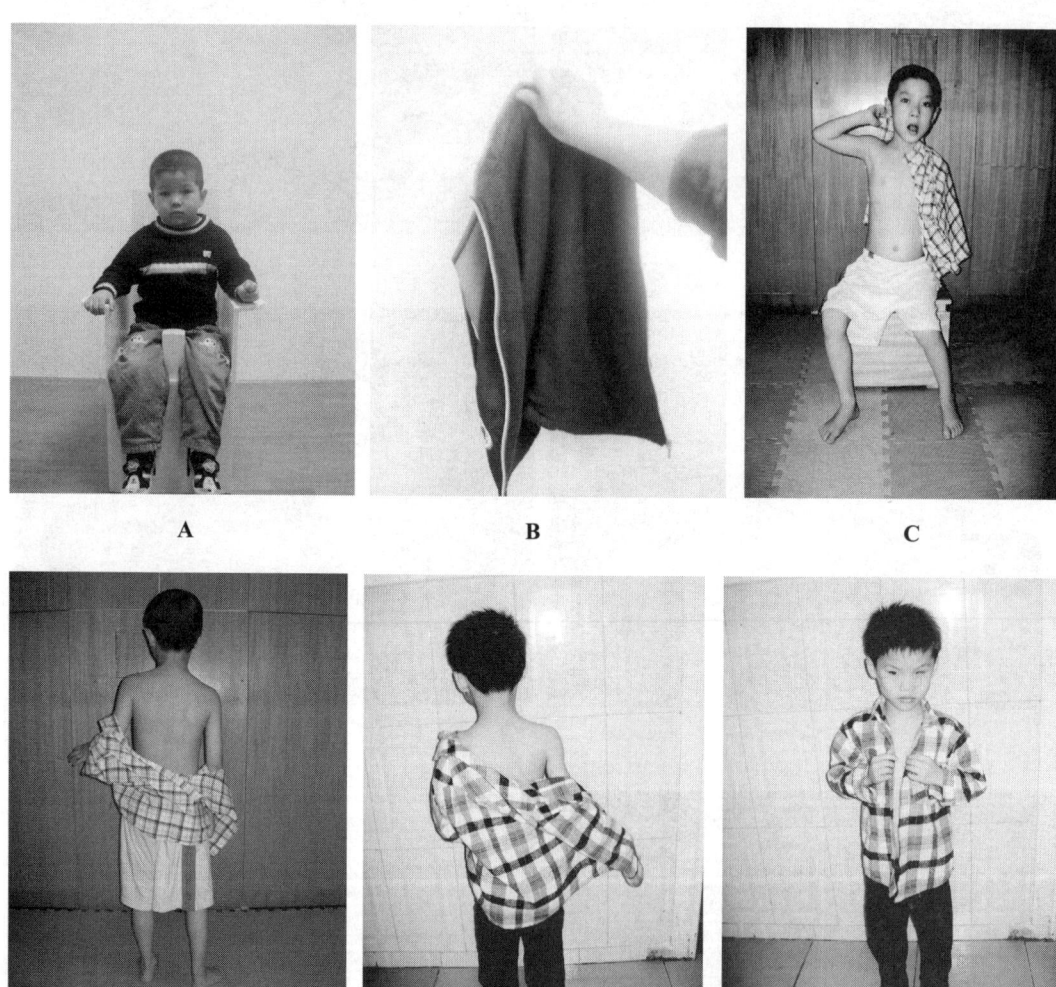

图4-8-11　穿衣方法

（5）穿裤方法：

步骤1：仰卧在床上（图4-8-12A）。

步骤2：双手抓裤腰，一腿屈起穿进裤管内，然后伸直腿，同时拉裤管过膝（图4-8-12B）。

步骤3：另一腿屈起穿进另一裤管内，伸直腿后将裤管向上拉（图4-8-12C）。

步骤4：做拱桥动作，双手用力拉裤腰过臀部至腰（图4-8-12D）。

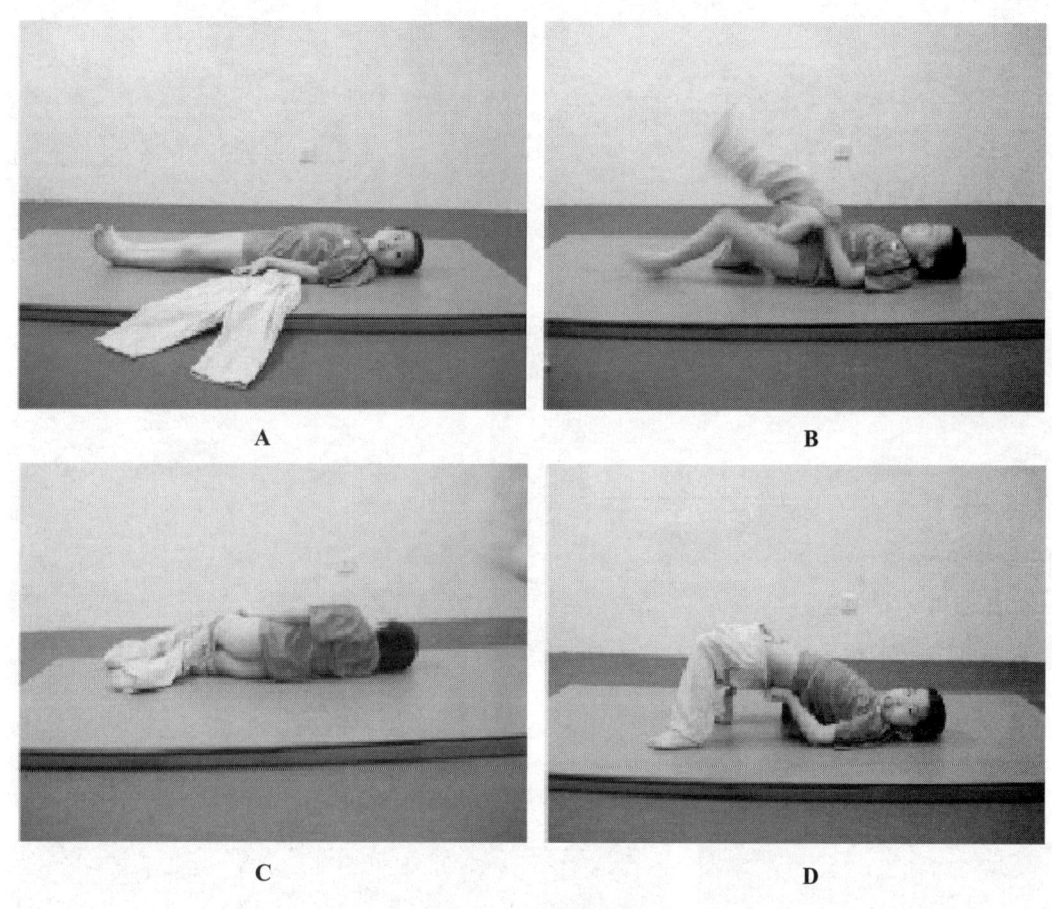

图4-8-12　穿裤方法

4. 训练举例

（1）如果患儿既不能伸直背又不能伸直腿，试着让他与你面对面坐（图4-8-13）。

（2）如果患儿学站，可试着在立位下脱衣裤（图4-8-14）。

（3）如果患儿学会自己穿衣，则他可能需抓住东西或靠在墙上作为支撑，可采用卧位、坐位或跪位穿衣，选择最容易的穿衣体位，侧卧穿衣裤较容易完成（图4-8-15）。

（4）在安全稳定的座位上穿衣也非常重要，可靠在墙上，或坐在角落作为支撑，（图4-8-16）。

（5）患儿穿衣或脱衣时，可用跪姿来保持平衡，更可以扶持椅背作为支撑（图4-8-17A、B）。

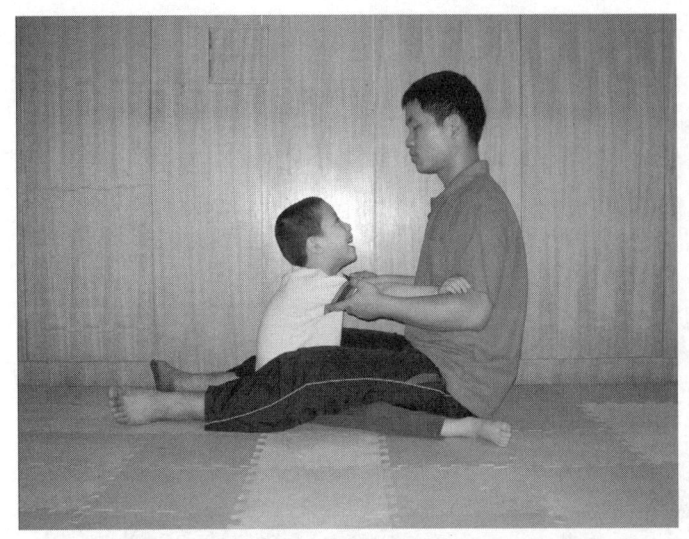

图 4-8-13　面对面坐穿衣

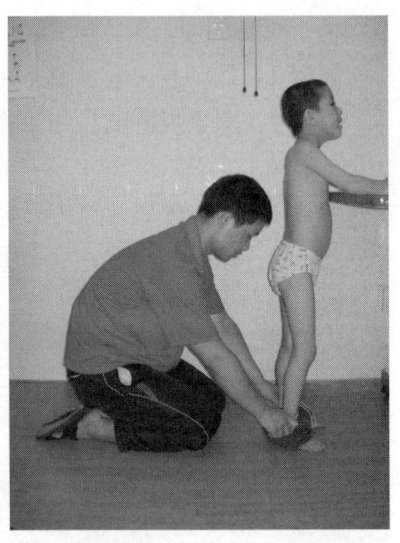

图 4-8-14　立位脱裤

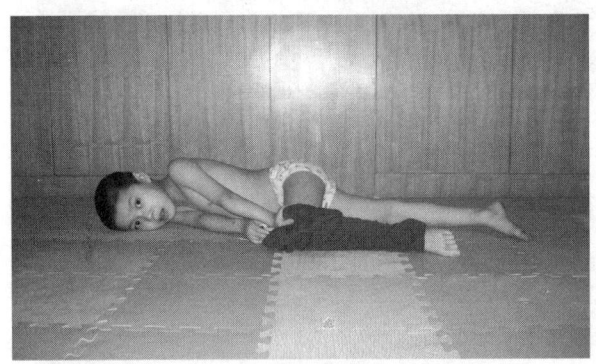

图 4-8-15　侧卧穿裤

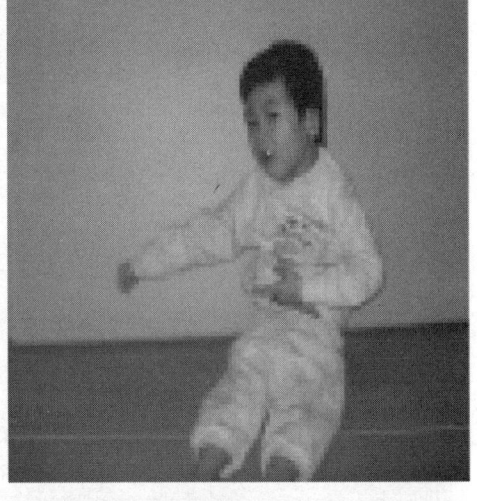

图 4-8-16　靠墙坐穿裤▷

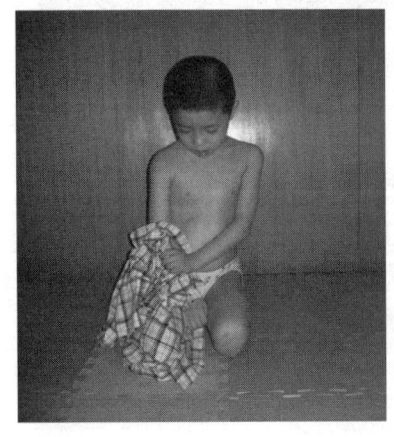

A

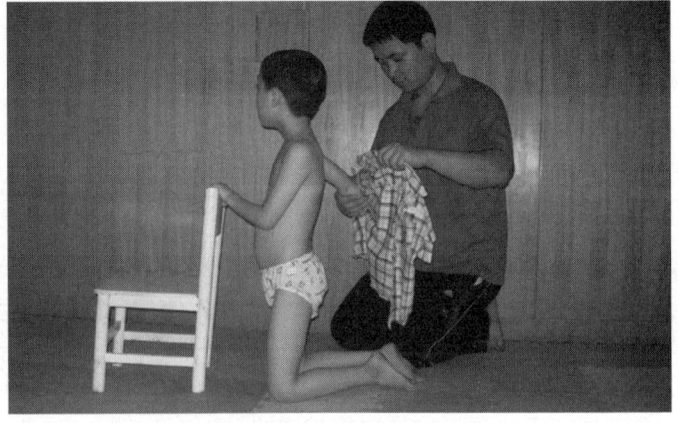

B

图 4-8-17　稳定身体穿衣

（6）徐动型患儿穿衣时，由于同时用力使双脚离地，两腿分开而失去支撑，所以要在膝盖或脚背加压，使之并拢（图4-8-18）。穿裤时，利用脚蹬墙壁，臀部向上而拉裤，有利于稳定（图4-8-19）。

（7）痉挛型脑瘫儿抬手时，下肢会伸直而使身体往后倒，控制方法是治疗师用手按其背往前推（图4-8-20）。

（8）有时一只脚已穿好袜，另一只脚容易踢直。控制方法是用手扶着背帮助他保持髋与膝屈曲（图4-8-21），脚踝便可随之屈曲。如果抓握差而上臂僵直，可辅助大腿使之弯曲（图4-8-22），这样可以便于操作。

（9）偏瘫儿童用健手拉袜子，患手会产生联合动作，所以将患侧脚放在盒子上，患侧手放在前，则可抑制联合动作（图4-8-23）。

（10）开始自己学脱裤子，如图所示给予椅子或桌子作为扶持物（图4-8-24）。

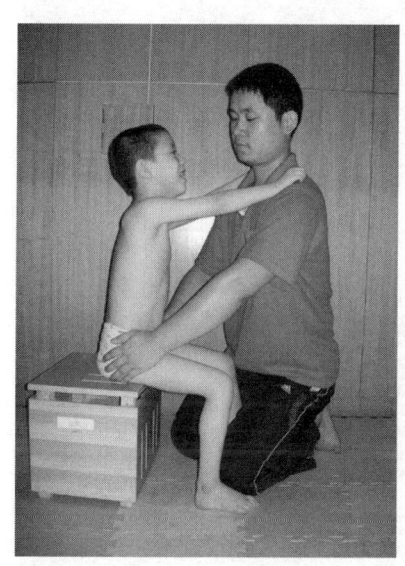

图4-8-18　脚背加压

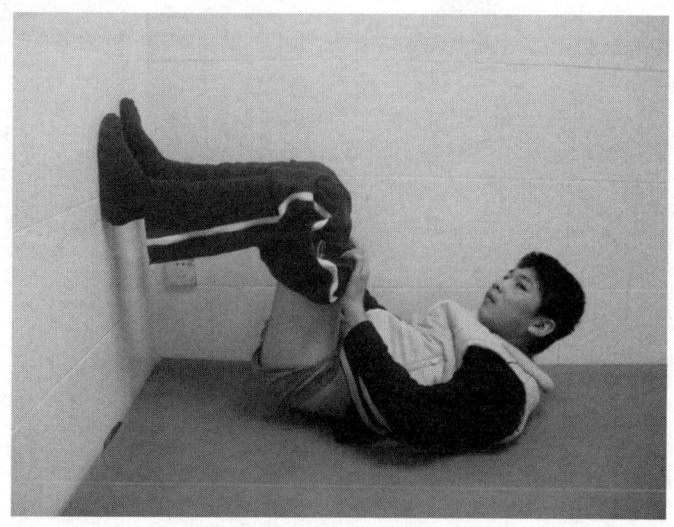

图4-8-19　脚蹬墙壁

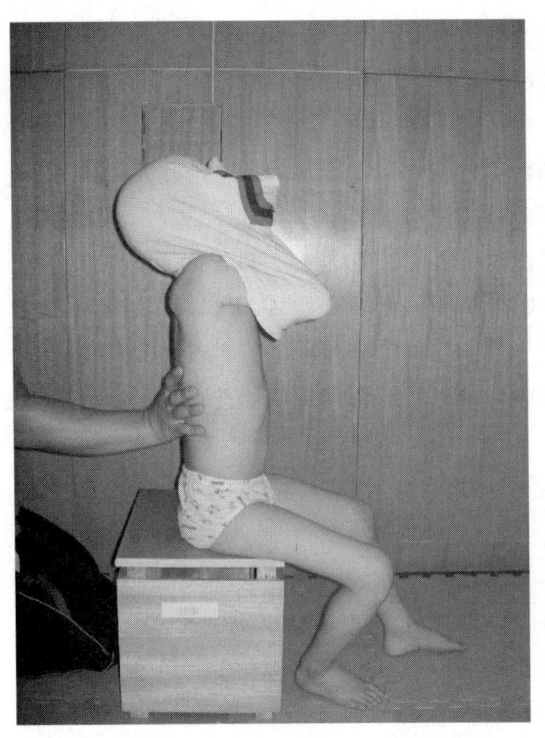

图 4-8-20　患儿抬手时治疗师按住背

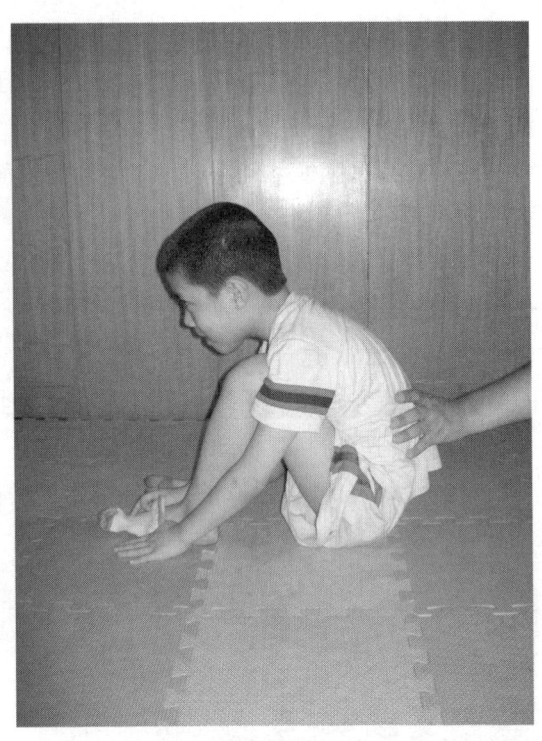

图 4-8-21　保持膝与腕屈曲

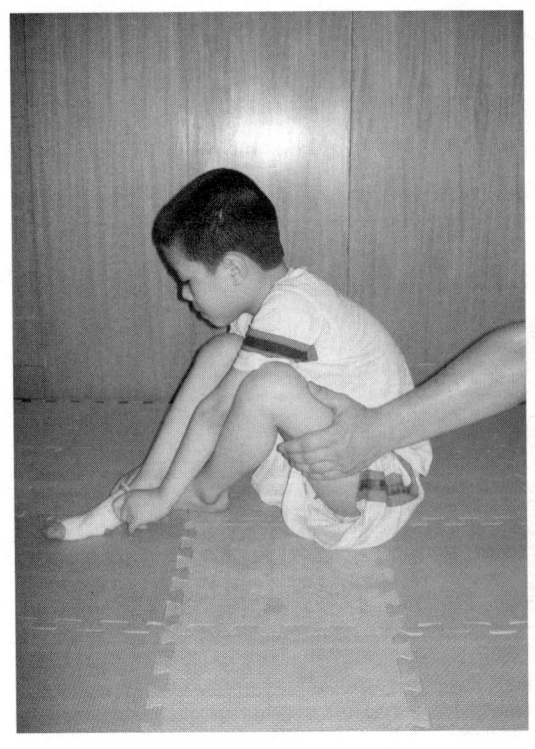

图 4-8-22　辅助大腿使之弯曲

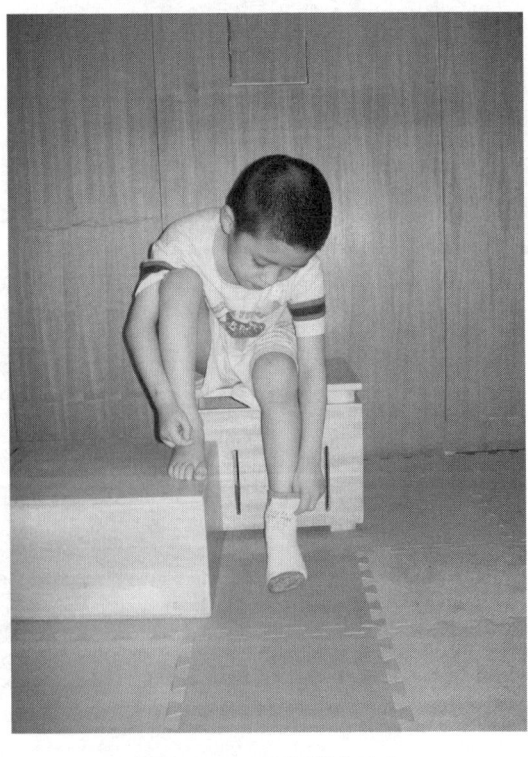

图 4-8-23　抑制联合动作

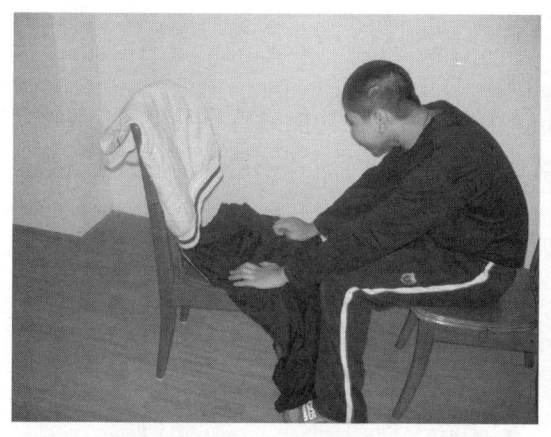
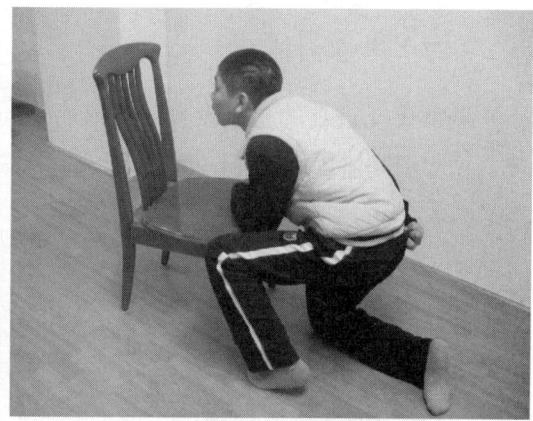
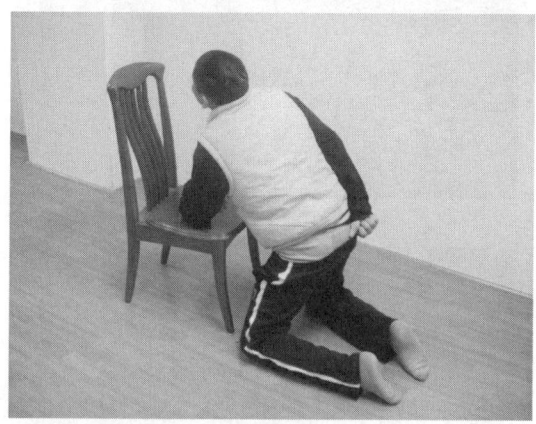
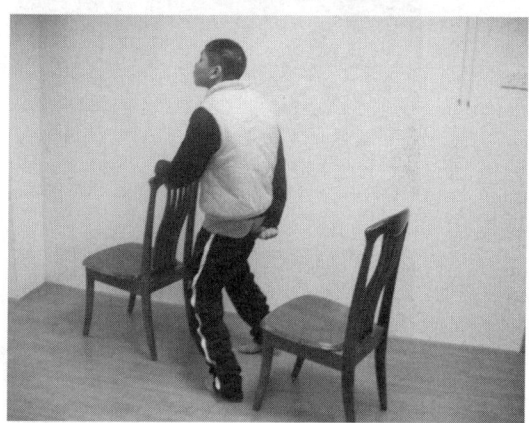
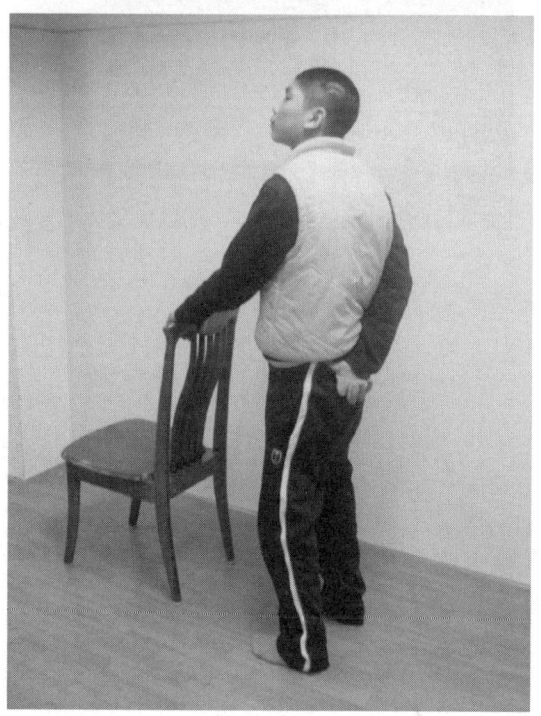

图 4-8-24 给予扶持物

（四）进食训练

脑瘫患儿进食的功能发育往往落后于同龄儿童，由口面功能障碍导致咀嚼、吞咽困难，同时由于头部和身体控制不好，缺乏坐姿的稳定性，眼手动作不协调，使患儿很难控

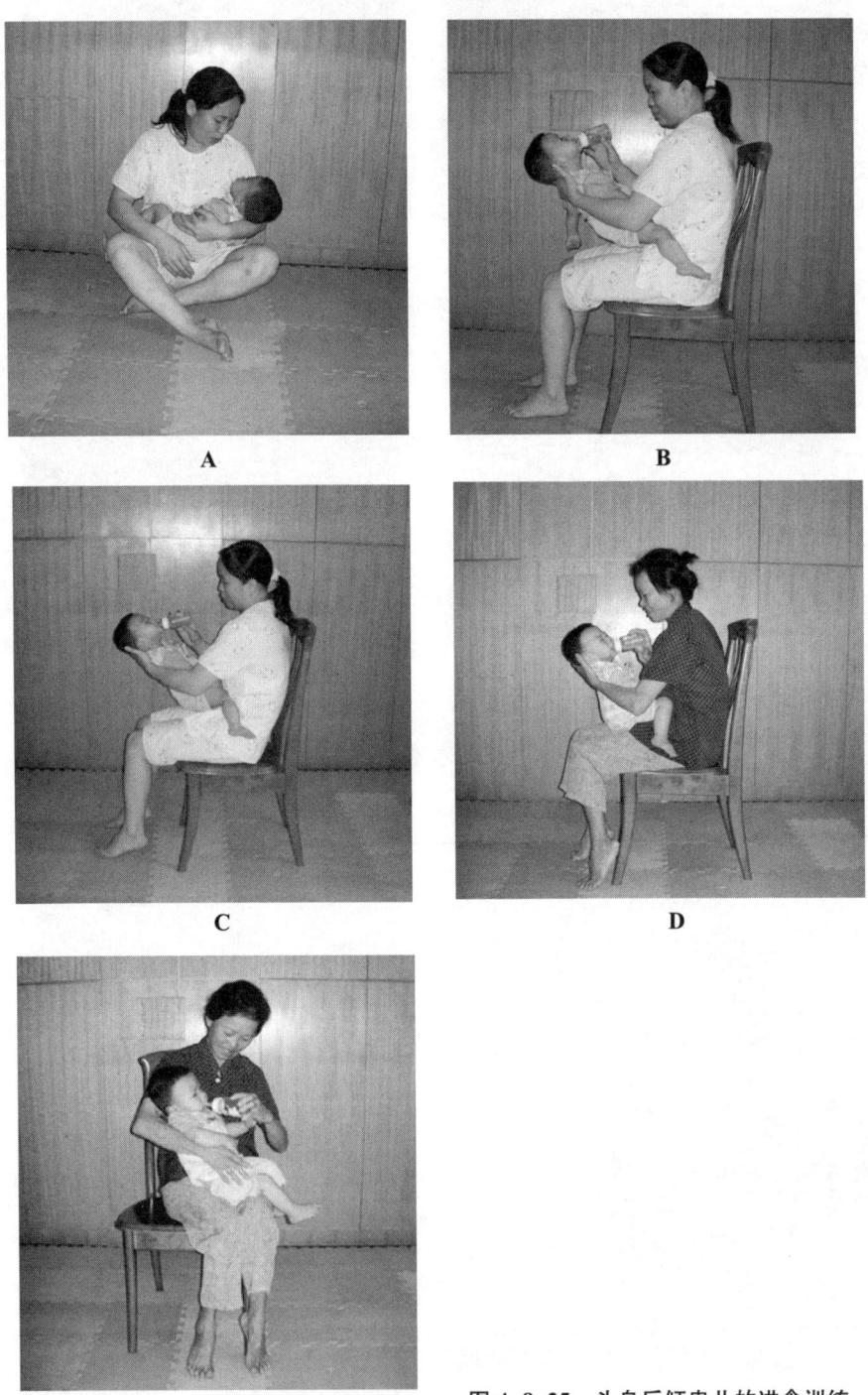

图 4-8-25　头身后倾患儿的进食训练

制手臂在不同的位置抓东西送到嘴边。但是，正确的进食方式是儿童在身体、情绪、社交及语言发展方面的重要基础。

1. 头和身体向后倾患儿的进食训练

（1）吸吮时尽可能将患儿的身体转向母亲，保持直立的体位，双臂向前，压患儿的胸部让他的头向前倾，使患儿髋部在母亲膝上屈曲（图4-8-25A）。

（2）用奶瓶时，母亲可在小孩吸吮时用下颚控制，并在胸部用手加压（图4-8-25B）。

（3）让患儿用两手抱着奶瓶（图4-8-25C）。

（4）如果患儿不能闭嘴，抬他的下巴并将面部拉向前。如果患儿的头向后仰，用母亲的腕背压他的胸部，使他的头向前倾（图4-8-25D）。

（5）抱着患儿喂食时，注意使其头肩向前倾（图4-8-25E）。

2. 控制下颚以帮助患儿进食的方法

（1）治疗师位于患儿左侧，右手绕过其头后，大拇指在耳前下颌关节，食指在下唇及下颏间，中指在下颏后下，给予稳定持续的压力（图4-8-26A）。

（2）面对患儿，由前方给下颚以控制。大拇指位于下唇及下颏间，食指位于耳前下颌关节，中指置于下颌后下，给予稳定持续的压力（图4-8-26B）。

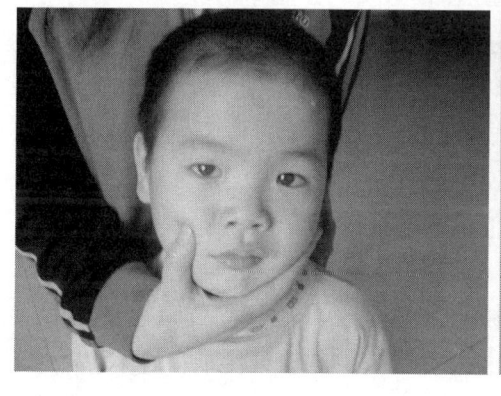 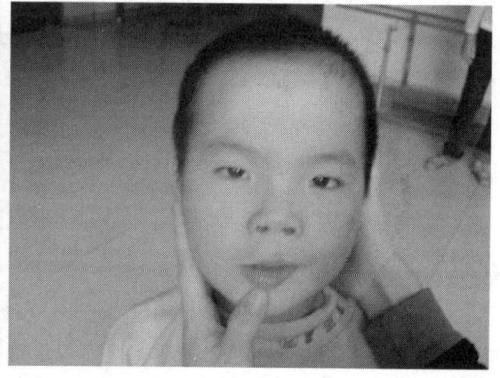

A. 侧方控制　　　　　　　　　　　　B. 对面控制

图 4-8-26　控制下颚

3. 坐于治疗师膝上的进食训练　如果头部和躯干直立能力较好，可让患儿坐在治疗师的大腿上，膝关节屈曲，放在治疗师的另一条大腿上。为使髋关节保持充分的屈曲，另一只脚下可垫置1~2块砖，治疗师用一只手扶住患儿的肩部或髋部（图4-8-27）。

4. 椅坐位进食训练　如果患儿需要较多的支撑才能坐稳，则患儿坐在椅子上进食更好，这样也有利于咀嚼和吞咽。将患儿的头及双上肢放在身前，从前面直接喂水喂饭。注意在进食时让他的头部保持朝前，椅子可用塑料桶改制（图4-8-28）。

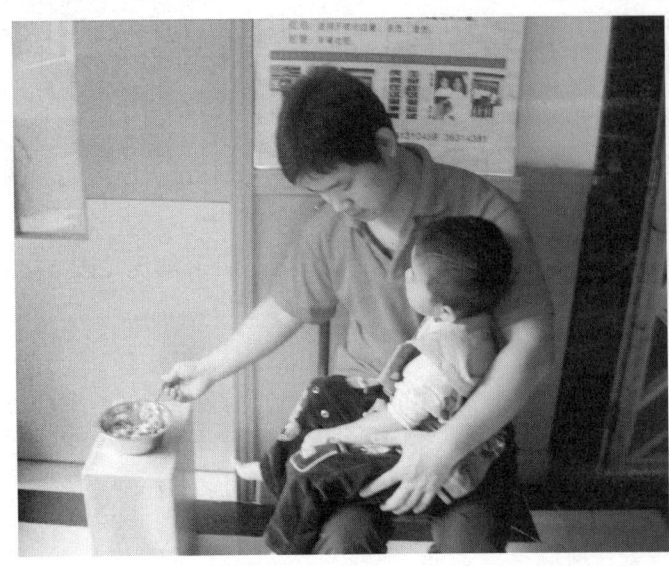 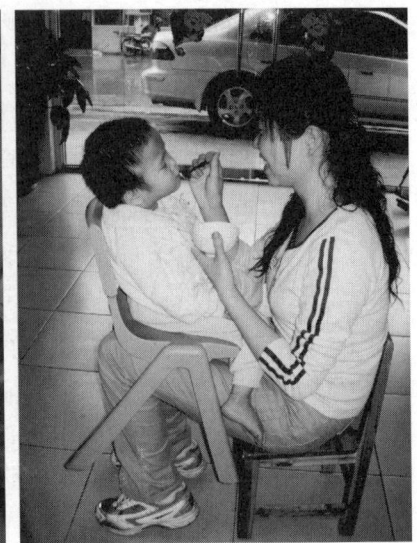

图 4-8-27　坐在膝上进食　　　　　　　图 4-8-28　椅坐位进食

5. 注意事项

（1）为利于咀嚼，应当给小块固体食物。用匙将患儿的舌头往下压，防止舌头将食物推出，切记不要让患儿的头向后倾（图 4-8-29A）。

（2）喂食时注意采取适当体位，汤匙要从前下方送进去，只要用手稍压胸前，头就会前倾，便于吞咽。图 4-8-29B 所示是错误的体位。

（3）喂食时，先帮助患儿保持双上肢放前，双手平放桌上，双足平放在地板上的姿势。

（4）然后使患儿的腕部背屈，还应该帮他握住匙，并且帮他保持另一上肢向前、手平放在桌上的姿势（图 4-8-30）。

（5）喂水时，如果患儿不闭嘴，可用力压他的下颌部，以帮他吞咽（图 4-8-31）；还要防止患儿的头向后仰（图 4-8-32）；可以把水杯子剪一缺口，使缺口容纳患儿的鼻子，喝水时他的头就不再向后仰（图 4-8-33）。

（6）如果患儿的肢体非常软，而且易于向前倒，可用高桌子支撑，保持伸直坐稳，然后进食进水（图 4-8-34）。

（7）手足徐动型脑瘫儿童稳定性较差，进食时需要抓住一根固定的木棍，使双臂不致向后，盘子下放一条湿毛巾或布，可以使盘子固定在桌面上，在匙子上加粗把手以便于抓握（图 4-8-35）。

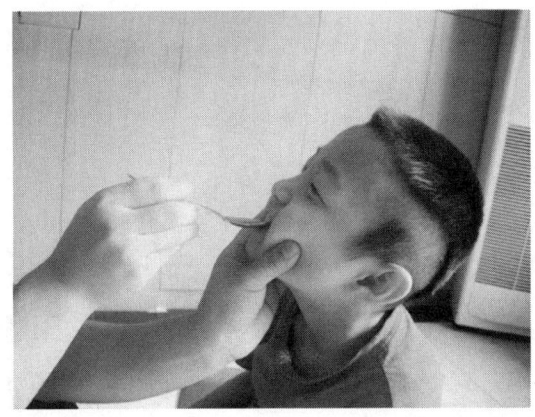
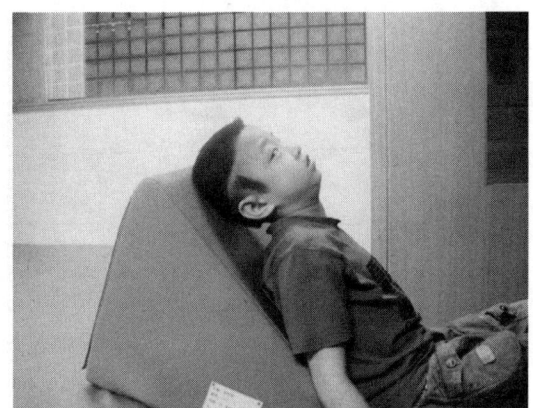

A. 正确喂食体位

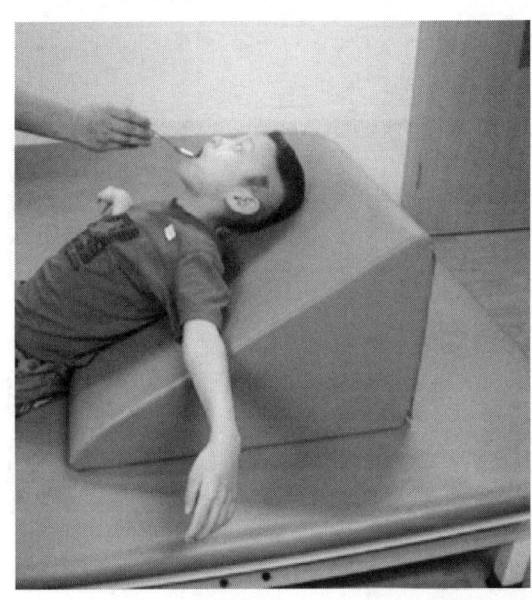

B. 错误喂食体位

图 4-8-29 喂食体位

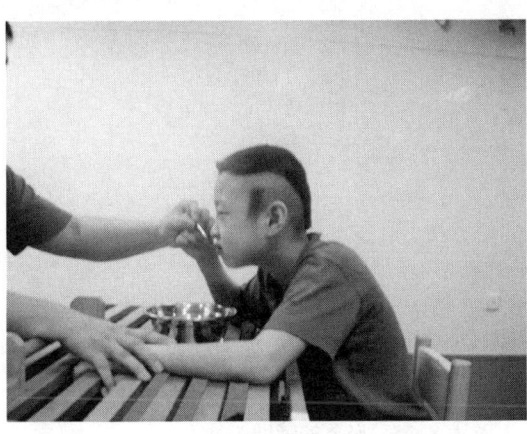
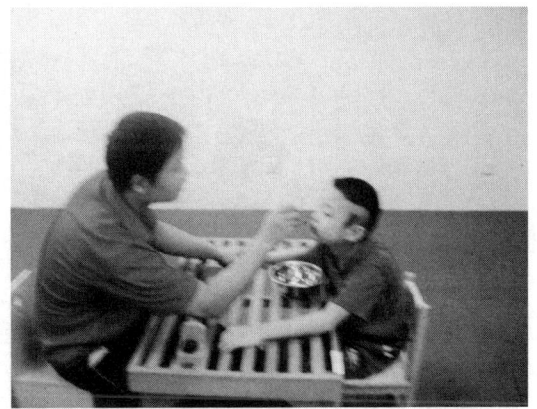

图 4-8-30 喂食时双手的姿势

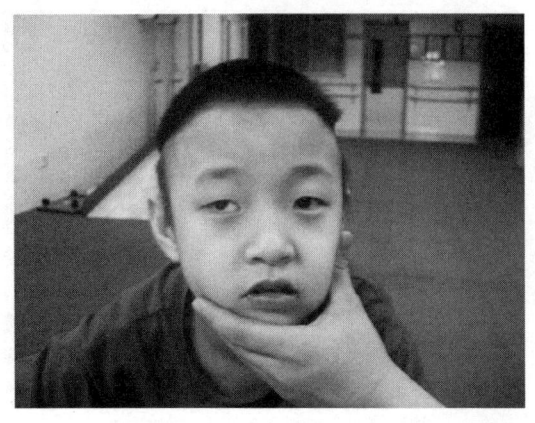

图 4-8-31 帮助患儿闭嘴

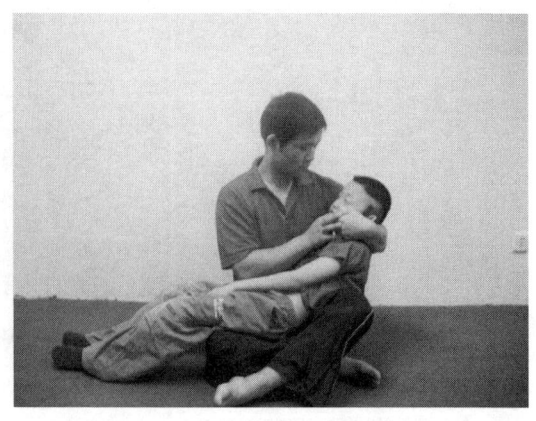

图 4-8-32 防止头后仰

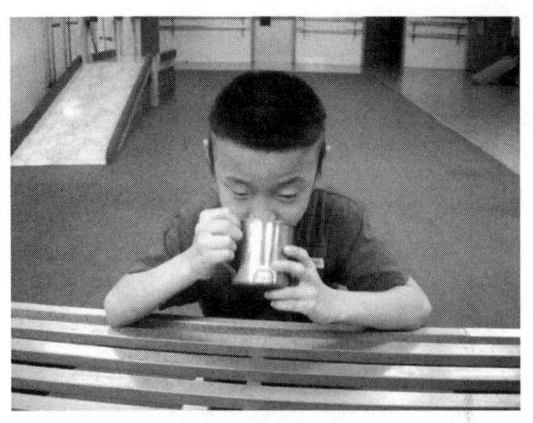

图 4-8-33 用缺口杯喝水

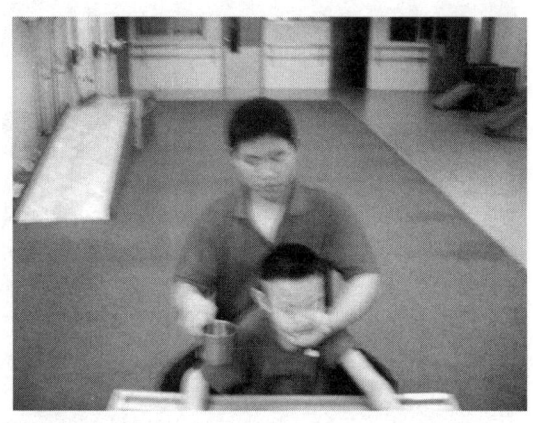

图 4-8-34 利用高桌进食进水

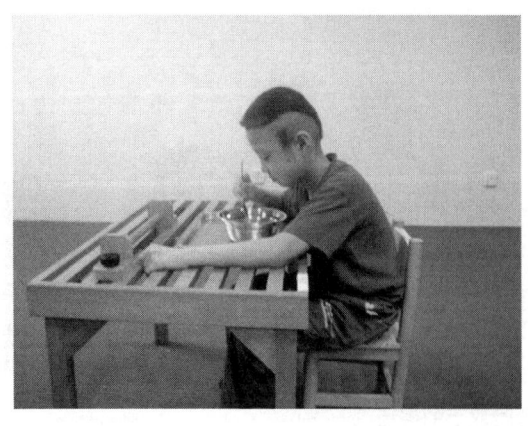

图 4-8-35 必要的辅助工具

6. 食品及餐具要求

（1）食品要求：为适应脑瘫儿童口腔功能的发育，食品种类应当逐步过渡：流质→半流质→奶与食糊的混合物→软食物（米糊、稀饭、煮面条等）→固体食物（米饭、馒头、蛋糕）→正常饭食。

（2）餐具要求：

1）选用硬塑料餐具，尽量不使用金属餐具，防止损伤牙齿。

2）盘或碗需有把手，底部放置一个防滑垫。

3）汤匙面要浅平、边圆（图 4-8-36A），不要太深（图 4-8-36B）。

4）把汤匙柄加粗（图 4-8-36C），或把汤匙柄弯曲至适合的角度（图 4-8-36D），便于患儿进食。

5）由治疗师帮助选用各种特制餐具，水杯边缘要厚，杯口要斜，斜面朝上，防止喝水时杯口碰到鼻子（图 4-8-37）。

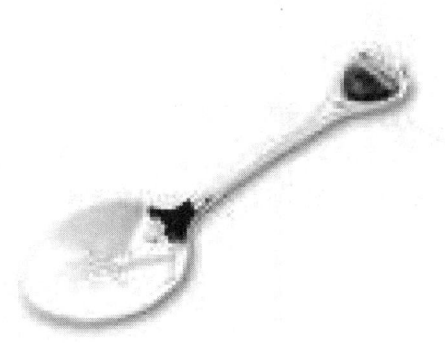
A. 浅的汤匙

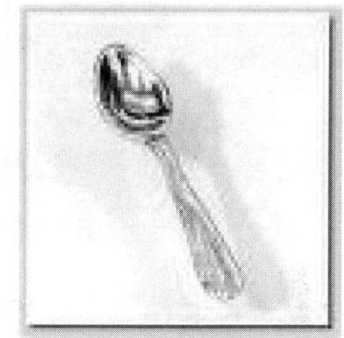
B. 深的汤匙

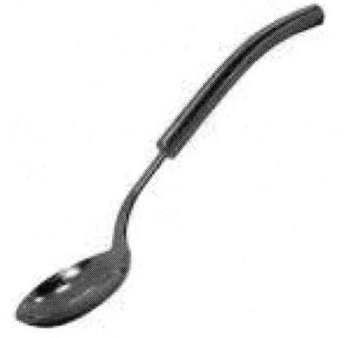
C. 加粗汤匙柄

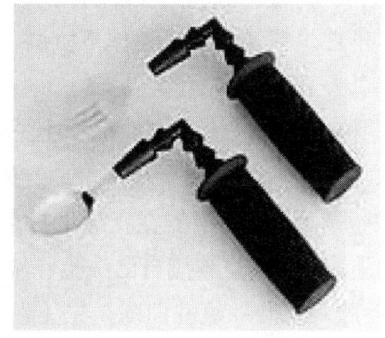
D. 弯曲汤匙柄

图 4-8-36 汤匙的选择

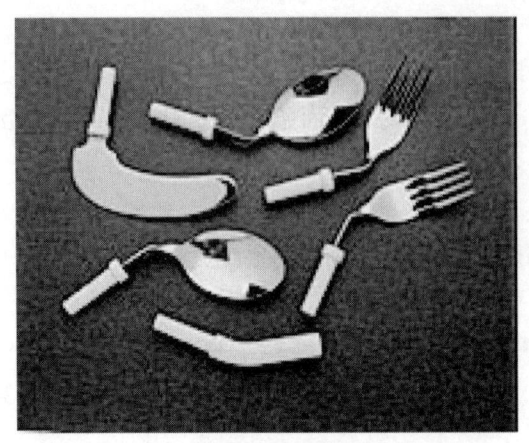
带角度的餐具

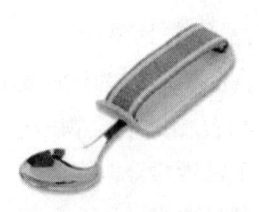
辅助伸腕的餐具

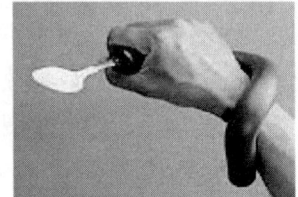

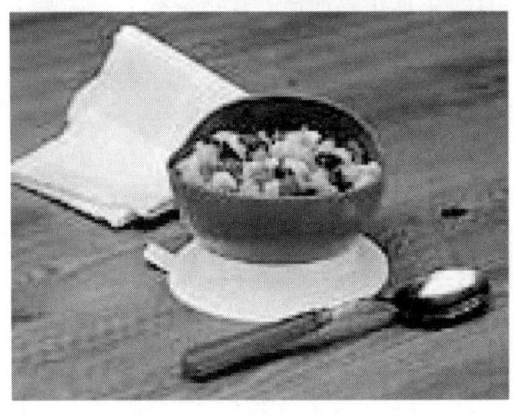
合适的碗与固定防滑垫

图 4-8-37　各种特制餐具

（五）梳洗训练

个人卫生在生活自理内容中占有重要的地位，其范围非常广泛，包括用厕、洗澡、漱口、洗手、洗脸、梳洗头发、剪指甲、化妆及处理月事等。脑瘫儿童可能因肢体残障、肌张力不正常、感知问题、动作不协调、空间位置概念不佳、记忆力差及心理问题而不能独立保持个人卫生。

1. 梳洗能力发育程序　6个月洗澡时开始玩水。1岁洗澡时和成人合作。1岁半能用毛巾抹嘴，在辅助下洗手及抹手。2岁能模仿用梳子梳头，洗脸及洗手时和成人合作，自己能抹脸及手。2岁半能在指导下抹鼻子，在指导下开关水龙头，在帮助下洗澡。3岁能在帮助下刷牙。3岁半能自己洗脸、洗手及抹手，在指导下刷牙。

2. 脑瘫患儿的梳洗训练　先让患儿知道头、面、五官等身体各个部分的名称、位置；了解方位，如前后、上下、左右；熟悉常用的梳洗用具，如毛巾、牙刷、梳子等，并知道如何使用；然后再训练患儿上肢的活动和控制能力，特别是手的抓握和精细控制能力。

（1）手腕转动训练：扭开瓶盖，取瓶内的食物；扭出螺丝。

（2）手眼协调训练：穿珠子；将胶环套在柱上。

（3）双手协调训练：搓纸团；搓面粉；搓泥胶。

（4）手部握力训练：拾纸团；在水中拾海绵；搓泥胶（不同软硬度）。

（5）前臂旋前及旋后训练：印手掌画；把贴纸贴在患儿的手掌或手背上以引起旋前及旋后动作。

（6）温度知觉训练：利用冰袋及热水袋刺激患儿的手部。

3. 脑瘫患儿洗澡训练　功能障碍较严重的患儿不会坐浴盆，不会用手扶，平衡能力较差，所以选择良好的体位进行操作是很重要的。

（1）俯卧位：使患儿髋部伸直伏于母亲的双膝上，抬起支撑患儿上体的膝使患儿的头高于髋，这可使他保持头部抬高（图4-8-38）。

（2）扶坐位：患儿坐在母亲的双膝上，保持髋屈曲（图4-8-39）。

（3）靠坐位：如果患儿正在学习坐，可用靠坐位洗澡。鼓励患儿双手放在一起或用力抓住盆边（图4-8-40）。

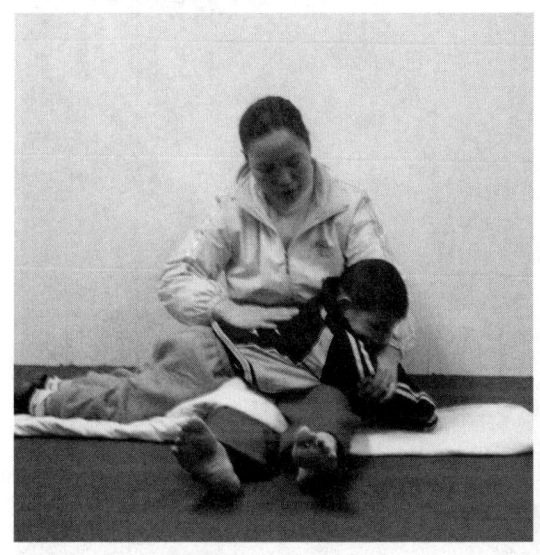

图4-8-38　俯卧位

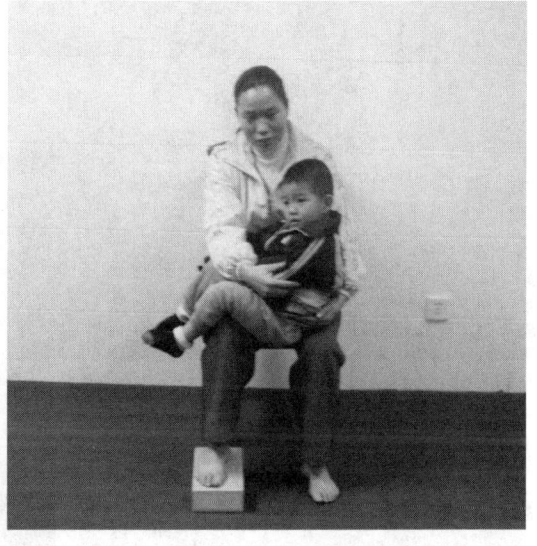

图4-8-39　扶坐位

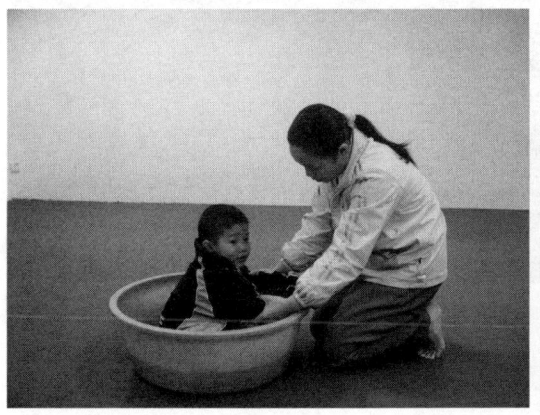

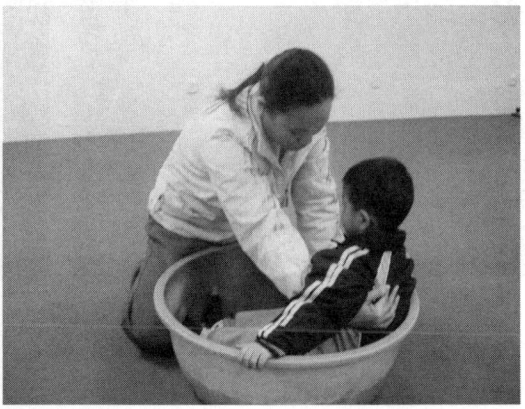

图4-8-40　靠坐位

（4）站立位：如果患儿正在学习站立，可以采用站立位洗澡（图4-8-41），告诉他正在做什么事，要他做什么，让他学习自己洗澡。

（5）对于惊吓反射很强的患儿，应该以这样的抱姿入浴盆(图4-8-42)。

（6）对于全身僵直或有惊吓反射的患儿，用一只手托住腹部是帮助他洗澡的一个简单方式(图4-8-43)。

（7）对于严重痉挛的患儿，可将沐浴木板置于浴缸内，让患儿躺在上面洗澡(图4-8-44)。

（8）对于徐动型的患儿，可用橡皮带或者其他带子固定在腋下维持坐姿完成洗浴(图4-8-45)。

（9）脑瘫患儿可借助辅助物，维持坐姿并练习自己进出浴缸(图4-8-46)。

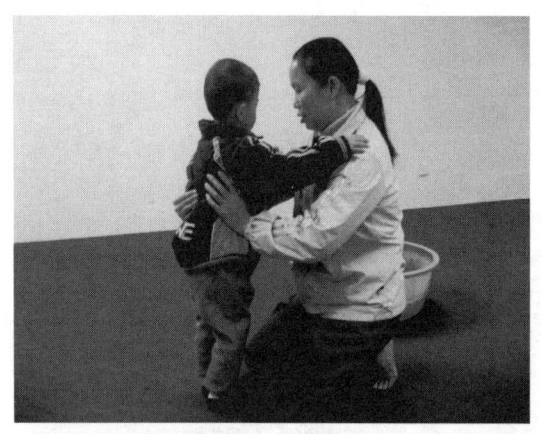

图4-8-41 站立位

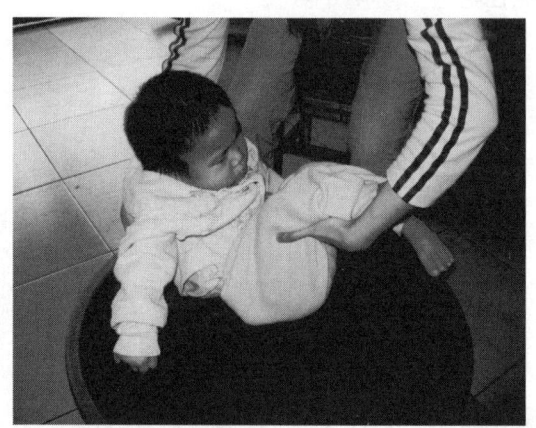

图4-8-42 抱入浴盆

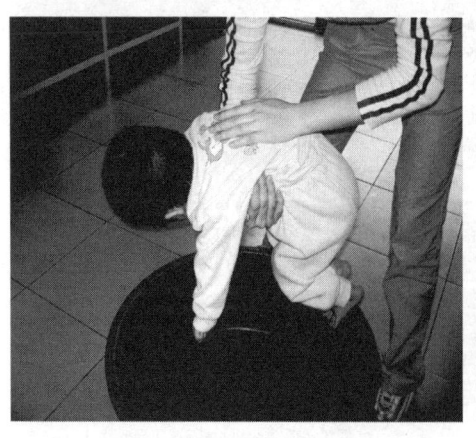

图4-8-43 托住腹部

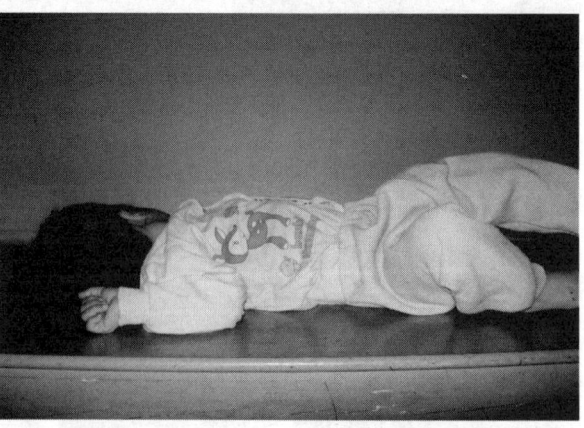

图4-8-44 躺在木板上

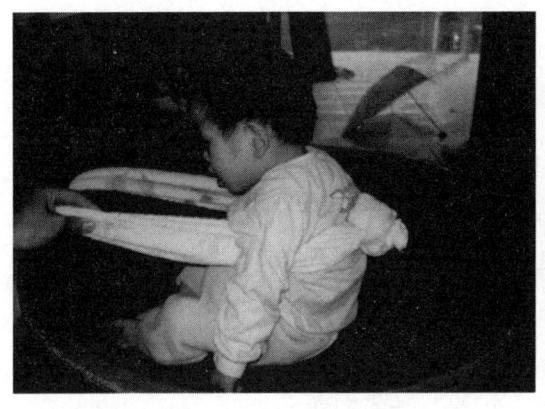

| 图 4-8-45 用带子固定 | 图 4-8-46 自己进出浴盆 |

4. 常用洗澡椅（图 4-8-47）

（1）简单形状的椅子，椅脚下附吸盘，上铺橡皮。
（2）钩在浴缸两侧的专用座椅。
（3）木板做成，可调整高度的洗浴用座椅。
（4）沙发式浴椅。

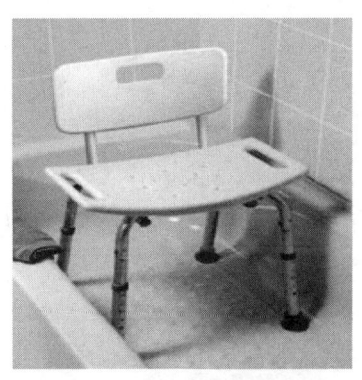
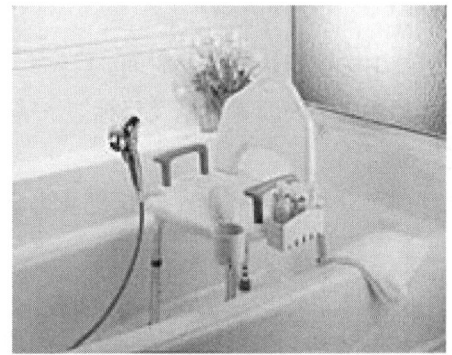

附吸盘的椅子　　　　　　　浴缸用座椅

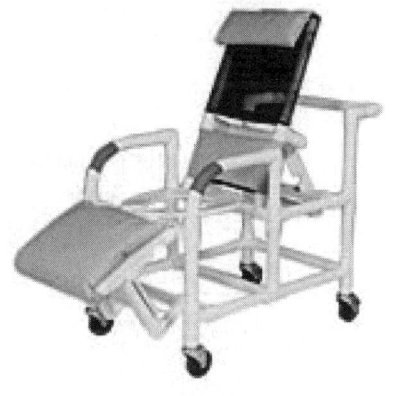
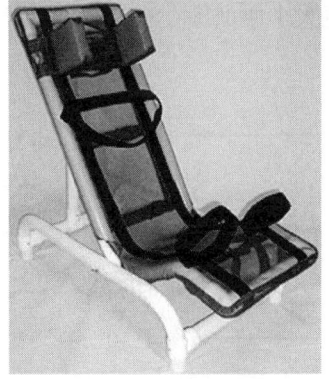

可调整高度的座椅　　　　　沙发式浴椅

图 4-8-47　各种洗浴用座椅

(六)如厕训练

1. 正常儿童如厕的发展程序 正常儿童1岁后开始会示意大小便的意愿,1岁半坐便盂可按时大小便,2岁时能白天控制大小便,且能表达如厕需要,4岁会自己大小便。

2. 脑瘫患儿的如厕训练 脑瘫患儿不能控制大小便的时期比正常儿童要长很多,患儿常无法维持解大小便的体位,不能在便桶或便盂上坐稳并放松,常出现失禁情况。

(1)如厕训练程序:

1)按照儿童用厕技能发育程序进行。

2)将用厕作为一个活动分解成几个步骤,然后进行逐步训练。

3)先做日间训练,然后再做夜间训练。

4)先做小便训练,然后再做大便训练。

5)先用便盂做练习,后用坐厕、蹲厕训练。

6)完成后,再训练穿衣、脱衣、清洁及表示用厕(大小便)等技巧。

7)根据患儿的特别需要、能力等情况作出修订用厕(大小便)训练方案。

(2)如厕训练方法:

1)以14天内用厕(大小便)情况作为基本资料,找出患儿便溺时间的规律并画出基线。

2)从记录中选择开始训练的时间。

3)制订儿童之个人训练计划及目标。

4)选择奖赏物。

5)执行训练计划。每隔半小时让患儿坐厕,若成功,即给予奖赏,若失败让患儿返回原处。

6)评定患儿能力发展之进度。

7)如目标已达到,根据情况修订下一步训练计划,则可将目标扩展至夜间及大便的控制训练。

(3)快捷大小便训练方法(表4-8-1):

表4-8-1 快捷大小便训练程序

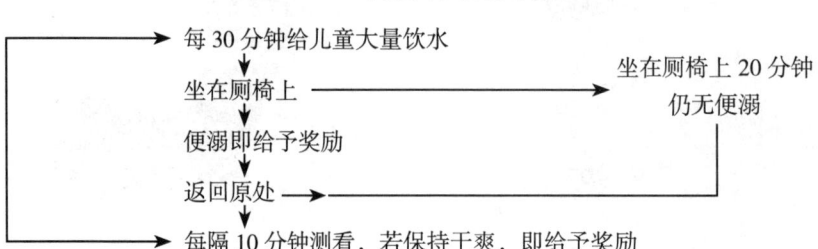

1)给患儿大量饮水。

2)约1分钟后,让儿童坐在厕椅上。

3）如便溺成功，即给予奖赏。

4）如坐厕椅 20 分钟后，仍没有便溺，即返回原处。

5）每隔 10 分钟后测患儿裤子是否干爽，若干爽即给予奖赏。

6）暂停 30 分钟后，可重复第一步骤再训练。

7）如遇便溺湿裤，则要惩罚。让患儿穿数分钟的湿裤，告诉他裤子已经湿了，或不理睬他，只替他换去脏衣服便离去，或不给他玩喜欢的玩具。

（4）专用坐厕：有些脑瘫患儿经过较长时间的正规训练仍然不能自己如厕，可以采用一些特别设计的坐厕，给予患儿更多的支持，帮助训练坐姿及身体的控制，或根据需要调节坐厕的位置，或增大底座的面积，保持稳定，以适合不同类型的患儿使用。以下介绍几款特别坐厕（图 4-8-48）。

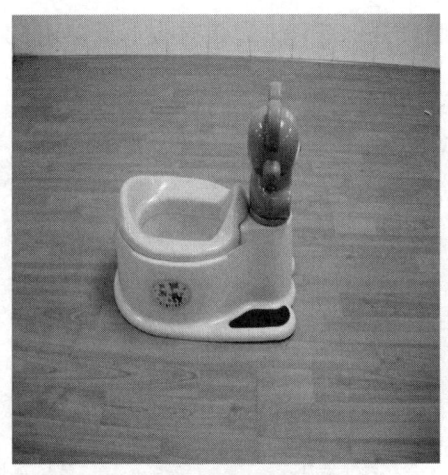

A. 给予前后支持

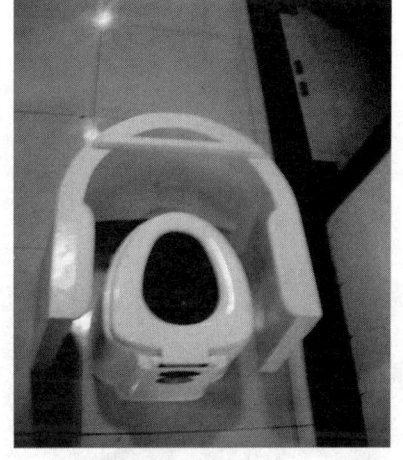

B. 控制坐姿

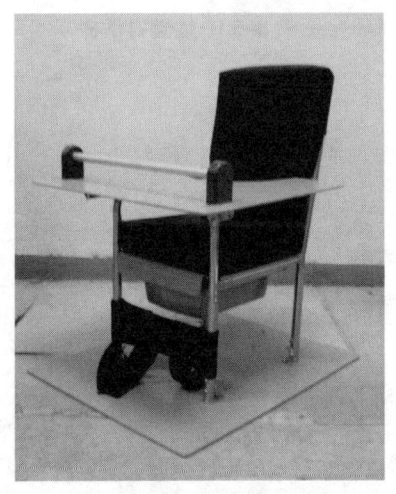

C. 带有安全杆

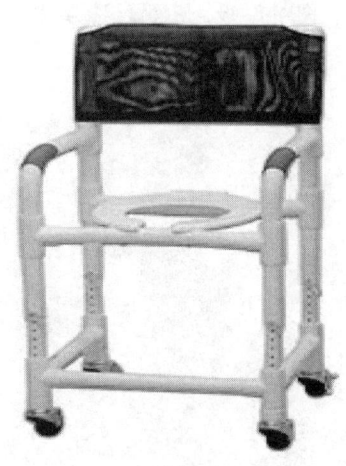

D. 从两侧支持

图 4-8-48　各种坐厕

1）这款坐厕能给予患儿前后的支持（图4-8-48A）。

2）这便桶可放在角椅中，患儿双脚放平、着地，角椅可使肩膀向前，有助于坐姿及身体的控制（图4-8-48B）。

3）厕椅可根据需要调节安全杆的位置，同时底座大而平稳，适合手足徐动型的患儿使用（图4-8-48C）。

4）用塑胶做成的厕椅，可从两侧支持患儿（图4-8-48D）。

3．训练举例

（1）便桶放于硬木箱中，前面可设横木作为扶持。

（2）便桶置于板凳中，四周的横杆有利于患儿扶持（图4-8-49）。

（3）在墙上钉一横杆，便于患儿扶持（图4-8-50）。

（4）利用椅子背扶持，可助患儿将裤子拉上（图4-8-51）。

（5）患儿坐在便盂上，背靠母亲，并将两腿分开，有利于肩膀向前（图4-8-52）。

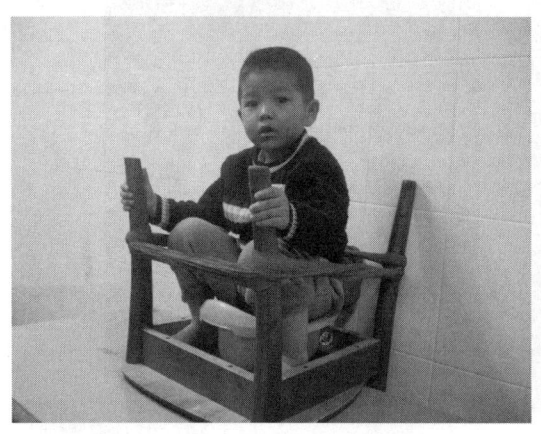

图4-8-49　便桶置于板凳中

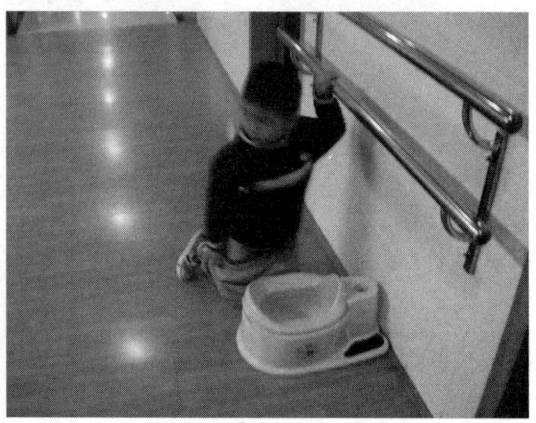

图4-8-50　墙壁钉横杆

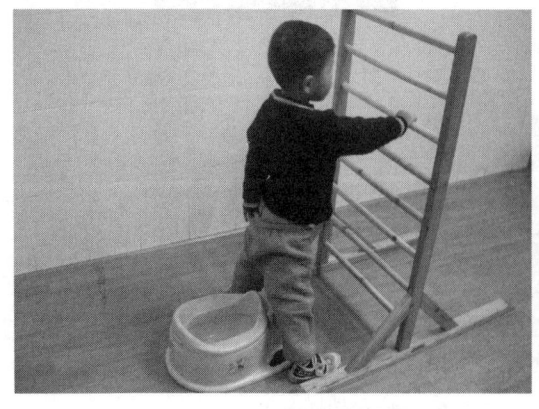

图4-8-51　利用固定扶持物提裤

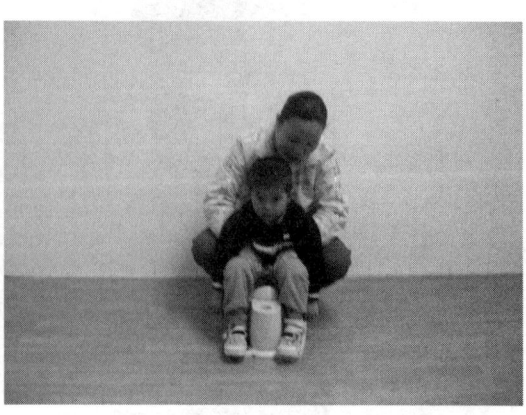

图4-8-52　背靠母亲

（6）如果平衡能力差，让患儿握一根横木棍（图4-8-53），还可用一根楔形木块或两块砖垫高便具。

（7）大小便完毕，鼓励患儿扶持稳固的物体从蹲位站起（图4-8-54）。

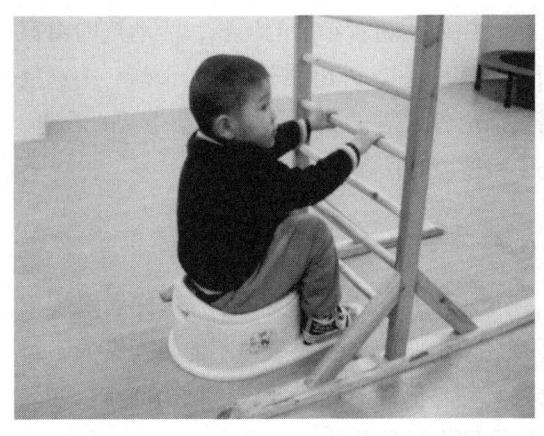
图4-8-53 垫高便盂

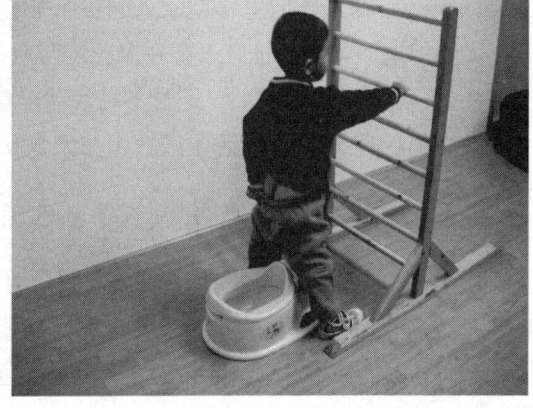
图4-8-54 利用固定扶持物站起

三、注意事项

1. 因人而异选择指导方法和辅助措施。
2. 及时给予强化，建立信心。
3. 给予适当的语言提示。

（陈旭红）

第九节 社会适应能力训练

为使脑瘫患儿长大成人后能够参与社会生活，自立于社会，必须从小培养他们的社会适应能力。要为脑瘫患儿提供与人交往和参与社区活动的机会，逐步帮助他们走出家庭、进入社会。提高社会适应能力，改善社会适应功能是脑瘫患儿康复的主要方面。

脑瘫患儿个性发展和心理健康方面与健全儿童相比障碍多、困难大，影响与人沟通和适应能力的发展。他们胆小、有退缩行为，这些都不利于交往，也难以适应社会生活。心理、语言、情绪等方面的障碍也带来与人沟通的困难。训练他们的社会适应能力应当从小时候做起，从与亲人交往开始，逐步扩展到邻里、学校及社区公共场所。

脑瘫患儿学会与人交流，学会参与社区活动，学会适应社会的过程，就是社会化的过程。只有重视并加强社会适应能力训练，才有生存的基础，才能够减轻家人和社会的负担，实现自立于社会的目标。

一、社会适应能力的主要训练内容

脑瘫患儿的社会适应能力训练是从日常生活开始的，要在日常生活中进行，每个细节都要训练，在母亲怀抱里、在家人呵护下学会与人相处。随着年龄的增长，活动范围由家庭扩大到邻里、学校、社区。要在家长的带领下去商店购物，外出乘车，到公园玩……这是接触社会、走进社会的开始。通过各种活动丰富生活内容，拓宽眼界，体现社会生活的乐趣。

社会适应能力训练包括在家庭中与亲人交往和适应社区生活两个方面。

（一）在与亲人的交往中训练社区适应能力

1. 平常与家人保持互动　与亲人说话时，训练患儿用目光注视对方，这样做表现出有礼貌，而且容易听懂对方说话的意思，还要随之做出回应。如果患儿不能目视家人，可以轻轻地拨他的头。目光接触有助于培养注意力。参与活动时应当要求他做出回应。如受到老师的表扬奖励时，一定让他表现出高兴；接受别人送的礼物时，必须让他说"谢谢"。

2. 在家中训练患儿坚持坐得住　看电视、听别人谈话等活动都要训练患儿坚持看下去、听下去。必要时要陪患儿玩，及时表扬、鼓励他，坚持下来就是进步。

3. 注意日常生活中的各种行为表现　有时需要成年人示范简单的动作，有时需要家人指导患儿模仿动作，设法让患儿参与活动，并且有正常表现。

（二）社区生活的适应训练

1. 关心受训患儿以得到患儿的信任　受训练患儿在丰富的社区生活中会遇到很多挑战，求助是交往的基础能力。只有关心、体贴，才能得到患儿的信任，当患儿遇到困难时，才会向关心他、体贴他的人求助。

2. 参加社区活动　家长要带患儿在社区参加游乐活动，并有意识训练患儿守秩序、按次序玩。在游戏中应学会等候，学会多想别人，学会游戏规则。

3. 遵守规章制度　患儿入学后，要训练他听从指令，守规矩，适应学校的环境和各项规章制度。

4. 自己动手　家长带患儿到商店购物、去医院就诊、乘车、看电影时，都要注意训练患儿自己做事，训练他懂得各种规矩，训练他学习各类必要的技能，使他逐步适应社会、走向社会。

二、具体项目的指导方法

（一）知道自己

1. 能认识镜子里的自己　事先准备好穿衣镜，请受训患儿站在镜前。治疗师向他提出问题："你看看镜子里面是谁呀？你认识他吗？他穿的衣服跟谁一样？镜子里的小朋友是 XXX 吗？是你吗？是自己。那么你到镜子前面去指一指自己吧！"

2. 能认识照片上的自己　准备几张照片，其中有受训患儿。注意看照片上都有谁。提问："这张照片上有你吗？哪位是你。""这张照片上有你，你自己指出来。"

3. 能认识自己的身体　治疗师先用一幅人体画像指认头、躯干、四肢，帮助受训患儿指认各部位；再用自己的身体示范介绍各部位名称，然后请患儿指认；最后请他指认自己的头、躯干和四肢。

4. 能认识自己的五官　治疗师先用一幅画有眼、耳、鼻、口、舌的人头像，帮助患儿指出五官的名称；再以自己的五官示范介绍名称，并请受训患儿逐个指认；最后由患儿指认自己的五官。还可以用游戏的方法巩固训练。治疗师说"眼睛"时患儿就指眼睛，说"口"时就指口，说"耳朵"就指耳朵……直到指的又快又准。

5. 能认识自己的常用物品　患儿常用的毛巾、手套、书包、铅笔盒等许多日常用品和学习用品都可以作为训练器具。请受训患儿到房间取出指定的物品，再请他选出自己的一两件常用物品。还可以从生活用品中取出毛巾，从学习用品中取出铅笔盒，反复训练直到熟练掌握并认识自己的常用物品。

6. 能分辨自己的东西和别人的东西　在训练认识自己的常用物品的基础上，再训练患儿知道自己的东西。只要不是自己的东西，一定是别人的东西。再把全家人的毛巾或全班同学的本子放好，请受训患儿找出自己的毛巾或本子，其余的毛巾和本子就是别人的。

7. 能知道自己的身体　治疗师可以先请身材高、矮、胖、瘦不同的两个人到四个人做比较进行介绍，帮助受训患儿认识什么是高，什么是矮，什么是胖，什么是瘦；然后请他说出治疗师是高还是矮，是胖还是瘦；再说说受训患儿自己的身材是高还是矮，是胖还是瘦。其实高矮、胖瘦都是相对而言的，要注意用比较的方法进行训练，这样患儿才容易掌握。

（二）认识熟悉的人

1. 能认识自己的父母　从小就要利用各种机会向患儿介绍谁是爸爸，谁是妈妈。爸爸妈妈是自己最亲的人。爸爸也称为父亲，妈妈也称为母亲。每个人都要孝敬自己的父母。

2. 能说出父母的名字　患儿有语言时就要学说父母的姓名。没有语言时也应当做这方面的训练，多次向患儿介绍爸爸叫 XXX，妈妈叫 XXX。以后请患儿自己练习说爸爸叫什么名字，妈妈叫什么名字。

3. 能说出父母的职业　训练患儿用自己的视觉、听觉去认知父母做什么工作。父母可以带患儿到工作单位看看，向他介绍工作内容。如明确告诉他爸爸是医生，妈妈是教师。训练患儿自己说出爸爸做什么工作，妈妈做什么工作。

4. 能说出父母的工作单位　先教患儿说工作单位名称，再告诉他爸爸在 ×× 医院工作，妈妈在 ×× 中学工作。这项训练也要在多种感官参与的基础上进行。

5. 能辨认与自己住在一起的家庭成员　患儿比较容易辨认生活在一起的祖父母和外祖父母。成人要有意识地训练患儿指认谁是爷爷、谁是奶奶，或谁是姥姥、谁是姥爷，让他懂得要尊敬老一辈的人。

6. 能辨认家里来的亲戚、朋友　家长要主动向患儿介绍来家里做客的亲戚朋友，让患儿主动向客人打招呼。对常来家中做客的亲戚朋友可以由患儿自己辨认，训练患儿主动打招呼。

7. 能认识学校的老师、同学　来到学校，由家长或老师多次介绍，使患儿不再有陌生感，通过教学活动、外出活动、比赛娱乐活动增加对老师和同学的认识。训练患儿主动向老师、同学打招呼问好。

8. 能认识邻居阿姨、叔叔和小朋友　对同院、同楼、同一单元、同一楼层的邻居，由家长酌情给患儿做介绍，训练他认识最熟悉的邻居，并且主动打招呼。

（三）认识家庭环境

1. 能认识家里的专用空间　一般家庭有住房、客厅、厨房、厕所、阳台、庭院等，这些都应当让患儿认识，知道每个空间做什么用。

2. 能从离家不远处独自找到家　患儿学会独立走路后，家长要坚持带他认路、认家门，可以提示他记住显著标记或明显的建筑物，再记清拐弯处，记住门牌号码具体地址。多次训练患儿从离家不远处自己寻找家门，家长只在后面尾随，必要时进行提示。

3. 能说出家庭住址　只有结合实际，反复强化训练才能使患儿记住并说出家庭住址。家长要经常复述家庭住址，边说边指认，也让患儿边说边记。离开现场也要复习。训练患儿说出家庭住址十分必要。

4. 能说出住家周围的环境特点　帮助患儿认识自己家周围有什么大楼、什么桥、什么河等很突出的环境特点，并且让患儿说出来。这是由大到小的认知训练，便于记住自己家住在什么地方。

（四）知道居家注意事项

1. 能做到不跟陌生人走　训练患儿识别陌生人，如果有陌生人用花言巧语、用糖果引诱，用威吓手段胁迫，都不可以跟他走，这样才能保证安全。

2. 能做到不随便接受陌生人的东西　教育患儿不能随便接受不认识的人的东西。本来彼此不认识，他要送东西给你就有问题。教育患儿，不贪便宜，不是自己的东西再喜欢也不能要。不能随便要别人的东西，更不能随便要陌生人的东西。

3. 能在外出时告诉家人　教育患儿离开家去学校、去商店买东西、去邻居家与小朋友玩时都要告诉家人。家长知道你去什么地方才放心，有事时可以去找你。

4. 能做到大人不在家时不随便开门　大人离开家时锁上门。如果有人正巧来家里，也不能开门。如果外人看到家里大人不在，要干坏事，患儿无力抵抗，后果会不堪设想，因此不能随便开门。

5. 能在离开家时关好门　训练患儿学会关好家门，锁好门锁。各家门锁不一样，家长要教给患儿锁门的技巧。只要离开家就一定要关好门。

（五）认识公共设施

1. 认识社区常用的公共设施　社区里有康复站、公共厕所、健身器材场所、公用电话亭、车站、居委会等，家长或治疗师要带着患儿一一认识，并介绍其功能，让他知道这些公共设施都是干什么用的，自己应当怎样利用这些公共设施。

2. 能知道社区服务场所　社区里有商店、理发店、银行、储蓄所、邮局、幼儿园、岗亭等服务场所。要带患儿去商店购物，去理发店理发，去储蓄所存款、取款，去银行交水电费、电话费，去邮局寄信等等，在日常生活活动中帮助患儿了解各种社区服务场所，知道各类服务场所的功用。

（六）参加集体活动

1. 能在集体活动中表现自己　在集体活动中大家共同参与，每个人的能力都可以展示出来。如果患儿在某一方面有能力，就可以让他在大家面前表现，这样会获得称赞和鼓励，患儿就会有成功的感受。

2. 能按老师的指示完成活动　老师在集体活动中是策划人、组织者。老师会根据每个患儿的能力水平分配任务，使大家共同完成一项活动。教育患儿听从老师的指示和安排，积极完成自己的任务，获得成功。

3. 能遵守集体活动的规则　任何一项集体活动都有一定的规则，参与活动的每个成员都要遵守规则，才能使活动顺利完成，违反活动规则会影响甚至破坏活动进行。教育患儿遵守集体活动规则，保证活动顺利进行，人人受益，人人开心。

4. 能在得到表扬后保持良好的行为　集体活动时，老师对活动的每个阶段都有要求。在活动的全过程中，要对活动的每个阶段进行小结。在上一阶段的小结中必定要表扬一些患儿的良好行为，为大家树立榜样，号召大家学习。要教育患儿在受到表扬时，要想到这是自己应该做的，还要继续保持良好行为，再次得到表扬。

5. 能在受到批评后改正不良行为　如果患儿在众人面前受到批评时，要教育他知道是因为自己的不良行为给集体活动带来了不好的影响，自己要向好孩子学习，为集体争光。

6. 能承担集体的简单任务　告诉患儿集体靠大家来支持，每个小朋友都是集体中的一员，都要尽力多为集体做点事。集体好，个人才能进步。在集体中承担简单工作是应该的，并且应当努力完成，为大家做好服务，为集体做出贡献。

7. 能在遇到困难时向老师或同学求助　生活中会遇到种种困难，自己无力解决时怎么办呢？要教导患儿向老师或同学求助。例如：上学时忘记带橡皮，上课时作业写错了要向同学借橡皮。再如：自己头发热、身体发冷、没有力气，请求老师给妈妈打电话，请妈妈带自己去看病；老师不仅帮忙打了电话，还找件衣服给患儿披上，劝患儿喝点开水，耐心等待妈妈。

(七)懂得安全常识

1. 知道用火安全
(1)能做到不随便点火,不玩火。
(2)能做到不玩烟花爆竹。
(3)能做到不随便打开天然气或煤气开关。
(4)能知道发现火情打119电话向消防队求援。
(5)能认识禁火标志。

2. 知道用水安全
(1)要避免开水、热水烫伤。
(2)要随时关好水龙头。
(3)不能到非游泳区游泳。即使在游泳区里也要由大人带领才可以下水游泳。

3. 知道安全用电
(1)知道不用手摸电源。
(2)能做到不乱玩电器。
(3)知道不在高压线下玩耍。
(4)知道防止触电的标志。

4. 知道安全使用锐器或小物品、小食品
(1)能正确且小心使用小刀、剪刀。
(2)能在传递锐器时轻握、刃朝下、尖朝内,避免伤人。
(3)能知道不用嘴衔着物品(如勺子、筷子)奔跑。
(4)能在使用锐器后放回原处。
(5)能知道吃东西要小心,不吞咽小物品。

5. 了解交通安全常识
(1)能认识主要的交通标志,如人行横道、红绿灯、禁行线等。
(2)能遵守交通规则。
(3)能做到不在公路、铁路上逗留或追跑打闹。
(4)不要自己骑车上路,更不允许骑车带人。
(5)乘车时做到头、手不伸出车窗外。
(6)能服从交警指挥。

6. 知道回避危险
(1)不私自到河边玩耍。
(2)知道上高处有危险。
(3)不攀登阳台、窗户或高的地方。
(4)能避开危险场所,如打架的场合、建筑工地。

（5）夜间要有大人陪伴，不单独行走。

7. 知道基本的卫生保健常识

（1）能做到不吃腐烂变质的食物。

（2）能做到不挑食、不偏食。

（3）能做到饭前、便后洗手。

（4）能知道身体不舒服时告诉他人。

（5）能听从医生的话，按要求服药、打针。

（6）能做到不乱吃药。

三、注意事项

1. 以日常生活训练为核心，社区适应为目标　脑瘫儿童的社会适应训练要从日常生活开始。家长和治疗师不要忽视日常生活的每个细节，需要抓住机会，有意识地训练患儿适应生活的能力。

2. 采用开放式的活动进行训练　社会适应能力训练一定要在日常活动中进行。要注意随时抓住各种可以利用的时机设计情境，走向社区，可以让患儿扮演不同角色，参与社会活动，体验人际交往中的愉悦与成功。

3. 注意适应民风民俗　各地区有不同的民众，要训练患儿适应本地区的民风与习俗，这样才能与社会融为一体。对不好的习俗或不卫生的生活方式要用合理的方式进行抵制。所谓合理的方式，就是能够被周围人接受甚至是乐于接受的方式。

4. 及时表扬好的行为，树立好榜样　成年人不但要充当口头的训练指导者，而且要充当行为的示范者，也就是要以身作则，为患儿做示范，并且及时指出正确与错误，才能培养患儿的良好习惯。

5. 多用正强化法　对于脑瘫儿童伴有的不良行为，要用正强化方法去逐步矫正。所谓正强化法，就是要用心捕捉良好的苗头，一旦发现，便予以鼓励，使之固定下来。千万不要简单训斥，不要一味指责，要细心分析其不良行为产生的原因、形成的时间及危害，设计正确的方式取代不良行为，改善患儿的适应能力。

（陈旭红）

第十节　引导式教育

一、引导式教育的概念

引导式教育是 1945 年由匈牙利 Peto 教授创立的一种综合治疗方法，他融汇神经学、心理学、教育及康复技巧等知识而创立。治疗师担当各专业的角色，使患儿的功能得到较全面的发展，把弱能弱智儿童的日常 24 小时生活分别编成程序进行教学，把物理治疗、作业治疗和言语治疗、教育与心理治疗和社会工作服务各专业的技巧融为一体，促进脑瘫儿童各个功能区的发育和发展。

引导式教育主要通过脑瘫儿童的主动参与学习及训练，去克服脑部功能失调而引起的肌肉痉挛，继而在特别的环境及训练用具的辅助下，重复做每一个动作，最终达到不需别人帮助，自己克服弱能进而独立生活和学习。

引导式教育在匈牙利的理论是：它是一个系统，有许多因素影响它。它的目标是发展脑瘫患儿的性格，以患儿学习和教育为中心。它要求患儿主动参与和有自觉性，并致力确保患儿在学习过程中充满兴趣和学习动机。这些要求是按着患儿的年龄制订的。同时它使体能、语言和智力活动同步发展，而不是将它们分割或逐一发展。其中必定要有社交接触和产生情绪。整个过程的基本原理是：有行动障碍的患儿和正常的患儿都是通过同样的方法去学习，但要给他适当的指示和引导，特别提出人的因素最重要。这包括一组患儿互相之间的关系，患儿与引导员及患儿与父母之间的关系。引导式教育主要的原则是：不应以改变环境来迁就行动有障碍的患儿；反之，应该令患儿有能力去适应正常的情况。

二、运用引导式教育方法控制痉挛

痉挛已被认定为导致脑瘫儿童肌肉挛缩的重要原因。临床证明痉挛肌肉的生长速度明显减弱，因而产生挛缩。同时当关节活动牵拉肌肉时，对于已挛缩的肌肉来说，牵拉程度提高了，牵拉反射因而增强，导致痉挛加重，而引导式教育每日的习作流程重在解决这个问题。每日的拉展运动利用较慢的速度进行节律意向及一些较慢而且有节奏的儿歌，达到长时间保持伸展状态，从而刺激肌肉生长及保持肌肉功能效用的长度，最终达到痉挛肌肉有效的松弛。

（一）控制痉挛的概念

建立对协调运动的独立控制可以从根本上消除"痉挛"所带来的负面影响，最终尽可能找到更多的方法，促使儿童有意识地学习自立协调的运动，形成功能性活动。

（二）痉挛导致的障碍

痉挛是大部分中枢神经细胞受损后的症状，此时中枢神经抑制功能受阻，导致肌肉张力增高，肌肉被拉展时有过敏的收缩反应而出现高张力 (hyperlonicity)、肌张力障碍 (dystonia)、强直 (僵硬)(rigiclity) 以及阵挛 (clonus)，因而动作失调。

（三）控制痉挛的方法

1. 活动分析　将活动分解成小的步骤进行训练，来掌握自主、协调的运动。每一个小的步骤习得的过程成为解决自己问题的过程，也是对痉挛进行自主控制的过程。

2. 节律性意向　利用大声说出的、旨在进行自我控制和调节的语言，通过语言的内容和节奏，来促进每个小步骤的学习。这些语言的内容可以为身体的活动提供心理上的准备，帮助放松痉挛的肌肉，其动作能够流畅。

3. 基本动作模式　利用地心引力和一些简单的家具辅助基本动作的自主控制，这些基本动作是人类功能性活动的基础，它与痉挛的模式正好是对立的。

4. 每日常规安排　在特别的环境设立每日活动表，为习得的自主控制活动功能提供应用的机会 (应用在功能活动中)，即形成和建立一个习惯的机会。

5. 养成习惯　最重要的是注意以上几个要点的内在关系和在运用过程中的有系统的组织。首要目标是内化对协调运动的自我控制，使患儿对痉挛的自我调节成为习惯。

（四）引导式教育处理痉挛问题

大脑不是指挥个别肌肉活动，而是指挥整体动作模式来达到活动目标的。处理大脑受损引起的功能障碍的最根本方法，不是从处理个别肌肉的痉挛问题开始，而是从改变大脑指挥整个动作模式开始 (即动作的协调) 的。需要经过主动学习，才能改变大脑的协调功能，所以引导式教育处理痉挛问题是从诱发主动学习开始的。

解决痉挛问题的方法如下：

1. 建立自主协调动作能力　如习作分析/习作程序，每个习作步骤成为自我控制痉挛状况的方法。

2. 利用节律性意向增强自主协调动作能力

（1）利用节律性意向增强自主动作并促使动作完成。

（2）利用节律性意向帮助痉挛肌肉放松。

（3）利用节律性意向增强节奏，使动作变得流畅。

3. 利用简单的物理原理抗衡痉挛的动作　借助于地心引力、简单家具及用具。

4. 建立良好的活动姿势的习惯　整日流程、诱发性的环境安排、成人一致的诱发方法及要求、成人正面的回应及鼓励、小组的认同及赞赏、整日的学习、有目标及有趣味。

三、引导式教育与常规康复治疗的关系

（一）引导式教育与物理治疗

痉挛已被认定为导致脑瘫儿童肌肉挛缩的重要原因。实践证明，痉挛肌肉的生长速度明显减弱，当关节活动牵拉肌肉时，对于已挛缩的肌肉来说，牵拉程度提高了，牵拉反射增强，导致痉挛加重，而引导式教育每日的习作流程却解决了这个挛缩问题。每日的拉展运动利用较慢的速度进行节律意向及一些缓慢有节奏的儿歌，而达到长时间保持伸展状态，从而对刺激肌肉生长、保持肌肉的功能效用长度起着重要作用，最终可使痉挛肌肉松弛。

（二）引导式教育与中医疗法

在训练中配合中医疗法（头针、体针、按摩、穴位注射），如头针治疗，在上文化课前根据功能障碍选择相应的穴位扎针，带针上课，上课后取针，使局部病损的大脑皮质功能改善，解除血管痉挛，改善供血供氧。

（三）引导式教育与作业治疗

手足徐动型和痉挛型的脑瘫儿童，最大的难题在于手部运动障碍。引导式教育通过有趣的方法帮助儿童增强手部功能。首先，通过鼓励儿童伸手和抓握，发展双手协调和手眼协调，同时鼓励儿童练习将手放在不同的位置，利用节奏韵律，配合儿歌做手指运动、上举运动、旋转运动，维持和改善关节活动度，提高手的技巧性和灵活性，改善手的功能。

（四）引导式教育与音乐语言治疗

音乐治疗是利用音乐达到治疗目的，语言、运动功能、社交及情绪发展都可能是治疗的目的。引导式教育强调应用节律性意向和动态语言，利用音乐的节奏达到松弛作用。同时利用音乐的元素，运用旋律和节奏来发展言语，如语调的抑扬好比旋律上的高低音，言语的节奏好比音乐的节奏。发展言语的过程中，听力训练是基础，而引导式教育的音乐活动可提供更多的听觉训练和语言技能训练。

（五）引导式教育与社区家长的参与

由于脑瘫是终生性残疾，康复训练是一项长期性服务，需要投入人力、物力，借助社会力量来支持康复服务势在必行。家长的参与也是一种非常有效的方法。让家长参与到流程教学中，学会如何去训练和对待自己的脑瘫儿。要在训练中体会成功感，从而增强信心，协助治疗，启发脑瘫儿的户外活动主动性，为将来走向社会做好准备。

四、引导式教育的原则

1. 引导式教育主导思想是如何使有行为障碍的儿童的性格得以发展。
2. 性格发展建基于人际关系。
3. 患儿的心智和性格发展会帮助他战胜自己的行动障碍。人际关系、情绪、动机、决心、意欲、意识、思考过程、经验、期望等都会影响脑瘫儿童全部的行为,包括体能方面的表现。
4. 有行为障碍的儿童最主要的问题是学习困难,因为他不能发展适应或控制周围环境的能力。
5. 患儿学习的潜质是基于脑部的可塑性。
6. 要克服患儿的学习困难,需要研究"教育学"和创造最理想的学习环境的艺术。
7. 要提供最理想的学习环境,就必须有一套超越各种专业的方法——引导员法,使患儿在一天中不同情况下的学习得以融会贯通。这是以"全人"的哲学为基础,重视各方面功能的连贯性。
8. 有行为障碍的患儿和"正常"儿是通过相同的途径去学习的,即是说各方面(智力、情绪、社交、语言、体能等)是同步发展的。
9. 患儿需要多方面及复杂的经验,才能建立学习的方法和适应能力。因此引导式教育以学习的复杂化为原则。脑部的功能非常复杂,它负责将资料归纳,引导式教育循序渐进的方法把各方面的功能贯穿起来,例如把音乐和动作连贯、把语言和动作连贯等。
10. 单是认知方面的教育是不够的,也要培育患儿的情绪发展。患儿能否主动地参与,要看他情绪的方向,意思是他有没有学习的意愿。
11. 动作是复杂的活动的一部分,当它和意念、概念及经验连贯,相互制约起来,就会互相强化,而后者亦可以反过来引出适当的动作反应。
12. 对于一些复杂的难以达到的功能习作,可以利用习作分析,把它拆开成为细小的步骤,使患儿学会并且掌握它。
13. 可以借助语言(节律性意向口令)把这些细小的步骤变成习作程序。
14. 引导员利用语言的功效引导患儿走向正确的方向,患儿逐渐将语言融入自己的思想中,用作"自主调整"的工具,这样患儿就成为自己的老师了。
15. 在实际工作(日常生活功能和教育活动)中,学习的复杂性和习作分析是两个原则,它们有条不紊地互相强化。
16. 使用语言/说话及辅助器具,可以使动作的时间性和空间性更有系统。
17. 有行动障碍的儿童最初需要通过真实的情况来学习。
18. 教育需要有连贯性,不单是一日之内的连贯,更是每周、每年的,需要一套教育系统。

五、引导式教育的观点

1. 运动功能障碍儿童最重要的问题是学习困难,需要用教育的方法。
2. 运动障碍的儿童和正常儿童学习的途径相同,需要跨专业的康复与引导员。
3. 目标和需要是学习的原动力(动机),所以要制定目标、主动参与、诱发动机、开展主题活动。
4. 竞争和模仿是最好的原动力之一,所以要采取小组活动形式。
5. 运动障碍儿童学习很困难,需慢慢掌握,所以要进行习作分析及设置习作程序。
6. 技能需反复练习,教育要有连续性,所以要科学地安排每日活动常规。
7. 学习需要理想的环境,学会控制及适应环境,所以要有全家设计、环境设计。

六、引导式教育的要素

(一)引导员

引导员就像乐队的指挥一样,能够调节小组的活动。她指挥这个团体,并建立适合的条件,而且她还要着力吸引患儿们的注意力,保持一种欢乐的气氛,这样就能和每个患儿建立起密切的关系,保证和协助完成训练任务,达到训练目标,进而达到帮助脑瘫儿童改善功能障碍、全面发展的目的。

1. 引导员的角色

(1)是观察员:引导员了解每个脑瘫儿童的长处和困难,包括肌肉功能、智力、语言、情绪、性格等方面。

(2)是策划者:①引导员要根据小组及个别儿童的情况,制定学习目标,并以学习目标进行任务分析。②设计准备教学活动——把学习目标完整地、有意义地编排到每日常规和习作等程序里面。

(3)是协调者:①在引导式教育里有各种专业人员,他们对儿童所存在的问题都有不同的策略,因此引导员要协调各专业人员,使脑瘫儿童在一个共同的策略下进行训练。②引导员还要协调患儿与患儿之间的关系。

(4)是教育者:①在训练过程中,引导员采取不同的方法把正确的动作模式教给儿童。②引导中要掌握不同的诱发技巧。

2. 引导员的任务

(1)在日常生活中,引导员要认真观察和了解儿童生活中的实际情况,并根据实际情况进行习作分析,制定康复目标,使儿童根据康复目标进行康复训练。

(2)引导员要负责建立一个积极的、支持性的环境,来促进儿童发展,提高他们的自信心。

（3）引导员要给儿童正确、清楚的示范。

（4）引导员要利用各种方法，激发儿童的学习兴趣。例如：不断设计一些新颖、贴切的活动；利用玩具、音乐、图片提高儿童的学习兴趣。

（5）引导员要帮助儿童保持新技能的学习和原有技能的使用间的平衡。

（6）引导员要有足够的耐心，给予受训儿童充分的时间和机会完成动作。

（7）引导员要利用课余时间收集各种废旧物品，制作玩具。

3. 引导员的语言要求

（1）区分教育对象，把握学生的特点。

（2）口齿清楚，发音准确。

（3）要有鲜明的感情色彩。

（4）注意语气的抑扬顿挫。

4. 第一引导员与第二引导员的分工与配合

（1）第一引导员

1）理解习作程序和课堂的目的。

2）清楚个别儿童的个别要求。

3）有清楚的示范。

4）配合主题设计有趣的活动，激发儿童的参与意识。

5）通过小组，使受训儿童之间建立起互动的关系，彼此激励。

6）生动地运用节律性意向。

7）给予受训儿童足够的时间。

8）适当地增减语言诱发：①直接地赞赏主动参与活动的儿童。②间接地提示第二引导员及个别儿童要继续努力。

9）运用适当的眼神、表情及身体语言鼓励儿童参与。

（2）第二引导员

1）理解习作程序和课堂的目的。

2）清楚知道自己负责的个别儿童或几个儿童的个别要求。

3）协助儿童注意第一引导员的示范。

4）与儿童一起投入到活动中去，与第一引导员呼应，增强学习气氛。

5）鼓励儿童注意其他儿童的表现，给予鼓励及认可。

6）鼓励儿童或与儿童一起说出节律性意向，并附以适合的触体提示。

7）容许个别儿童做活动时有不同的速度，在旁给予鼓励。

8）注意儿童的表现及留意第一引导员的提示并给予配合。

9）与第一引导员配合，适当地转移自己的位置来提高儿童的学习兴趣及主动性。

10）第二引导员的声音不要高于第一引导员的声音，并主动照顾全面。

5. 引导员的条件

（1）尊重热爱脑瘫儿童。

(2)有坚定的意志、和蔼的态度、进取的精神,对受训儿童有足够的耐心。
(3)深刻理解引导式教育的理念及方法。
(4)在不同的时候替受训儿童选择训练重点。
(5)按受训儿童的能力制定每日、短期及长期目标。
(6)为受训儿童提供有系统的活动及利用足够的空间学习自立自主。
(7)了解整个小组的特质和生活节奏。
(8)掌握不同的诱发技巧并加以发挥(环境、习作程序、节律性意向)。

(二)小组

1. 分组原则以6至8人且为相似的功能及年龄来分组。
2. 小组的作用
(1)激发上进心,促进内部学习动力。
(2)增强注意力。
(3)适合儿童的学习气氛。
(4)学会人际交往的规则。
(5)提供反复训练的机会。
(6)分离成功。
3. 带组的技巧
(1)小组成员学习同样的课程。
(2)个别成员有程度差异、要求差异。
(3)小组性质不一样,活动选择及节律性意向也不一样。
(4)小组程度不一样,学习进度也不一样。

(三)节律性意向

1. 节律性意向是引导式教育中运用的促进方式之一。用语言帮助受训儿童组织并完成一个活动。
2. 利用语言的内容及节律性,协助儿童计划、发动及协调动作以实践儿童头脑中的意向,最后达到以内在化的语言去做自主生活的各种活动。
3. 节律性意向的两个成分
(1)意向:在活动之前儿童必定是想达到一个目标,通过语言的运用表达了意向,在脑子里准备进行一个活动。言语和动作连接在一起并促进运动的学习,最终达到目标。
(2)节律:有节律地数数,重复动词,或有节律地唱歌都能给儿童提供节奏感,这种感觉对提高他们的运动功能与协调能力至关重要。

例如:"我握住我的手,1、2、3、4、5。"

在这个例子中,"我握住我的手"是个意向,从一数到五是节律。数数应该缓慢,特别是指导有痉挛状态的患儿时更应注意。对那些不停地活动的徐动型儿童,在数1的时候,就应该做完这个动作,并一直保持固定,直到数到5。

节律性意向中有时重复使用动词,这取决于儿童的功能水平和所要达到的目标。

例如:"我抓住木棍,抓、抓、抓。"

"抓"这个字激起了受训儿童的意向,所以"抓"这个字在此情形下给了受训儿童一个额外的动力。

在运用节律性意向时,重要的是使用的言语是受训儿童所能理解的并对他是有意义的。应该强调所设定的目标是受训儿童能够完成的。

对于小组中不能讲话的受训儿童,引导员和小组中的其他受训儿童对节律性意向的重复会帮助他们,他们会模仿引导员的活动,并逐渐学会与语言联系起来。

4. 节律性意向的应用

(1)运用是一个自控的方法,运用内存语言进行自主的活动是引导式教育独有的特点。

(2)在引导式教育中,运用语言的内容及节律性,再配合节奏和音乐来协调,帮助患儿实施计划。

(3)帮助中枢神经系统发育,帮助运动中的语言发育。

(4)"人本"的学习方法,提醒训练人员要与患儿交流。

5. 理论依据

(1)维果斯基:思维与语言是怎么样息息相关的,思维要转化为语言才有助于进一步的思考各逻辑上的组织与分析语言,语言与思维互相影响且能进一步影响活动。

(2)露瑞亚:语言可以帮助计划及协调人的活动。

6. 节律性意向的特点

(1)强调"我",患儿对自己负责并主动参与。

(2)能强调目标性,并能帮助排除其他干扰。

(3)帮助受训儿童在脑子里准备一个活动。教会受训儿童表达一个意向,也能帮助他形成内部语言模式。

(4)帮助受训儿童把注意力集中到活动上,并帮助受训儿童产生"运动记忆"。

(5)节律性意向是受训儿童不可缺少的工具,受训儿童逐渐地以自己的方式进行活动,最终脱离引导员的管理。

(6)可以帮助小组协调。

(7)帮助调整脑瘫儿的肌肉控制及运动质素。

(8)建立患儿的自信心,使其在选择自己的生活方式、解决问题和对生活进行安排的过程中有积极的态度。

(9)指导父母帮助他的患儿也是一种有效的方法。在一个轻松愉快的环境中进行活动训练时,父母逐渐地吸收和学习他们的患儿所需要的每一个步骤。事实上,在节律性意向的指导下,父母们也跟患儿一起学习。

（四）习作程序

一系列有目的的动作的顺序串联成一个动作系列即为习作程序。

1. 习作分析（任务分析）在做每个习作程序之前，都要对整个小组以及小组中的每位儿童进行评定，根据儿童存在的问题来设计、编排活动，并把这些活动串联起来编写成习作程序。习作程序中的每一个活动对于脑瘫儿童来说都不能一下子完成，需要把每一个活动拆成若干个小步骤完成。这种把活动拆分成若干个小步骤来完成的过程就叫作习作分析。

以行走为例：①站好；②移重心；③向前踏一步；④再向前移重心；⑤再向前踏一步。

[例1] 从坐位到扶梯背架站位的步骤

两脚放平（图4-10-1）；两脚分开（图4-10-2）；双手抓住梯背架（图4-10-3）；向前推梯背架（图4-10-4）；抬起臀部站起来（图4-10-5）；双手沿梯背架向上攀并站好（图4-10-6）；向前迈步（图4-10-7）。

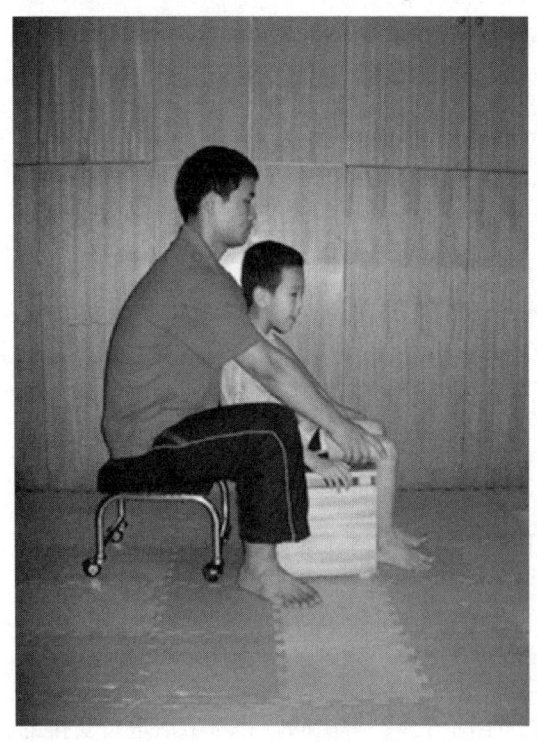

图4-10-1　脚放平

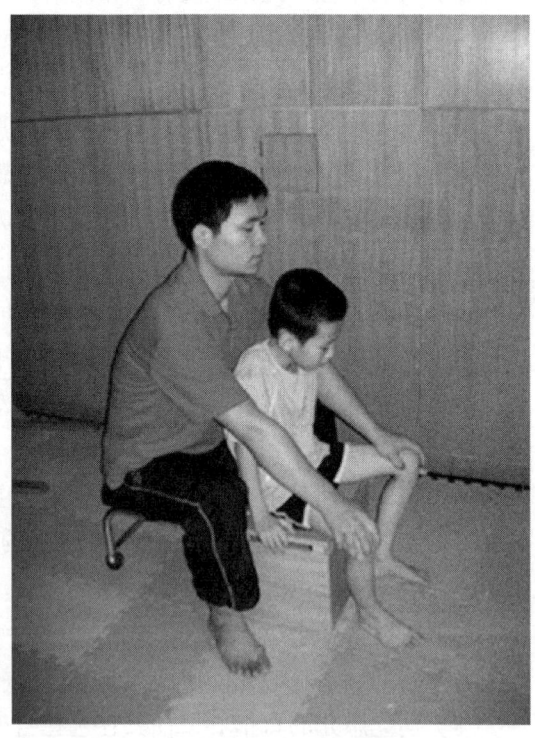

图4-10-2　脚分开

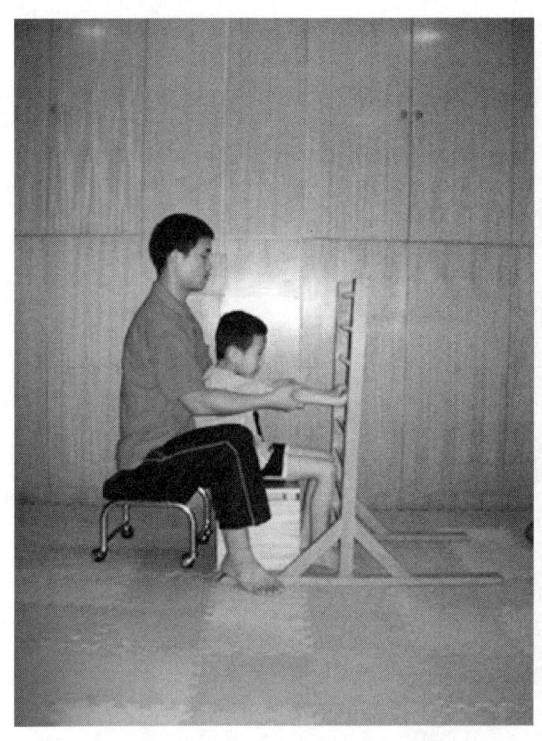

图 4-10-3 双手抓住梯背架

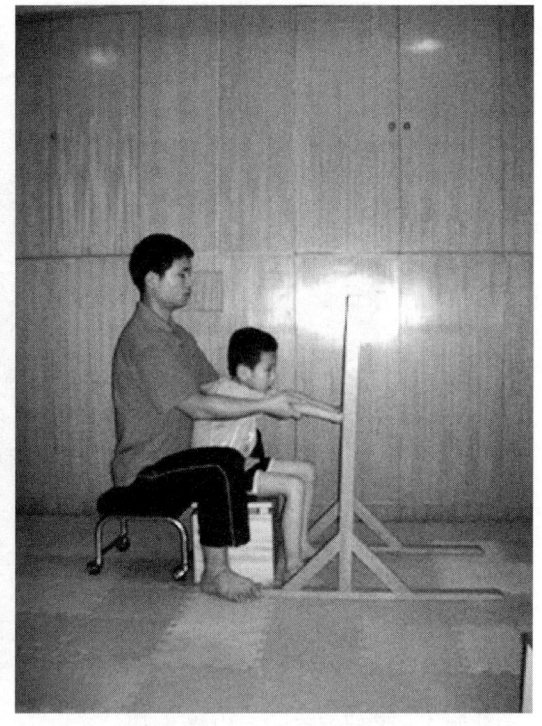

图 4-10-4 向前推梯背架

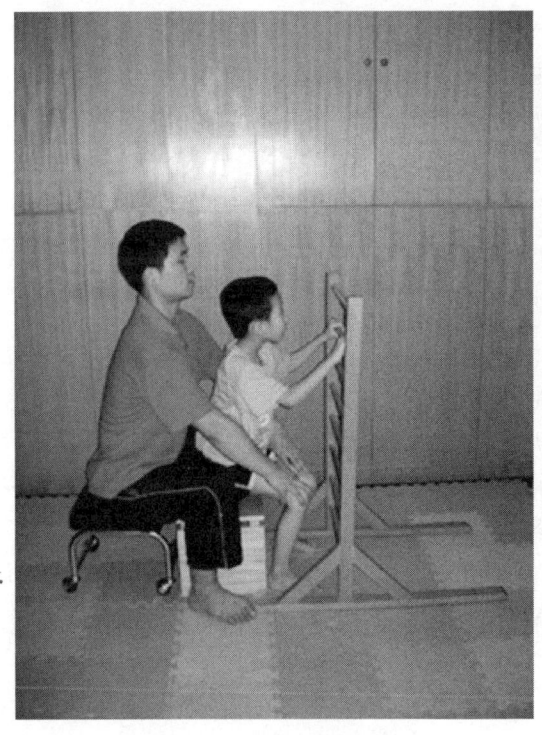

图 4-10-5 抬起臀部站起来

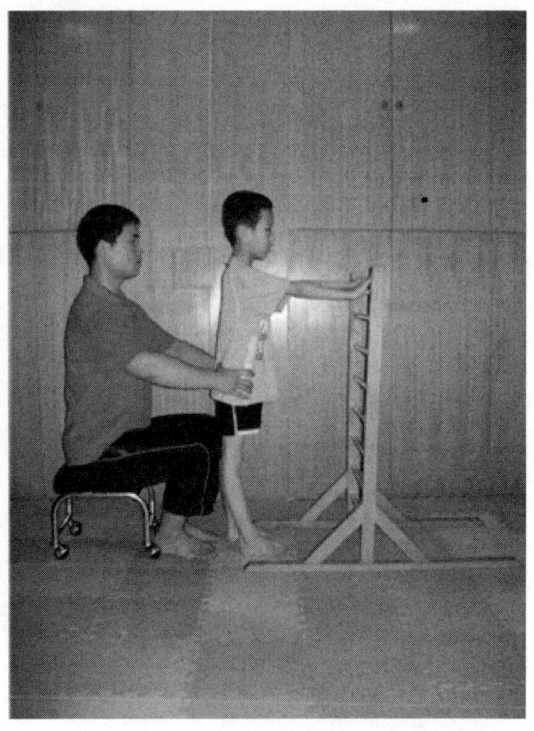

图 4-10-6 双手沿梯背架向上攀并站好

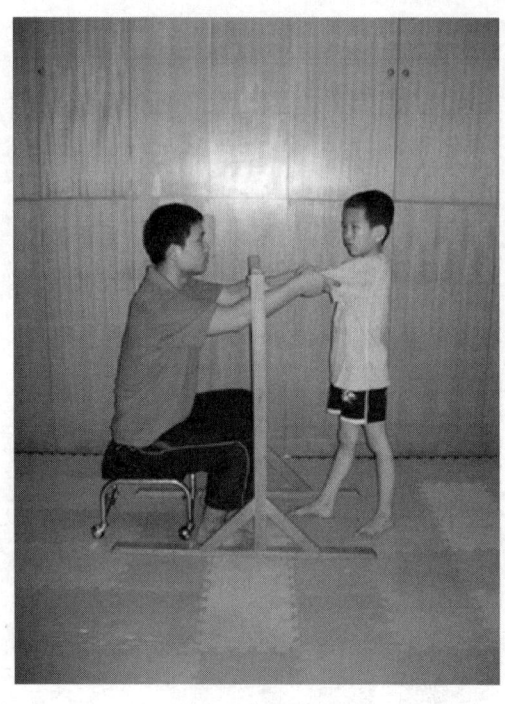

图4-10-7 向前迈步

[例2] 手部习作的毛巾操步骤

第一步：双手前伸；第二步：左手抓住毛巾角；第三步：屈曲手肘；第四步：抓紧毛巾角；第五步：抹、抹、抹；第六步：双手抓住毛巾；第七步：拎起毛巾角（换左手同上）。第八步：向前折毛巾；第九步：双手按住毛巾；第十步：将毛巾放在右手边；第十一步：右手按住毛巾；第十二步：伸直手肘。开始训练时，以上十二步还可以分阶段完成。

2. 脑瘫儿童需要学习的任务

坐；从坐到站；搭小桥；轴心转动；蹲；喝水；吃饭；洗手、脸、脖子；书写；穿脱衣服、裤子、鞋、袜子；翻身；跪；从坐在地上到站。

3. 习作分析之前对儿童的了解

（1）正常儿童可通过同化作用来学习。

（2）通过习作分析对受训儿童有一个了解。

（3）习作分析可以帮助训练人员掌握受训儿童从事功能性活动的关键问题。

（4）儿童的功能水平及智力水平决定了将任务分成几个步骤。

（5）通过任务分析的方法能够更有效地教脑瘫儿童学习。

4. 基本要求　①脑瘫儿童通过完成每一步骤来达到目标；②节律性意向可以帮助脑瘫儿童关注每一个步骤的活动；③节律性意向保证运动的节奏；④要给予脑瘫儿童实践的机会，并使技能得到迁移。

5. 小组观察

（1）受训儿童：①观察受训儿童的表情；②受训儿童是否注意和观察引导员；③受训儿童参与水平；④受训儿童的主动性如何；⑤用怎样的方法使课程更加有趣；⑥说、唱、语言的应用；⑦在这节课中，哪一部分肢体得到了应用。

（2）第一引导员：①引导员与儿童的相对位置；②眼神交流；③一节课中声音的运用；④进度和活动的组织；⑤引导员怎样给予表扬；⑥歌曲和节奏的运用；⑦如何运用身体或语言的提示。

（3）第二引导员：①第二引导员的位置；②在一节课中的任务；③怎样给予脑瘫儿童体能上的帮助；④如果有更多患儿有更严重的问题，将会发生什么事情。

（4）辅助器具与设施：①辅助器具与设施给予儿童多少身体上的支持；②注意凳子和桌子的高度；③怎样运用木条床上的木条；④有没有能够帮助脑瘫儿童四处活动的家具。

（5）学习：①脑瘫儿童哪个方面的发展得到促进；②怎样将功能性的活动融入一节课中。

（五）每日程序/常规

脑瘫儿童需要一个固定的每日常规学习适应环境。脑瘫儿童有学习困难，应当按每日程序/常规来提供一个学习环境。在这个程序里，脑瘫儿童有机会练习和重复他们所学到的技能。早晨一起床，引导员就保证他们能按活动序列中学到的方法进行翻身、起坐，按正确的方法坐便盆或用梯背架行走至厕所，以这种方式引导脑瘫儿童把活动序列中学到的技能应用到日常生活中（表4-10-1、表4-10-2）。

表4-10-1 脑瘫儿童每周康复训练流程

6：30—7：30 起床，如厕，洗漱，准备早餐

7：30—8：00 早餐

8：00—8：30 夜班交班，行走训练

8：30—9：10 大肌运动习作

9：10—9：40 如厕，站立，行走训练

9：40—10：20 课程　　星期一　　星期二　　星期三　　星期四　　星期五
　　　　　　　　　　坐立习作　垫上习作　坐立习作　垫上习作　坐立习作

10：20—10：40 如厕，行走训练，餐前准备

10：40—11：30 中餐，睡前准备（行走训练，如厕，铺床，绑脚扎，上A字架等）

11：30—12：00 训练员写记录、教案

12：00—14：00 午休

14：00—14：40 床上拉筋

14：40—15：10 如厕，站立，行走训练

15：10—15：30 茶点

15：30—16：00 课程　　星期一　　星期二　　星期三　　星期四　　星期五
　　　　　　　　　　常识　　　语言　　　计算　　　唱游　　　美术

16：00—16：50 个别训练

16：50—17：00 餐前准备，夜班交班

17:00—17:30 晚餐
17:30—18:30 洗澡，看电视
18:30—19:15 做作业及个别训练
19:15—19:45 唱游
19:45—20:30 夜宵
20:30—21:00 铺床，洗漱，如厕等睡前准备
21:00—06:30 睡觉

表 4-10-2 引导式教育的工作流程 （引导员是引导式教育的主体）

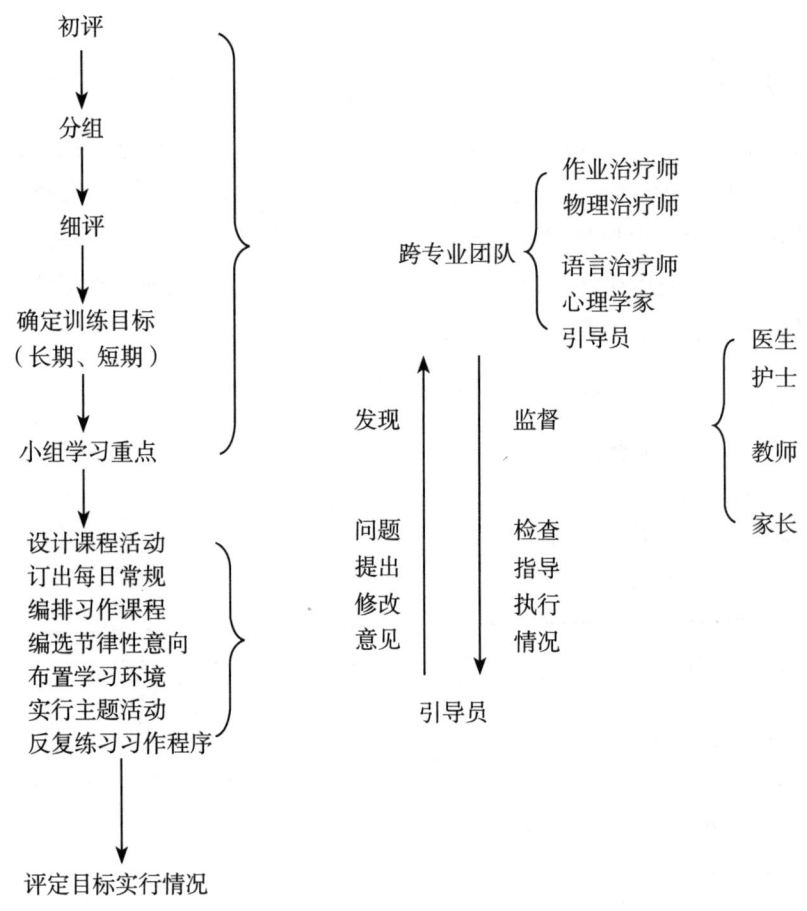

（六）诱发技巧

诱发是基于日常生活中对儿童的观察。如果能准确使用诱发，儿童的自立行动便会有进步，所有技巧都能从实习中得以改进。动作开始粗糙，但儿童在每日常规的重复练习下，动作将会变为精细和熟练。诱发可分为环境性、教育性、心理性及徒手四个方面。诱发方法应与"基本动作模式"一起使用，这个方法非常简单，但实际对脑部受损的患者是

一种有效的治疗方法。

1. 引导员 引导员应是一个多元化的专业人士，他结合了医疗、教育、治疗及心理学所提供给弱能儿童的功能，鼓励儿童主动参与及负起自己在群体中的责任，也是性格发展中的一环。引导员透过语言、动作及功能联合的方法，把日常生活中所需的技能和行为连接起来，从而引导儿童在社会与人交往及独立生活。

2. 良好的学习环境 以儿童为中心，鼓励儿童自我帮助的环境，这种优良的学习环境可以协助儿童在日常生活中的一切活动。

3. 特殊家具 木条床、梯背架、矮凳、平放的梯子和斜板等，都是提供具体的目标来诱发儿童的动作。透过这些媒介让儿童与人接触，发掘自我帮助的技能，学习到利用自行固定身体的方法参与日常生活中的活动，学习怎样坐好、站立和步行。此外，特殊家具也让儿童学习如何控制他们不正常的反射活动、控制他们的关联反应，达到中线发展，固定自己。

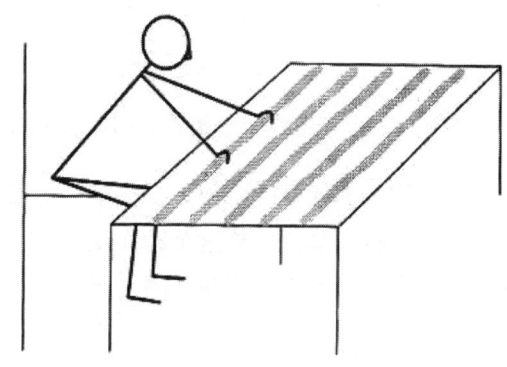

图 4-10-8 双手抓住木条床训练坐

4. 儿童的自我固定 指稳定身体某部分来让其他部分移动。据 Bannell 表示：我们要有一个稳固的根基才能控制我们的动作，因活动的部分要依靠固定的部分才能移动。徐动型的儿童就是缺乏这种固定的能力。当儿童学会抓握固定的木棒控制自己不正常的反射活动及关联反应后，这些外来的协助的固定可以减少。徐动型儿童便可以主动控制自己的身体，痉挛型儿童也可以克服他们强烈的不正常运动机能活动（图 4-10-8）。

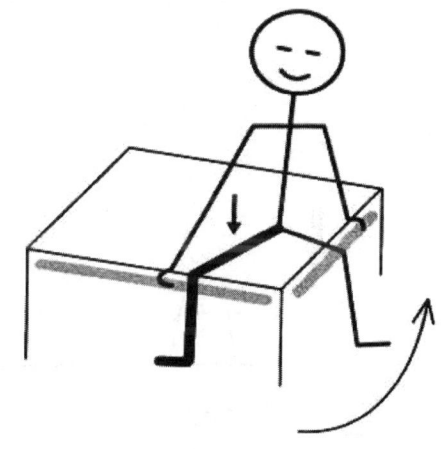

图 4-10-9 双手抓住木凳转移坐位

5. 引导员的间接固定 儿童主动学习是我们的目标，因此引导员协助固定邻近的位置而让运动机能失调的部分自行移动，从而使儿童练习使用。例如：儿童双手紧握矮凳后仍未能坐着转身，引导员便协助儿童固定不移动的脚，以至他们能容易移动另一只脚（图 4-10-9）。

6. 手足平衡 每当引导员举高双手时，患儿都会伸直手掌及仰起手腕，并鼓励患儿学习这样坐。此动作抵消了脑瘫儿童手腕屈曲及脚踝屈曲。透过在不同位置上将手足动作连接起来，患儿便会养成一个有效地在日常生活中使用手足的习惯（图 4-10-10）。

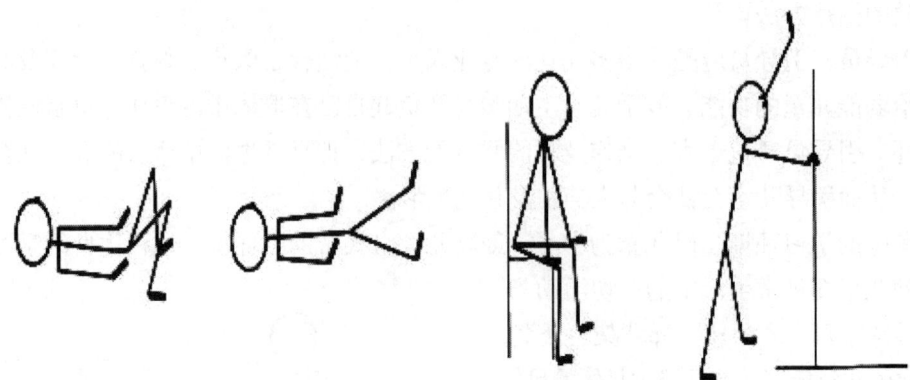

图 4-10-10 从跪位到站位、从坐位到站位

7. 木棒 木棒是一个很好的例子,可以用来说明使用简单及具体的方法来处理复杂的运动机能症状。紧握木棒这个动作跟紧握固定在木条台上的木棍及紧握梯背架、匙羹、牙刷、铅笔、袜等都是互相联系的(图 4-10-11)。

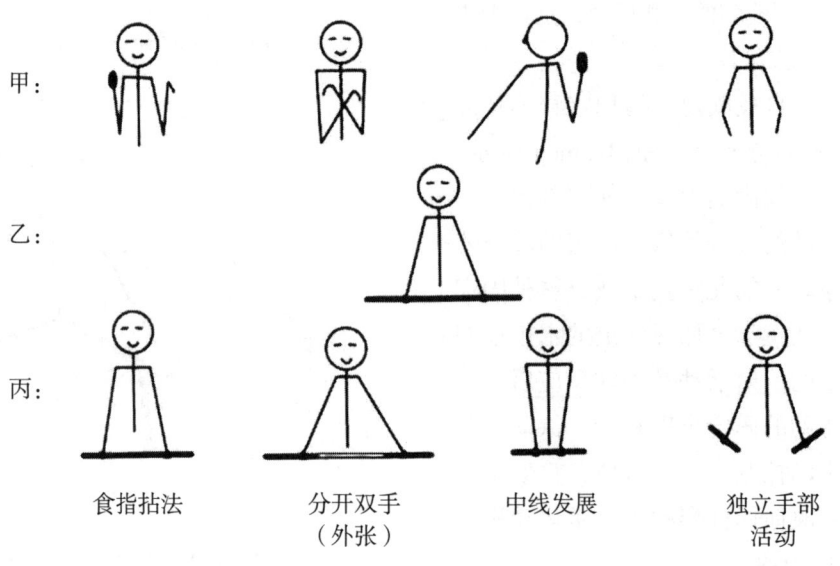

食指拈法　　分开双手　　中线发展　　独立手部
　　　　　　（外张）　　　　　　　　　活动

图 4-10-11 抓握木棒的方式

甲:患儿有不同的病况的手部问题。
乙:所有患儿都可透过紧握木棒来得到改善。
丙:患儿做同样的动作,但却有不同的方法。

8. 力学上的诱发 据 Bannell 称,手腕是手部功能最重要的关节。要有一个"有力的抓握",手腕要仰起 15 至 20 度,因为在这个位置上,手指会自动形成一个屈曲状而大拇指也会倾向掌心。一个脑瘫儿童可透过推梯背架这个动作诱发学习这种抓握。同时还可以观察自己的手部姿势是否正确并加以改良。从而改善儿童的自我控制能力(图 4-10-12)。

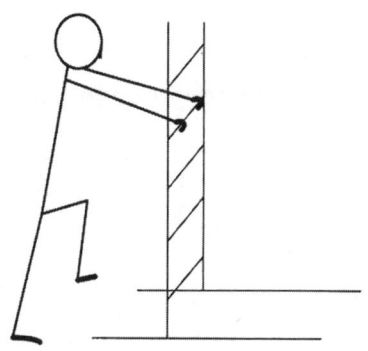

图 4-10-12　抓握梯背架向前推行走

9.身体的位置安排　要使患儿主动地移动，引导员要找出最适合的位置。如举高双手（梳头），患儿可以使用不同的方法达到目标。例如：有一患儿根本不可能在坐立的位置上举高双手，但可以在躺卧位置上紧握木棒来主动地做到这个动作。因为地心吸力会帮助他完成这个动作（图 4-10-13）。

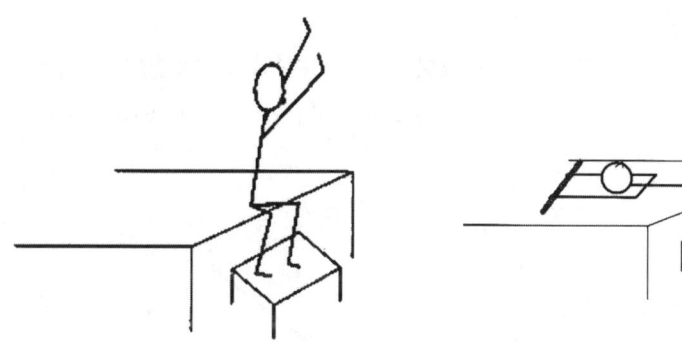

图 4-10-13　在坐位上举高双手　　　　　　　躺卧位举高双手

10.地心吸力　利用地心吸力来诱发儿童的动作/活动也是一种激发儿童独立运动的方法（图 4-10-14）。

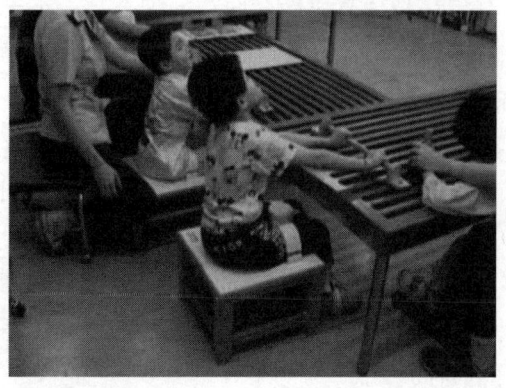

图 4-10-14　双手抓住木条床，双脚着地固定坐位

地心吸力辅助的动作例子：

当患儿俯卧在木条台上向后推自己下台至台边时，他的双脚便会被地心吸力拉向地下，这样不但可以帮助患儿克服伸肌痉挛，更能诱发他站立、坐下及蹲下坐便盆时等活动（图4-10-14）。

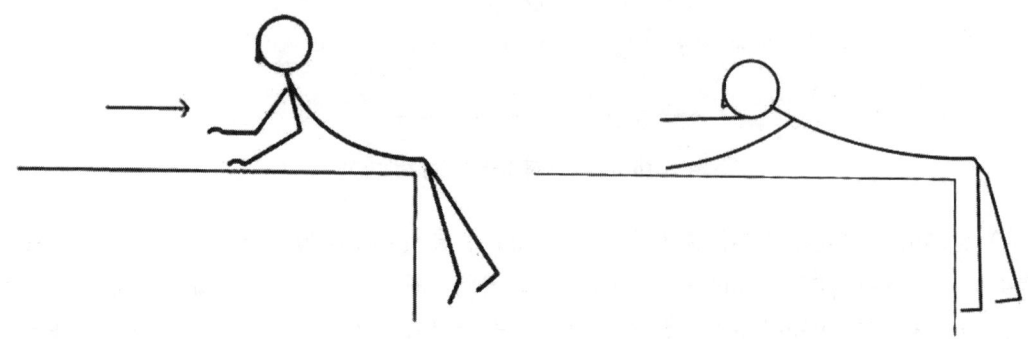

图4-10-14 双手推下床边双脚着地

反地心吸力动作例子：

当患儿有所进步时，这个动作更具挑战性了。一组混合痉挛型患儿在转身时是张开一只手、一只脚的，在不同的位置上分开双脚会变成患儿的一个习惯（图4-10-15）。

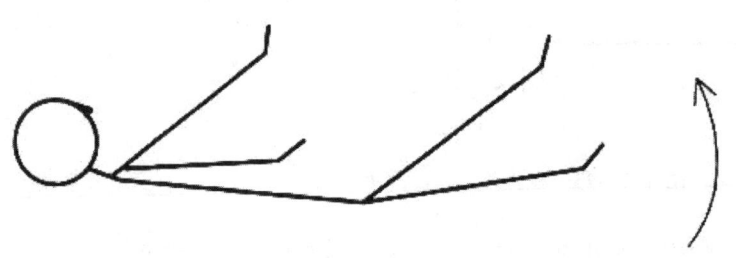

图4-10-15 转身时张开一只手、一只脚

11.习作程序　习作分析法与"节律性意向"的配合是一个十分有用的诱发技巧。将复杂的功能活动，如步行、进食、穿衣、教育程序等，分析成简单的部分来学习，从而使患儿能轻松地掌握每一部分（图4-10-16）。

引导员讲"我放平双脚在地上"时，患儿跟着念。最后儿童由1数到5来完成这个动作。把这些不同的部分连接起来便会组成一个习作程序，并以小组形式来进行（图4-10-17）。

12.动作的次序　将简单的动作联系成特定的次序，再以节律性意向来配合，可助长儿童的表现来完成这一系列活动。节律性意向，敲击、拍手或音乐都可以帮助患儿强调某些动作的方法和控制动作的时间。

我站得好直，一、二、三、四、五

我合拢双手，1~5次

我举高双手，1~5次

我分开左脚，1~5次

我转身，1~5次

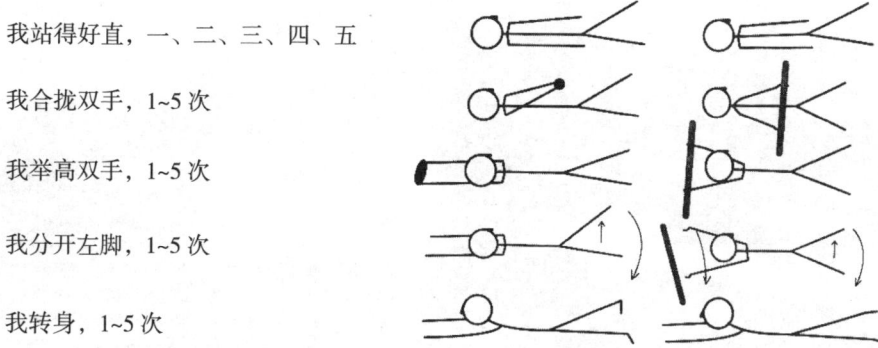

图 4-10-16　转身分解动作

我站得好直，1~5次

我将右脚放在左脚上，1~5次

我将右脚"抬"到左膝盖上，1~5次

我屈起左脚，1~5次

我抬起脚板，1~5次

我伸直左脚，1~5次

我退下右脚，1~5次

我将右脚放在木条框上，1~5次

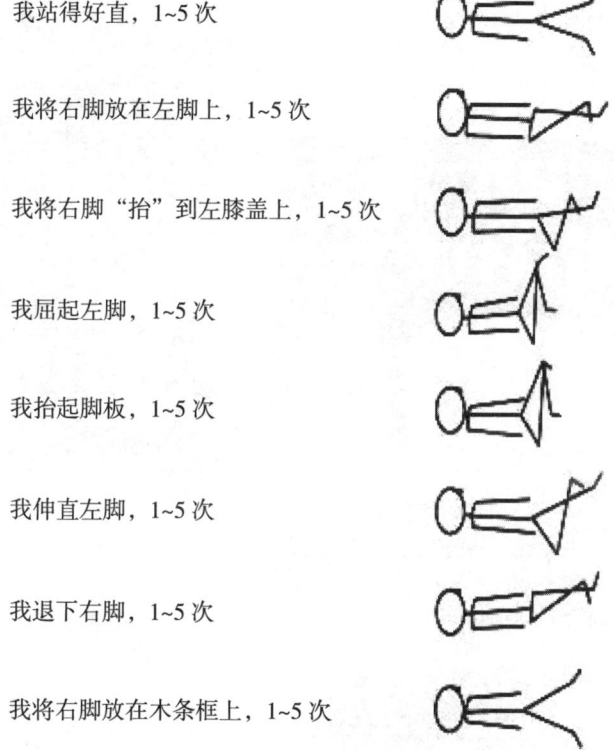

图 4-10-17　坐位双脚转移活动

13. 小组动力　在小组内，患儿会接受克服困难的挑战，激发他们模仿组内成员的动作。从而诱发他们的学习动机。此外小组的气氛也是一种有效的诱发者，有些患儿在小组中会独立完成活动，但自己一人时就不能完成。

（七）辅助器具与设施

脑瘫儿童日常生活中需要一些特殊的家具与设施作为训练辅助之用，应当尽可能配备（图 4-10-18 至图 4-10-32）。

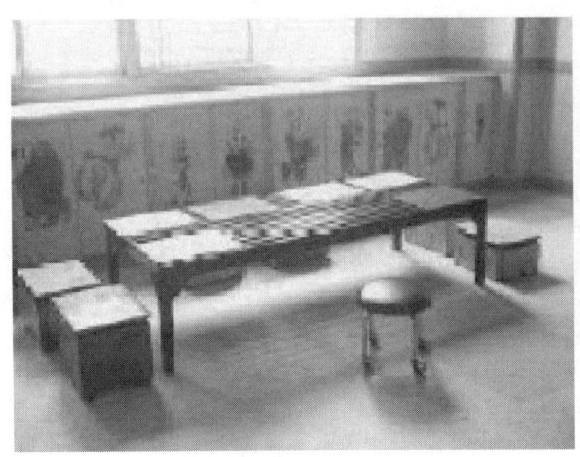

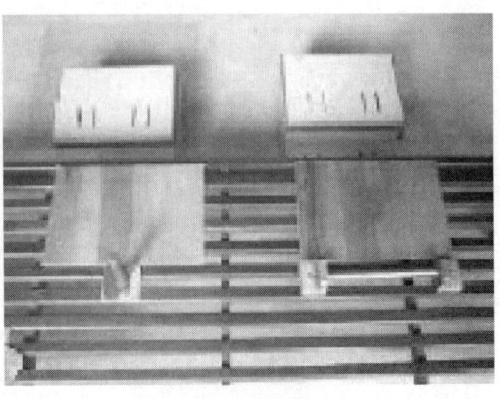

图 4-10-19　固定扶手

图 4-10-18　文化课堂

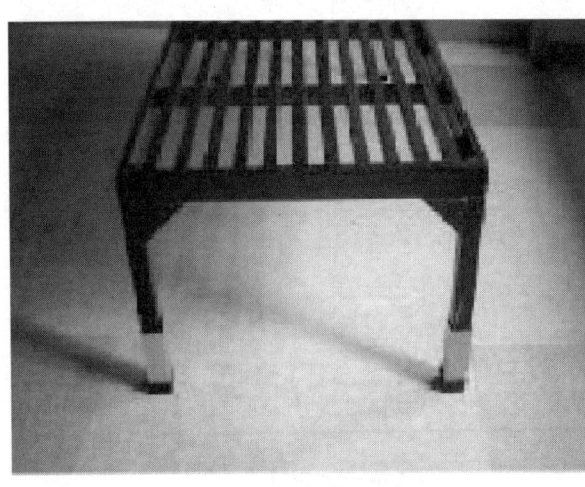

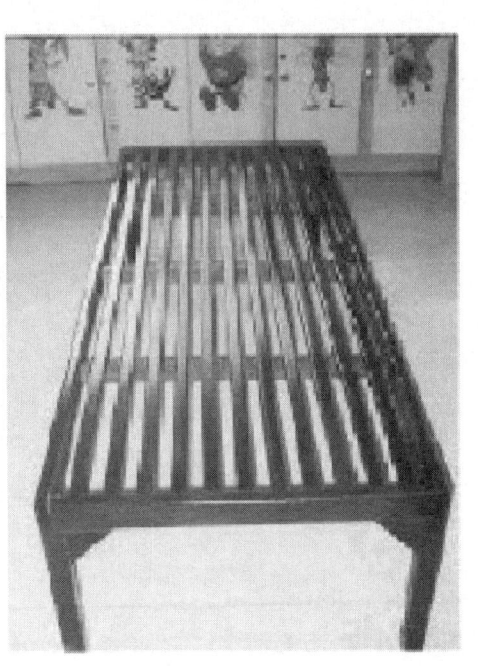

图 4-10-20　加脚台　　　　　　　　　图 4-10-21　梯条床

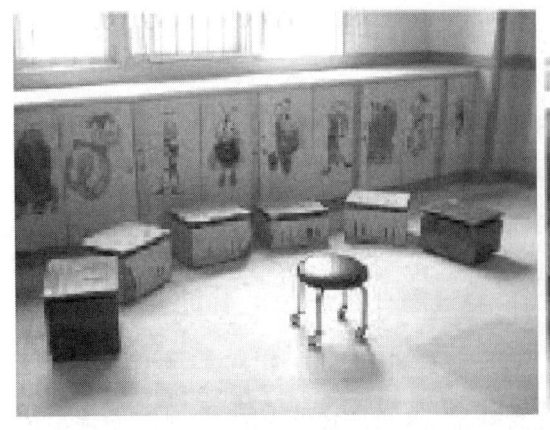

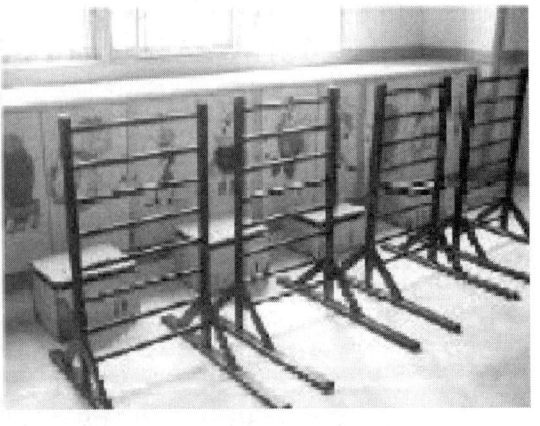

图 4-10-22　坐立课座位　　　　　　　图 4-10-23　站立课座位

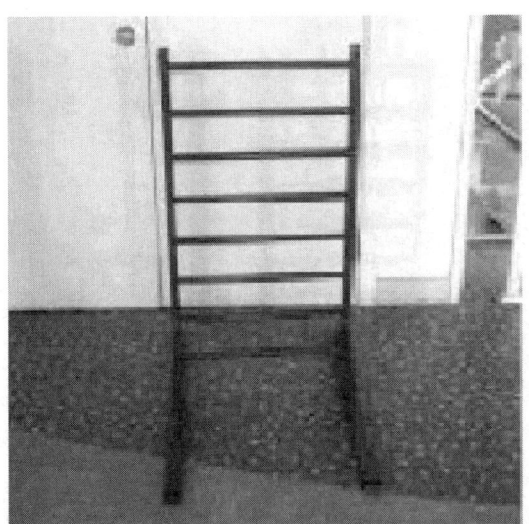

图 4-10-24 梯背架

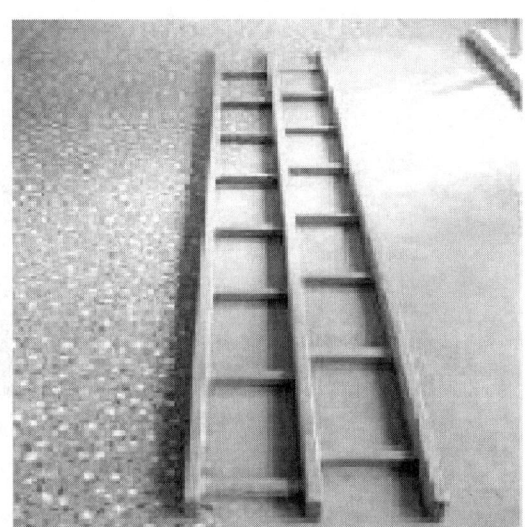

图 4-10-25 地梯

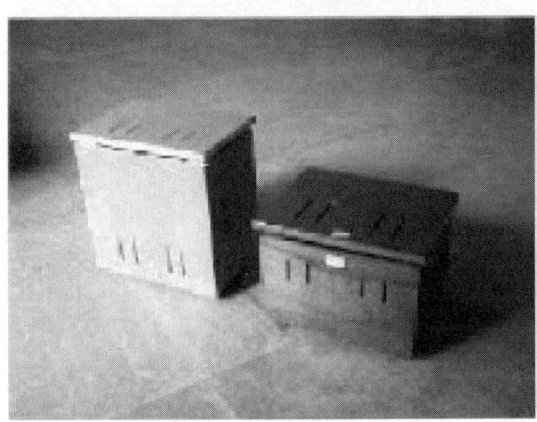

图 4-10-26 木凳

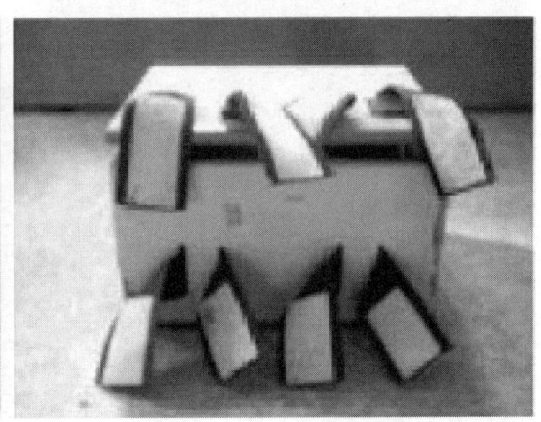

图 4-10-27 固定带木凳

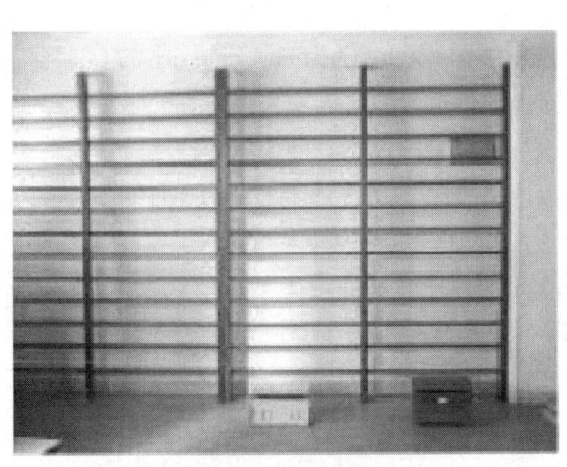

图 4-10-28 肋目

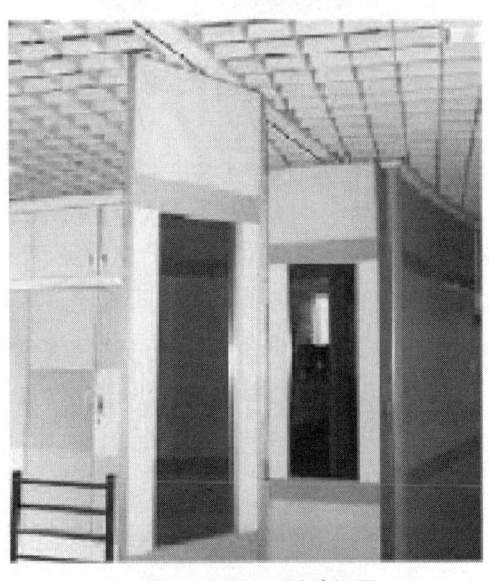

图 4-10-29 活动间隔

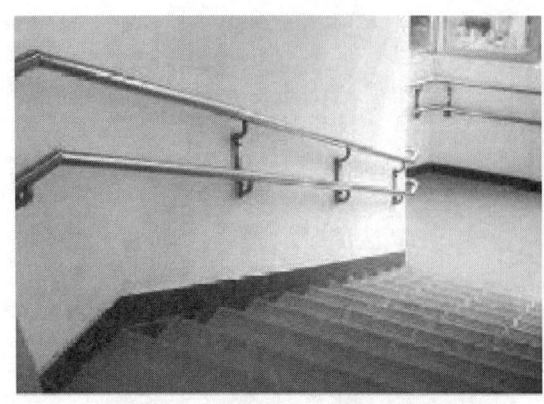
图 4-10-30　楼梯扶手

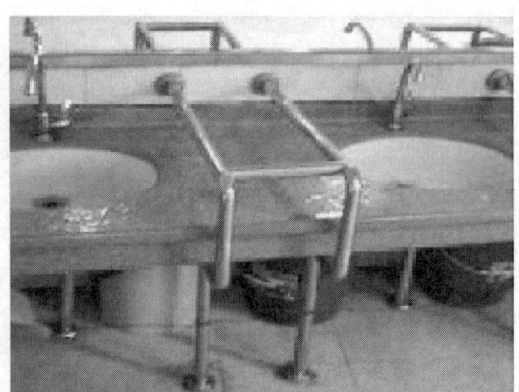
图 4-10-31　洗漱间

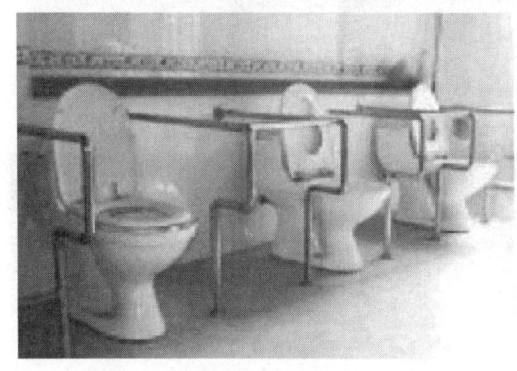
图 4-10-32　卫生间

（陈旭红　林国徽）

第十一节　感觉统合训练

一、感觉统合的概念

感觉统合（sensory integration）这一概念是由美国 South Colifornia Univresity 的心理学博士 Jean Ayres 于 1969 年提出的。所谓感觉统合，是指个体对进入大脑的各种感觉刺激信息（视、听、触觉等），在中枢神经系统形成有效组合的过程。即个体在特定的环境内有效地利用自己的躯体，对不同感觉通路（视、听、触、嗅等）而来的空间和时间上的输入信号进行解释、联系和统一。感觉统合是一个信息加工过程，即大脑必须统合信息才能产生注意、记忆、思维和推理等心理活动。儿童的感觉统合功能是在发展的过程中，从单纯的各种感觉发展到初级的感觉统合，即身体双侧的协调、眼手协调、注意力、情绪的稳定及从事目的性活动，进一步发展到高级的感觉统合，即注意力集中，组织能力加强，自我控制、学习能力、概括和推理能力不断发展等。在临床中有些疾病造成感觉统合功能不佳，传入大脑的各种感觉刺激信息就会陷于"无政府状态"，日常生活活动就显得混乱又没有效率。

感觉统合功能是从许多部分形成整体的。如了解"苹果"这种水果的概念。对苹果的意识是在眼睛、鼻子、嘴巴和皮肤、手部肌肉等感觉信息的基础上产生的。人们用眼睛观察它的颜色、大小和形状,用鼻子闻这种水果的香味,用舌头尝它的味道,用手的触觉去感触它的软、硬程度等,如单凭某一种感觉,只能知道它的形状,或颜色,或味道,或硬度等,而不能形成一个整体的"苹果"概念,只有大脑统合各方面的感觉信息,才能形成一个比较完整的概念,才能赋予苹果认知上的意义。随着年龄的增长和经验的丰富,人们对苹果的认识会越来越深刻、全面。

人类感觉统合的基本能力是生来就有的,但需要从小与周围事物接触,互动,并让身体和大脑顺应环境的挑战,才不断发展和完善。例如,婴儿感觉产生大量的组合,进一步发展而产生爬、运动和站立等动作;阅读需要视觉、颈部肌肉和内耳特殊感觉器官等非常复杂的感觉统合;舞蹈家和运动员在肢体和重力感觉方面有很好的统合,因此举手投足都非常优雅;艺术家和技术工人则依靠眼睛和手的良好统合与协调等等。

7岁以前人的大脑对外界事物的感受来自感觉印象,以触摸为主,靠移动手或身体来增加碰触感,其顺应性反应是肌肉及运动型的,而不是心智型的,因此称之为感觉运动发展阶段。随着年龄的增长,在感觉运动良好组合的基础上,心智和社会反应才取代由跳动、谈话和玩耍中所发生的感觉统合,奠定了读书、写字以及行为所需要的复杂的感觉统合基础。因此,7岁前是感觉统合能力发展的重要时期,7岁前感觉运动组合良好的患儿,长大以后比较容易学会心智和社会技巧。

二、儿童感觉统合能力的发展

儿童感觉统合能力的发展有其自身的规律,一般依年龄的次序发展。7岁之前是"感觉－动作"组织能力发展的重要时期,如果脑瘫儿童在此阶段中与正常儿童的感觉统合发展次序偏离甚远,其日后学习、生活等方面就会有麻烦。

感觉统合功能按自然的次序发展,每个患儿遵循着相同的基本次序,有的患儿发展快些,有的患儿发展较慢,但是所经过的程序是相同的。如果每天观察脑瘫儿童与同伴的活动,虽然无法看到大脑里面,但可以看到大脑活动所体现出的行为,就能明白脑瘫儿童是如何组织其"感觉－动作"的过程,如何发挥感觉统合的功能。

（一）儿童感觉统合发展的基本原则

感觉统合发展最基本的原则是组织能力。生命最初几年之中,大部分的活动只是一个过程的一部分,这个过程就是神经系统内感觉的组织过程。

新生儿会看、会听,也有感觉,但还没有能力把这些感觉组织起来,所以大部分的感觉对其没有什么意义,如东西离得有多远、声音是什么、东西是什么形状、自己跟别的东西有什么关系等。到了大一点就会比较顺利而且准确地组织其感觉,也渐渐能控制自己的情绪。

最重要的"感觉-动作"的组织能力,发生于对感觉采取顺应性或应激性反应的过程中。这种反应使人以有用的方式应付环境。例如,人听到声音,就会回头看看是怎么回事;受到人碰撞,就会调整姿势,平衡自己;把婴儿放在床上趴着睡,他会把头转到一边去,这样比较容易呼吸;大一点的患儿,在穿衣、玩玩具或骑脚踏车等方面,都需要许多顺应性反应。

每一种顺应性反应,又会引起进一步的感觉统合;组织能力良好的顺应性反应,可使大脑保持在较有组织的状态中。为了统合感觉,小患儿就试着去顺应那些感觉,如在玩荡秋千的时候,会反应重力与摆动的感觉而移动身体,自己的移动也帮助了大脑去组织那些感觉。别人不可能代替这个患儿来做顺应性的反应,必须由患儿自己来做。

人在参与感知活动的运动中,促进自我指导、自我实现的积极向上的能力,是一种内在动力(内驱力)。每个患儿都有相当大的内驱力来发展感觉统合,不必告诉其如何在地上爬,站起来,或往上爬,自然的天性会指挥患儿去做。此种内驱力使大部分的"感觉-动作"发展都是自然而然的,自然的天性会自动弄好它们。而感觉统合功能发展不良的脑瘫儿童常常缺乏这种内驱力,因此不能积极投入到环境中尝试学习新经验。

儿童感觉统合能力的发展同机体形态、功能发育一样,具有一定的程序。各阶段顺序连接,通常可以把前一阶段称为"基础砖块",是日后更复杂、更成熟发展的基础。小患儿走路之前的"基础砖块"是把头撑直,坐好,手脚并用地爬,然后才用两脚走路。虽然感觉发展不容易像这样明显地看出,但感觉也是按照"堆砖块"的次序来发展的。最先,小患儿发展的感觉是明白自己的身体及其与地球引力间的关系,然后这些作为基础砖块,帮助其发展视觉、听觉,这可使其知道与其身体有相当距离的事情。视觉(包括阅读在内)是婴儿与幼儿"感觉-动作"活动中所形成基础砖块的最终新产品,一切学业能力、行为与情绪的成长也是同样的,每件事都需要有"感觉-动作"的基础。

(二)2~7岁前少儿感觉统合能力的发展进程

1. 触觉 新生儿已经能了解一些身体的感觉,如轻触婴儿的小脸,其可能会把头转向触者的手;当婴儿仰卧时,如果把一块布放在他脸上,他会想办法转动头,挥动手来拿掉它。这种反射动作是一种顺应性反应,

新生儿在出生后的第1个月,会自动抓紧触及手掌的任何东西。这种反射动作是为了抓住东西。新生儿没有能力打开或伸开手指,所以出生数月之内,手经常是松松地握拳。

2. 重力与移动 新生儿对于内耳传来的重力与移动的感觉也有反应。若把婴儿抱在怀中,突然放下,他会显得很惊慌,手脚向外伸,好像要抓住什么东西。由内耳所传来的信息告诉他,跌倒了,最好采取行动保护自己。这种四肢抓紧或弯曲的动作,就是第一种全身的动作形式。

3. 肌肉和关节感觉 1个月大的婴儿都能调整自己的身体,以配合怀抱着他的人的手臂与姿势。婴儿用肌肉和关节来感觉自己应当怎么配合,大一些以后,肌肉和关节会告诉他怎么用刀叉,怎样爬立体方格铁架。小患儿必须练习并组织许多的动作,才能发展出

成人的技巧。因此，当婴儿仰卧时会好玩地伸出手臂和腿，当俯卧时会做爬的动作。这是因为肌肉、关节以及内耳的感觉，刺激神经系统产生动作。同时，内驱力也帮助组织这些感觉与动作。当婴儿转向一边时，肌肉和关节会通知大脑，会引起一种叫"非对称性颈紧张反射"的反应，手臂趋向伸直，另一侧手臂则趋向在肘部弯曲。"非对称性颈紧张反射"影响到手臂的肌肉张力，但其影响力在 6 岁之前应是很小的。至于感觉统合不良的患儿，这种反射则经常过度，因此，心理医师常常将过度的"非对称性颈紧张反射"当作感觉统合不良的迹象之一。

4. 视觉　1 个月大的婴儿的视觉还不能组织得很好，不过可以认出母亲的脸以及其他重要的东西。其焦点模糊，不能分辨复杂的形状或色彩。可以由动作或触觉感受到有没有危险，但无法从视觉上感受到危险。发展视觉的第一步是用眼睛，然后加上头的动作，去盯住一个移动的物体或人。这种顺应性反应，需要眼睛周围的肌肉和颈部的感觉，配合着内耳对重力和移动的感觉。当一个婴儿看到人、动物或玩具在动，并能练习用眼睛去追踪时，他感到快乐和惬意。

5. 声音　1 个月大的婴儿可以对嘎嘎响的玩具声音，或拨浪鼓声、铃声有反应，也对人的声音有反应，不过还无法了解这些声音是什么意思。其可以转头或笑，也会自己弄出小小的喉咙声音。对声音单纯的反应是发展语言的初步基础。由喉咙肌肉收缩而引起的这些声音，也能产生一些感觉，有助于大脑语言区的发育。

6. 嗅觉与味觉　出生时就可能组织得很好的感觉是嗅觉。嗅觉在生命的第一个月中扮演着重要的角色，就像重力、移动的感觉以及触觉一样，嗅觉也出现于动物进化的早期。较大孩子的嗅觉并不会更进一步发展或改进，不像视觉和听觉那样随着年龄的增长而不断发展。婴儿味觉也很好，如吸吮就是由味觉和嗅觉组合而来的顺应性反应，通常婴儿一出生就有这种反射能力。

身体各部分的发育具有一定的程序，胎儿时期的形态发育是头部领先，其次为躯干，最后是四肢。婴儿时期的动作发育也是这样，首先是抬头、转身、直坐，最后才会直立、行走。这些现象被 Gesell 称为"头尾发育规律"(cephalocaudal pattern)。

7. 眼睛与头颈　婴儿的动作发育顺序是从头到脚趾，眼睛与头颈是身体中最先学习控制的部分。保持头与眼睛稳定，是一种基本的能力，具有非常重要的生存价值。视觉不只是看某样东西而已，眼睛里必须有物体的固定影像，头颈还必须保持稳定，否则物体会模糊摇动。因此，大脑必须统合三种感觉：①由内耳来的重力与移动的感觉；②由眼肌来的感觉；③由头颈来的肌肉感觉。大脑把这三种感觉聚合在一起，才知道怎么保持眼睛与头颈的稳定。

8. 起身　婴儿在学习用颈肌肉把头撑起来之后，开始用上背肌肉和手臂肌肉，使胸部离开地面。这项发展发生于趴着之时，婴儿会抬起胸部，主要是由于重力感觉刺激大脑，让上背部的肌肉收缩。如果扶住婴儿的下背部，其可以学习坐好，并使头平衡。任何的学习必须克服某些挑战，扶住其整个后背会减少这种挑战，因为这个挑战对 2~3 个月大小的患儿来说太大，所以如果不扶住他的下背部，他就坐不起来。

9. 抓握　3 个月大婴儿的手多半时候都是打开的。手会伸向物体和人，但是缺乏眼手的协调能力，而这种协调能力是对准目标的必要条件。当能使身体感觉与所看到的东西统合之时，就能发现如何对准目标了。

婴儿抓握东西时，不用拇指和食指，而是用中指、无名指和小指以及手掌来钩住东西，用这种简单的方法来抓玩具。其触觉把信息传送到大脑，帮助婴儿去抓东西。在这个年纪，抓握仍然是对手掌触觉的一种自动反应，而且无法自动松开抓住玩具的手。再过几个月，将能使触觉与手上肌肉和关节的感觉统合，渐渐用大拇指和其余手指发展更有效的捏的动作。

10. 手臂和手　婴儿开始去触摸，去看自己的手，因此知道自己的手在空间中的位置。需要触觉、肌肉和关节的感觉以及视觉，来学习准确地将手伸向所看到的东西。必须协调大脑中"看"的部分与"感觉"手和手臂的部分。开始使用大拇指和食指，但还是抓不准，惯常伸出一只手取物，很少用两只手一起去拿，因为现在能控制伸手取物的冲动。

6个月的婴儿会自然地把两只手放到前面来，使两手相接触，这是身体双侧协调的开始。一只手拿一个玩具再把两只手的玩具互相敲打，这些活动需要一种重要的感觉统合能力，如果婴儿不能让两手接触，不会把两只手上的玩具互相敲打，等长大时，就很有可能显示出感觉统合不良现象。

11. 飞机姿势　6个月大的婴儿趴着的时候，神经系统对头部所受的引力变得特别敏感，这种敏感产生了一种强烈的冲动，使其同时抬起头、上背、手臂以及腿。婴儿用肚子平衡全身，看起来有点像一架飞机，也被称为"俯卧伸展姿势"。这种姿势是很重要的步骤，发展肌肉以用于翻身、站起来以及走路。大一些的婴儿若还不能做这个姿势，就常常有重力和移动感觉统合的问题。

12. 被摇动的快乐　6个月大的婴儿仍喜欢被人摇，被人抱起来在空中荡来荡去、翻转以及搬动，这些都是最让婴儿满足的体验。这种快乐来自经历了强烈的重力和移动的感觉，这些感觉现在婴儿已能统合。但是，如果动得太厉害，婴儿无法统合这些感觉，就会因扰乱神经系统而引起哭闹。

13. 移动位置　这个时期最重要的发展之一就是从某处移动到另一处。移动位置大大扩增了婴儿可探索的事物与范围；用手和膝盖爬行，带动许多感觉的统合，也给婴儿自己是独立个体的观念。

首先，必须使自己变成趴着的姿势。自从出生就一直发挥功能的"头颈直立反射动作"，帮助婴儿由仰卧翻转成俯卧。猫由高处掉下时，即使背朝下、脚朝上，仍能靠这种反射动作而变成脚先落地。引起这些反射动作的，是来自于重力感觉以及头、颈、肌肉和关节的感觉。8个月的正常婴儿有种趋向，即大部分的时间是俯卧的。

14. 空间的感觉　移动位置使婴儿知道空间以及自己与环境物体之间的距离。仅仅以看东西来判断距离是不够的，大脑也必须借助身体的移动来"感觉"距离的性质。婴儿从一个地方爬到另一个地方时，是在学习空间的自然结构，这可以帮助婴儿了解所看到的东西，对距离进行正确的判断，也可以帮助婴儿知道东西有多大。如果这个年纪的婴儿很难统合爬行的感觉，日后判断距离与大小可能会有问题。

15. 手指与眼睛　用大拇指和食指，以剪刀或是钳状的姿势去拿小东西，或拉一根线，是触觉以及肌肉和关节供给基本的信息，要发展对眼睛的精确控制，必须先具有俯卧、抬头、爬行时的简单的眼睛控制。

16. 牙牙学语　8个月大的婴儿听力已经很好，足以听懂细节，发出声音，如"妈""爸"这些声音，把下颌关节、肌肉以及嘴唇的感觉传送到大脑，大脑协调这些感觉，也从中学习怎么形成更多、更复杂的声音。如果牙牙学语有困难，以后学习说话可能也会有困难。

17. 站立　儿童早期重要事情之一就是使自己站起来。这是出生至今，一切重力、移动、肌肉以及关节感觉统合的最后行为。站起来需要全身各部分的感觉统合，包括眼肌、颈肌在内。站起来的确是一项挑战。

18. 言语发育　3~5岁是儿童语言、智力、个性形成与发展的关键时期，也是人类区别于动物最明显的心理特征。随着感觉器官（视、听、发音器等）的发育和逐渐成熟，以及前期字、词等的积累，3~5岁幼儿的语言能力进入一个快速发展的时期，由前期的呀呀学语和模仿成人说话，开始向复杂句法结构发展。7岁时口头语发展达到了新的水平，在与成人交往时能较流畅自如地运用语言，为进入小学学习做好必要准备。大脑皮质受到损伤、脑干网状系统发展不佳、协调功能不足，都会使发音、说话等功能受到影响。

三、儿童感觉统合失调

感觉统合失调是指进入大脑的各种感觉刺激信息不能在中枢神经系统内形成有效的组合。感觉统合失调又称为"神经运动功能不全症"，是中枢神经系统的障碍，多发生在5、6岁至11、12岁的儿童身上。通常，这些患儿智力发育正常，却有学习或行动上的障碍，部分儿童甚至学习成绩很差，被误认为存在智力发育障碍。这种儿童最明显的表现是紧张性颈反射的神经运动功能不全症状，但一般来说症状较轻，所以一般的智力测验、脑电图检查或功能检查都很难发现，这也是让父母感到最头疼的问题。由于对原始反射抑制不足，导致平衡反射迟缓，使身体的反应出现严重的问题，造成知觉功能和注意力的障碍，儿童对自己身体的自觉能力和心理的自尊能力也受到影响。知觉功能障碍会导致儿童自动化知觉功能发展不良，造成学习上的困难。著名儿童发展心理学家 Jean Piaget 在早年的研究便已经发现，儿童感觉运动成熟与否，是日后智能学习式思考前期（3~6岁）成功与否的关键。缺乏这方面能力的儿童，即使能使用大脑做记忆性的学习，但在组织、观察、想象、推理等方面的功能却可能存在困难。

感觉统合失调儿童与同龄正常儿童相比，在很多方面存在这样或那样的差异，如婴儿时期滚、爬、坐或站立，幼儿时期系鞋带、扣扣子、使用筷子等技能、技巧以及语言发展等方面不如其他儿童，这是由于从眼睛、耳朵、双手和躯体感觉来的信息没有在大脑中进行很好的统合。他们会看、会听，也有种种躯体上的感觉，但看得不够仔细、听得不够认真，不能很好地集中注意力；由于适应不良，各种技巧和身体协调平衡能力发展受到影响，导致动作笨拙、姿势不佳等。感觉统合失调儿童由于眼手协调能力较差，很难对线条好好着色，不会拼图，不会用剪刀，手工制作往往不如同伴，使其感到难堪和惶恐，久而久之，这些儿童对这类益智游戏感到不愉快、无兴趣，自尊心和自信心都受到严重的打击。还有的儿童无法组合皮肤的感觉，遇到有人触摸皮肤或靠得太近都会引起患儿生气和烦闷；许多儿童的多动和过分不安也是由于感觉统合失调引起的。

在咨询和训练中，绝大多数儿童是因为学习成绩不良来就诊的。在上学之前家人看不出有什么问题，一旦入学就发现有许多困惑。实际上，儿童的读书、写字和算算术等是非常复杂的心智活动，只有在健全的感觉统合基础上才能很好地发展。老师和家长对学龄儿童的要求和期待比对学龄前儿童多。学习更多的新事物，与老师、同学友好相处等一系列新的课题摆在其面前，使其面临更大的压力。感觉统合失调的儿童在这方面存在困难，只有加倍努力，才能跟得上其他同学，如此便增加了许多内心压力，因此常常感到无助和心烦。感觉统合失调所造成的学习能力不足主要原因如下。

1. 感觉和知觉情报相互协调是学习的要素，因此感觉信息的接受和统合出现问题时，必定造成知觉情报上的不顺畅而影响学习能力。

2. 动作所产生的感觉信息无法和知觉正常统合时，将会影响正常的学习能力。如果日常生活中所产生的感觉信息无法有效地反馈到有统合能力的知觉系统中，任何学习都会发生困难。

3. 在运动、知觉和学习中，最重要的神经行动体系是前庭感觉和本体感觉。从大脑生理讲，脑干和大脑皮质承担着最基本的学习功能。例如，视觉信息必须经由脑干的前庭系统才能有效地输入大脑皮质，由大脑皮质的记忆系统来解释输入的视觉符号。前庭及本体感觉不良，将影响正确的及稳定的视觉信息输入，从而影响大脑皮质的认知能力。人类的神经系统是无法单独发挥作用的，足够的统合和协调能力才能较好地接受和反馈环境的信息，知觉系统中的认知发展也由此产生。

由以上可知，感觉统合失调对儿童学习能力发展、情绪稳定等方面的影响是相当大的。感觉统合失调的儿童在生命中最重要的学习阶段（0~12岁）将因一系列的严重挫折而造成情绪或学习上的障碍，甚至会影响今后一生的生活。因此，早期发现和训练，提高儿童的感觉统合能力，有助于解决儿童本身以及家长的后顾之忧，并造福社会。

感觉刺激存在于儿童生活的环境中，但对某些特别的儿童，这些感觉无法充分供应大脑各部位所需的营养，"体内感觉剥夺"使大脑感觉统合功能失调。

感觉统合功能失调好比肠胃道的消化不良。也就是说，大脑本该处理或组织输入的感觉刺激，以便对自己或周边世界发出正确的信息，但这个工作却做不好了。通常，大脑如果无法把输入的感觉刺激处理得很好，也就无法有效地指挥行为。感觉统合失常，学习成了难事，会使人感到不安，对一般的要求及生活中的紧张，均无法应付自如。

可以把大脑想成一个大城市，把神经信息想成这个城市的交通。感觉处理过程良好，可使所有的神经信息易于流通，迅速到达目的地；感觉统合功能失调是由于有些感觉信息缠结堵塞，造成大脑某些部分无法得到所需的感觉信息，而形成大脑中"交通阻塞"的情况。

四、儿童感觉统合失调的原因

感觉统合失调的原因至今不明，有研究人员认为，某类型轻度大脑功能失常的儿童系受遗传基因所影响；许多人认为，环境等各种不利因素增加，可能导致大脑功能失常（例如空气污染、病毒感染、各种化学物质的毒害等）。其实，遗传和环境在儿童的感觉统合过程中都扮演着十分重要的角色。神经系统在胎儿时期即已发展，在这个时候，大脑极易受伤，而有些儿童先天性的因素可能使头脑的某一部分比一般人更易受伤。在这极为脆弱的时期，环境中种种不利因素也会影响到感觉统合的发展。最近一位德国专家研究，服用避孕药可引起脑干网状结构的改变而致感觉统合失调。导致的疾病有孤独症、过度活跃、强迫症、癔症、儿童抑郁症、恐怖症等。

五、儿童感觉统合失调的症状与表现

儿童感觉统合失调的表现多种多样，主要分为：身体运动协调障碍（运动不良，在学习困难儿童中较正常儿童更多见）；结构和空间知觉障碍（空间距离知觉差、左右分辨不清）；身体平衡功能障碍（端坐、写字姿势不正确）；视听觉及语言障碍；触觉防御障碍（当外界刺激作用于皮肤时，出现异常的躯体和情绪反应）。

从感觉输入角度来看，主要有以下的功能失调：

（一）触觉防御障碍

有效的触觉功能是指中枢神经系统能滤过或抑制从环境中而来的其他不必要的感觉。有触觉防御障碍的儿童的网状激活系统上行机制不平衡，缺乏兴奋的优势，对各种刺激无足够的抑制，使机体对触觉不能进行恰当的应答。

1. 躲避触觉感的事物如嫌弃或偏爱某些质地的衣服、不爱玩接触身体的游戏等。
2. 对非恶意触觉具有厌恶的情绪，如当小儿被搂抱时感到不快，不愿做日常生活中的个人卫生如刷牙、洗澡、理发等，不爱手工操作的游戏如绘画、泥工、玩沙子等。
3. 对非恶意的触觉刺激具有典型的不良应答。例如：轻轻触及其手臂、腿时，小儿表现为进攻性行为；当被他人接触时，小儿感到紧张；当他人显示与小儿的亲密关系时，小儿反抗、退缩等。因此，儿童触觉防御障碍常被误以为是行为问题或过分进攻性行为。

（二）前庭-本体功能问题

前庭器官包括椭圆囊、球囊与三个半规管。当儿童前庭功能障碍时，其行为特征是：逃避或害怕运动；主要用视觉协调动作；端坐、写字、阅读的姿势不正确，上课时东倒西歪，写字捏笔姿势不当，阅读中跳行、漏行等；晕车、晕船，大幅度运动时易头晕；当头部运动时，眼睛在空间视物不稳定。

本体器官包括肌肉、肌腱、关节囊的感受器（关节屈曲和伸展），机体积极的伸展运动是在肌肉抵抗阻力收缩时出现的，这是最有效的产生本体感受器刺激反馈的方法。通过本体感受而得到深部的感知，其传入信息和运动性的传出在神经系统中被统合成位置觉、平衡觉和运动觉，并产生对力量的感觉。当本体功能障碍时，上述各种感觉及功能出现损害，表现为动作笨，不协调，孤僻，不喜欢翻跟斗，不善于玩积木，到陌生环境容易迷失方向等。

（三）躯体运动障碍

这是指儿童躯体感觉的加工问题，常常是触觉和本体的功能障碍，甚至涉及前庭的功能障碍，因此儿童在发育的过程中，对身体缺乏预见性和计划性，表现特征是：动作笨拙，在学习和其他活动中顺序性和时间意识差，大运动和细运动技能差；书写速度慢、字迹不工整，自尊心低下，遇困难易沮丧，常指使人，依赖性强；学习成绩不良（非智力因素引起）。

（四）临床症状及其意义

1. 过度活跃与不专心　过度活跃与动作过多常常是父母亲对儿童感觉统合失调最先注意到的征兆，也最常被父母亲所抱怨。这种儿童随时动个不停，而且活动大多是没有目的的。要他坐好不动和专心，简直不可能。在学校里，不专心是个大问题，儿童不能摒弃各种声音、光线、形形色色的人与事，就永远无法专心，无法集中注意力。

2. 行为问题　轻度脑功能失调的儿童比正常儿童更容易给父母添麻烦。他们总是不大高兴，身体里好像总有什么不对劲，挑三挑四，吹毛求疵，无法与家人或其他小朋友同乐，所以会破坏这个游戏；很难与别人一起玩玩具或分享食物；永远想让自己感到成功与重要，想不到别人的需要。因为其脑反应不同，所以对环境的反应也不同；过度敏感，时常受伤，也无法应付日常的紧张，不熟悉新状况。

3. 语言发展问题　说话和语言靠复杂的感觉统合过程，所以任何方面的感觉统合过程失常，都易导致语言的发展迟缓。社会上对人际关系很注重言语表达，所以父母先注意到儿童说话或发音不好，以后才会注意到其他更细微的症状。

4. 肌肉的张力与协调问题　从前庭及本体感受系统传来的感觉，提供了肌肉张力，使身体保持直立并有活力。感觉统合功能失调的儿童肌肉张力常常很低，要费很大力气才能支撑头与身体，而且很快就感到疲倦。因为颈部缺少恰当的肌肉张力，坐在桌前就会把头靠在手上或手臂上休息。可能常常靠着墙或其他物体站着，因为单独站立更费力气。

前庭、本体感觉、触觉系统若是发育差，儿童就会动作不协调，难以平衡，容易摔倒、掉落铅笔，甚至会从椅子上摔下来。动作笨拙常由身体与重力感觉处理不当造成，当然也可能由其他神经问题引起。游戏玩不好，是很常见的感觉统合失调的早期征兆。儿童不能堆积木、不能操纵玩具、不能玩拼图，很可能是因为有了感觉统合方面的问题。

六、儿童感觉统合功能的评定与感觉统合失调的诊断

Jean Ayres 认为,感觉统合失调只能从儿童的日常行为观察,追踪过去可能出现的问题,以判断脑功能所引发的现象。

(一)行为观察

简单的行为观察源自儿童的日常活动,例如从日常用餐、游玩以及学习情况中去观察有关感觉统合的问题。感觉统合失调的观察方式,最主要是通过对患儿行为的观察,再与标准化的常模比较,从而判断患儿存在的问题,作为感觉运动诊断指导的参考。观察内容包括以下项目:惯用手、惯用眼,站立姿势、走路姿势,两脚直立、单脚站立,排纵队走路,站立行为检查,脚踩踏测试,提示行为测试,上肢伸展测试,眼球运动,肌肉反应、同时收缩、慢动作、交互反复动作,拇指对合运动,拇指、食指、中指移动运动,手指摸鼻运动,舌头运动、口唇运动,直立站姿反应,保护伸展反应,平衡反应,对称性颈部张力反射、非对称性颈部张力反射,腹部着地伸展姿势、背部着地伸展姿势,敏锐,单脚跳、轻跳,背部运动,重力不稳,触觉防御,多动、少动,注意力分散,回转后的眼球震荡。

行为观察可分为以下几方面:

1. **对感觉刺激的反应**　主要是观察患儿视觉、听觉、触觉、前庭感觉等感觉刺激的反应,例如观察视力的程度,对形状、位置、方向的辨别能力,手眼协调能力以及空间知觉能力等;观察对声音大小、方向、距离的判断,对语言的了解以及用正确语言表达和沟通等;观察触觉反应,是否害怕与别人接触,是否害怕陌生环境,用手摸看不到的东西时能否正确判断其形状等;观察前庭感觉的反应,在剧烈旋转或摇晃的玩具上是否头晕或害怕,直线运动、回转运动、身体倾斜时是否有异常反应等。

2. **观察肌肉反射状态**　主要是观察不同姿势下肌肉的紧张程度,不随意运动(身体灵活性、协调、运动企划等)以及非对称性紧张性颈反射等。

3. **观察运动行为的状态**　主要包括直立站姿反应、平衡感、身体双侧协调能力、中线交叉运动能力和惯用手等。

4. **其他**　患儿的生育历程(胎位不正、早产或剖宫产)、注意力集中程度、好动程度、人际关系、日常独立能力(吃、睡、排泄习惯等)、读写学习能力等的了解有助于诊断。

(二)从日常生活中诊断

患儿在日常生活中的各种表现是发现和观察是否存在问题的直接而准确的信息,善于观察这些行为表现对父母、老师以及感觉统合治疗的医生来说都是十分重要的。

感觉统合能力不良的患儿,在日常生活中常会出现以下情况:

1. 穿脱衣服困难　不会扣扣子或扣扣子出现困难，因为只有双手协调合作、拇指和食指的联系能力足够才能胜任。扣子的形状、大小、位置也会影响是否扣好扣子。身体感觉不良、各部位形象不清的患儿常有这方面的困难。因此，应让患儿多做练习以增强手指的运动能力与灵活、协调能力。

不会穿脱鞋子、系鞋带。换鞋子通常是坐着、弯着身子的，有些患儿身体僵硬，笨手笨脚并缺乏耐性，穿脱鞋子困难，特别是系鞋带更困难。

穿裤子困难。穿脱裤子的动作通常难度较大，尤其单脚弯曲离开或进入裤管时，平衡能力非常重要，很多患儿在这方面经常会遇到挫折。

2. 用餐时的问题　婴幼儿时期，惯用手通常不清楚，最快也要到3岁以后才能做出清楚的判断。感觉统合能力差的儿童吃饭时不知道到底用哪只手去拿汤匙、筷子（拿笔、玩具、投球等也是这样）。

3. 游戏时的异常现象　感觉统合能力发展不佳的患儿，由于手脚灵活性、协调性及平衡能力较差，在进行游戏活动时明显不如正常儿童。例如：动作笨、缓慢，缺乏自主性等。

4. 读写异常　由于手指的灵活性较差、手眼协调能力发展不良，握笔写字出现困难；肌肉张力发展不足，上课不能端坐，东倒西歪，出现弯腰驼背、两手无处放、常双手托在腮上等现象。听、视觉协调能力较差，使有些患儿对听到的声音无法及时理解，因此无法和视觉相配合。

（三）运用教具进行诊断

在进行感觉统合运动的指导时，从儿童操作教具时的反应，更能看出儿童这方面的问题。

小滑板是Jean Ayres积累数十年研究及临床实验所设计的感觉运动用具，儿童对小滑板滑行方向的控制、操作滑板时手的灵活性以及在滑板上的情绪表现等，都有助于判断儿童存在的问题。大笼球是练习身体和地心引力之间相协调的非常重要的用具，旋转浴盆可以用来测试儿童的平衡能力及运动企划能力的成熟程度。

（四）应用标准化量表进行儿童感觉统合功能发展评定

目前国内有标准化的评定量表——儿童感觉统合能力发展评定量表。该量表主要包括以下几个方面的问题：

前庭失衡（14条）、触觉功能不良（21条）、本体感失调（12条）、学习能力发展不足（8条）、大龄儿童的问题（3条）。

前庭功能是脑干过滤感觉信息，输入大脑形成学习信息的一种功能。感觉信息中有些矛盾、错误的信息有赖于脑干的前庭网膜来进行统合和整理。大脑输入的信息也是由前庭功能来进行轻、重、缓、急的整理，才能很快地取得大脑和身体的完全协调。前庭失衡主要表现为平衡能力不佳，空间认知错误，四肢和身体运动上的严重不协调，很容易被绊倒、手眼协调能力差等。

触觉过分防御是指触觉敏感。触觉过分防御的儿童对外界刺激适应性较差，害怕陌生人，不喜欢他人触摸等，而且常常会喜欢某些特殊的感觉，如偏食、吸吮手指、触摸生殖器等。

触觉迟钝的儿童反应慢，动作不灵活，分辨能力差。

本体感失调时本体器官（肌肉、肌腱、关节囊的感受器等）发生障碍，导致动作笨（如不会系鞋带、不会扣纽扣等）、孤僻（不合群、没有朋友等）。

学习能力发展不足的儿童阅读、做算术有问题，跳读、漏字、写字笔顺颠倒、偏旁部首弄错等。

七、儿童感觉统合训练

感觉统合训练，不是直接重复教学、强化学习，而是避开教学、避开学习，采用游戏的方式，让儿童在玩的过程中感到快乐，从根本上解决诸如学习困难、多动、注意力不集中、语言迟缓、人际关系淡漠的原因——感觉统合失调。

通常儿童出现学习困难、成绩不佳时，教师和家长往往进行指责和批评，这会使儿童从心理上就感到害怕、紧张、焦虑，这种心情抑制再学习的积极性。由于学习无积极性，导致学习成绩更差，更遭到教师和家长的指责、批评，形成恶性循环。感觉统合训练则是把这种恶性循环变成良性循环，从而让儿童在积极快乐的情绪中来玩、来学习，促进身体和大脑之间的协调反应，帮助感觉运动功能向正常方向发展。

（一）感觉统合训练的本质

感觉统合训练的本质是以游戏的形式让儿童参加，以丰富感觉刺激。正常儿童在玩的时候会获得大脑所需要的各种感觉刺激。神经系统发育不规则的儿童，无法很好地受理自己游玩中的感觉，因此，无法发展组合脑的顺应性反应。同样的游玩，对上述两种儿童所起的作用大不一样，游玩对感觉统合失调的儿童来说不会产生组合统一的效果，需要具有针对性的特殊的环境设计，这就需要具有丰富经验和专业知识的医生或治疗师来安排。

在训练进程中，感觉统合不良的儿童，常常因害怕而逃避内心的自然驱使，因此，治疗师必须鼓励、诱导，甚至操纵他，选择能促进脑发展的活动。

（二）感觉统合训练的关键和原则

感觉统合训练的关键是同时给予儿童前庭、肌肉、关节、皮肤触压、视、听、嗅等多种刺激，并将这些刺激与运动相结合。只有这样，才能在脑干、丘脑、小脑、基底节、边缘系统大脑皮质广大区域分级发生感觉、运动整合，在整合中促进上述区域脑细胞的成熟、神经通路的专门化，并开拓新的神经专门通道。这种游戏形式的感觉统合训练才是促进儿童改进学习能力的关键，才是治疗儿童感觉统合失调的关键。Ayres认为，食物的营养、药物都治不好儿童感觉统合失调的脑功能障碍和学习困难，只有感觉统合训练式游戏才能治疗病因。

儿童感觉统合失调是现代生活方式引起的疾病，临床主要表现为脑的发育障碍和学习困难，感觉统合训练是促进脑发育的最佳治疗。感觉统合训练的特点是以游戏的方式使儿童乐意参加。Ayres 认为感觉统合训练能够改善大脑功能，训练的关键在于控制感觉的输入，着重于深部感觉中的触觉、前庭、本体刺激。由于不同的感受系统同时受到有规律的刺激，深部感觉中，位置觉、运动觉和关节感觉器的作用最大；而力量感觉中，肌梭的作用最大。这些感受在中枢进行统合，中枢的一些运动系统对感觉器官发出信息，安排肌肉活动和运动，预先通知给感觉器官，这样就消除了传入信息的多元性。

感觉统合训练涉及心理、大脑和躯体三者之间的相互关系，而不只是一种生理上的功能训练，儿童在训练中熟练原感觉，增强自信心和自我控制的能力，并在指导下感觉到自己对躯体的控制，由原来焦虑的情绪变为愉快，在积累经验的基础上，敢于对意志想象进行挑战。因此，在感觉统合训练过程中，儿童只能在大脑适当地被激活和控制躯体的肌肉骨骼系统后，才能获得心理上的快乐和体验；反之，只有在适当的心理动力驱使下，个体才能使大脑按照意愿去行动。

（三）感觉统合训练

1. 找到患儿可以自己尽力玩的活动　患儿的任何学习都必须以自动引发为原则才能真正有效，因此，切实了解患儿在感觉统合基础上的问题，再设计患儿可以自己尽力玩的游戏，使患儿的身体和大脑间的反应及协调能力能够顺利发展。找到患儿可以自己尽力玩的活动并不是指导患儿而是让其自由发展。实际上，有计划地指导是非常重要的，这些指导并不是刻意要求患儿去做无法做到的动作或技巧，而是通过患儿容易做到又愿意去做的动作，培养出身体活动的基础能力。患儿能自发、自动、全力去做，对于发展其原本不足的感觉统合能力具有重要的作用。

2. 用耐心培养患儿的兴趣　感觉统合指导最重要的是培养患儿想去做的兴趣。如果患儿一时难以做到，治疗师更应细心指导，耐心引导，并制订计划，用游戏将这些不良的感觉反应进行有效的组织，诱导患儿积极参加游戏活动。

3. 让患儿感到快乐　让患儿在游戏中感到快乐是接受感觉统合训练的基础。设计的游戏方法如果让患儿感到挫折、害怕或痛苦，轻则会使学习遭到严重失败，重则会产生副作用。因此，不但游戏场所的布置要丰富多彩、活泼有趣，而且要适合患儿的年龄、性别特点，使患儿乐于参加。

4. 协助患儿建立自然的情绪，培养患儿的自信心　在游戏中引发患儿的乐趣，及时鼓励，有效地化解患儿情绪上的焦虑和紧张，让患儿逐步认知自己的成长，有利于患儿建立足够的自信心，建立自然的情绪。通过指导和训练活动，患儿感觉信息和统合能力会逐步成熟，身体各部位的协调会日益顺畅，可以增进处理复杂问题的能力，随着情绪的安定和人际关系的日益健全，患儿的性格显得较完整，自信心进一步增强。感觉神经得到健全发展，使身体动作更灵活，语言能力不断进步，这也极大地增进了患儿自信心的发展。

5. 感觉统合训练内容因人而异　由于患儿感觉统合失调的严重程度不一样，失调的类型不同，感觉统合训练室的玩具就应当具有一定的针对性。根据患儿的年龄和失调特点进行感觉统合训练十分重要。例如，在婴幼儿阶段，视觉、听觉、触觉及前庭感觉最为重要，特别是触觉和前庭感觉应让患儿在一天当中有多样的体验。有的患儿触觉特别敏感，有的患儿又特别迟钝。训练时应充分考虑患儿的感觉特点进行"课程"安排。

感觉统合训练在临床上应用的年龄范围是 4~12 岁，每次训练约 1 小时，训练持续时间至少半年。目前国内主要在学龄前及初学儿童中应用该项训练，用以治疗注意力问题以及动作不协调、运动能力差、学习不良、胆小害羞及进攻性行为等问题。脑瘫儿童经过一段时间的集中训练后，动作较前协调，手的操作能力提高，情绪较稳定，暴怒行为明显减少，注意力改善，在低年级中，学习能力有所长进，成绩有所提高。该训练环境使患儿感到有兴趣，敢于与环境接触、与他人交往，改善患儿的社会交往能力及运动协调能力，使情绪稳定，注意力集中，学习成绩提高。纸笔训练则着重训练儿童的注意力、观察力、记忆力等。

在设计运动感觉训练活动时，应注意几个原则：① 运动不只是平面性的，而且要有立体性的；② 不但要注意"动"，而且要注意"静"；③ 要注意"动""静"运动配合对身体的协调作用。

在训练初期，主要强化高速活动时的平衡能力，促进身体和地心引力上的协调，保持安定姿势的能力等。

动态训练应包括回转及上下、左右的摇晃，有助于保持安定姿势和控制平衡能力，有功效的训练项目有大笼球、摇木马、旋转盘、平衡台、跳床、滑板、吊竖筒等。静态训练主要是加强对自己身体各部分位置觉的认知，在"动""静"协调运动时，掌握站、坐、卧位等正常姿势的保持。

在触觉学习训练中，以改善触觉防御过度、改善人际关系为主要目的，训练项目可安排各种不同触觉的刺激——温、冷、湿、压等固有感觉，用不同的教具如沙土、黏土、棕刷、毛巾、地毯、木块、铁块等做游戏。洗澡时摩擦身体肌肤、抓痒、口腔周围的面肌触摸、舌头的运动等都有助于触觉健全和敏感抑制。

空间知觉强化训练：眼球运动改善，视知觉的学习训练，提高空间认知、距离判断能力，使视动协调更顺畅，眼手配合更精确。

"静"态训练可做拼图接龙、连点线成图、平衡台接投球、趴地推球、立定投篮等项目的游戏。

"动"态训练的游戏有跳床，边跳边接投球，滑板、滑梯投掷，推击障碍物，有助于空间距离及判断力的发展。

八、感觉统合训练器材的运用

感觉统合训练的基本构想，在于提供内耳前庭、本体感觉和皮肤碰触等感觉刺激的输入，给予适当的控制，使患儿能自动形成顺应反应，并促成这些感觉的组合和统一。感觉统合训练的各种器材，都经过特别设计，对患儿有很大的吸引力。通过这些活动，患儿将可获得感觉的大量刺激，从而促进感觉的统合。

（一）滑板

滑板是被公认的感觉统合训练中最具效果的用具。滑板的大小应根据儿童的年龄而定，以能够支持儿童胸至腹部的身躯为宜，也就是说应当可以将儿童颈部以下、腰部以上的身体平放在其上。

1. 滑板的作用　滑板对前庭感觉和触觉的姿势有调节作用，引发的平衡反应非常丰富，加上视觉信息的大量输入，脊髓及四肢运动产生的本体感，眼球运动输入的感觉信息，这就使得滑板游戏在感觉统合训练中具有特殊的地位。

在进行滑板训练时，视觉将情报大量送往大脑中枢神经系统，固有感觉会使小脑更为苏醒，指挥着肌肉紧张感的变化。对大脑和小脑有很强的整合作用，使患儿的整体感觉统合功能有积极的发展。

滑板活动的主要感觉输入有：① 前庭固有感觉：在滑板上用俯卧姿势爬行移动将对前庭器官产生大量的刺激，俯卧时的重力感及在进行中肌肉、关节移动所产生的紧张感。② 触觉：接触的身体触压感觉，手与地面接触时的皮肤、肌肉感觉。③ 视觉：爬姿活动时对前庭平衡器官的特别刺激及颈背肌肉强烈收缩所产生的本体感觉的强大信息对动眼神经的内侧束的直接作用，对眼球运动的稳定性的作用，有助于自我视觉空间的形成。

2. 滑板的运用

（1）静态飞机式：让患儿俯卧在滑板上，以腹部为中心，身躯紧贴滑板，头颈部抬高，挺胸，双手与双脚伸展提高，如同飞机起飞状，保持这种姿势直至坚持不住，这就是静态的滑板姿势。一般 6 岁左右的患儿可保持这种姿势 20~30 秒。平衡能力强、颈部张力足够的患儿做这个姿势时没有什么问题，但颈部张力不足、前庭平衡发展不良的患儿，头部、颈部很难抬高，做这种动作时有明显的困难。因此，这种姿势也常用于内耳前庭系统的检查（图 4-11-1）。

（2）乌龟仰躺：让患儿仰卧，抬起头，四肢屈曲抬起，身体呈弓形，仅以腰部着地，并努力保持这种姿势。这也是一种抗衡地心引力的姿势，做这种动作时，头、腕、脚都向上举，肌肉产生张力。6 岁左右的患儿，一般可以维持这种姿势 20~30 秒。

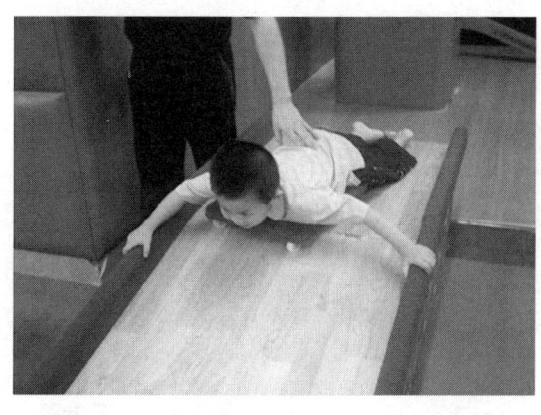

图 4-11-1 飞机式滑板

（3）乌龟爬行：让患儿俯卧在滑板上，以腹部为中心，身躯紧贴滑板，抬头、挺胸，头颈部抬高，双脚并拢抬起，以双手伸展慢慢往前爬行移动，称为乌龟爬行。移动时可往前进，也可往后退，还可通过手来控制方向，按指定路线行进，并可在原地做 180° 或 360° 的旋转。在滑板上滑动时，手的正确使用也非常重要，爬行时双手同时着地，手指张开，手掌和手指都紧贴地板，收缩手臂，对抗手掌和手指与地面的摩擦力，带动滑板和滑板上整个身体移动。爬姿活动时带给前庭平衡器官（三个半规管和椭圆球）的刺激不同于人体直立时，婴儿时期缺少俯卧和爬行训练的儿童，尤其需要这种训练，除了对前庭平衡器官进行缓慢刺激外，还能直接促进手臂和胸部肌肉强健有力，活动中协同产生的颈、背部肌肉的强烈收缩和眼球搜索运动，可以改善眼球的过度敏感或迟钝，就是让跳跃不安的眼球稳定下来，让不活动的活动起来，从而改善眼睛的注视能力和手眼协调能力。持续的滑板训练可以有效改善动眼肌肉的张力，保持眼球阅读移动时的平顺稳定，促进专心阅读，对好动不安和阅读困难的患儿有帮助。

感觉统合良好的患儿只要练习几次，就可以顺利操作这种滑板，但颈部肌肉张力不足、前庭平衡发展不良的患儿，在滑板上头、胸抬不起来，头部低垂，双腿也抬不起来，双脚在地板上拖，腹部无法正确用力，滑动时身体不能很好地控制滑板的运动，不能用腹部带动滑板随身体而移动，滑板往往在身体下面乱动，甚至使腹部离开滑板，以至于整个身子会从滑板上翻落或滑落。滑板爬行的活动量可从每天爬行 30 次 8~10 米的距离开始，逐渐增加至 80~100 次（图 4-11-2）。

（4）青蛙蹬：让患儿俯卧在滑板上，以腹部为中心，身躯紧贴着滑板，抬头、挺胸，头颈部抬高，双脚如青蛙游泳般屈曲，顶在墙壁上，用力一蹬，使身体贴着滑板往前滑行，同时，双手伸展像游泳似的从两侧往后划，保持滑板继续向前滑行，滑到接近对面墙壁时，用手控制方向做 180° 回转，同时双脚屈曲，再蹬、再滑，如此反复多次。青蛙蹬除了对前庭平衡器官产生缓慢的刺激外，也对身体肌肉紧张、本体感和身体形象的建立帮助很大。通过双手与双脚同时舒缩，对促进两侧统合的感觉有很大的作用。根据患儿的具体情况，青蛙蹬的活动可从 30 次（距离 8~10 米）逐渐增加到 100 次左右（图 4-11-3）。

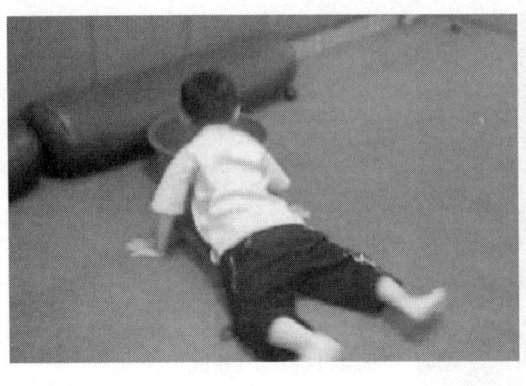
图 4-11-2　乌龟爬行

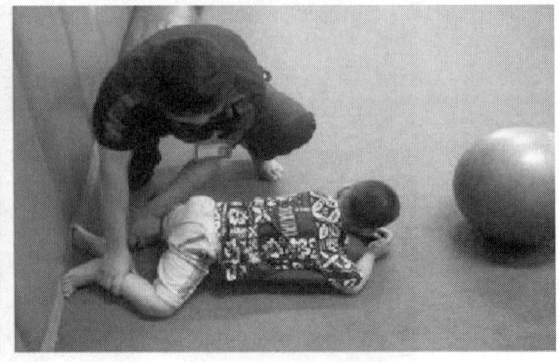
图 4-11-3　青蛙蹬

（5）俯卧旋转：让患儿俯卧在滑板上，双手交叉控制方向带动滑板和身体进行原地旋转，可先往右转，再往左转。旋转的次数不一，可以从两三次逐渐增加到 20~30 次，甚至于 100 次以上。如患儿很快就感到头晕，不要勉强，否则会出现脸色苍白、心慌、呕吐等问题；越不头晕的患儿越需要自我快速旋转或被动快速旋转；轻轻旋转就容易头晕的患儿，无法接受别人外来的推动和旋转，应鼓励患儿自我慢速旋转 3~5 圈到几十圈，对脑神经的顺应性训练很有帮助。严重前庭反应不足的患儿，常可看到旋转时手不过中线的情形，而且很少引起头晕，这些患儿最需要原地旋转的训练。

（6）牵引滑行：让患儿俯卧或仰躺在滑板上，用手拉着绳子或呼啦圈，治疗师牵动绳子或呼啦圈，带动趴在滑板上的患儿做前进、转弯及旋转等各种动作。对于手臂力量不够、不会用手爬行的患儿，可用这种方法带动其滑行，以协助患儿体会在滑板上运动时的前庭感觉。牵引的速度不要太快，尽量让患儿自己用力拉动身体。

（7）滑板过河：让患儿仰躺在滑板上，以背部为支撑，颈、手、脚向上弯曲，在手和脚可以够得着的位置上架一条绳索，让患儿可以用手抓住绳索并同时用脚钩住绳索，通过手和脚的协同运动带动滑板滑动。仰滑时，手必须抓紧绳索，用手腕及手臂的伸缩力量带动滑板滑动，同时肩部必须保持平衡，腰、背部肌肉紧张用力保持身体紧贴滑板，双脚钩住绳索，协助其保持身体的平衡并使背部正好与滑板紧贴，否则，手腕伸缩时，身体便会歪斜或离开滑板。身体屈曲时，前庭接收的信息更丰富，肩与头同时收缩，对紧张性迷路反射的调整很有帮助。肌肉张力不足的患儿，大肌肉的发育必然不好，会影响到站立、行走、坐的正常能力，常给人一种站没站相、坐没坐相的感觉。这类患儿通常容易焦虑、紧张，肌肉僵硬、缺乏自信心。

（8）过隧道：这项活动可以通过方向的变化来促进视觉和固有感觉的统合，并且通过方向感觉的形成强化身体形象的概念（图 4-11-4）。

（9）火车厢接龙：这种火车厢接龙的活动，在颈、背部肌肉强烈收缩的情况下，可促进手脚并用及左右双侧的协调，对感觉神经过度敏感或过分迟钝，即触觉过分敏感或过分迟钝，有很好的治疗效果。

（10）滑板上投球：让患儿趴在滑板上，滑板旁放一篮子小球（小皮球或乒乓球），前方2~3米处放置一只空篮子，要求患儿将球投到前方的篮子中。这项活动可加强颈部的肌力，改进前庭平衡能力，并整合手部力气来投球，提供零碎能力整合的机会。可每天安排患儿投球200~400次（图4-11-5）。

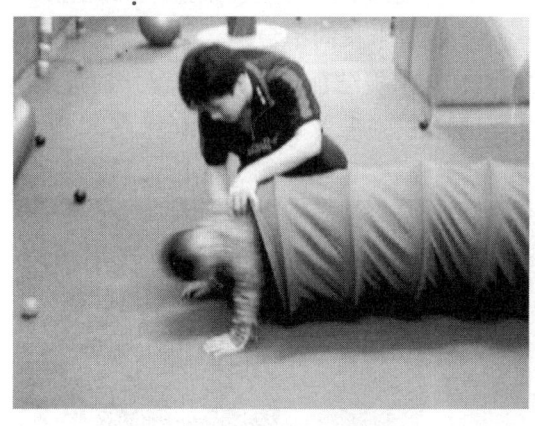

图4-11-4 过隧道

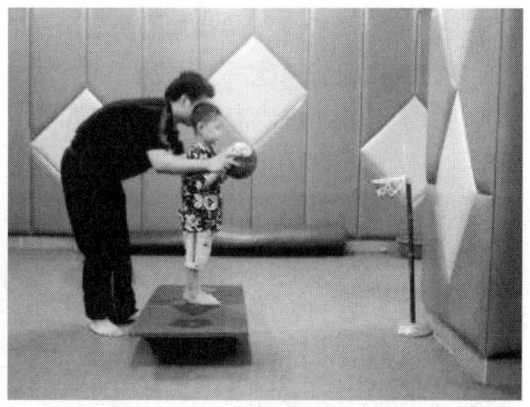

图4-11-5 滑板上投球

（11）滑板上水平推球：让患儿趴在滑板上，面对墙壁，距离墙壁约30厘米，用双手对墙壁做水平推球，待球从墙壁弹回后双手接住再推，如此循环反复。做这个动作需要颈、背部肌肉强烈收缩，眼睛注视，还可增进手部的本体感觉，促进眼与手协调和双手协调运动。

（12）滑板上抛球：让患儿趴在滑板上，面对墙壁2~3米，双手抱一个小皮球或排球，往墙壁30~50厘米高的地方用力抛去，等球弹回时尽力接住。此活动可以使颈部与背部肌肉强烈收缩，可以促进前庭的功能，还可以增进视觉的立体判断，特别有益于运用眼手协调时的脑神经内部反馈。这项活动还有助于左右协调，使手与脚动作更灵活，对改善前庭功能和整体感觉系统都很重要。

（13）双人推球比赛：当患儿对滑板爬行比较熟练以后，让患儿俯卧在滑板上，两人一组，进行水平推球、接球的活动。这项活动能促进颈、背部肌肉的收缩，对前庭产生特别的刺激，对增强眼球控制能力，改善视觉、听觉都有极好的效果。

（14）双人拍球比赛：这种游戏与推球相比，难度较大，但趣味性也更强。除了能促进颈、背部肌肉的收缩，对前庭产生特别的刺激外，对眼球控制、身体形象、视觉空间知觉都有很大帮助，并可促使视觉和运动感觉产生进一步的协调统合能力。

（二）滑梯

1. 滑梯的作用　患儿上下滑梯时的斜度和速度感，可以统合身体的紧张性迷路反射，协助大脑统合固有感觉输入，维持身体姿势的稳定。手部、肩部及全身肌肉同时收缩的动作，对本体感和身体形象的塑造帮助很大，有助于维持对高度的平衡感觉。在滑梯上由上而下的速度冲击，对前庭系统的刺激颇为强烈，可以促进抗重力反应的发展，促进位置觉器官感受重力的变化、直线加速运动的变化，从而改变全身伸肌紧张作用的分布，引起一系列的反射，对身体保护伸展反应行为的成熟帮助很大，还能促进脑干的活跃化，有利于患儿全身感觉统合的发展。

2. 滑梯的运用　专用于感觉统合训练的滑梯的角度以30度为宜，高度为50厘米左右，为了配合滑板进行游戏，滑梯的顶端有一个约60厘米长的平台，滑板末端前面应留有足够的长度设置地毯。为加强训练效果，常将滑梯与滑板结合起来。具体运用时可采用多种方式，包括俯卧滑滑梯、坐姿滑滑梯、立位滑滑梯、逆上滑滑梯（图4-11-6）。

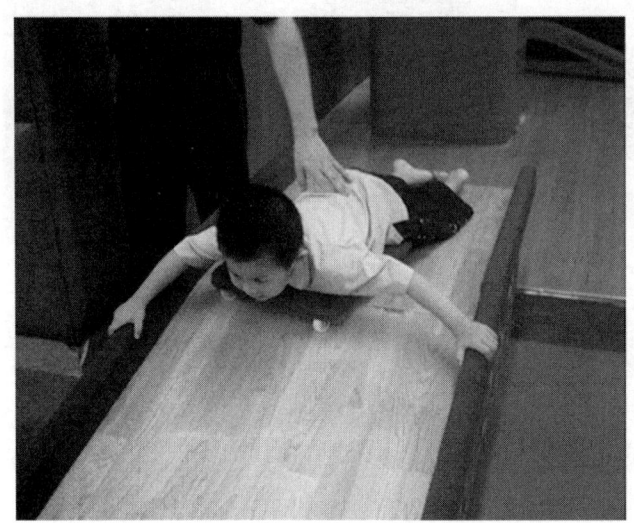 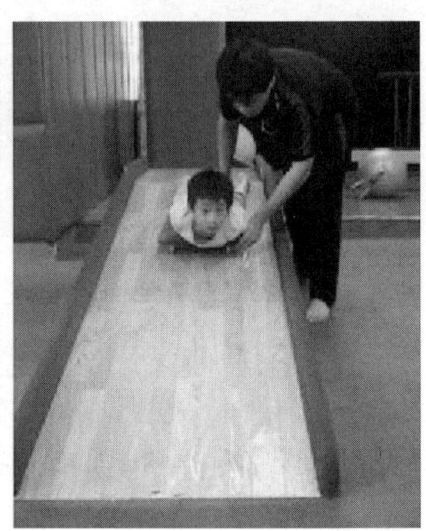

图4-11-6　滑梯的运用

（三）网缆

1. 网缆的作用　网缆上的晃动可以让患儿体会重力和移动的感觉，强化患儿的前庭感觉，可抑制紧张性迷路反射，对前庭功能的发展很有帮助。另外，患儿身体与网缆的广泛接触及晃动过程中各个接触部位压力的变化，可以强化不同的触觉，促使脑干苏醒；还可以消除大脑中不必要的触、压感觉，纠正患儿的触觉过分敏感。在网缆上身体晃动时眼睛注视目标，双手进行较细致的活动，有助于改善眼球的注视，还有助于强化身体形象，提高手与眼协调能力和有意注视力。所以，网缆适用于前庭平衡不佳、触觉敏感或迟钝及身体协调不良的儿童进行训练（图4-11-7）。

2. 网缆的运用　摇篮游戏、网缆秋千游戏、网缆插棍游戏、竖立网缆游戏、直立网缆游戏。

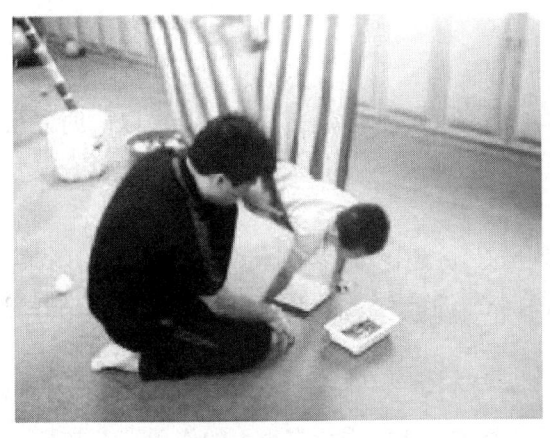 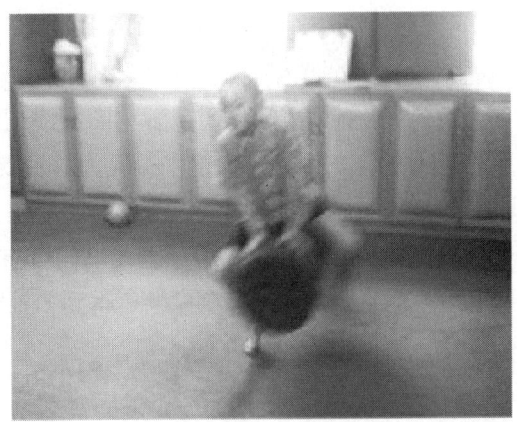

图 4-11-7　网缆　　　　　　　　　图 4-11-8　圆筒

（四）圆筒

1. 圆筒的作用　圆筒上的摇摆和旋转可使前庭器官获得大量刺激信息，患儿主动抱住圆筒的动作，一方面可尝试同时发生的高度收缩的肌肉运动，促进前庭－固有系统的活化，另一方面也可强化触觉系统。因此，除了矫正重力平衡感外，对触觉刺激的整合也有很大的作用。游戏时让患儿与治疗师互相注视，可训练眼球控制，也可让患儿与治疗师互相抛、接球，强化身体操作能力（图 4-11-8）。

2. 圆筒的运用　坐姿摇摆和旋转、站立摇摆和旋转、坐在圆筒帽上。

（五）圆木柱吊缆

1. 圆木柱吊缆的作用　圆木柱吊缆是处理前庭信息最好的设备之一，对固有－前庭感觉输入统合很有帮助，还能增加触觉刺激和本体感觉的刺激。圆木柱摇摆也可以用来改善运动计划，对平衡反应、视觉运动协调、运动计划的建立有很大的帮助，所以对运动障碍的患儿发展多项感觉有帮助（图 4-11-9）。

2. 圆木柱吊缆的运用　俯卧环抱圆木柱、骑木马、圆木柱秋千、立位秋千。

（六）旋转轮盘吊缆

1. 旋转轮盘吊缆的作用　旋转轮盘吊缆上的摇晃和旋转，可强化前庭感觉和平衡反应的统合，对关节、肌肉等本体感觉的发展也有很大的帮助。摇晃旋转过程中时不我待的自体活动，借由肌肉伸展和屈曲及前庭反射信息，对运动模式的养成和提高帮助很大（图 4-11-10）。

2. 旋转轮盘吊缆的运用　让患儿屈曲坐在轮盘上，双腿夹住绳索底端，用手抓住绳索，抬起双腿，任由轮盘自然晃动和旋转，或由治疗师推动做旋转和摆动运动。

（七）游泳圈吊缆

1. 游泳圈吊缆的作用　游泳圈吊缆与前面介绍的几种吊缆作用相似，可以协助患儿前庭固有感觉的强化，促进平衡能力的发展，对患儿的手部肌肉及运动企划能力也有很大的帮助（图 4-11-11）。

2. 游泳圈吊缆的运用　患儿以俯卧方式吊在吊缆中，可以强化胸部及腹部的刺激，前后左右晃动及旋转可使前庭器官得到多种感觉刺激的输入，有助于前庭系统的健全发展。

（八）平衡台

1. 平衡台的作用　平衡台对前庭固有感觉及身体姿势的强化有很大的作用，尤其是站立时重心较高，平衡不易把握，有助于对平衡反应的反射感觉进行强有力的统合。患儿为求平衡所做的姿势调整，对前庭感觉、固有感觉和视觉统合的调整都有具体的帮助（图 4-11-12）。

2. 平衡台的运用　平躺摇晃、匍匐摇晃、跪坐或静坐摇晃、平衡台互相扶持、被动的平衡台站立摇动、主动的平衡台站立摇动、平衡台上蹲起运动、在平衡台上移动。

（九）大笼球

1. 大笼球的作用　大笼球上的游戏对增强身体和地心引力的协调非常重要，可丰富患儿的前庭感觉，促进前庭系统的发展，强化身体肌肉的伸展能力，促进本体感觉和平衡反应的发展，对触觉反应过分敏感或迟钝的问题也有很大的改善作用。大笼球也是测试患儿前庭平衡能力和重力感的重要工具（图 4-11-13）。

2. 大笼球的运用　俯卧大笼球、俯趴大笼球、仰卧大笼球、依靠大笼球、坐上大笼球、坐在大笼球上、大笼球压滚游戏、俯卧大笼球抓东西、大笼球上跳跃。

（十）球池

1. 球池的作用　球池游戏对触觉刺激和前庭刺激有很大帮助。球池有触觉强化的作用，可用于改善触觉敏感或不足，对前庭系统、身体协调、前庭－固有平衡能力都有很大帮助，对脑干的功能起强化作用（图 4-11-14）。

2. 球池的运用　进入球池、藏身其中、球池中运动、球池综合游戏。

（十一）羊角球

1. 羊角球的作用　羊角球是带有两个把手的弹力球。羊角球上的运动可以强化患儿的姿势反应和双侧的统合，并可以促进高深程度的运动模式（图 4-11-15）。

2. 羊角球的运用　让患儿坐在羊角球上，双手握住把手，保持身体的平衡，尽量用劲往下把球坐扁，再借助球的弹性进行上下振动。

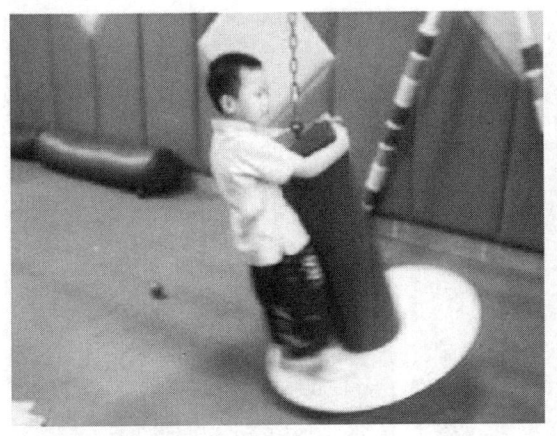
图 4-11-9　圆木柱吊缆

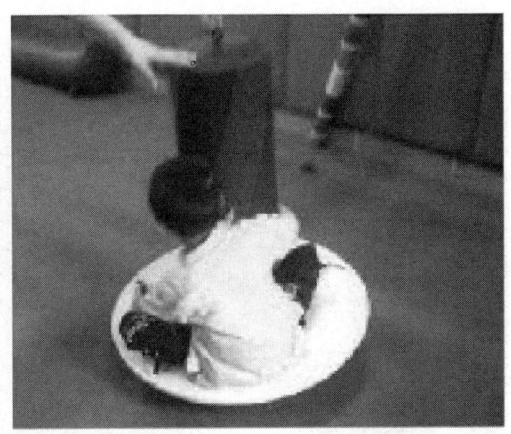
图 4-11-10　旋转轮盘吊缆

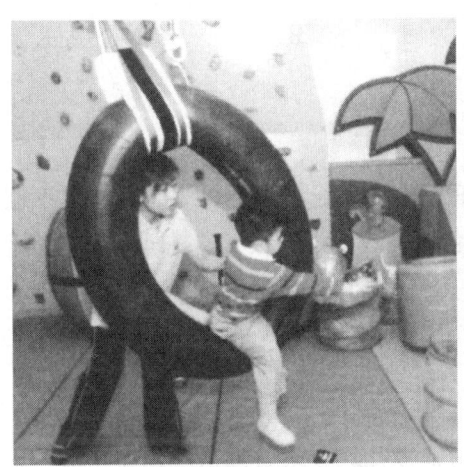
图 4-11-11　游泳圈吊缆

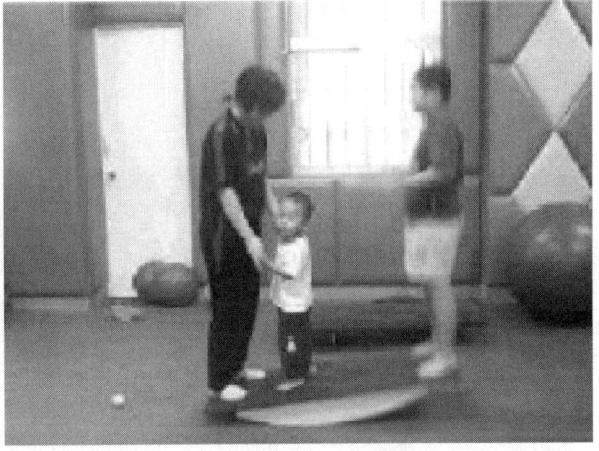
图 4-11-12　平衡台

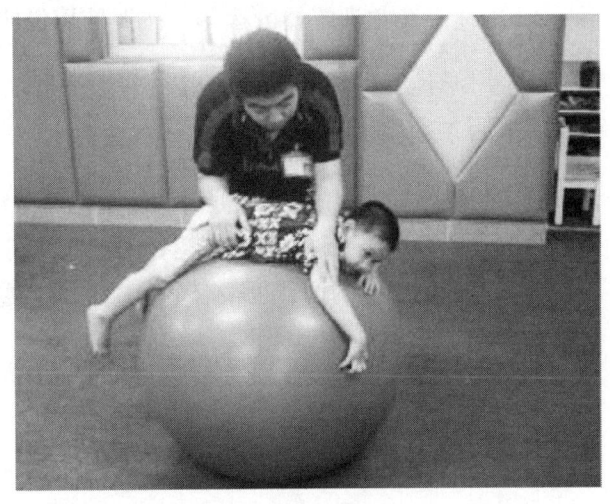
图 4-11-13　大笼球

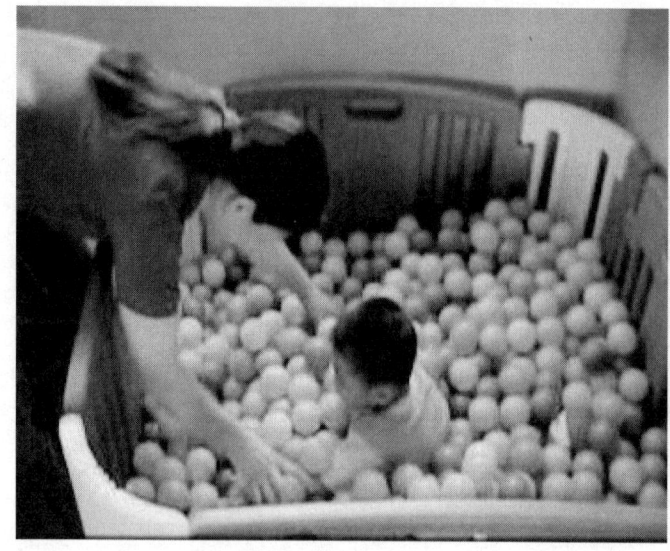 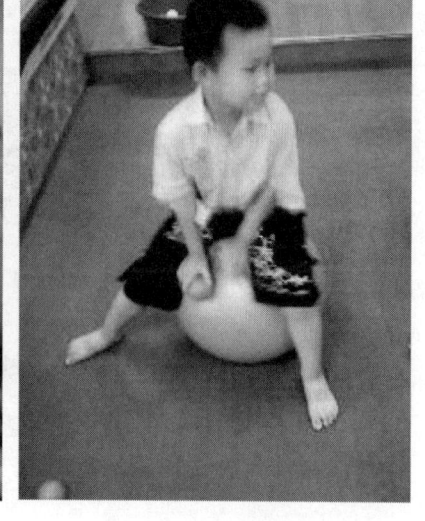

图 4-11-14　球池　　　　　图 4-11-15　羊角球

(十二) 蹦床

1. **蹦床的作用**　蹦床上的跳跃运动有助于前庭感觉的统合,培养平衡感,还可以训练患儿的手、眼协调能力,对患儿自主运动和运动企划的成熟帮助很大。跳蹦床还有助于患儿的情绪稳定(图 4-11-16)。

2. **蹦床的运用**　在治疗人员扶持下,平稳站立在蹦床上,双脚同时弹跳。

(十三) 本体平衡觉训练器

1. **本体平衡觉训练器的作用**　调整前庭信息及平衡神经系统自动反应功能,促进语言神经组织健全、前庭平衡觉及视听觉完整的能力。强化固有平衡、前庭平衡、触觉,使大小肌肉双侧协调,灵活身体运动能力,健全左右脑均衡发展(图 4-11-17)。

2. **本体平衡觉训练器的运用**　按照使用说明进行操作,悬吊患儿做各种动作。注意安全。

(十四) 时光隧道

1. **时光隧道的作用**　让患儿通过隧道,可以帮助患儿对自己身体的形象做出正确的判断,对本体感不佳、触觉敏感或迟钝的患儿特别适用。进入时光隧道,头、手、脚的协调,对患儿前庭感觉的调节也很有帮助。进、出隧道时,光、声的改变可增加对患儿视、听觉的刺激(图 4-11-18)。

2. **时光隧道的运用**　钻入时光隧道,摸索前行,从另一端钻出。

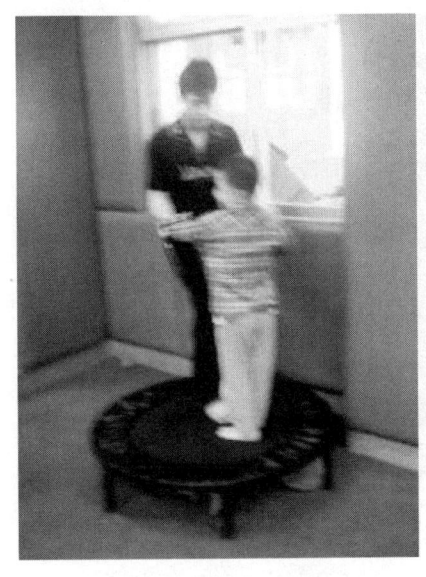

图 4-11-16　蹦床

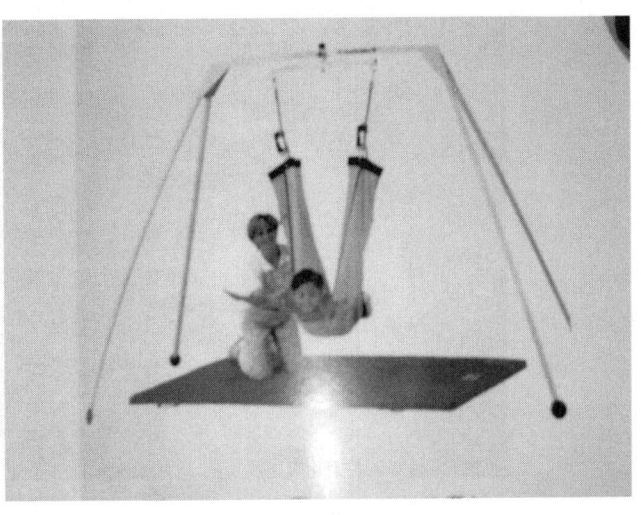

图 4-11-17　本体平衡觉训练器

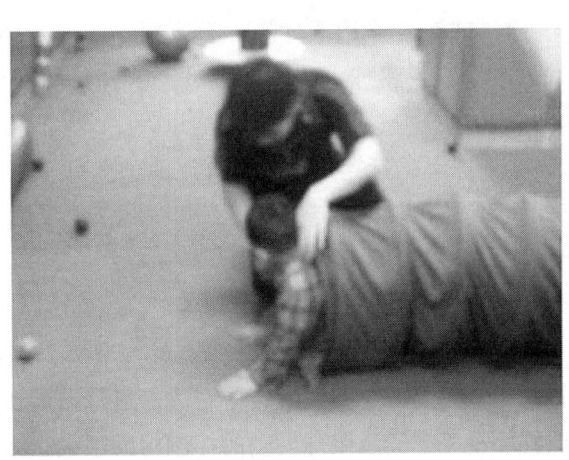

图 4-11-18　时光隧道

（十五）滚筒

1. **滚筒的作用**　趴和站立在滚筒上面的平衡游戏，可以通过强化固有感觉来提高患儿姿势的平衡掌握能力，在完成规定目标的努力过程中，也可强化高度运动计划的能力。进入滚筒时，需要头、手、脚的协调，可以促进前庭功能的全面发展，在滚筒中旋转时，可以有较多的感觉刺激，可以同时增强前庭－固有感觉和触觉刺激及身体颈肌张力反应，对患儿本体感的建立、强化身体形象概念有促进作用。这种运动对改善身体协调不良、触觉敏感或迟钝的帮助很大（图 4-11-19）。

2. **滚筒的运用**　俯卧滚筒、站立平衡游戏、滚筒隧道游戏、筒内滚动游戏、滚筒内摇晃。

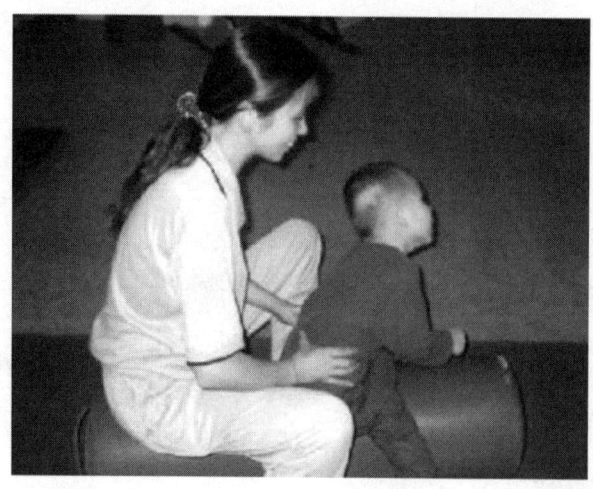

图 4-11-19 滚筒

(十六)球类

1. 球类的作用　球的种类有很多，面对墙壁，距离墙壁20厘米，挺胸、抬头，双臂悬空，双手将球水平推向墙壁，待球从墙壁弹回后接住，再推向墙壁，如此反复（图4-11-20）。

2. 球类的运用　趴地推球、趴地抛球、对墙壁打球、对墙壁踢球、拍球、排球、网球、乒乓球、羽毛球等。

(十七)旋转浴盆

1. 旋转浴盆的作用　对固有－前庭感觉的输入和调整有很大帮助。有助于平衡和姿势的健全发展。练习在旋转中对固有目标做动作，可以强化前庭－视觉间的协调，对身体位置、视觉空间及眼球转动的控制帮助很大，并可有效地养成高度运动企划的能力。对多动的患儿及有孤独症倾向的患儿有矫正作用（图4-11-21）。

2. 旋转浴盆的运用　坐或蹲在其中、趴在旋转浴盆上。

(十八)独脚凳

1. 独脚凳的作用　主要是锻炼身体平衡的感觉，强化身体形象概念（图4-11-22）。
2. 独脚凳的运用　坐独脚凳、踢腿运动。

(十九)跳跳乐

1. 跳跳乐的作用　跳跳乐的上下跳动，可以协助大脑统合前庭－固有感觉的输入，跳动时全身肌肉同时收缩，有助于维持高度的平衡感觉（图4-11-23）。

2. 跳跳乐的运用　可由 2~3 名儿童作为一组共同在上面跳跃。

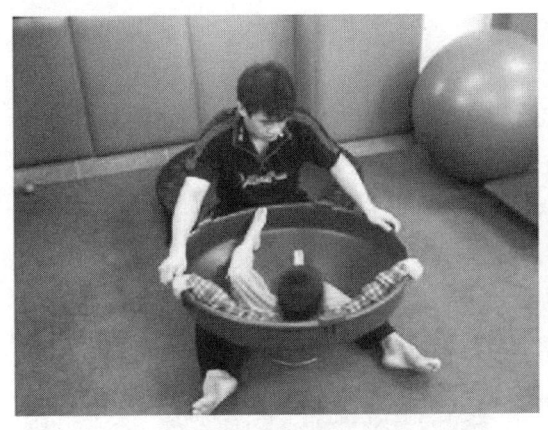
图 4-11-20　旋转浴盆

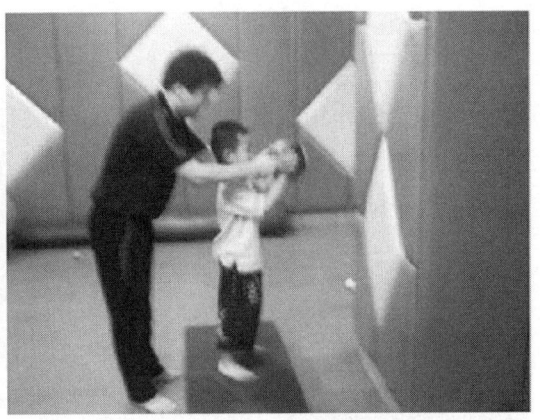
图 4-11-21　球类

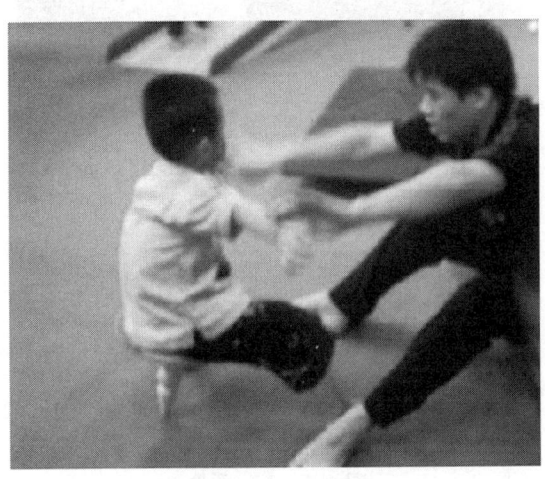
图 4-11-22　独脚凳

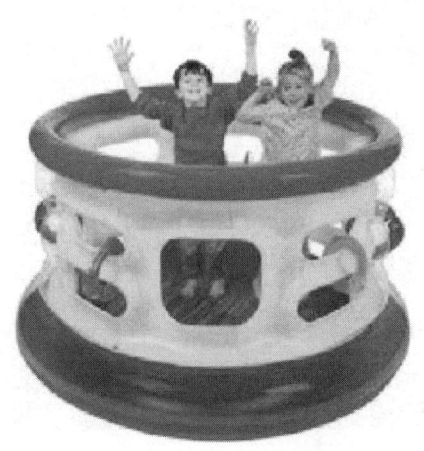
图 4-11-23　跳跳乐

（二十）袋鼠跳

1. 袋鼠跳的作用　患儿在袋鼠跳中，受到袋子的束缚，只能双足跳动，可使前庭-固有感觉得到强化。手脚的协调运动及全身肌肉紧张有助于本体感觉的发展（图 4-11-24）。

2. 袋鼠跳的运用　把患儿装在袋子内，只露出头部和上肢，患儿用双手抓住袋边，做连续跳跃运动。

（二十一）平衡木

1. 平衡木的作用　在限制范围内的平衡木上活动，可以强化身体的双侧配合、平衡反应和视觉运动协调。与其他活动配合进行，对身体协调、空间知觉和运动企划能力的养成帮助很大（图 4-11-25）。

2. 平衡木的运用　让患儿在平衡木上单独缓步前行或由治疗师牵着患儿的手前行。

(二十二)绳子

1. **绳子的作用** 沿着绳子走线的游戏有助于身体平衡能力的发展。跳绳游戏有助于强化患儿的前庭-固有感觉,对手足协调及左右协调都有好处(图4-11-26)。

2. **绳子的运用** 患儿沿着绳子做走线游戏,或甩动绳子做跳绳游戏。

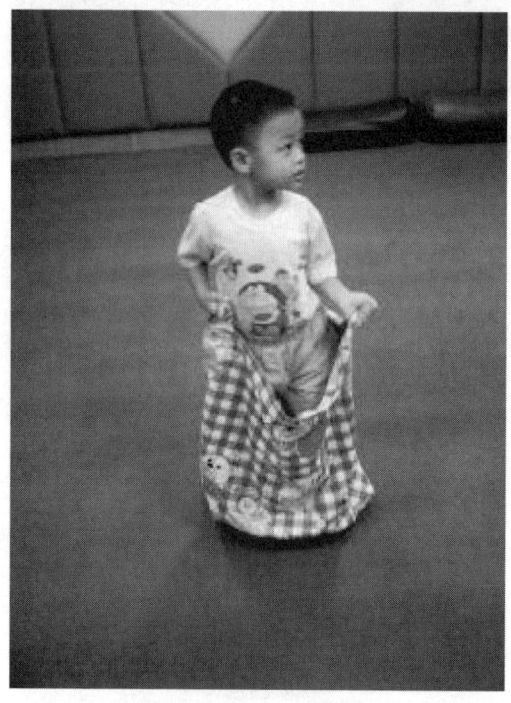

图4-11-24 袋鼠跳　　　　　　　图4-11-25 平衡木

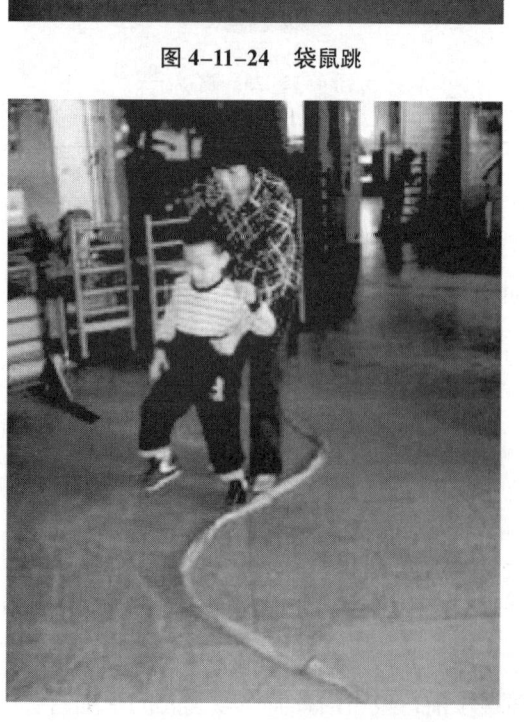

图4-11-26 绳子

(陈旭红　林国徽)

第十二节 水疗法

一、水疗的概念

水疗是综合康复中的一种手段。它既是一种运动疗法、也是一种物理疗法。利用水的温度刺激、机械刺激和化学刺激，达到降低肌张力、缓解肌肉痉挛、维持和扩大关节活动度、提高心肺功能、纠正挛缩、改善感觉功能、改善平衡能力和协调性等功效，从而达到提高运动能力、扩大关节活动度的目的。同时，由于疼痛减轻，活动能力也变得更好。尤其对小儿还可增加训练的兴趣，树立自信心，改善情绪，参与娱乐活动，对其智力、语言、个性发展都有极大的好处。

二、水疗的作用原理

水疗对脑瘫患儿的效果已得到肯定。1950 年 Mcmilan 开始在伦敦 Hallivielk 学校以身体障碍儿和协助者为对象教授游泳方法。西德的 Kallin 体育大学有障碍者游泳指导科目。在伦敦有 Bobath 开展的游泳训练。筱田于 1976 年在日本首先开展了脑瘫患儿水中训练，并开展了集体指导方法。北京博爱医院胡莹媛报道了应用水疗的情况。水中训练的目标，是利用水的物理特性给孩子一种愉快而新鲜的体验。游泳是全身运动，自然能增强身体的持久力，如果学会游泳技能，更能提高患儿的兴趣和信心，同时对身体的感受和活动的认知大有好处。游泳中一定要学会如何控制四肢、躯干肌肉和保持平衡。尤其是对肌张力强的患儿，仰泳姿势可以体验肌肉松弛的感觉。为了抗水压要增强呼吸功能，需要增大胸廓运动力度，强化呼吸器官功能。并且水能刺激皮肤、改善循环、增强易感冒患儿的抵抗力。在水中换气需要训练口呼吸和鼻呼吸分开，这也是语言发音和摄食的基本训练方法之一。一些平日在床上翻身、爬都困难的重症脑瘫患儿，在水中有了手足运动的实际体会，必然增强自信心。特别是在集体训练过程中，可以和家人、伙伴、训练者一起，体会到亲情和友情、爱护和关怀。

其原理如下：
1. 温度刺激　水疗室室温保持 20~25℃，水温 27~30℃，温水浸泡可使痉挛的肌肉松弛。
2. 涡流冲击　采用涡流浴缸，利用水冲撞时的机械刺激缓解患儿的肌张力。
3. 按摩作用　水的按摩作用，可促进血液循环。
4. 浮力作用　水的浮力可使患儿克服重力影响，发展自我控制能力，产生正常运动。在水中可以开展一对一训练，也可以开展一些有趣的小组游戏和竞赛活动，诱发及引导出患儿的自主动作。

5. 静压和阻力作用　水的阻力可以提高患儿对肢体活动的感知性和控制性，促进正常运动模式的建立。

6. 药浴治疗　水疗时可以加入一些中药成分，达到缓解痉挛、疏通经络、活血化瘀、益智醒脑的效果，改善脑部血液循环，激活脑细胞。

三、水中训练达到的效果

1. 头的控制　游泳时，患儿的头必须稳定地控制在中间位。如果头过度前倾或后倾，则不可能在水中横卧和前进，在水中一切运动和姿势变换都是从头开始，各种回转和应付扰乱运动都是以头来调整启动。

2. 平衡　强调完成水中平衡和保持静止状态。游泳者一方面不断地用手划动水，以此顺应水的运动，按压和搅动水也必须保持平衡，学会如何使自身适应平衡的游法，同时也增强了患儿在空气中的身体感觉、方向感觉。

3. 肌紧张　随着对水的安全感、信赖感增强，可看到脑瘫患儿肌紧张缓解。在患儿取平衡的仰卧位姿势时更为明显。肌紧张调节效果如何与水温有关，最合适的水温在29~30℃。

4. 呼吸的控制　当口中有水时，就要用鼻子呼气，这种动作能改善头的控制。仰卧位较稳定地游泳时，呼吸节律正常，可促进肌肉松弛。

四、水疗的应用原则

1. 明确诊断　首先要明确诊断，熟练掌握疾病的病因、病理、症状、体征、发病阶段、熟悉疾病的治疗原则。

2. 选择种类　水疗的种类较多，用水疗法治病要根据患者的年龄、性别、身体状况选择合适的水疗方法。如温热刺激可减轻痉挛、镇痛等；寒冷刺激使血管收缩，也可镇痛；强冷刺激可使神经末梢麻木，用于出血及创伤性疼痛。

3. 因人而异　水疗法治病时要因人而异，注意患儿对水刺激量的反应。根据患儿的体质强弱、耐受力、身体反应能力选择适合的刺激强度和治疗时间。

4. 循序渐进　水疗法的刺激剂量，主要是就温度和持续时间来说的，一般要采取循序渐进的方法。冷水浴要从低温水逐渐到冷水，热水浴要从温水到热水。经过一个过渡阶段，患儿才易耐受从而获得较好的反应。或者根据患儿的反应能力，在某些方法治疗前，采用准备性治疗是适宜的。

五、水疗的常用方法及操作

1. 涡流浴　涡流的产生是通过调节浴盆内设置的喷嘴方向形成旋转水流。现代的涡

流浴中水喷嘴方向、涡流刺激强弱、治疗时间均可自动控制调节

治疗作用：涡流喷射的按摩作用可以缓解躯体 6 个部位（颈部、肩部、胸背部、腰骶部、大腿部及足部）的肌张力。涡流浴有 3 个作用：热、浮力以及按摩作用，对患者既有放松作用又有治疗作用。

热效应：浸泡在热水中可以增加体温和扩张血管，以加快血液循环。

浮力作用：水的浮力作用可以缓解关节和肌肉的压力，产生失重的放松感觉。

按摩作用：通过喷射出温热的水气混合物，涡流能够起到放松作用。涡流浴不仅能够提供很好的水疗按摩，而且浸泡在回荡的热水中，能够得到心理上和情绪上的放松。浸泡在水中可以使肌肉放松，减轻关节活动度训练及日常活动训练时的疼痛和张力（图 4-12-1）。

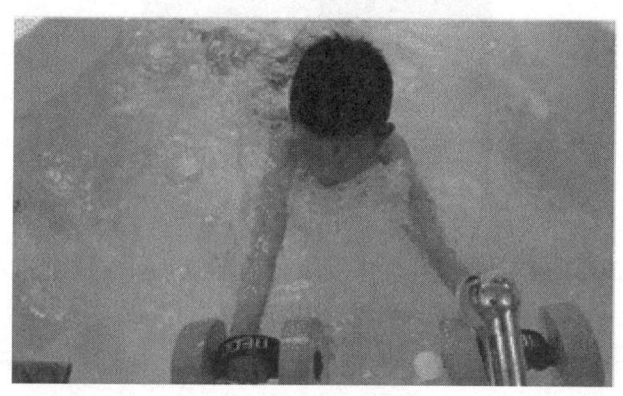

图 4-12-1　涡流浴

2. 气泡浴　通过空气压缩机将空气压入浴水中的气泡发生变化而产生气泡，气泡直径从 0.2mm 到几个毫米，在治疗过程中浴水中混合着气泡。气泡作用于人体，对人体产生细微按摩作用，并形成冷热温度差（空气与水的导热性差异），有助于改善血液循环，训练血管收缩功能。

气泡浴的水温为 36~38℃，治疗时，小儿仰卧在水中，水面不超过剑突部，治疗时间以 10~20min 为宜，每日或隔日一次；20~30 次为一个疗程（图 4-12-2）。

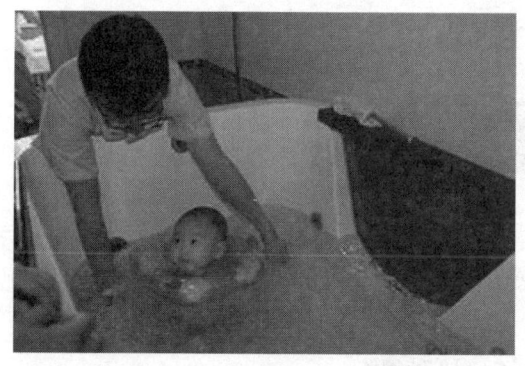 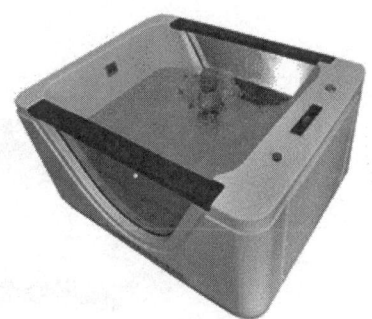

图 4-12-2　气泡浴

3. 药物浴

（1）药物浴应用特殊的中药及西药进行水溶治疗，包括：盐水溶、人工海水溶、松脂浴、荞末浴、碳酸氢钠浴、硫黄浴及中药溶（图4-12-3）。

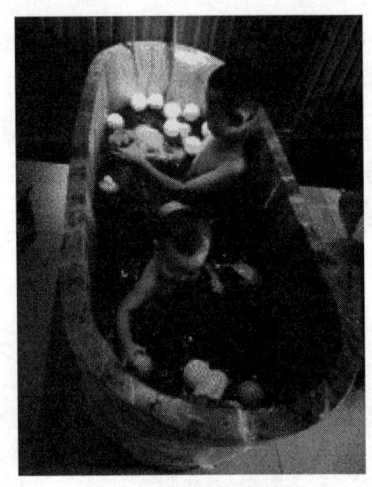

图4-12-3 药物浴

（2）盐水浴把普通的海盐或矿盐加入淡水融合即成，每次浸溶加入2~5kg海盐矿盐，使含盐浓度达到1%~2.5%，水温38~40℃，治疗时间8~15min。

（3）人工海水浴即在浴盆中加入9~10kg海盐，使海盐浓度达到4%~5%，进行治疗的水浴。

（4）松脂浴于淡水浴中加入干燥松脂粉或松脂流浸膏50~75g，水温36~38℃，时间15~20m。

（5）中药浴取制备好的中药煎剂200m，加入溶水中，搅匀，水温为37~39℃，治疗时间10~20mim，每日治疗1次，20~30次为一个疗程。

（6）哈伯特槽浴　一种特制的"8"字形浴槽，可加入涡流浴、气泡浴、局部喷射浴等治疗方式，治疗师可站在槽外进行按摩，被动ROM、抗阻或辅助等各种操作，哈伯特槽浴水温为38~39℃，治疗时间10~30min，每日治疗一次；20~30次为一个疗程（图4-12-4）。

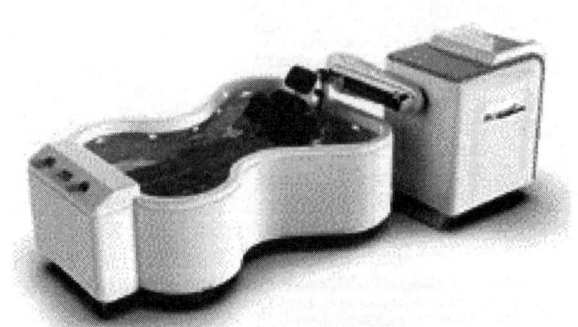

图4-12-4 哈伯特槽浴

（7）步行浴　在浴槽内可以进行仰卧位训练、坐位训练、起立训练、站立平衡训练及步行训练；治疗中水可注入空气，使步行浴有气泡浴作用。治疗时间 15~20min，每日治疗 1 次，20~30 次为一个疗程（图 4-12-5）。

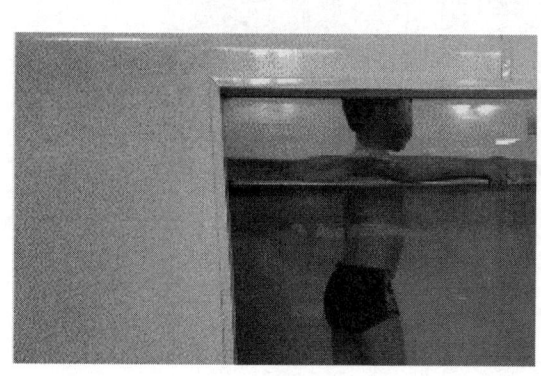
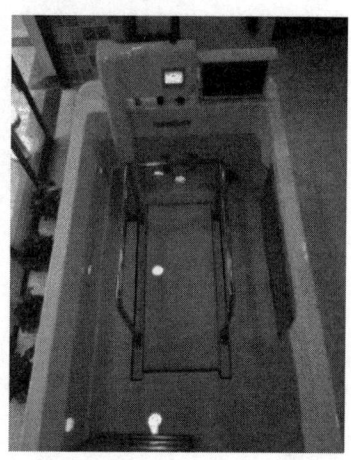

图 4-12-5　步行浴

（8）水中运动　用水中的温度、浮力及水静压作用进行各种功能锻炼，以达到治疗目的。水中运动是现代医学中重要的治疗方法，水的温热可以镇痛解痉，促进血液循环，而利用水的浮力可以进行水中辅助运动、水中支托运动及水中抗阻运动等各种运动训练（图 4-12-6）。

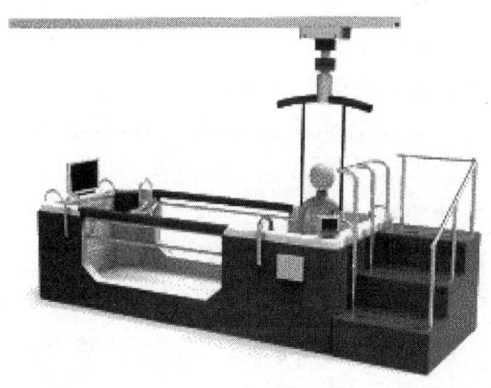

图 4-12-6　水中运动

水中运动训练的方法主要有：①一般训练法。即利用水中设置的各种器械，如池边扶手、水中肋木、治疗床、治疗椅、步行双杠等作为患者身体的支撑物，进行水中步行训练、水中平衡训练、水中协调性训练。② 救生圈训练法。其要点是治疗师站在水中，给患儿提供一个固定点，让患儿身体支撑在救生圈上，不依托任何器具进行训练。可以训练肩关节、上肢及躯干部、髋关节、下肢等。

水中运动也可以结合文体活动开展一些比赛、游戏等，以提高患儿的兴趣（图 4-12-7）。

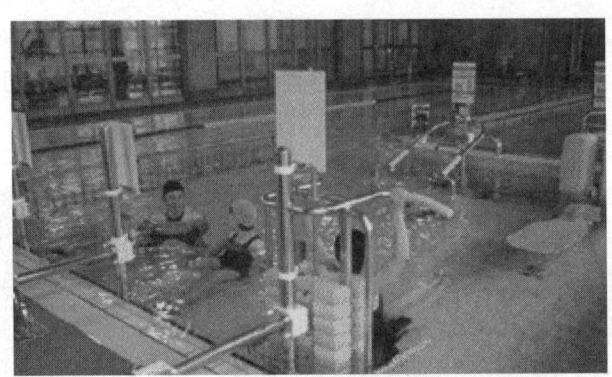

图 4-12-7 水中文体活动

六、水疗的注意事项

水疗首要的是安全问题，患儿自我保护能力差，正常儿童学习游泳尚需指导，而脑瘫患儿又多合并有智力障碍，所以训练时一定注意保护，并辅以救生圈或其他漂浮物，一对一进行训练，防止患儿溺水危及生命。有条件者应备好急救箱。

室温、水温要保持恒定，出水后要及时擦干身体，注意保暖，休息 15 分钟左右，注意预防感冒。训练前 1 小时内不应进食，防止呕吐引起窒息，要排完大小便。掌握好训练时间和运动量，发现患儿疲劳时，不要勉强教条的遵守时间。水疗最好安排在 PT、OT、ST 训练前进行，既有利于提高 PT、OT 等训练的效果，也能防止患儿过度疲劳，如有感冒、腹泻等情况可暂时停止。具体要求如下：

1. 水疗室温度应保持在 23℃左右，室内通风良好、整洁。
2. 治疗前应检查浴槽、起重装置是否完好。
3. 在进行水疗之前，一般应查明下列问题：疾病诊断或评价；患者身体一般状况；心肺功能；运动功能；感觉能力；并发症；皮肤是否有损伤；是否有大小便失禁；是否有传染病；需除外的水疗紧急症等。
4. 治疗时间　应选择在餐后 1~2 小时进行，治疗前应排空大小便。
5. 运动池训练水温以 36~38℃为宜。
6. 盆浴患者入浴后，胸前区应露出水面，以减轻水静压对心脏功能的影响，用 38℃以上热水时，应给患者头部放置冷水袋或冰帽。
7. 训练时间及次数应根据疾病种类及患儿个体情况灵活掌握。一般每次 10~15min。如果患儿体弱，可缩短时间，或者将 15min 总训练时间分为 5min、5min、5min 分段训练。
8. 治疗中患者如出现头晕、心慌、恶心、疲倦等不适，应停止治疗。
9. 感冒、发热、炎症感染、呼吸道感染等不宜进行水疗。
10. 治疗完毕，应让患者在休息室内休息 15~10min 后离去，以防感冒。
11. 浴槽用后必须清洗消毒。
12. 注意预防眼部、耳部疾患。

13. 禁忌证：水疗对有传染病，心、肺、肝衰竭，出血性疾病，发热，皮肤破溃感染，过度疲劳等患儿禁用。

（汪超）

第十三节　药物治疗

脑瘫的药物治疗，主要包括促进脑组织生长发育、促进损伤的脑组织迅速恢复的营养健脑药物及脑瘫合并征的对症治疗，以及中医中药、针灸、按摩、饮食疗法等治疗。应以理学疗法为基础，如能配合药物治疗效果会更好，特别是对于较小的患儿，脑组织处于生长发育期，适当给予促进脑组织生长发育的药物很有必要。

一、促进脑组织发育的药物

利用这种药物，促进脑的新陈代谢，改善脑的血液循环，补充脑发育所需的营养物质，增强机体的抵抗力，对神经细胞的发育及轴突的生长都有良好的作用，特别是对脑瘫合并有智力低下的患儿更为适用。

这部分药物种类很多，有鼠神经生长因子、脑活素、脑多肽、脑代谢活化剂。多选用肌内注射剂，15~20天为1个疗程，也可以隔日注射1次，给药途径简单，以不影响训练、治疗为宜。

（一）鼠神经生长因子的药理作用

鼠神经生长因子（nerve growth factor，NGF）是最早发现的神经营养因子家族成员，能促进中枢和外周神经元的生长、发育、分化、成熟，维持神经系统的正常功能，加快神经系统损伤后的修复。鼠神经生长因子具有促进神经元存活，促进轴突定向再生，促进髓鞘生成和促进有效连接，恢复感觉、运动、认知功能的作用，同时还可针对脑损伤的急性、亚急性损伤阶段能够通过修复白质损伤、修复皮质损伤等阻止继发性损伤，改善预后。

临床上，鼠神经生长因子可用于治疗脑瘫，提高婴幼儿运动和智力发育，改善脑瘫患儿肌张力、姿势异常和反射异常，并显著改善患儿运动、认知功能，降低致残率。

1. 用药方法　常用剂量：注射用鼠神经生长因子18ug（9000U）/瓶+2ml注射用水，1日1次肌肉注射。

2. 疗程　一日一次肌肉注射，连续用药10天，停5天，90天为一个疗程。

3. 不良反应

①严重不良反应，临床试验中发现个别患者出现一过性转氨酶升高。

②用药后常见注射部位痛或注射侧下肢疼痛（发生率分别为85%和29%），一般不需

处理，个别症状较重者，口服镇痛剂即可缓解。

③偶见其他症状（如头晕、失眠等），发生率与安慰剂组比较无明显差别。

（二）脑活素的药理作用

脑活素（cerebrolysin）是促进神经细胞蛋白合成，改善脑代谢功能的药物。脑活素是由动物脑蛋白水解、提取、精制而成的，它直接进入脑组织的神经细胞内，对病理生理和病理学改变为可逆的，为非严重损伤的神经元提供修复过程所必需的材料，促进蛋白质合成。脑活素能激活脑细胞的代谢，增加脑内酶的活性与氧的利用，使受抑制的葡萄糖运转恢复正常，增加脑内糖的利用，对缺氧神经元有良好的保护作用。由于脑活素中的氨基酸能直接进入脑细胞中，作用于蛋白质的合成，并影响神经元的呼吸链，所以有利于纠正脑细胞的代谢异常，增加脑内氨基酸的代谢，能较好地改善脑的功能。

临床主要用于治疗新生儿缺氧缺血性脑病、脑瘫及各种神经系统疾病。特别在新生儿缺氧、缺血性脑病的治疗方面取得了一定的疗效，将缺氧、缺血性脑病的预后不良率由50%降至25%~35%。

1. 用药方法　对有可能引起脑瘫的高危新生儿及脑瘫儿提倡尽早应用，尤其是新生儿窒息、新生儿缺血、缺氧性脑病可早到生后24小时左右，当缺氧引起的全身脏器损害趋于稳定时，便可开始应用。

常用剂量：新生儿为2~5ml + 5%葡萄糖50ml，于2小时滴完；1个月~3岁为5ml+5%葡萄糖100ml，1日1次静脉点滴。

2. 疗程　新生儿期1个疗程为10~14天，重症患儿可连用2个疗程，即用至28天。28天后可根据病情继续应用6个月或1年以上，静点14天，停药10天为1个疗程。

3. 不良反应　注射过快可发生中度发热，偶可发生恶心、寒战等，个别病例可引起轻微的谷丙转氨酶升高和过敏性皮疹。家族中有药物过敏史者要慎用，出现频繁惊厥时应慎用。

二、氯苯氨丁酸（baclofen）又名枢芬、力奥来素

肌肉松弛剂，为r-氨基丁酸（GABA）受体激动剂，GABA是神经突触前抑制的主要神经递质。在20世纪80年代以前，主要口服给药，但效果不佳，而且不良反应大，目前，国外已少用，国内尚有医院在使用，一般剂量为10mg，3次/日；由从1984年英国的Penn和Kroin医生首次报道大剂量单次鞘内注射治疗一例脊髓损伤引起的肌痉挛获得成功后，氯苯氨丁酸鞘内注射已广泛应用于脑瘫的治疗。随着技术和方法的不断改进，现国外已通过皮下埋植微型注射泵来进行连续性长期鞘内给药治疗脑瘫，有报道最长的可一次皮下埋植连续给药达5年。这种方法具有用药少、疗效高、不良反应小的优点，已被广泛应用。其药理作用主要是抑制脊髓上行神经元的兴奋性递质，如谷氨酸、天门冬氨酸等的释放，从而降低兴奋性中间神经元对a-运动神经元的兴奋性刺激；在大脑水平，主要

作用于以下环节：①新纹状体，促进5-羟色胺的释放，抑制多巴胺的释放；②黑质致密层，减少多巴胺的释放；③蓝核，通过降低去甲肾上腺素能神经元的活动来发挥作用。剂量从100mg/d开始，24小时后每12小时增加50mg，直到起作用或剂量达900mg/d后停止增加。据报道该方法有效率达90%。

三、肉毒杆菌-A毒素（botulinum-A toxin，BAT-A）

这是由革兰阴性肉毒杆菌产生的一种神经毒素。通过干扰胆碱能神经末梢突触前乙酰胆碱的释放而起作用，并不破坏神经末梢和神经肌肉的功能。因而BAT-A的作用是通过阻断神经对肌肉的控制，从而使痉挛得到缓解，现已广泛用于治疗脑瘫所致的眼睑痉挛，半侧面痉挛、痉挛性发声困难及四肢痉挛等。

A型肉毒毒素（botulinum neurotoxin，BoNT）用于处理CP肢体痉挛已有20多年，大量研究和临床实践已证明A型BoNT肌内注射是一种安全且有效治疗CP痉挛的方法。A型BoNT的注射目的主要是降低CP患儿痉挛肌肉的过度活动，从而降低肌张力，创造一个时间窗以提高其运动和活动表现能力，以及进行症状管理。

近几年，有系统性评价（systematic aview）证实A型BoNT治疗CP患儿肢体痉挛有明确疗效，且强烈推荐应该优先选择使用该技术。A型BoNT的作用机制主要为防止神经末梢突触前膜释放乙酰胆碱，从而阻滞神经肌肉接头处的神经冲动传递。虽然A型BoNT不能直接作用于CP患儿中枢神经系统的基本病理改变，但却能通过靶肌群暂时的无力和松弛，而明显改善其运动障碍的症状，如改善功能和步态、缓解疼痛、方便护理、改善姿势和延缓外科手术等。A型BoNT治疗时，GMFCS I~III级患儿可改善步态和功能，MACS I~HI级患儿可提高手的使用和功能性表现，GMFCS 1V~V级和MACS IV~V级患儿可进行症状管理（包括疼痛管理，改善外观，保持皮肤的完整性，通过缓解痉挛使长期畸形最小化和增加关节活动度，延缓外科矫形手术时间。提高矫形器佩戴的耐受性）。A型BoNT治疗CP的证据水平较高，根据美国神经病学会的证据分级，A级水平（强有力的证据）显示可缓解下肢痉挛和提高上肢目标性运动功能；B级水平（良好的证据）显示可增加下肢的关节活动度和肌肉长度，提高粗大运动功能，缓解上肢痉挛；U级水平（证据不足）显示可改善参与性表现和上肢的活动能力。A级水平（强有力的证据）显示小腿三头肌注射可改善马蹄足或尖足步态；B级水平（良好的证据）显示小腿三头肌注射可改善有马蹄足的CP患儿的目标性功能；U级水平显示小腿三头肌注射治疗马蹄足优于阶段性石膏治疗；B级水平（良好的证据）显示大腿内收肌注射可控制内收肌松解术后的疼痛；A级水平（强有力的证据）显示大腿内收肌结合腘绳肌注射可短期延缓脱位，但不影响长期结果；U级水平（证据不足）显示下肢多组肌群注射可改善步态、目标和功能。A型BoNT治疗的选择基于特殊存在的症状、不正常的姿势和临床畸形，具体的病例和肌群选择可参考上述有效性证据，以及结合临床的治疗目标进行。

儿童剂量 BTX-A

每次注射的全身最大总剂量：不超过 16U/kg 或 400U，超过 60kg 的患儿按照成人剂量。

大肌肉的每次最大注射剂量：6U/kg，小肌肉的每次最大注射剂量：1~2U/kg。

每个注射点最大注射剂量：50U。

每个注射点最大注射容积：1.0ml，特殊情况除外。

稀释：1~5ml 每支，体积大的肌肉用较大的体积稀释可能更有效。

注射频率：一般来说，药效持续 3~6 个月。抗体形成的概率与注射的剂量和频率有关。因此，延长注射间隔时间，应用有效的、最小注射剂量是最为可取的。然而，症状复发可能是注射频率的最终决定因素。

四、晕动病（motion-sickness）药物

茶苯海明（dramamine）、苯甲嗪（marezine）：治疗运动失调与平衡不稳，剂量：0.02~0.05g，3 次/日。

五、其他药物

其他还有许多药物治疗各种类型的脑瘫，但效果不佳，或不良反应很大。医师应了解以下药物：

（一）新斯的明（neostigmine）

新斯的明（neostigmine）能减轻肌肉痉挛，增加正常动作的范围，有利于支架及石膏矫正痉挛畸形，可使拮抗的肌肉相互协调，减少牵张反射，减轻舌肌痉挛以改善说话功能。

（二）苯妥英纳（dilantin sodium）

苯妥英纳（dilantin sodium）为肌松剂，对张力性的指痉与大发作起缓解作用。

（三）苯丙胺（amphetamines, benzedrine sulfate）

苯丙胺（amphetamines, benzedrine sulfate）为拟肾上腺素中枢兴奋药，特别对器质性的自动症与运动功能亢进症有针对性的治疗效果。

（四）美安生（mephenesin）和甲盼油醚（tolserol）

美安生（mephenesin）和甲盼油醚（tolserol）为神经肌肉阻断药，每次剂量 0.5g，3 次/日。可治疗痉挛与僵硬。

（五）左旋多巴（L-多巴）

左旋多巴（L-多巴）为酪氯酸的羟化物，在体内是左旋酪氯酸合成儿茶盼胺的中间产物。L-多巴在脑内转变为多巴胺，补充脑瘫患者纹状体中多巴胺的不足。研究表明，L-多巴对肌肉僵直及运动困难的脑瘫疗效较好，而对肌肉震颤症状疗效较差。作用较慢，常需用药2~3周才出现客观体征的改善，1~6个月以上才获得最大疗效，但作用持久，随用药时间延长而递增。

L-多巴治疗脑瘫，常见的不良反应有：①胃肠道反应；②心血管反应，可引起体位性低血压、心动过速或心律失常；③不自主异常运动；④精神障碍。

（六）硫必利（tiapride）

实验表明，硫必利会影响机体对轻微刺激的反应时间，尽管影响很小，但对于随后机体作出正确的运动反应却极为重要。临床报道对6例随意运动障碍的脑瘫患者采用硫必利口服治疗，平均剂量为11.4mgl（kg.d），分3次服用，结果有5个患者的临床客观体征明显改善，所有患者运动功能均有不同程度的提高。

（七）东莨菪碱（scopolamine）

东莨菪碱（scopolamine）可用于脑瘫患者流涎、震颤和肌肉强直等症状的治疗，可能与其拮抗中枢神经的乙酰胆碱作用有关。有报道1例经皮斑片状注射东莨菪碱，成功缓解2岁儿童的四肢痉挛性脑瘫的流涎症状，且无任何明显的不良反应。

（八）盐酸苯海索（benzhexil hydrochloride）

盐酸苯海索（benzhexil hydrochloride）属抗胆碱药，对20例脑瘫患儿的治疗结果显示，其中有17例的流涎症状得到了极大的缓解，不良反应则微乎其微。说明其治疗脑瘫患者的流涎症状较为有效。

（九）丹曲林（dentrolene）

丹曲林（dentrolene）为骨骼肌松弛药，用于治疗四肢痉挛型脑瘫。

（十）氯硝安定

氯硝安定属镇静类药，具有镇静、骨倍肌松弛等作用，用于混合型、痉挛型脑瘫，但常导致患儿嗜睡等不良反应。

（十一）654~2（山莨菪碱）

654~2属于血管平滑肌松弛剂，有显著的血管扩张作用，尤其对周围的血管及脑血管扩张效果较好，在用654~2扩张血管后再用脑活素效果更佳，它能使脑活素的有效成分透过血脑屏障使活化脑细胞的作用更显著。

用法：654~20.5ml/kg体重加入生理盐水100ml内静滴。

（陈旭红　蔡雪莹）

第十四节　传统医学康复疗法

中国传统医学很早就对大脑有明确的认识，《黄帝内经》说："脑为元神之府。""神"代表人的思维和意识，指大脑皮质的功能活动。《医学衷中参西录·医论》认为："人之元神藏于脑。"说明脑是人类生命活动的源泉，可支配人的神经、意识、思维、机体运动。

一、对脑瘫病因的认识

中医儿科学中没有脑瘫这个诊断名称，当然就更没有脑瘫的详细分型，根据脑瘫的临床表现，应当属于小儿发育障碍及运动功能障碍性疾病，类似于中医的五迟、五软、五硬类病症，脑瘫属于中医的疑难病症，目前找不到关于脑瘫的记载，尚待进一步的研究与发掘。从中医科学看引起脑瘫的原因很多，主要有以下几种。

（一）产前因素

也可以称为先天因素，主要指先天之本的肾气不足，胎儿从父母那里禀赋的先天之精气（生殖方面的精气）不足。例如：父母体弱多病；父亲的精气不足；母亲气血双亏，慢性疾病，或精神受到刺激；父母大量吸烟、酗酒，有遗传性疾病或内服药物，长期接触有毒物质，接受放射线等原因都可使肾藏精不足。这些因素都会影响胎儿的生长发育，以致精不养髓。所以先天的肾气不足是脑瘫的重要原因，故应属于"胎弱"或"胎怯"。

（二）产后原因

产后原因又称后天原因，主要指五脏六腑的精气与来源于水谷的精气不足。正常小儿是由于先天的肾气再结合后天五脏六腑的精气，得到后天水谷精微的充养，身体才能逐渐发育成长。如果肾气不足，藏精不足，后天的水谷精微不足，肾不生髓，必然影响脑的发育而且肾气不足，精气衰退，腰脊不能举动转侧，二足痿瘦不能直立。肝主筋，脾主肉……如果肝脾功能发生障碍也可出现筋骨酸痛、筋脉拘急、角弓反张的脑瘫症状。

此外，在产后因素中还包括一切产伤，如难产、产钳术及一些头部外伤等原因。

二、脑瘫的病症与中药治疗

脑瘫为小儿弱症，根据脑瘫的临床表现应属于五迟、五软、五硬的范畴。

（一）五迟

1. 临床表现

立迟：站立过迟、不稳或不能站立。

行迟：走步过迟，或迟迟不能行走。

齿迟：出牙过迟，或者不出。

语迟：说话过迟，或者不会说话。

发迟：头发稀少，发黄，晚出。

有时伴有反应迟钝，智力低下。

2. 发病机理　五迟主要是由于肾藏精不足，先天胎禀不足，肝肾亏损，后天护理不当，哺养不力，使后天水谷之精气失养，气血虚亏。肾主骨，肝主筋，使筋骨痿软，站立不稳，迟迟不能行走。肾主骨，齿为骨之余，使牙齿迟而不出。心主血，发为血之余，患儿头发稀疏萎黄迟出。如果气血不充，心不能主神明，肾不能生髓，脑髓不充、技巧不出，患儿可有智力低下，反应迟钝，说话过迟或不会说话等表现。

3. 治法　补益心肾，调养气血。

4. 主方

（1）六味地黄丸加减：熟地、山萸肉、山药、茯苓、丹皮、泽泻。

（2）金匮肾气丸：熟地、山萸肉、山药、茯苓、丹皮、泽泻、附子、肉桂。

（3）五子补肾丸：枸杞子、菟丝子、五味子、覆盆子、车前子。

5. 常用加减药物　熟地、枸杞子、山萸肉、鹿角霜、当归、白芍、丹皮。方中可酌情加入菖蒲、远志以开心窍，胡麻养血生发。

（二）五软

1. 临床表现

头顶软：不能竖颈，不能抬头。

口软唇弛：咀嚼无力，口角流涎。

手软腕下垂：手软不能抓握或抓举。

足软无力：不能站立或站立不稳。

肌软松弛：肢体少动，腰软而不能坐，左右转动困难。

2. 发病机理　五软也是由于先天之本的肾藏精不足，主筋之肝血不足，后天水谷精气不足，或体弱多病，使脾胃亏损，脾不能统血，不能运化水谷。《素问·阴阳应象大论》说："脾生肉。"《素问·痿论》说："脾主身之肌肉。"肌肉的生成主要依靠水谷精气的供给，脾胃运化正常时，肌肉丰满，口唇红润；脾胃运化失常，则肌肉消瘦，无力而软，口唇苍白少华。所以，脾胃亏损，气血虚弱，肌肉无气以生，骨骼肌肉营养缺乏而表现出五软的特点。

3. 治法　补益肝肾，调养脾胃。

4. 主方

（1）补肾地黄：熟地、白茯苓、山萸肉、牛膝、山药、鹿茸。

（2）补中益气：黄芪、甘草、党参、当归、陈皮、升麻、柴胡、白术。

5. 常用加减药物　炒党参、焦白术、炙黄芪、熟地、山药、当归、鹿角霜、牛膝。

（三）五硬

1. 临床表现

头硬：头硬后仰，不能俯视。

颈硬：颈部紧张或角弓反张。

手足硬：手足发凉，如冰而硬。

腰硬：腰如板，少活动。

肉硬：肌肉坚硬，屈伸困难。

2. 发病机理　五硬在先天精气不足的基础上，多由于后天禀赋不足，肾气得不到后天水谷精微的充养，肾气不足，髓不满，骨不充。肝不藏血，精血同源，肝肾亏损，脑髓失养，大脑功能障碍，肝生筋，肝气衰时，筋不能动，出现筋骨酸痛、筋脉拘急、角弓反张的症状。

小儿为稚阴稚阳之体，易感风寒六淫之邪，而使经络运行失常，全身缺乏水谷精微濡养，致使头颈、四肢、躯干变硬，屈伸障碍。

3. 治法　培元补肾益肝。祛风散寒，兼调气血。

4. 主方

（1）补肾益肝：可用补肾地黄丸或河车大造丸。药物：紫河车、麦门冬、牛膝、黄柏、杜仲、熟地黄、龟板。

（2）祛风散寒，兼调气血：可用小续命汤。药物：麻黄、防己、人参、黄芩、桂心、甘草、白芍药、川芎、杏仁、附子、防风、生姜。

5. 常用加减药物　党参、麻黄、川芎、炙甘草、官桂、制附子、干姜、当归、大枣。

三、中医治疗脑瘫的原则

根据祖国医学的记载与现代人认识脑瘫的观点，可以看出脑瘫有多种类型，患儿的体质各异，所以采用中医中药治疗时，必须根据患者的不同临床特点，运用中医理论进行辨证论治。因为脑瘫属疑难之症，最好采用综合治疗的方法。

从中医的角度出发，应该培元固本，补肾益肝，调节脾胃，补气养血，促进水谷运化，全面提高机体抵抗力。临床多从补肝肾入手，肾充则髓实；此外也应加用开窍的药物以醒神；还可以利用针灸、推拿、按摩等方法进行治疗。

四、脑瘫的头针治疗

头针疗法是祖国医学针刺治病的重要手段,以针灸学之经气横向联系的理论为依据,结合现代医学解剖生理知识总结而成。是在大脑皮质功能定位的头皮相应投射区,根据脑瘫儿脑损伤的不同情况进行针刺,治疗脑瘫的各种症状,该方法目前已得到国内外广泛的承认。脑瘫的头针针刺区的定位和作用如下。

(一)运动区

1. 部位 上点在前后正中线中点往后移0.5厘米;下点在眉枕线和发际鬓角前缘相交处(如鬓角不明显者,可以从颧弓中央向上引一垂线,与眉枕线交点处向前移0.5厘米为运动区下点)。上下两点即为运动区。运区上1/5是下肢、躯干运动区,中2/5是上肢运动区,下2/5是面部运动区(或称语言一区)(图4-14-1)。

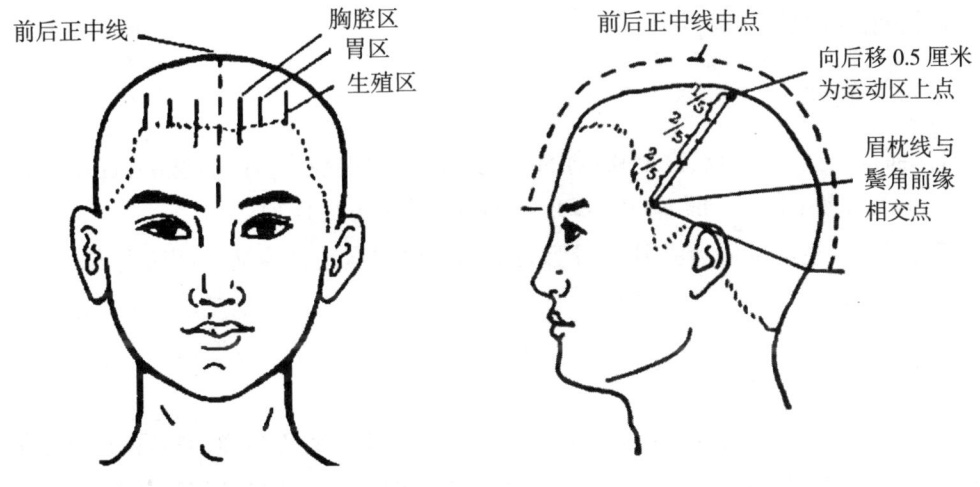

图4-14-1 运动区

2. 作用
(1)运动区上1/5:主治对侧下肢瘫痪。
(2)运动区中2/5:主治对侧上肢瘫痪。
(3)运动区下2/5:主治对侧中枢性面神经瘫痪,运动性失语,发音障碍,流口水。

(二)感觉区

1. 部位 运动区的上点和下点的连线,平行向后移1.5厘米即是感觉区,在感觉区上1/5是下肢、躯干、颈、头感觉区,中2/5是上肢感觉区,下2/5是面部感觉区(图4-14-2)。

2. 作用

（1）感觉区上 1/5：主治对侧偏瘫、麻木、感觉异常，在其下段治耳聋。
（2）感觉区中 2/5：主治对侧上肢瘫痪、感觉异常、痉挛。
（3）感觉区下 2/5：主治对侧斜视及面瘫、上肢瘫。

（三）足运感区

1. 部位　在前后正中线中点向后移 1.5~3cm，再旁开 0.5~1cm，向前刺 1~3cm。亦即在前后正中线旁开 0.5~1cm，于感觉区后 0.5~1cm 处进针，向前刺 1.5~3cm 长，和前后正中线方向平行，即为足运感区（相当于旁中央小叶）（图 4-14-2）。
2. 作用　主治对侧足及下肢瘫痪、感觉异常。

（四）舞蹈震颤控制区

1. 部位　运动区上下点连线向前平移 1.5 厘米处即是（图 4-14-2）。
2. 作用　主治小儿舞蹈病及小儿脑瘫综合征及运动过度、震颤等，一侧病变针刺对侧，两侧病变同时针刺两侧。

（五）晕听区

1. 部位　在耳尖中点直上 0.7~1.5cm 处。以此为中心，向前后移 1~2cm 之水平线即是，共 2~4cm 长（相当于颞上回中部听觉分析器）（图 4-14-2）。
2. 作用　主治脑瘫合并耳聋或听力下降、精神运动性癫痫，配听宫穴可治先天性耳聋。

（六）言语二区

1. 部位　以顶骨结节往后 1~2cm 为起点，平行于前后正中线，向后引 1.5~3cm 长的线段，即为该区（相当于角回，为书写、阅读、符号中枢）（图 4-14-2）。
2. 作用　主治语言障碍。

（七）言语三区

1. 部位　以晕听区的中点为起点，向后引 2~4cm 长之水平线段即为该区（相当于颞上回后部）（图 4-14-2）。
2. 作用　主治脑瘫合并语言障碍。

（八）运用区

1. 部位　从顶骨结节起，向下引一长约 1.5~3cm 的垂线，再分别引与该线夹角为 30°~45° 的前后两条线，此三线即为运用区（相当于缘上回，为后天获得的综合性精细运动调整区，如发生病变，做精细运动障碍）（图 4-14-2）。

2. 作用　主治脑性疾病引起的运动障碍，综合性精细运动失调。

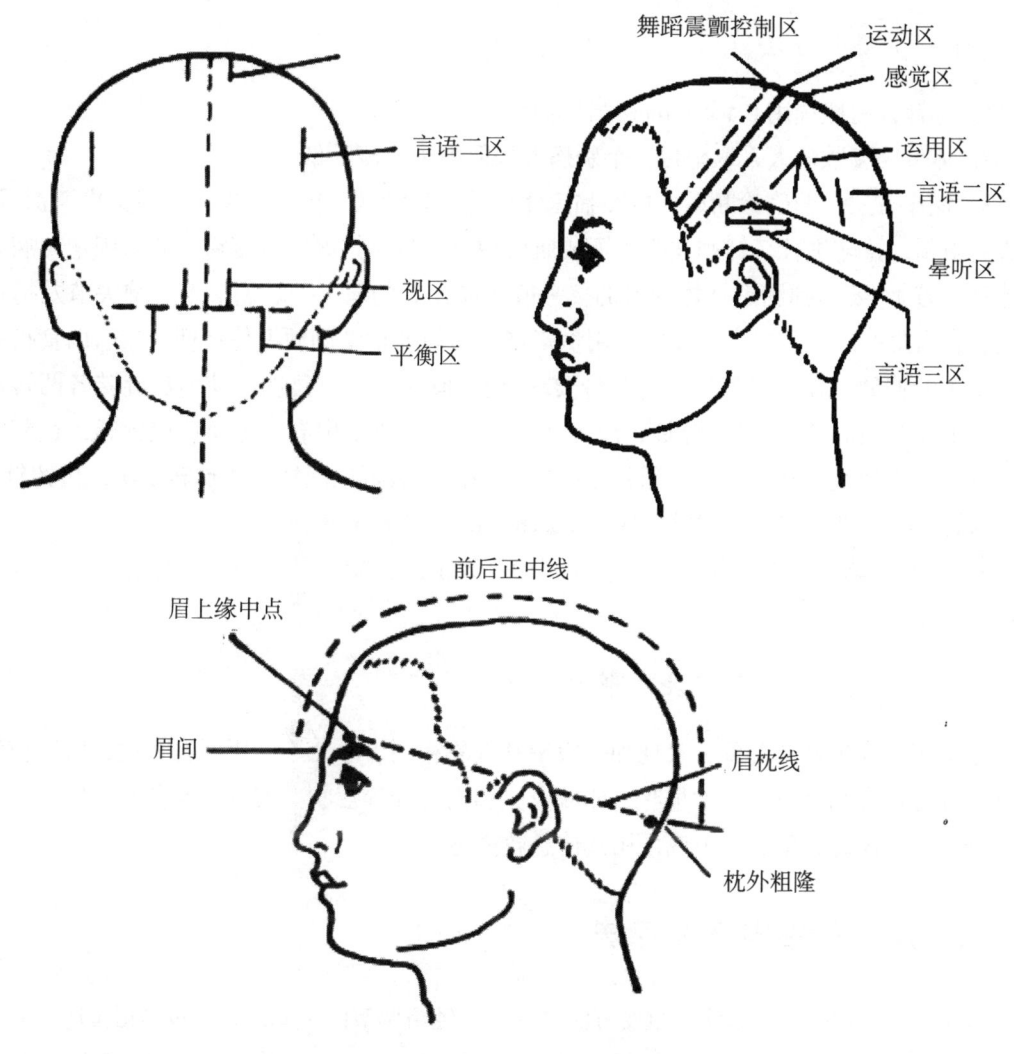

图 4-14-2　各针灸区的定位关系

（九）视区

1. 部位　在枕外粗隆水平线上，枕外粗隆旁开 0.5~1cm，再向上引一平行于前后正中线、长约 4 厘米之线段，即为视区（相当于枕叶纹状区）（图 4-14-2）。

2. 作用　主治脑瘫的视力障碍。

（十）平衡区

1. 部位　在枕外粗隆水平线下，于枕外粗隆旁开 1.5~3.5cm，再向下引一平行于前后正中线、长 2~4cm 的线段，即为平衡区。相当于小脑部位（图 4-14-2）。

2. 作用　主治小儿脑性疾病引起的平衡障碍及颈软；脑干功能障碍引起的肢体运动障碍、瘫痪。

（十一）操作方法

1. 选针　一般选用 0.4×25mm 号针为宜。
2. 体位　多数病人采取坐位，个别病人采取平卧或侧卧位。
3. 操作方法　明确诊断后，按照临床体征选好刺激区，剪去头发，常规头皮消毒后，沿头皮斜刺，捻转进针，针刺在头皮下或肌层均可。达到该区的深度后，要求固定（病人不感到痛苦）。要达到固定针体的目的，一般要操作者的肩关节、肘关节、腕关节及拇指固定，食指第一、二节呈半屈曲状，用食指桡侧面与拇指掌侧面捏住针柄，然后以食指掌指关节不断伸屈，使针体旋转，每分钟要求捻转 30 次以上，每次针体前后旋转各两转左右，一般持续捻转 30 秒至 1 分钟，患儿在相应的肢体或肌肉有一定反应或针感，达到上述要求后，再持续捻转 1 分钟，留针 15~20 分钟，然后再用同样方法捻转 1 次，再留针 1 次，行针 1 次，即可起针。起针后应用棉球稍加压针眼以防出血。
4. 疗程　脑瘫病人恢复慢，一般针刺为每天 1 次，30 次为 1 疗程。休息 2~3 个月开始第 2 个疗程。

（十二）头针治疗脑瘫注意事项

个别病人发生晕针现象，表现和一般晕针现象相同，小儿不能用语言表达，所以应注意其表现是否有面色苍白、木呆状、四肢发凉和出冷汗等症状。若发现这种情况应立即让其平卧、安静休息，急刺人中或采用其他急救措施。

五、脑瘫的推拿按摩疗法

推拿按摩是治疗小儿脑瘫的重要方法之一，是经络调节的主要内容，也是祖国医学对小儿脑瘫的主要康复治疗手段。临床运用时，应根据患儿的不同症状、年龄进行辨证选择。

推拿按摩手法熟练与否将直接影响治疗效果的好坏，也是治病成败的关键。小儿与成人不同，皮肤娇嫩，肢端短小，又不配合，所以只有熟练掌握操作手法，才能达到体表施术、体内感应和内呼外应的目的，收到满意的效果。

熟练手法除着重练用力均匀，稳妥着实，持久有力，使之达到轻而不浮，重而不滞，刚中有柔相兼的程度以外，还必须注意姿势得当，否则也会影响施术。

小儿推拿按摩手法甚多，其中有的手法虽与成人相同，但动作姿势却不一样，特别是脑瘫患儿推拿还包括矫形动作。如推法，小儿推法是以拇指或食指、中指指腹向一个方向推抹或向相反方向直线分推；而成人推法则是以拇指端着力，以拇指末节做屈伸活动，逐渐向前移行。两种推法无论在动作姿势和感觉上均不一样。小儿常用的推拿按摩手法有推、运、揉、摩、掐、搓、理、擦、捏、挤、摇、抖、矫形等十几种。这些手法适用于5岁以下的患儿，年龄越小越易奏效。5岁以上的患儿可配合矫形手法同时进行。

（一）推法

推法为小儿推拿常用的手法之一。根据施术方向可分为直推、分推、旋推三种。医家认为旋推为补，直推为清为泻（向指根方向）；屈指直推为补，直指直推为泻；往下推为温为补，往上推为清为泻。临床上各取所用，均有疗效。

1. 直推法　以拇指端外侧缘，或以拇指螺纹面，或以食、中二指指腹，或以掌根在穴位上向前或向外直线推抹（图4-14-3）。

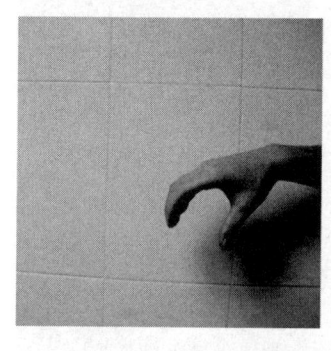 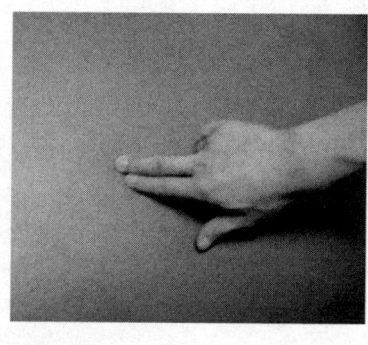 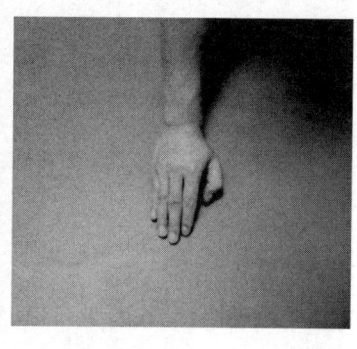

A　　　　　　　　　B　　　　　　　　　C

图 4-14-3　直推法

2. 分推法　医者用拇指螺纹面，自穴中央向其两旁做"←·→""↙·↘"方向分推（图4-14-4）。此法在临床上较为多用，如推坎宫、推囟门、推天门、分阴阳、推膻中、分推阴阳腹等。

3. 旋推法　用拇指腹在穴位上回旋移动，用力较轻，不带动皮肉筋脉（图4-14-5）。

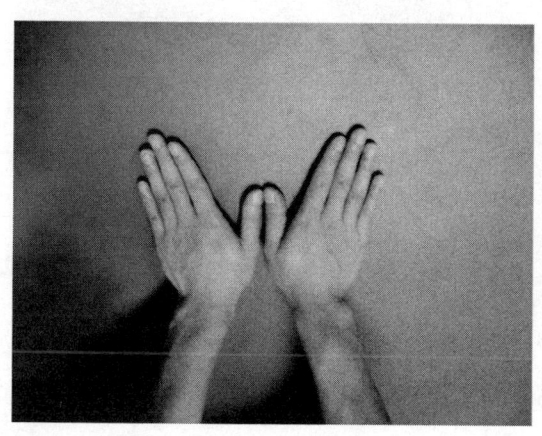 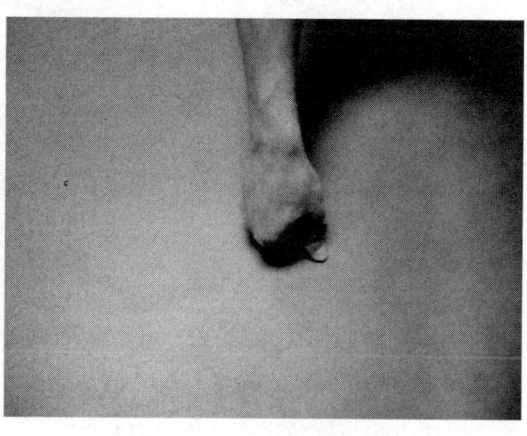

图 4-14-4　分推法　　　　　　　图 4-14-5　旋推法

（二）运法

1. 拇指运法　用单手或双手拇指面，或食、中、无名指面在穴（部）位上由此及彼做弧形或环形运转。此法有顺运为泻、逆运为补，左运汗、右运凉及左转止吐、右转止泻等说法（图4-14-6）。

2. 摇抖肘法　先以左手拇、食、中指托住患儿之肘部，再以右手拇、食二指将患儿的手插入虎口，同时用中指按神门穴（腕横纹尺侧端），然后屈患儿之手上下摇动20~30次（图4-14-7）。

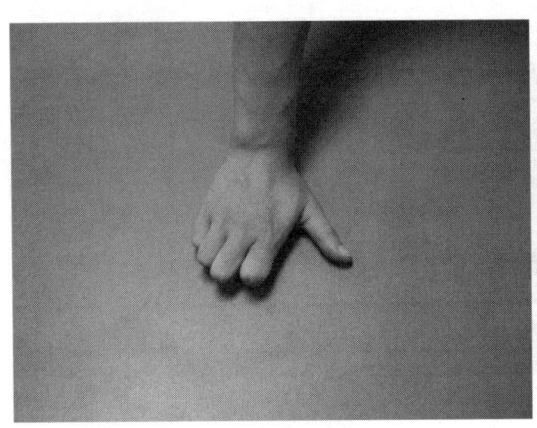

图4-14-6　拇指运法

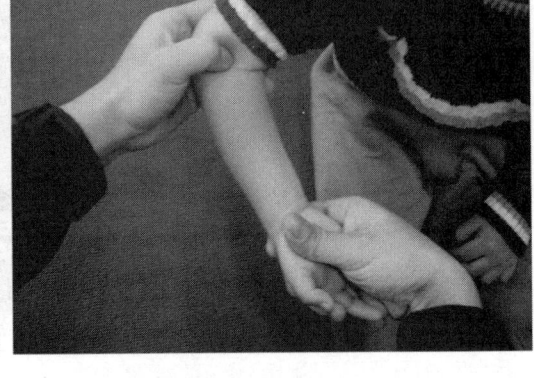

图4-14-7　摇抖肘法

（三）揉法

1. 指揉法　用拇指端或用食指端或用食、中、无名三指端着力，紧紧吸附在穴位上回环揉动称指揉法（图4-14-8）。

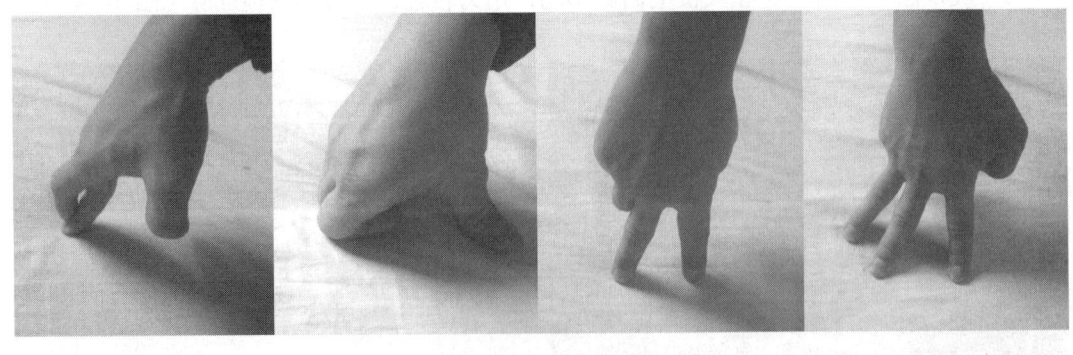

图4-14-8　指揉法

2. 掌揉法　以掌根着力在穴位上做环形旋转揉动称掌揉法，此法适用于大范围内施术，如揉中脘、揉鱼尾等（图4-14-9）。

3. 鱼际揉法　仅以大鱼际部着力，在穴位上频频揉动，称鱼际揉法（图4-14-10）。

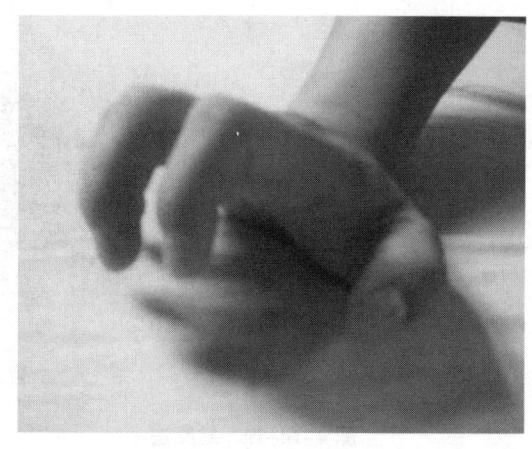
图 4-14-9 掌揉法

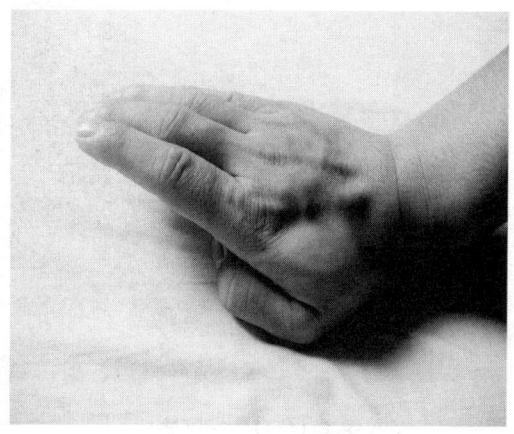
图 4-14-10 鱼际揉法

（四）摩法

此法是小儿推拿最常用手法之一。根据接触部位和手势的不同，又分指摩法、掌摩法的旋摩法三种。并有顺摩为补，逆摩为泻；掌摩为补，指摩为泻；缓摩为补，急摩为泻等说法。前人用摩法时配以药膏、药洒摩，称膏摩。

1. 指摩法　以食、中、无名等三指腹在穴（部）位上做不间断的回旋抚摩称指摩法（图 4-14-11）。

2. 掌摩法　以右手掌心在穴（部）位上做回旋抚摩称掌摩法，此法主要用于腹部（图 4-14-12）。

3. 旋摩法　以双手全掌面着力，自患儿下腹部开始到升结肠，到横结肠，到降结肠的解剖方位，两手一前一后做交替旋转运摩，称旋摩法。对四肢痉挛性脑瘫患儿，可按此原理按摩四肢（图 4-14-13）。

（五）掐法

用右手拇指用力掐入穴内，以不掐破皮肤为度，此法为治小儿疾病常用手法之一（图4-14-14）。

（六）拿法

用单手或双手拇指与食、中二指端，或用拇指端与其余四指端相对，用力提肌腱或小肌束部位，称拿法（图 4-14-15）。

（七）按法与按揉

以拇指腹或掌根在一定部位或穴位上逐渐用力向下按压，称按法。掌按多用于胸腹部，临床应用此法时常与揉法结合而用，称按揉（图 4-14-16）。

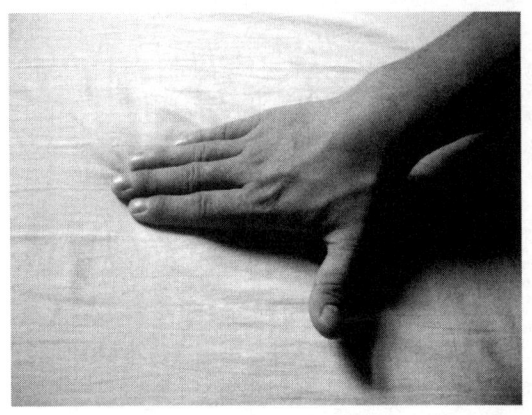

图 4-14-11　指摩法

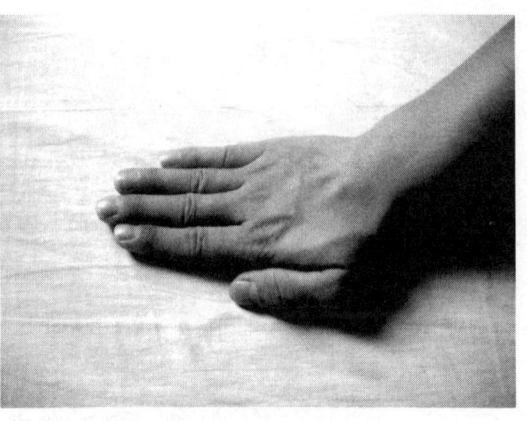

图 4-14-12　掌摩法

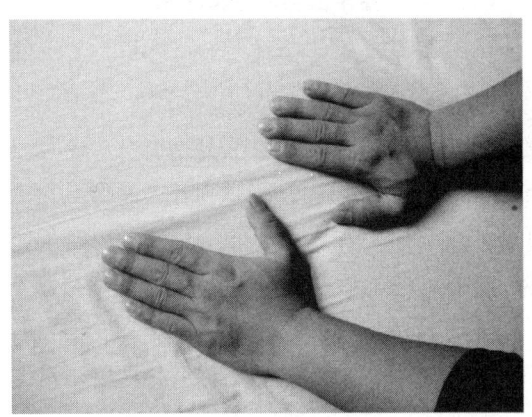

图 4-14-13　旋摩法

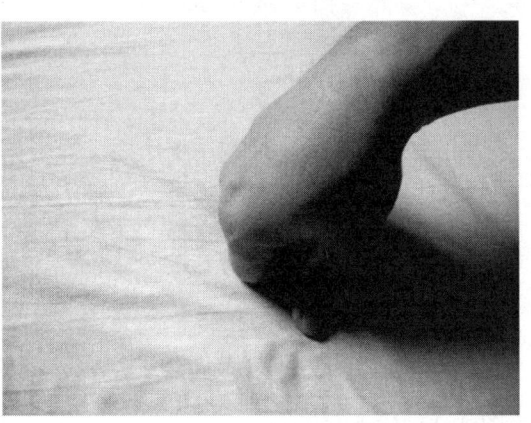

图 4-14-14　掐法

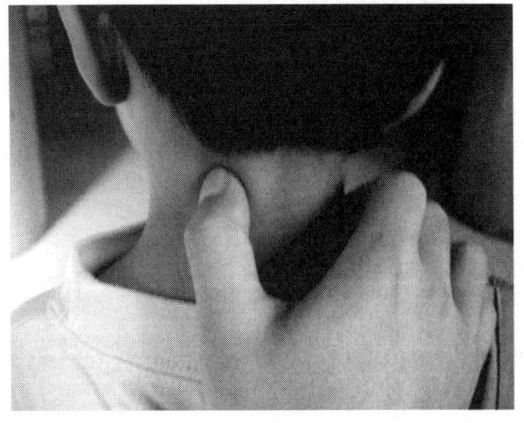

图 4-14-15　拿法

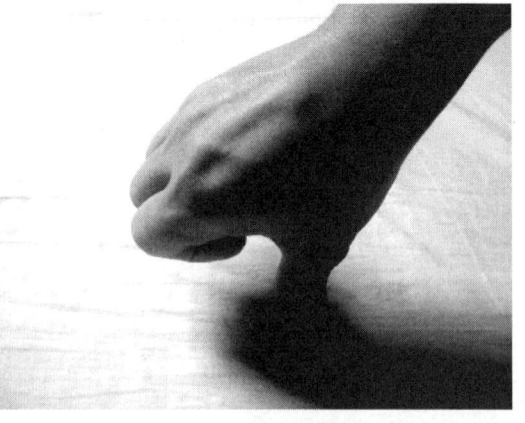

图 4-14-16　按法

（八）捏法

此法用于脊背部施术，称捏脊法。用于挤捏穴位或一定部位时，称挤捏法。此两法均为临床上治疗小儿脑瘫最常用手法。

1. 捏脊法　以双手拇指与食指做捏物状手形，自患儿腰骶开始，把皮肤捏起后，双手拇指交替向前捏捻，每向前捏捻三下，用力向上提一下，至大椎穴位处，捻一遍后梳抹一遍。所提皮肤多少、用力大小均要适当，而且要直线向前，不可歪斜。此法对小儿消化不良、不思饮食有良好效果，是强身健体、促进发育的必要治法（图4-14-17）。

2. 挤捏法　以双手拇指与食、中、无名指端自穴位周围向穴位中央用力挤捏，直至局部皮肤红润和充血为止，约3~5遍。有时可用三棱针刺后再行挤捏。此法主要施术于大椎、新建、天突、太阳、眉心等穴，有清热凉血、消炎止痛作用，可用于强直型脑瘫（图4-14-18）。

（九）捣法

半握拳，用中指第二节或者用中指端在穴位上快速频捣（图4-14-19）。

（十）搓法

以双手掌心相对用力，紧紧挟住患者肢体或其他部位，然后双手交替或同时用力快速搓动（图4-14-20）。

（十一）扯法

用拇、食指指端捏住患儿穴位或一定部位的皮肤，或用食、中指中节挟住皮肤，用力一拉一放，以局部皮肤充血为度（图4-14-21）。

（十二）滚法

将手背部与小指侧面附着于穴（部）位上，使腕关节屈伸外旋做连续滚动，称为滚法（图4-14-22）。

（十三）挪法

用掌心在一定部位上自上而下，左右往来慢慢移动，此法相当于摩法变化运用时之"开合法"（图4-14-23）。

（十四）擦法

用拇指外侧缘或用食、中、无名指面在体表一定部位或穴位上来回摩擦。擦法分指擦、掌擦和鱼际擦三种（图4-14-24）。

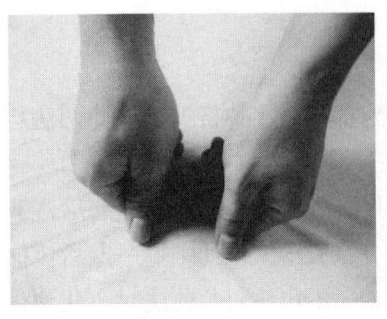 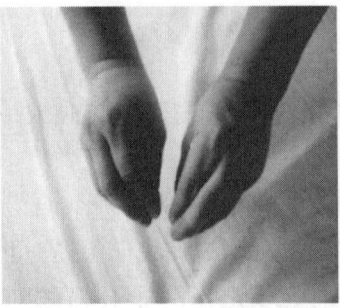 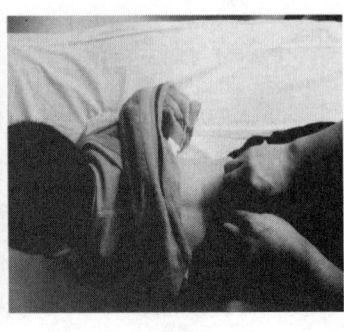

图 4-14-17 捏脊法

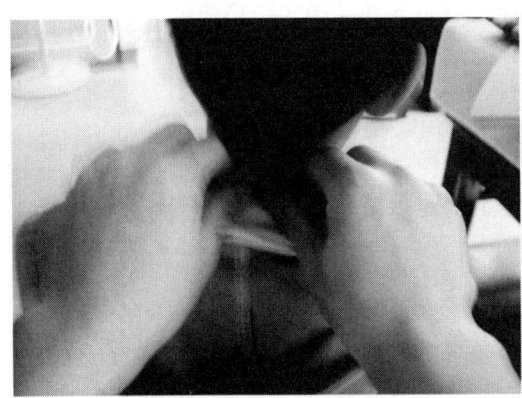

图 4-14-18 挤捏法

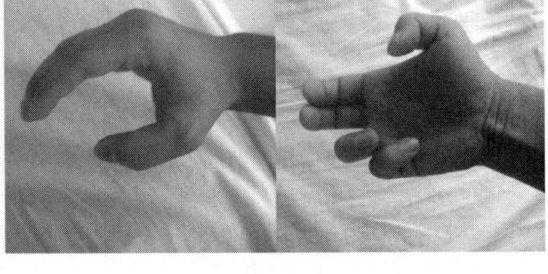

图 4-14-19 捣法

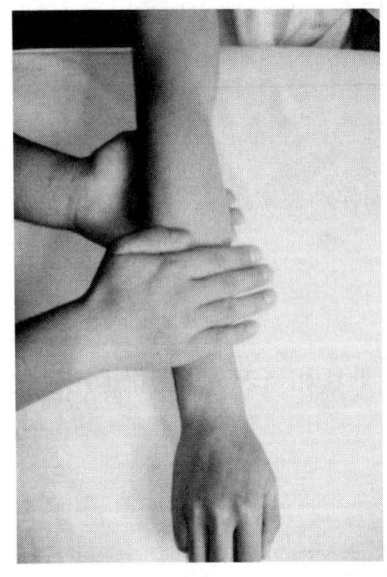

图 4-14-20 搓法

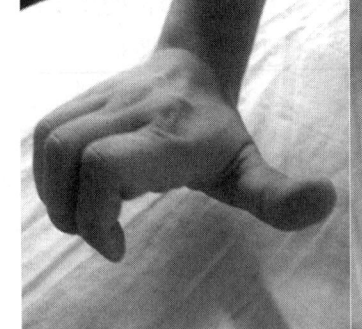 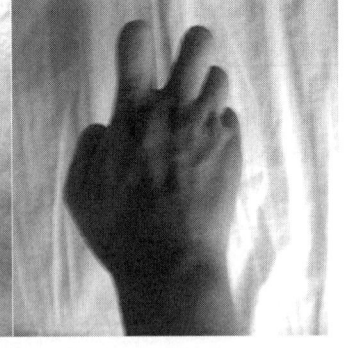

图 4-14-21 扯法

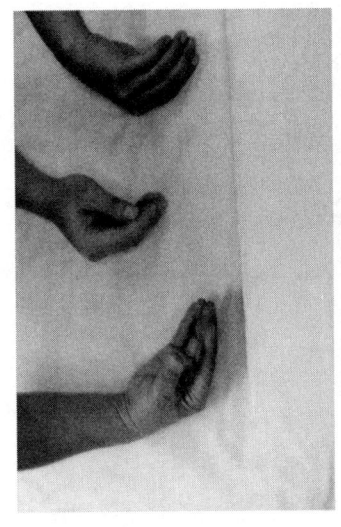
图 4-14-22 滚法

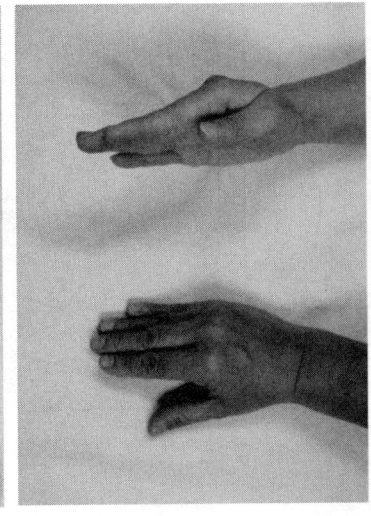
图 4-14-23 挪法

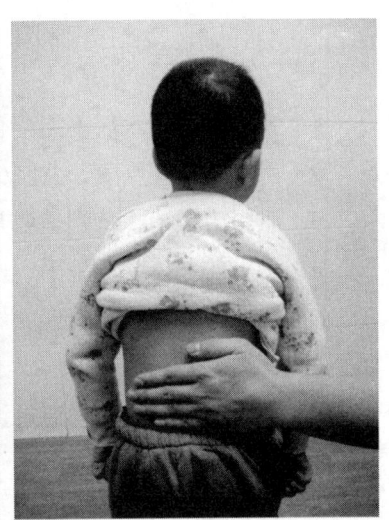
图 4-14-24 擦法

(陈旭红　王俊华)

第十五节　手术治疗

一、周围神经选切术

肌梭的传入神经有两种：一种为 Ia 纤维，末梢卷绕在梭内肌纤维中部，称为螺旋末梢；另一种为 II 类纤维，末梢分支膨大，称为花絮末梢。肌梭是牵张反射的长度感受器，当兴奋时牵张反射加强，肌肉收缩痉挛。脑瘫患儿肌张力高，牵张反射亢进。1978 年世界上首次采用电刺激法进行选择性神经后根切断术治疗痉挛性脑瘫，此方法解除痉挛较好，但由于手术是在腰骶部进行高位神经后根切除，所以难度较大，有失败个案，现已不主张选用。目前主张选用周围神经根选切手术方式，此手术切口小，手术时间短、风险低、易掌握，有较多成功的个案，解除痉挛效果较理想。

（一）手术适应证

1. 痉挛性脑瘫患者，肌张力增强，下肢硬性伸展、交叉，肌张力在 3 级以上者。
2. 肌张力虽高，固定式的挛缩较轻者。
3. 有一定的运动功能，因下肢痉挛导致步态异常者。
4. 智力正常或近于正常，术后能配合康复训练者。
5. 严重痉挛与强直，影响日常生活，康复训练难以奏效者。
6. 混合型脑瘫，以痉挛为主，为改善运动功能者。

（二）手术禁忌证

1. 智力低下，术后不能配合功能训练者。
2. 手足徐动型脑瘫、共济失调型脑瘫及震颤型脑瘫患者。
3. 肌张力低下，特别是婴儿，将来可转变为手足徐动型脑瘫者。
4. 严重的肢体变形呈固定性挛缩者。
5. 脊柱与骨盆严重畸形，站立不稳或不能站立者。
6. 严重的心身障碍者。
7. 年龄过小的幼儿，通过训练治疗功能有可能恢复者。

二、下肢矫形术

人能否步行，下肢的功能最重要，在下肢中最重要的部位是髋关节，其次是膝关节与踝关节，如果髋关节稳定性好，步行的可能性大，随意运动也容易恢复。脑瘫最常见的畸形是下肢交叉、髋关节内收、内旋、屈曲，膝关节屈曲及尖足外翻等，引起步行障碍，当训练疗法不能纠正时，必须采用手术治疗。常用的手术如下：

1. 患者可以独立步行，但因髋关节、膝关节内收肌群痉挛而出现明显变形时，可采用内收肌腱部分切断术或膝关节屈肌分解术，缓解内收肌群与屈肌群的紧张度，改善髋关节、膝关节的变形，改善步态。

2. 患者不能独立行走，多因髋、膝关节变形，足外翻尖足所致。

（1）内收肌群切腱术：做内收长肌切腱术、股薄肌切腱术，注意勿损伤闭孔神经前支，必要时也可以做髂腰肌附着部位的切腱术及闭孔神经前支部分切除术，以缓解内收肌群的紧张度，改善步态。

（2）髋关节内旋矫正术：髋关节内旋常常与膝关节屈曲并存，多做膝内侧屈肌分离术，往往能取得较好的效果。也可以做半腱肌移行术，切断附着在胫骨部的半腱肌，通过大腿后面皮下组织移植在股骨外踝的前方，获得外旋的力量，以纠正髋关节内旋的畸形。此外可以做粗隆下截骨术，改变股骨前倾角与颈干角的角度，纠正髋关节内收、内旋。

（3）膝关节屈曲变形术：为改善膝关节屈曲痉挛，可切断支配膝关节屈肌的神经，改善膝屈曲；如果膝关节自动伸展障碍，可做膝关节韧带下降术；如果纠正膝反张，可切断附着部的膝韧带，向下呈螺旋形固定在内侧外骨膜上，因为韧带延长后，膝伸展反张的现象将被纠正。

（4）膝关节屈肌分离术：可以采用股薄肌、半腱肌、股二头肌切腱术。此手术分离的程度，要根据患者膝屈曲变形的程度。手术可以改善膝屈曲，又可以改善髋屈曲，促进膝关节伸展，术后不发生膝反张，临床较常用。

三、上肢骨矫形术

上肢痉挛性瘫痪的病人，以手指和腕部屈曲畸形多见。最常见的畸形有：手指屈曲，拇指屈曲伴有或不伴有内收，腕关节屈曲，前臂旋前，肘关节屈曲，肩关节内收和内旋。

1. 治疗目的　使患儿获得功能活动，恢复运动功能，特别是手部的日常生活动作，诸如握持、捏持、传递等的恢复更为重要，但与下肢手术效果（主要目的为获得无疼痛稳定）相比要差，尤其是手指屈曲伸展障碍伴有腕关节不稳的病人，很难完成日常生活自理动作。但由于有可能会改善手的外形与功能，所以仍有手术适应证。手术的适应证和时机由负责患者的主管医生小组来决定，而且手术的成功与否在很大程度上决定术后护理的质量。

2. 手术方式　腕关节融合术、近排腕骨切除术、肩内收与内旋挛缩前方松解术、肘关节屈曲挛缩松解术、前臂屈肌滑移术、前臂屈肌起点松解术、旋前圆肌移位术、尺侧腕屈肌移位术、桡侧腕屈肌腱和手指屈肌腱节段性延长术、拇指内在肌肌肉切断术、拇长屈肌外展成形术、拇长伸肌腱改向术、挛缩松解术、肌力增强和骨骼稳定术。

四、颈总动脉周围交感神经网部分剥离切除术

颈动脉周围交感神经切除术（free and excision of sympathetic plexus of common caroti-cartery）最早可以追溯到一百多年前，T anoulay 和其后的 Leriche(1899) 为了改善周围血液循环首先采用动脉周围交感神经切除手术治疗足部溃疡有效，他们发现此手术可以广泛用于治疗肢体闭塞性脉管炎等大小血管闭塞性疾病。在前人基础上 Bruning 在治疗脑血管疾病中提出切除颈动脉周围和颈上节交感神经的手术；Leriche(1952) 对两侧颈内动脉闭塞症行颈动脉周围交感神经切除术，术后肢体活动和语言障碍明显改善；临床证实，颈总动脉周围交感神经网部分剥离切除术可改善脑组织的微循环、调整脑干-自主神经功能，降低神经元细胞的兴奋性。

（一）手术适应证

术前精心筛选手术病例十分重要。由于该手术对脑瘫患者的症状、体征改善的非特异性和有限性，因此，手术医师对患者的症状、体征要有全面了解，选择之重点在于"症轻而广"。

1. 年龄　对于大脑发育迟滞者，手术应在 10 个月至 5 岁间施行。脑瘫尤其伴有流涎、口眼歪斜、颤抖、发音障碍者可放宽至 30 岁以下。

2. 混合型及手足徐动型脑瘫　上肢肌力不协调，手部功能障碍。如手部屈伸肌力失调和手部痉挛性瘫痪等。

3. 供血不全性脑瘫　以改善脑组织缺血缺氧为主，兼顾改善流涎、斜视、言语不清、

四肢肌张力较高等。

4. 对于智力低下、年龄较大、偏瘫型脑瘫、共济失调型脑瘫的治疗效果较差。对伴有癫痫者宜慎重。

（二）疗效评定

术后1周、1个月及1年对患者进行全身状况评定，通过术前与术后对比，以判断患者的总体变化。从智力、肢体运动及协调性、自主神经功能等几个方面进行评定。

1. 智力　包括理解力、判断力、计算能力、4~16岁患者WAIS智力测定。
2. 肢体运动　抬头无力是否改善、坐姿不稳是否变稳、双手持物（握力）是否增强、双手持物是否灵活、步态变化、静态四肢肌张力变化。
3. 自主神经功能　流口水减少或停止、消化道功能变化、眼球运动即瞳孔变化（斜视）是否矫正。
4. 其他　发音变化、单音（双音、多音节）及清晰度的改变、病理征的变化。主要观察巴彬斯基征、霍夫曼征、髌阵挛、踝阵挛。

（三）疗效标准

1. 显效　术后智力进步，肢体功能基本正常，或有四项以上能力显著进步者。
2. 有效　术后肢体功能大部分恢复，能自由活动；或有三项能力明显进步者。
3. 好转　肢体痉挛减轻，自觉症状减轻，生活较前改善，或有两项能力进步者。
4. 无效　症状、体征同前，无明显变化或进步者。

（周保春）

第十六节　理　疗

一、脑循环功能治疗仪

脑循环功能治疗仪是采用数字频率合成仿真生物电经颅电刺激脑循环功能的治疗设备。通过粘贴于体表的随弃式电极，将治疗电流无创伤性地导入小脑顶核区，用以改善大脑组织的供血，保护神经细胞，减轻脑功能受损，加速修复脑损害，促进神经功能恢复，减轻脑损伤疾病的后遗症，从而对脑瘫提供了一种新的非药物治疗与预防的手段（图4-16-1）。

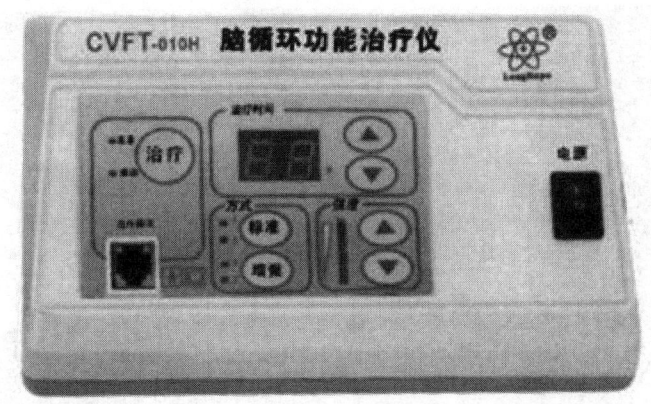

图 4-16-1　脑循环功能治疗仪

（一）治疗原理

1. 增加大脑局部血流量 (rCBF)，改善脑的微循环。
2. 启动脑内源性神经保护机制，保护神经细胞。
3. 降低神经细胞兴奋毒性损害。
4. 稳定脑神经细胞膜电位，抑制去极化波。
5. 抑制脑部炎症反应，吸收水肿，缓解高颅压。
6. 改善脑卒中患者心脏自主神经功能失调。
7. 通过加快血液循环而提高药效，减少精神药物对人体的损害。

（二）特点

①仿真生物电刺激，有效输出电流 <15mA，治疗灵敏度高；②有效穿透颅骨屏障，增加脑供血；③导入性能优良；④刺激感小；⑤无创伤性；⑥作用部位直接。

（三）治疗方法

治疗电极置于双侧乳突处，用仿真生物电自颅外无创性地刺激小脑顶核区。

二、肌兴奋治疗仪

肌兴奋治疗仪治疗脑瘫的原理是：采用特定的脉冲信号，使机体内离子和带电胶粒呈冲击式移动，引起离子浓度比的急剧变化，直接兴奋神经组织，引起肌肉的收缩。同时不断向大脑反馈肌电信号，通过脑内神经-受体反射性地促使乙酰胆碱和去甲肾上腺素等神经介质释放，利于尚可恢复的脑神经细胞恢复功能，从而恢复对下一级神经细胞的控制与调节。由于肌肉收缩，可使肌肉的代谢增强，防止肌肉萎缩；并且使血管扩张，促使血液循环，松解肌肉的粘连（图 4-16-2）。

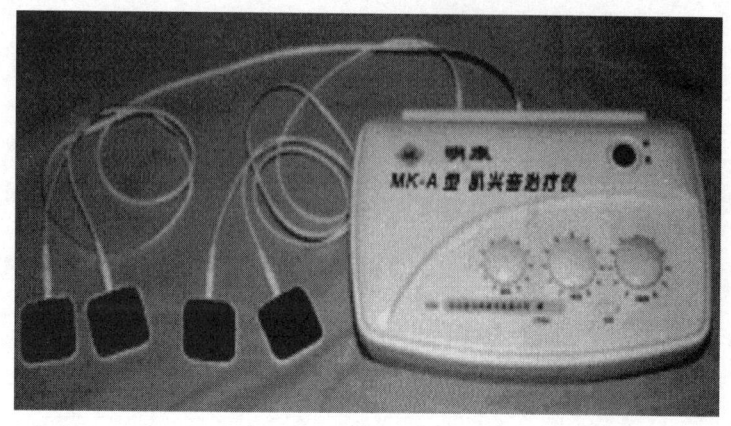

图 4-16-2 肌兴奋治疗仪

（一）常用处方

1. 尖足（或马蹄内翻足） 腓骨长短肌、胫前肌。
2. 剪刀步（两腿交叉） 外展肌群。
3. 改善站立功能 髂腰肌、股四头肌、臀大肌。
4. 改善行走功能 骶棘肌、髂腰肌、缝匠肌、股四头肌、腓骨长短肌、胫前肌。

（二）下肢主要运动肌群的改善作用

1. 臀大肌 俯卧使髋超伸，腰部伸直。
2. 髂腰肌（腰大肌、腰小肌、髂肌） 屈髋（位置较深，不易刺激到）。
3. 股展肌群 （臀中肌、臀小肌、阔筋膜张肌）伸膝位外展髋。
4. 股收肌群 （长收肌、短收肌、大收肌）仰卧位伸膝内收髋。
5. 缝匠肌 抗力外旋大腿、屈髋、屈膝。
6. 股四头肌 伸膝（屈髋位）。
7. 股屈肌（股二头肌、半腱肌、半膜肌、股薄肌） 屈膝。
8. 腓肠肌、比目鱼肌 跖屈足。
9. 胫后肌 跖屈、内翻足，以内翻足为主。

（三）放置原则

以电流最小、肌肉挛缩效果最大、疼痛最小的部位放置电极片的方式为最好。原则上将电极片放置在患者肌腹的近端和远端。

（四）适应证选择注意事项

1. 做过下肢矫形手术，如跟腱延长、胫神经肌支切断、胫神经缩小等手术的病人，需注意治疗腓骨长短肌。

2. 做过选择性脊神经后根切断（SPR）手术的病人，需注意股四头肌、臀大肌等肌肉的治疗。

3. 注射过肉毒毒素后的病人须注意治疗拮抗肌。

（五）仪器使用注意事项

1. 每个疗程（一个部位）10 天，之后停用 5~7 天，开始第 2 个疗程。

2. 肌力差者，1 级一般需用 2 个疗程，2 级 4 个疗程，3 级 6 个疗程。

3. 极片应放置肌腹处，紧贴皮肤即可，不应过紧。

4. 频率 4~6 为宜，大群肌肉慢些，小块肌肉可快些。

5. 强度 3~7 为宜，小块肌肉强度低，大块肌肉强度高，大群肌肉应从低到高逐步加强。

6. 使用中发现肌肉剧痛或抽搐，应停用至少两周。

7. 某一肌肉或肌群治疗后，先按摩 10~15 分钟，促进血液循环，然后让病人多练习该肌群的主动训练动作。

8. 肌肉肌力达到 5 级或关节活动方向正常，即可停用。

9. 如患者肌力普遍不足，先治疗肌力最差的肌肉，当与对抗肌肉取得基本平衡后，再同时加强。

10. 肌兴奋仪的主要作用是快速提高肌肉力量，但这只是康复训练中的重要环节之一。术后康复不能单纯靠使用仪器，主、被动训练必不可少，应与使用仪器相结合。

三、痉挛肌治疗仪

痉挛肌治疗仪是一种低频脉冲物理治疗仪，可输出两路方波的低频脉冲电流，先后对一对痉挛肌和拮抗肌进行刺激，发生交互抑制，使痉挛性脑瘫患者的痉挛肌抑制、变得松弛，拮抗肌兴奋、张力增高，而达到伸肌、屈肌的张力平衡。注意短期的治疗可松弛痉挛肌，若长期治疗则可加重痉挛。

此仪器可输出两组波宽和频率相同但出现时间有先后的方波，分别刺激痉挛肌和它的拮抗肌，使二者交替收缩（图 4-16-3）。

（一）治疗方法

一路电流用双极法刺激痉挛机两端肌腱，另一路电流亦用双极法刺激其拮抗肌的肌腹。两路电流可单独调节，分别输出，前后间隔时间亦可调节。治疗后痉挛肌可松弛 24~48 小时，2~3 日治疗 1 次。随着治疗次数的增加，松弛的时间可延长。

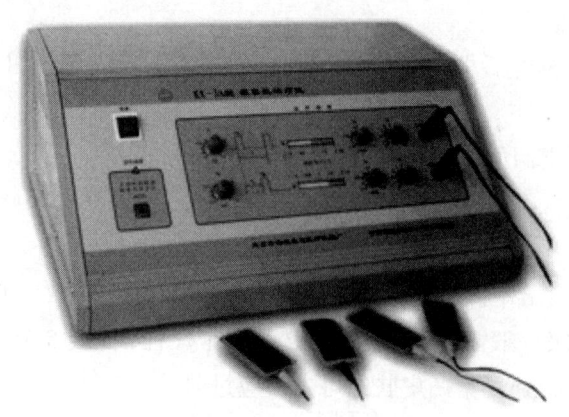

图 4-16-3 痉挛肌治疗仪

（二）应用举例

臂部痉挛性瘫痪

电极：双极法，直径 2.6cm 的小圆电极 ×4。

电流：方波 t 宽 0.3ms；频率 1Hz；延迟时间 100ms。

方法：

甲 .1 肱二头肌；2 肱三头肌；

乙 .1 屈指浅肌或大鱼际肌；2 桡神经支配的伸肌；

丙 .1 斜方肌与三角肌；2 菱形肌。

剂量：电流强度以引起肌肉明显收缩为宜。

时间：甲、乙、丙各 10min。

四、中药熏蒸治疗

中药熏蒸是在治疗室中，利用药物或中药蒸气作用于人体治疗疾病的方法，常用于脑瘫的治疗，可以改善大脑供血。

1. 锅炉内注入 2/3 容积的水，让蒸气透过多孔治疗床中，每隔 1 厘米距离有一个排气小孔。打开气门，10~15min 后使整个治疗床充满蒸气（图 4-16-4）。

2. 患者更衣躺在熏蒸床上，头可伸出床外换气（图 4-16-4）。

3. 治疗中患者头部应做冷敷，高血压病及心功能不全的患者禁用蒸气浴。

4. 熏蒸治疗床温度为 40~50℃，治疗时间为 15~20min，隔日或 3 日 1 次。

5. 治疗结束用干毛巾擦干全身，休息 15~20min，并适当多饮些水。

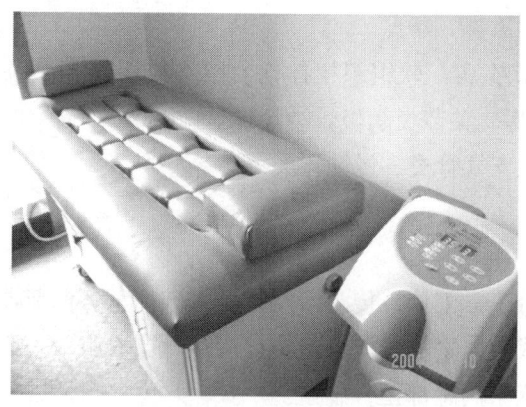

图 4-16-4　熏蒸治疗床

五、磁热振疗法

磁热振疗法是一种以磁场效应为主，配合热效应和振动效应的综合理疗方法。此法可以改善脑瘫患儿的肢体功能（图 4-16-5）。

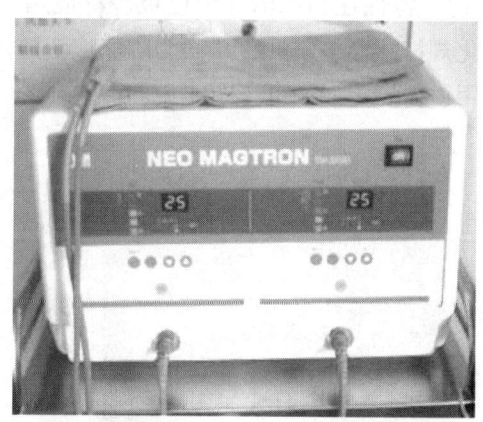

图 4-16-5　磁热振治疗仪

（一）治疗作用

1. **磁场作用**　与其他磁疗作用相似，磁场的作用使治疗局部的血流速度加快，血液供应增加，从而促进局部血液循环，改善细胞的营养，加强新陈代谢。

2. **热作用**　由于磁场的作用，引起局部组织细胞内物质运动，组织温度升高，增加生物膜的弥散过程，改变膜电位，增加离子胶体的通透性，促进局部组织的血液循环，改善局部肌肉等组织的缺血、缺氧状态，有利于肌肉组织的功能恢复。

3. **振动作用**　微振动能起到局部轻微按摩的作用。

【适应证】

1. 软组织、骨关节疾病　软组织扭挫伤、肌纤维组织炎、颈椎病、肩关节周围炎、腰椎病、退行性骨关节病、关节炎、坐骨神经痛。

2. 内科疾病　慢性支气管炎、慢性胃炎等。

(二)操作方法

1. 检查治疗仪能否正常工作,传感治疗带是否破损,各调节器是否在设定的位置。
2. 患者取下手表或金属物品,取舒适位,可穿薄层衣服,不必裸露治疗部位。
3. 将传感治疗带置于病患部位,裹紧。
4. 接通电源,调节输出,可先达到一定温度(一般为40℃)、振动最强,再调至合适。
5. 每次治疗 20~30min,治疗完毕,关闭输出与电源,从患者身上取下传感治疗带。
6. 每日或隔日治疗 1 次,以 15~20 次为 1 个疗程。

六、超声波治疗仪

超声波以其独特的生物学特性在临床治疗中已被广泛应用,其生物学效应被逐渐揭示,其所引起的生物学变化规律逐渐被掌握,从而为临床广泛应用铺平了道路。特别是在小儿脑部疾病治疗中的应用,得到更多认可(图 4-16-6)。

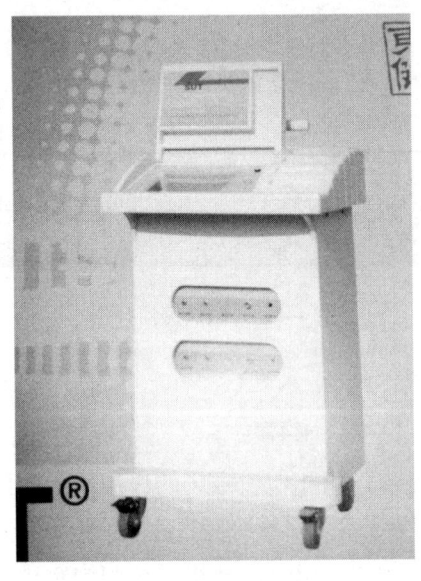

图 4-16-6　超声波治疗仪

(一) 超声波的三个特点

1. 高频振荡效应 可以促进血栓的溶解并防止其再生，可以降低胆固醇及甘油三酯的水平，消融动脉硬化粥样物，还可以扩张血管、改善供血状况。

2. 温热效应 可以预防和解除小动脉痉挛，增加毛细血管网的开放数，可以促进侧支循环的建立，并有利于瘀血的吸收。

3. 理化效应 可以提高生物酶的活性，提高脑细胞的有氧氧化能力，可以激活神经元细胞等。

(二) 超声波疗法在脑瘫治疗中的应用

应用超声波疗法对儿童脑功能障碍和发育迟缓等疾病进行治疗，对痉挛型脑瘫和四肢瘫伴有智力低下及语言障碍的康复，取得了较好的临床效果。

1. 超声波能够有效地改善脑组织血液供应，而局部血供的改善（尤其是病灶区）对小儿脑的发育和功能重建的作用和影响是巨大的。关于小儿脑瘫脑血流多普勒超声检测的研究表明，脑瘫组的大脑前动脉、大脑中动脉三个年龄段的平均血液流速均低于正常小儿组，而前者的血管阻力指数高于后者，且均有统计学意义，说明脑瘫患儿的大脑血供少于同龄的正常儿。而1~1.5岁年龄段的脑瘫患儿与同年龄段的正常儿的大脑中动脉血液平均流速的差异更加显著，则体现出随年龄增长，患儿脑血供不足更趋显著的问题。

2. 血供的不足，会反过来加重中枢神经系统的损害，这也是治疗原则强调时间性的一个重要原因。局部血供的改善（尤其是病灶区）对小儿脑功能的发育和功能重建的作用和影响是巨大的。

3. 大量的研究已证明，神经组织对超声非常敏感，其中中枢神经的敏感性高于周围神经，而神经细胞的敏感性又高于神经纤维和胶质细胞。

4. 儿童脑功能障碍和发育迟缓等疾病多为大脑先天发育不全和后天的产伤、产后窒息以及婴儿感染、中毒、外伤等因素造成的神经通路障碍、神经分化发育障碍和循环障碍等所致。从脑瘫患儿的病理生理来看。患儿常有不同程度的大脑皮质萎缩和脑室扩大，可有神经细胞减少及胶质细胞增生，脑室周围白质软化变性，可有多个坏死或变性区及囊腔形成。经内囊支配下肢的神经纤维区常受累，锥体束也可有变性。

5. 小儿脑神经细胞的"可塑性"和分化、再生以及功能重建等方面的能力远远高于成年人，因此，一定剂量的超声能量将会对小儿神经细胞的分化和功能的重建等起到积极作用。

七、高压氧疗法

高压氧医学是在潜水学基础上不断发展起来的一门新的临床医学。气体压强超过1个大气压称为高气压。在高气压环境下吸纯氧称为高压氧。应用高压氧治疗多种疾病的方法就是高压氧疗法。高压氧医学的发展至今约有 150 年的历史,近 30 年来在缺氧缺血性脑瘫中已得到广泛应用。

(一)高压氧治疗的基础理论

生命基于新陈代谢,新陈代谢有赖于能量的供给,能量由生物氧化产生,而生物氧化过程中需要不断消耗大量的氧,产生水和二氧化碳。生物氧化是在组织细胞内进行的,具体部位在线粒体脊上,因而线粒体脊被称为"动力工厂""能量转换中心"。氧是机体内不可缺少的重要物质,成人每天需要约 500 升,工作时每分钟需氧约 400 毫升,休息时需氧约 250 毫升。若供氧断绝,生理氧化过程障碍,载体活动就停止,Na+、K+ 的移动也停止。

氧的运输途径是:环境→肺泡→肺泡毛细血管→静脉血流→心脏→动脉血流系统→毛细血管→组织间隙和细胞间液细胞(周围氧络、内质网、线粒体)。这是正常情况下氧的主要运输方式。另外还有通过物理性溶解和扩散来运输氧,其量很少。血红蛋白(HB)在运输氧的过程中起着极为重要的作用。人体内的氧随时都用于生物氧化而消耗掉,储存的氧量有限。一个体重 70 公斤的成年人除去体液所剩组织的总氧存量约为 300 毫升,其中呈溶解状态的氧约为 56 毫升,其余大部分氧都与横纹肌及心肌细胞的肌红细胞(MB)相结合而储存,以供肌肉大量耗氧时的需要。

(二)高压氧的作用机制

1. 提高氧分压 高压氧治疗能够提高氧分压,增加组织供氧,改善脑组织代谢,促进损伤脑组织的修复。血液中氧的存在有两种方式:一种为"结合氧",即与血红蛋白结合的氧;另一种为"溶解氧",即物理性溶解于血浆中的氧。无论是在常压或高压的情况下,氧均以溶解的方式供组织利用。在两个大气压高压氧治疗下,肺泡和动脉血氧分压为常压吸入空气时的 14 倍,溶解氧为 13 倍。因此,高压氧治疗可显著地改善全身各组织器官的供氧,从而对缺氧性脑组织损伤发挥治疗作用。

2. 提高血氧弥散率和增加组织内氧的有效弥散距离 气体的弥散规律总是从高压区移向低压区,并逐渐达到平衡,界内两侧的压差愈大,弥散愈甚。在高压氧治疗下,肺泡、血氧张力的大幅度提高,与组织氧分压压差梯度成倍增大,故氧从血液弥散入组织的速率和量也相应增加。从毛细血管起,氧垂直于血流而离开毛细血管向组织弥散,到达需要保证氧供之处,其间的距离被称为氧的"有效弥散距离"。在 3 个大气压高压氧治疗下,氧的有效弥散距离由 $30\mu m$ 增加到 $100\mu m$。因此,高压氧治疗可有效地改善组织缺氧。

3. 改善突触联系 高压氧可提高脑干网状激活系统等部分的氧分压,有助于改善觉醒状态,使神经轴索发生新侧支,建立新的突触联系,或调节原有的突触联系,从而加速脑电活动,改善神经功能。

4. 保护脑细胞 高压氧能使细胞线粒体和细胞器中的酶合成功能增强,增强脑代谢。如 6-磷酸葡萄糖酶、碱性磷酸酶、乳酸脱氢酶等的活性均可因高压氧而增强。增加有氧代谢和 ATP 的合成，促进脑组织正常代谢，保护脑细胞。

（三）高压氧治疗的阶段划分

高压氧治疗一般分为三个阶段进行。

1. 加压　由常压加压上升至所需治疗压力的过程为加压。单人舱直接用高压氧气加压，大、中型舱以压缩空气加压。一般治疗压力为 2~2.5ATA（绝对压）。

2. 稳压　当压力升到预定的治疗压力后，立即停止升压，并将此压力稳定持续即稳压，也称为高压下停留。患者在停留时间内戴面罩呼吸，吸入纯氧，而单人舱内的患者直接吸舱内氧气。高压下停留一般需 60~90 分钟。

3. 减压　高压氧治疗结束后，按一定的速度间断或等速减压约 30 分钟左右使舱内压力降至常压即可出舱。

（四）注意事项

1. 在进行高压氧治疗前，必须了解患者的病情和进行有关检查，决定是否适宜高压氧治疗并制订治疗方案。
2. 舱内严禁吸烟及玩电动玩具、闪光玩具、爆竹等。
3. 手表、钢笔、助听器等不得带入舱内，以免损坏及威胁安全。
4. 患者不得穿戴易产生静电火花的服装（如氯纶、丙纶、尼纶、膨体纱等化学纤维织物）入舱。

（1）除非紧急情况，一般不宜在饱食后进行治疗，最好在饭后 1~2 小时进舱，并先解大便。

（2）进行治疗前应向患者解释清楚治疗原理和有可能会出现的各种副作用，并叮嘱其一旦感觉不舒服应及时向工作人员反映。

（五）高压氧治疗的指征和禁忌证

1. 指征　脑瘫一经确诊，在除外禁忌证后，应尽早给予高压氧治疗，以提高疗效。一般每日 1 次，10 次为 1 个疗程，休息 2 天再行第 2 个疗程。根据患者的具体情况及治疗效果决定治疗时间的长短。

2. 禁忌证　①颅内出血患儿未止血者；②严重肺部感染者；③肺气泡、肺大疱、肺囊肿等；④气胸；⑤原因不明的高热；⑥鼻窦炎、中耳炎；⑦ 32 孕周以下的早产儿及低出生体重儿。

（六）高压氧的副作用

在严格掌握高压氧治疗压力、时间、氧浓度并采取合理的治疗方案下，除非特异性体质，一般很少发生副作用或不良反应。高压氧的副作用主要有以下几个方面：

1. 气压伤　包括中耳、肺、鼻窦和肠胃气压伤。这是由于某种原因导致这些器官不均匀受压造成的。其中中耳气压伤多见，一般不需特殊处理，有明显症状者可请耳科医生常规进行治疗，往往不影响继续高压氧治疗。

2. 氧中毒　发生氧中毒的机制不是很清楚，一般认为与氧敏度、长期高压氧治疗等有关。有神经型、肺型和眼型氧中毒三种类型。

3. 减压病　这是高压氧治疗中操作不当、减压过快以致体内形成气泡所致。

（王俊华　唐木得）

第十七节　常见症状的治疗

一、痉挛型四肢瘫的特点与训练

（一）特点

痉挛型四肢瘫常为全身屈曲模式，颈部及躯干前方屈曲，肩胛带前方突出、易上提，双侧肩关节内收内旋、肘关节屈曲，双髋关节内收内旋、踝关节跖屈。这类患儿缺乏主动性运动和自我调整能力，肢体在体轴的旋转、外展外旋方向的运动受限。

（二）训练方法

痉挛型四肢瘫患儿主要训练目的为提高头部在前额面、矢状面及水平面上的控制能力，使躯干获得抗重力伸展和旋转能力以及髋关节、肩关节的屈曲外展外旋的控制能力，改善或者是获得坐位的保持能力，使双上肢获得支撑体重的能力，最终获得双足的负重及重心的移动能力。

1. 肩部控制　治疗师进行训练时首先让患儿靠着自己坐在治疗床上，将双手通过患儿双肩从其体前握住患儿双侧骨盆（图4-17-1A），然后用双上肢对患儿的双肩向后方加压，促使患儿两肩胛骨内收，肩部向外展方向运动。

2. 躯干回旋　治疗师双手向后方移动到腰部，在持续控制患儿肩部的同时，治疗师的拇指朝向外侧，双手握住患儿躯干做缓慢的回旋运动（图4-17-1B），注意保持患儿躯干的伸展，并反复进行回旋。

3. 躯干伸展前倾　躯干的回旋运动可以增加躯干的可动性，降低肌紧张。当治疗师感觉到双上肢的屈曲内收内旋的抵抗力下降以后，就开始慢慢地让患儿坐起，使其双侧坐骨结节负重。治疗师将双手移到患儿胸椎部，使患儿躯干进一步伸展并轻度前倾（图4-17-1C），这样患儿双上肢的屈曲内收内旋可以被抑制，躯干的伸展可使患儿胸部得到较充分的牵拉，缓解了屈肌紧张，使双肩的外展外旋变得相对容易。

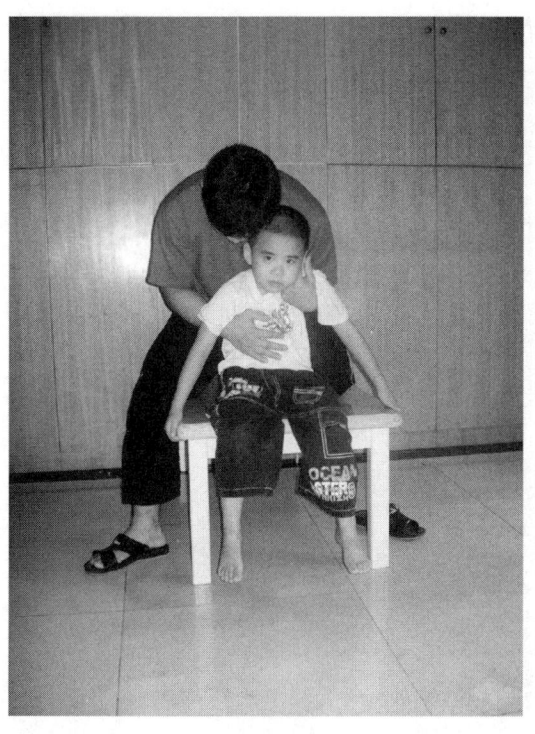

A. 肩部控制

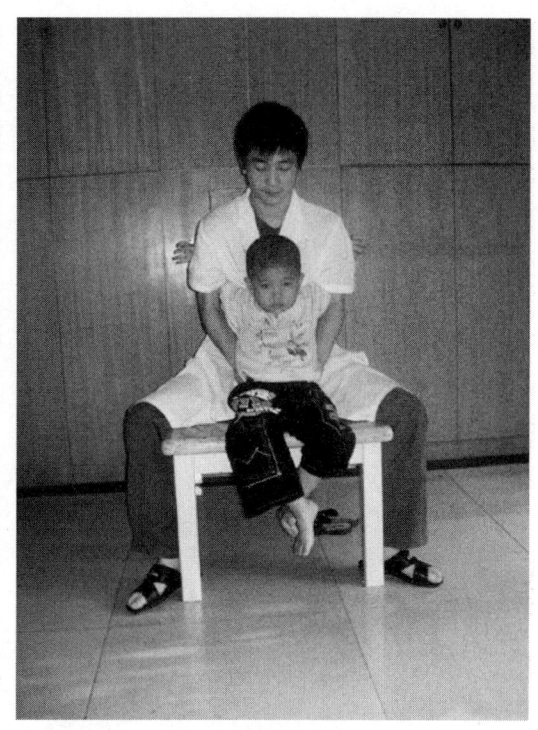

B. 躯干回旋

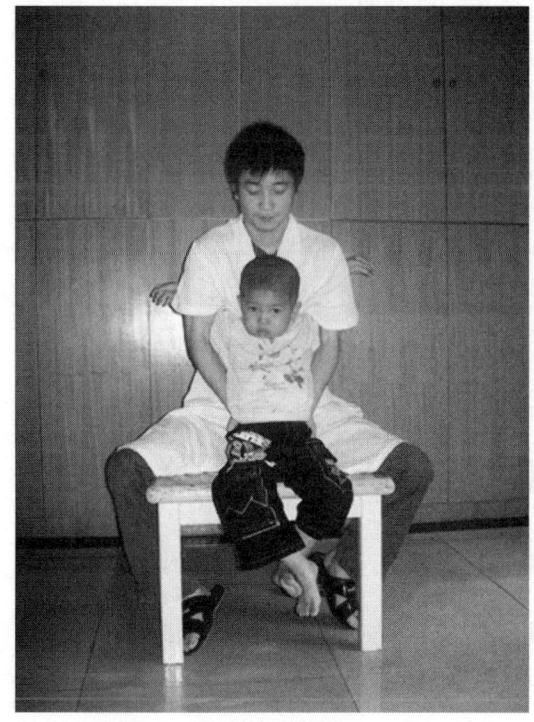

C. 躯干伸展前倾

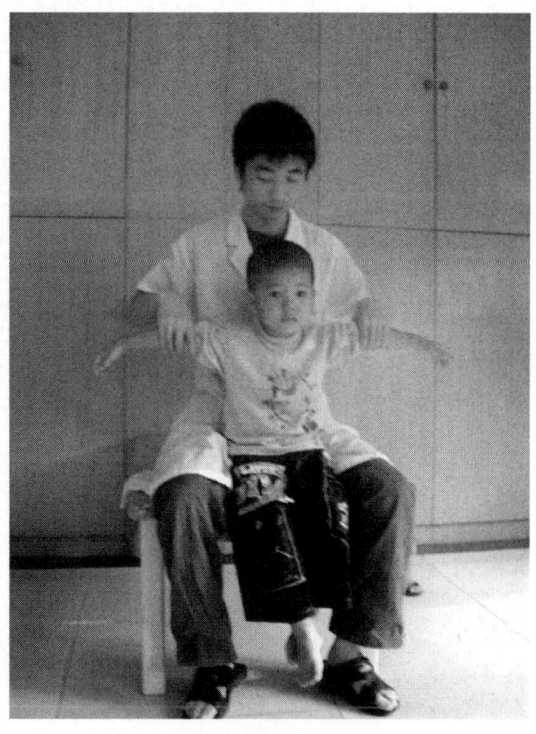

D. 利用双肘进行躯干回旋

图 4-17-1 （A~D）

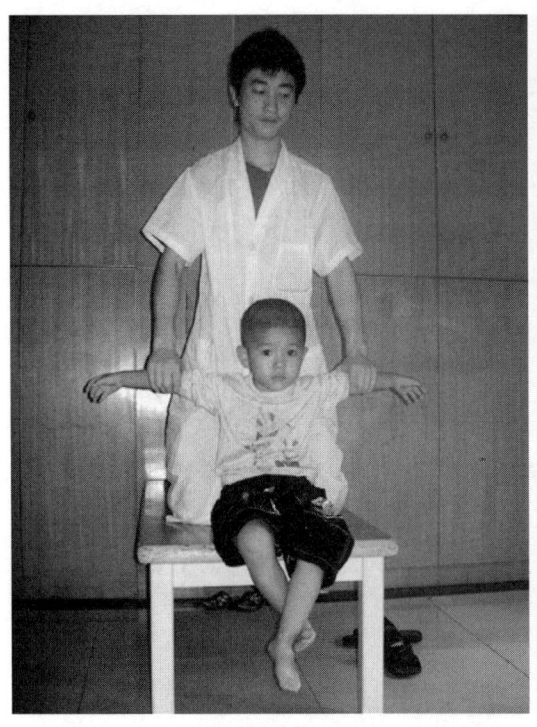

E. 双上肢外展外旋

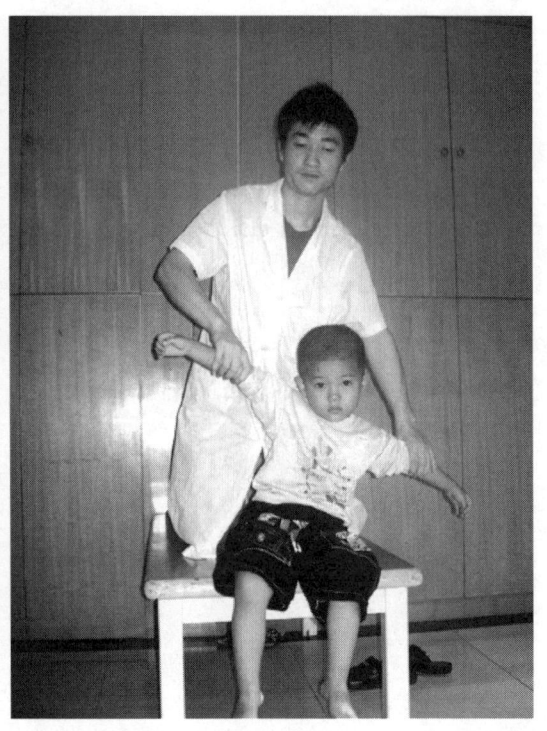

F. 体重左移

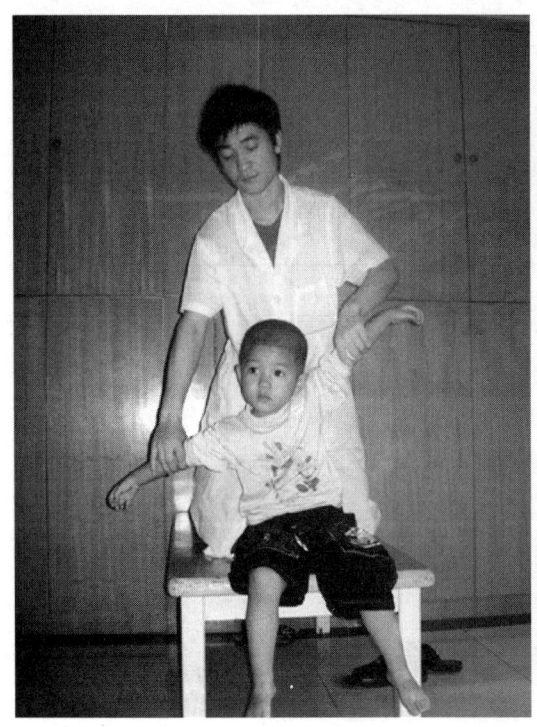

G. 体重右移

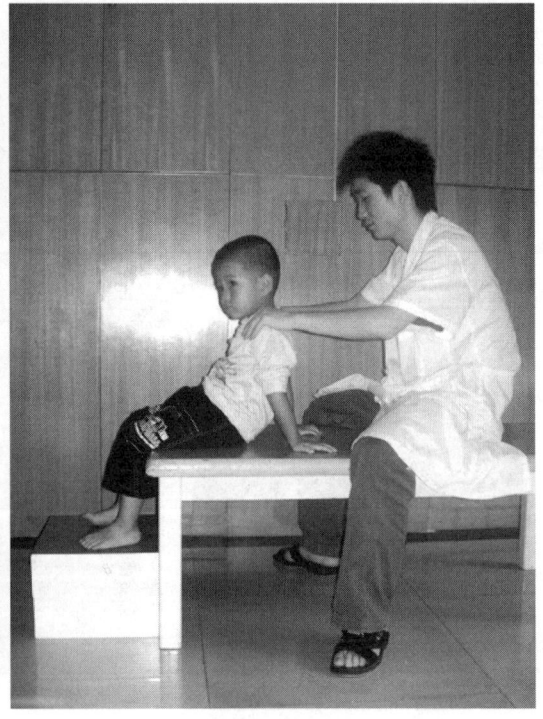

H. 抑制屈曲姿势

图 4-17-1 （E~H）

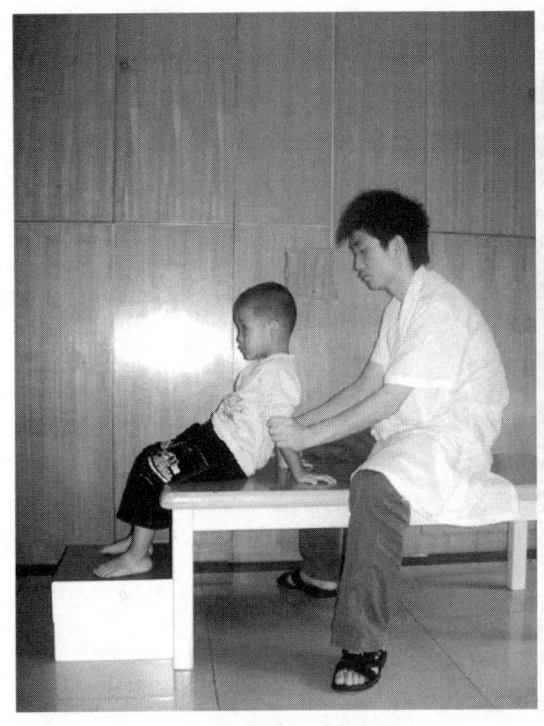

I. 后方支撑体重

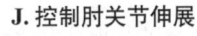

J. 控制肘关节伸展

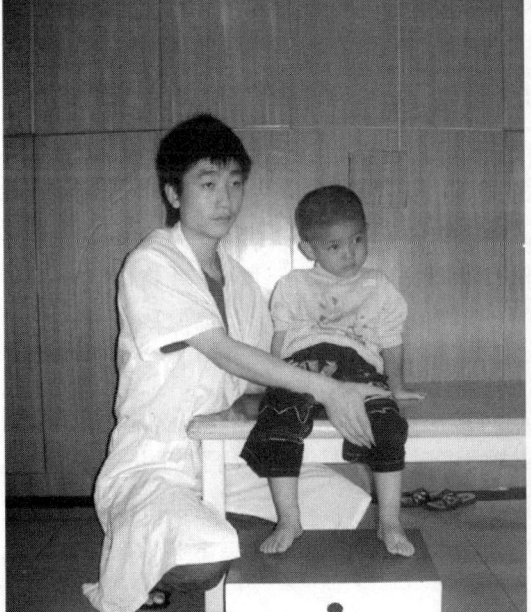

K. 双足着地、骨盆中立

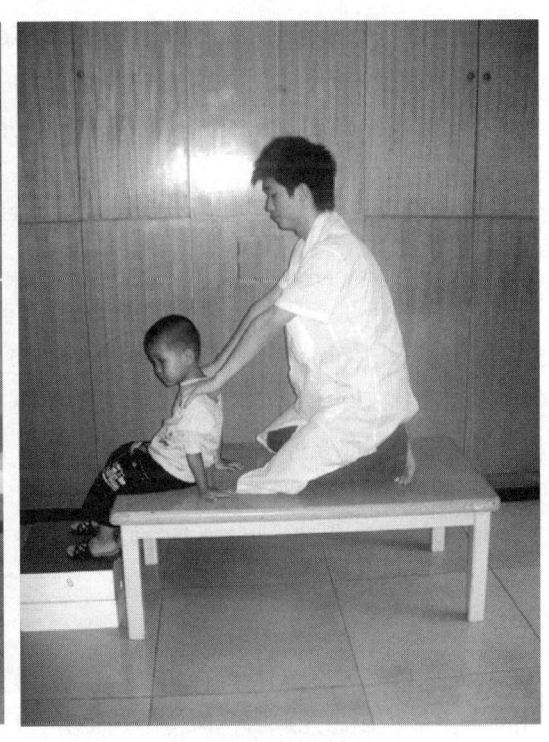

L. 诱发躯干前倾

图 4-17-1 （I~L）

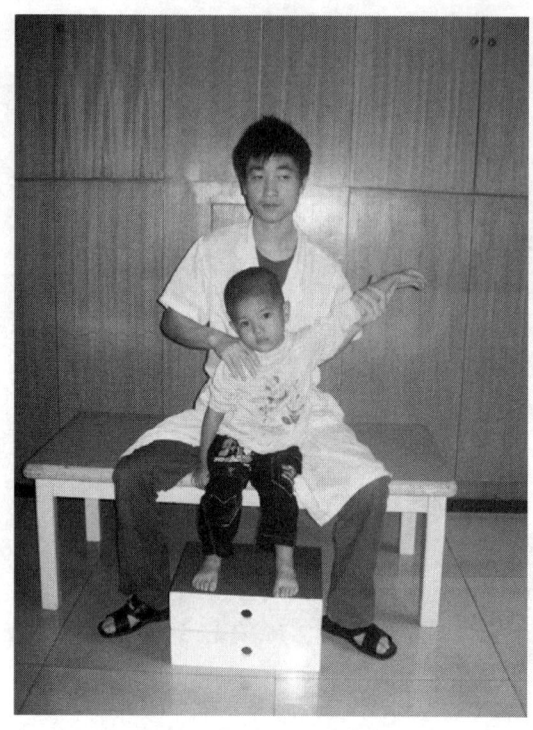

M. 诱发躯干旋转

图 4-17-1 痉挛型四肢瘫的训练

4. 利用双肘进行躯干回旋 当患儿的双上肢外展外旋能力及躯干伸展能力增强以后，治疗师可以将手移至患儿的双侧肘关节，使患儿上肢水平外展并且紧靠治疗师，通过双肘关节在小范围内的回旋带动躯干的回旋活动（图4-17-1D）。躯干回旋的同时注意骨盆保持中立位，保持脊柱伸展，这样可以诱发患儿头部的翻正反应，必要时要有治疗师的口头指示与鼓励。

5. 双上肢外展外旋 治疗师用一侧膝关节顶住患儿腰椎，进一步让患儿双上肢外展外旋，注意头部的位置（图4-17-1E）。

6. 转移体重 在保持肩部外展外旋的同时，可以通过肘关节诱导患儿将体重向侧方移动，当患儿体重向左侧移动时（图4-17-1F），右侧躯干伸展，头右移保持直立。接着重心向右侧移动（图4-17-1G），诱发右侧躯干伸展，头左移保持直立。

7. 抑制屈曲姿势 为了进一步抑制患儿屈曲姿势，促进头部的中立位与躯干的伸展，治疗师使患儿以外展外旋伸展的肢位从后方支撑于床上，并且手掌向下，手指完全伸展，治疗师要注意从肩部加以控制（图4-17-1H）。姿势稳定以后，治疗师的手可以移至患儿双肘上，以防止患儿肘关节突然屈曲，避免意外损伤，同时也可以诱导患儿将体重全部移至双手掌上（图4-17-1I）。

8. 保持后方支撑体重 当患儿后方支撑稳定以后，治疗师可以转移到患儿的侧方，用一侧上肢控制患儿双肘，保持上述姿势，用另一侧上肢去矫正髋关节，使其保持在屈曲外展的肢位上（图4-17-1J）。应注意患儿双足着地，保持骨盆中立位，躯干伸展并继续后方支撑体重（图4-17-1K）。

9. 诱发躯干前倾 治疗师再次回到患儿后方，握住患儿双肩，使患儿躯干及双肩、双上肢保持在较好的对称位置上，然后通过两肩诱发其躯干前倾，再回到原位置上。这样让患儿反复体会重心在手掌与坐骨结节之间移动的感觉（图 4-17-1L）。当患儿躯干前倾时，应让患儿的髋关节保持外旋外展，这样可以增加双下肢关节的运动能力和运动感觉。

10. 诱发躯干旋转 为了诱发躯干旋转、体重的转移及提高运动的感觉和控制能力，促进上肢活动，应当让患儿用一侧上肢支撑体重，治疗师握住患儿另一侧上肢前臂，进行外展、上抬并且在空中保持数秒，然后再进行水平的前后摆动（图 4-17-1M）。

11. 继续诱发躯干前倾与旋转 最后治疗师再次回到患儿的后方，双手扶住患儿的双肩，让患儿双上肢放置在躯干两侧，诱发患儿进行躯干的前倾和旋转动作，并注意让患儿上肢进行一些自主性运动。

二、痉挛型双瘫的特点与训练

（一）特点

痉挛型双瘫患儿全身为屈曲模式，躯干骨盆轻度非对称，双侧下肢明显地屈曲、内收、内旋。这类患儿双上肢功能一般尚可。

（二）训练方法

训练的目的主要是减少非对称性，改善双下肢的屈曲、内收、内旋姿势，使躯干及骨盆出现伸展性姿势及四肢的外展外旋运动。

1. 躯干伸展 进行训练时，治疗师取正坐位，让患儿仰卧，双下肢（髋关节外展外旋）放置于治疗师躯干两侧，在患儿背部用双手托住患儿躯干向上抬起，尽可能使患儿躯干及髋关节伸展（图 4-17-2A）。

2. 促进呼吸 接着治疗师双手下移至患儿的骨盆，在小范围内进行骨盆与躯干之间的相对回旋运动。反复进行可以诱发患儿自发性的运动控制，增加分离性运动，同时也有利于扩大胸部运动范围，促进呼吸功能（图 4-17-2B）。

3. 缓解屈曲与痉挛 为了诱发躯干的右侧伸展和重心的移动，可以让患儿躺在滚筒上，治疗师这时必须紧握患儿骨盆，继续保持髋关节的外展外旋，让患儿通过滚筒使重心左移，左侧躯干伸展，由于上肢的重量，患儿胸部及上肢肌群也会随之伸展，缓解屈曲性姿势及肌群的短缩性痉挛（图 4-17-2C）。利用同样的方法继续进行躯干重心右移，诱发出同样的运动。

6. 诱发抗重力伸展运动 当患儿全身性屈曲姿势缓解、屈肌痉挛减轻以后，可以让患儿俯卧于滚筒上，治疗师紧握其双侧踝关节，让患儿随滚筒前后滚动，躯干及髋关节出现伸展。治疗师应注意抑制患儿髋关节的内收内旋。这一运动可以诱发患儿的抗重力伸展能力及躯干的运动（图 4-17-2D）。通过以上系列动作能够引发出部分自发性运动。当俯卧在滚筒上时，双上肢会出现明显的主动运动，这时治疗师要注意增加患儿上半身的主动运动能力诱发训练，如利用双上肢进行向前上方、侧方的伸展，头部上抬等训练，应注意减少代偿性运动，有痉挛出现时注意双下肢在外展外旋方向的控制 (图 4-17-2E)。

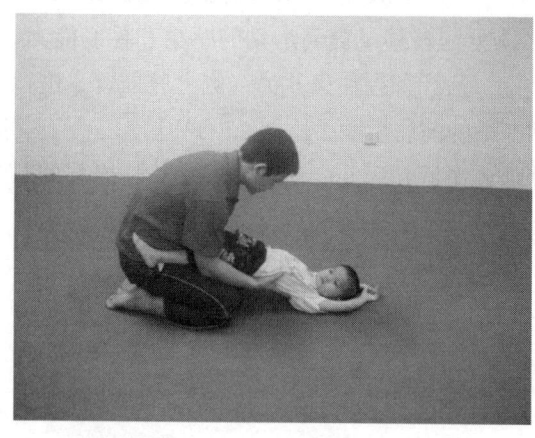

A. 躯干伸展

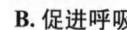

B. 促进呼吸

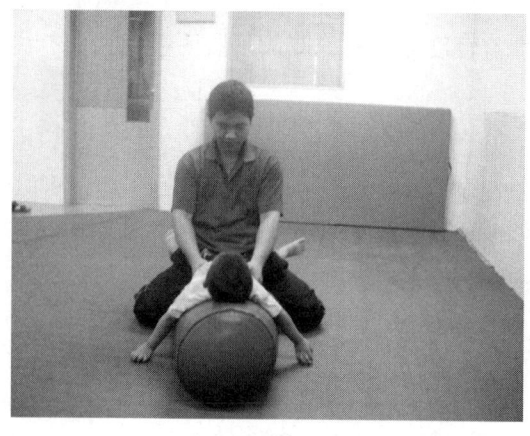

C. 缓解屈曲与痉挛

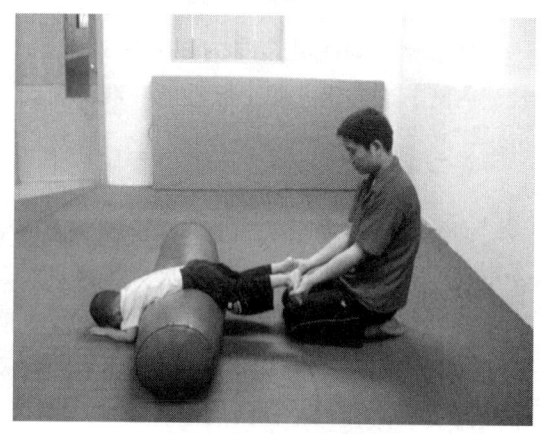

D. 诱发抗重力伸展

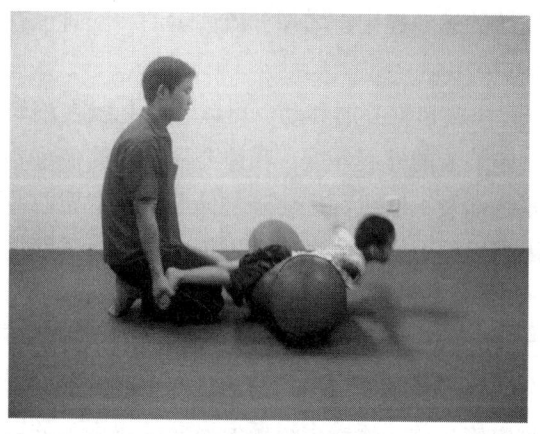

E. 控制双下肢

图 4-17-2 痉挛型双瘫的训练

三、痉挛型偏瘫的特点与训练

（一）特点

痉挛型偏瘫患儿的一侧肢体发育正常或接近正常。另一侧肢体与躯干部位肌肉短缩，肩部及骨盆向后方回旋，上肢呈屈曲位，且手呈握拳状，髋关节屈曲，膝多为过伸展，踝关节跖屈。患儿运动时健侧代偿动作较强，常会在患侧引起联合反应。

（二）训练方法

对偏瘫型脑瘫患儿的训练目的主要是使患侧肩部向前方伸出，提高患侧肢体向前、侧及后方伸出的能力，进而提高患侧肢体及躯干的负重和支撑能力，促进可动性及肢体在中线位置上的活动，提高抗重力伸展的能力；再就是对患侧肢体各种感觉的促进。

1. 早期开始训练者的初步训练　对于早期痉挛型偏瘫患儿，首先是促进双上肢及双下肢在中线上的对称性活动，以及对患侧肢体的认识。

（1）认识患肢：患儿仰卧位，治疗师让其用健侧手抓住患侧手，并让其将双手反复放到自己的胸部与面部，使患儿能够认识到自己的患侧上肢与手（图4-17-3A）。接着让患儿下肢完全屈曲，诱导患儿双手触及双膝，这样可以矫正骨盆使其对称，也可以促进患儿对下肢的认识及运动感觉（图4-17-3B）。

（2）反复翻身：患侧痉挛明显时，治疗师可以使患儿取侧卧位，患侧在上，治疗师一只手握住患侧肩，另一只手握住患侧骨盆，并且让患儿患侧上肢手掌支撑床面，接着进行从侧卧到俯卧、从俯卧到侧卧翻身的反复训练。在训练过程中应让患儿手掌用力压迫床面，以增强患侧负重、用力及运动感觉，同时还可以激发躯干的可动性（图4-17-3C）。

（3）促进肘关节的分离运动：患儿在俯卧时，治疗师应在患侧，一只手放置于患儿肩部，另一只手借助其肘部保持稳定，然后进行双上肢之间的体重转移，以此来抑制患侧肩胛骨的内收及上肢屈肌的痉挛（图4-17-3D）。患儿在俯卧位时，应经常有肘支撑的机会，可利用肘支撑，让患儿双手交叉触摸口和脸，促进患儿肘关节出现分离性运动（图4-17-3E）。

2. 较晚开始训练者的初步训练　多数偏瘫患儿开始康复训练的时间较晚，此时，健侧肢体的代偿能力已非常明显。

（1）重心移向患侧：开始训练时治疗师正坐于患儿的患侧，患儿也采取坐位，治疗师的一只手扶患侧腋下，另一只手握住患侧肘关节，缓慢地使重心移向患侧（图4-17-4A）。这样可以提高患侧支撑体重的能力，并强化负重的感觉。

（2）患侧上肢外展：当体重全部移到患侧的坐骨结节时，患侧上肢会很自然地外展、肘伸展（图4-17-4B）。治疗师要尽可能地促进患侧躯干最大限度地伸展，诱发其翻正反应，为了防止上肢的屈曲痉挛，要尽可能保持患侧上肢的伸展姿势（图4-17-4C）。

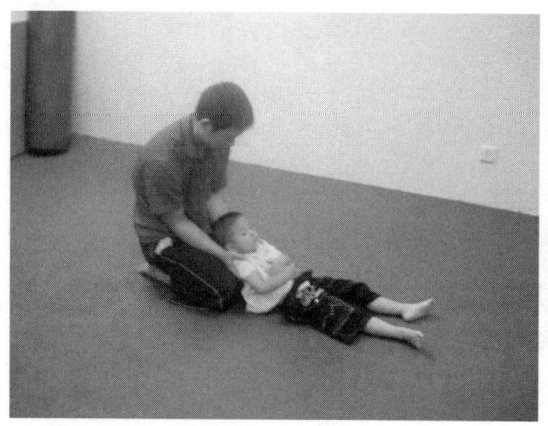

A. 对患侧上肢及手的认识

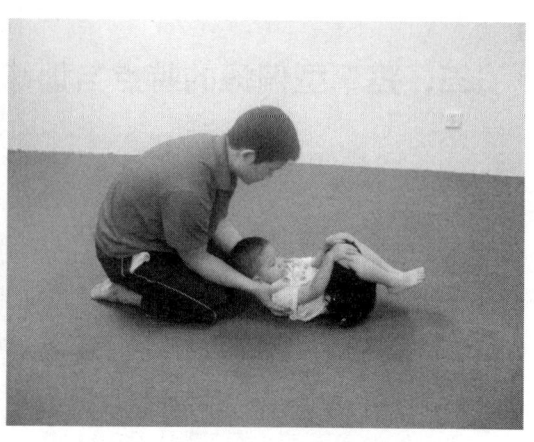

B. 骨盆的矫正及对下肢的认识

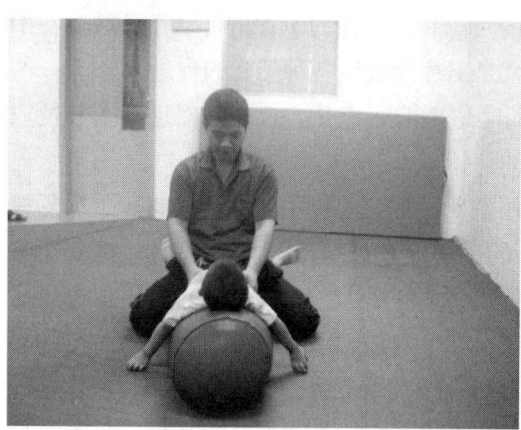

C. 反复翻身

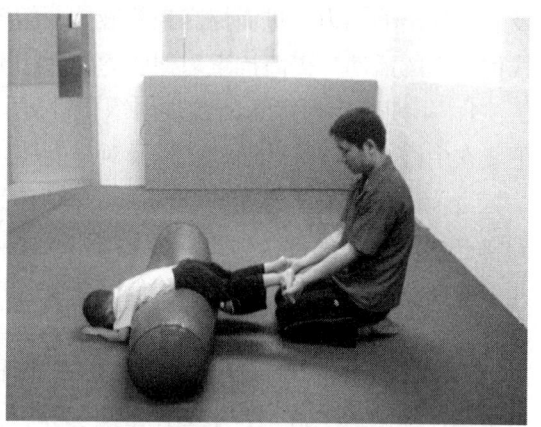

D. 双上肢间转移体重

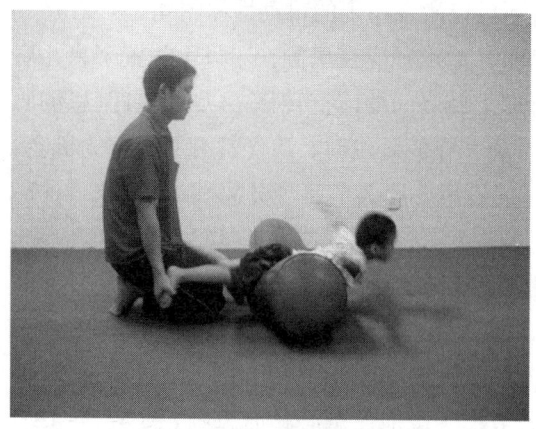

E. 促进肘关节的分离运动

图 4-17-3 早期开始训练者

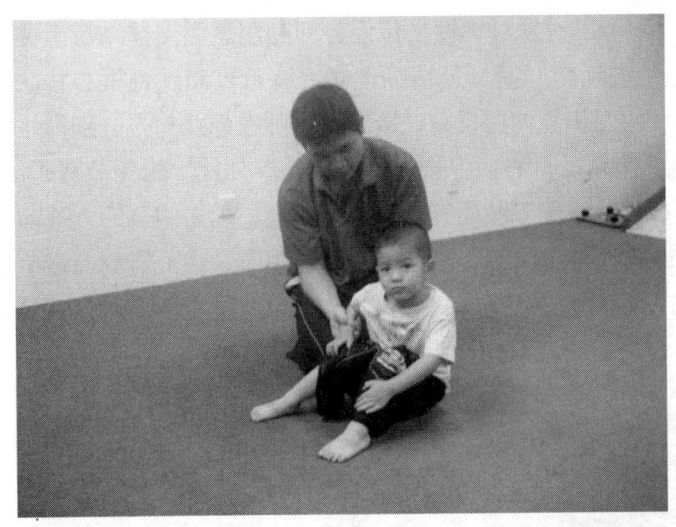

A. 将重心移向患侧

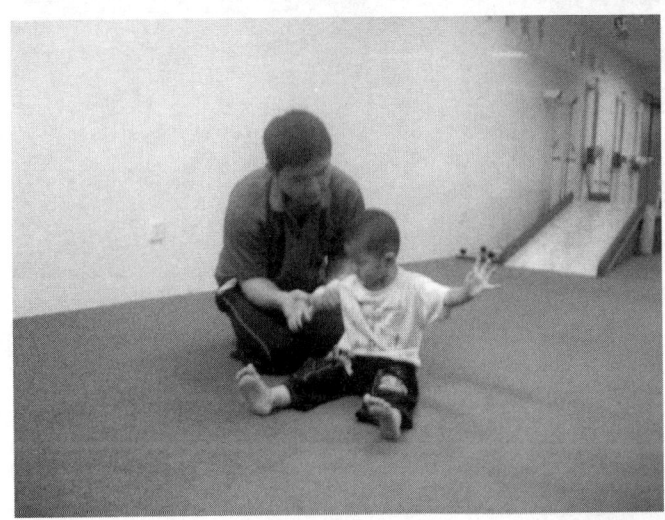

B. 使患侧上肢外展

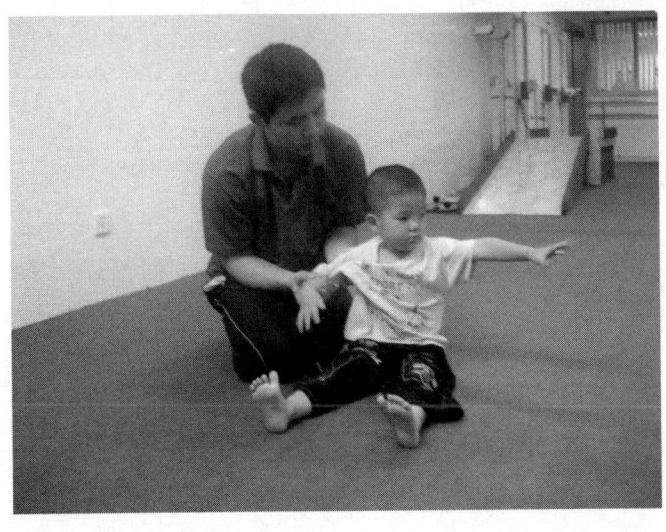

C. 保持患侧上肢外展姿势

图 4-17-4 训练开始较晚者

3. 诱发翻正反应并且保持平衡　为了诱发对称性坐位姿势和利用患侧支撑维持坐位平衡，治疗师可从抑制患侧屈肌痉挛的动作开始反复训练患侧上肢负重和进行重心移动（图 4-17-5A），这样也可以诱发上肢的保护性伸展反射。接着治疗师在患儿前方分别握住其患侧的手和踝关节，诱导患儿向患侧移动重心，保持患侧上肢外展外旋，腕关节背屈，患侧下肢保持在外展内收中间位，接着让患侧下肢离开床面，患儿重心向患侧及后方移动（图 4-17-5B）。进行上述训练时，还要注意患侧躯干的伸展和对踝关节、腕关节肌肉痉挛的抑制，更要注意反复进行重心向前后及左右的移动（图 4-17-5C），诱发躯干翻正反应并保持平衡。

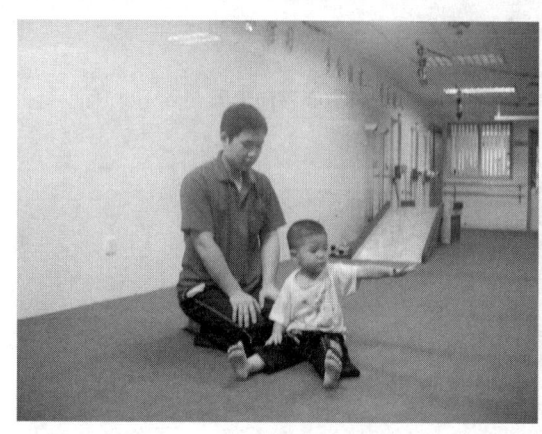

A. 患侧上肢支撑

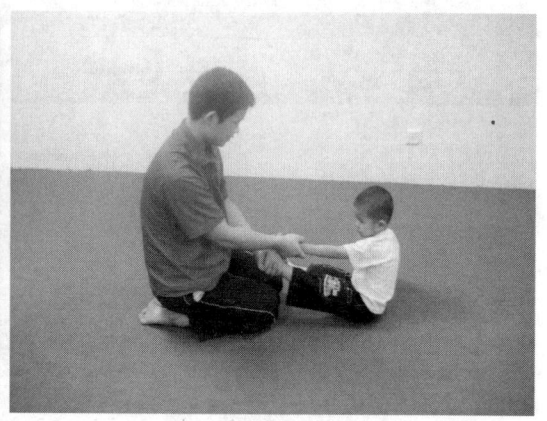

B. 重心向患侧及后方移动

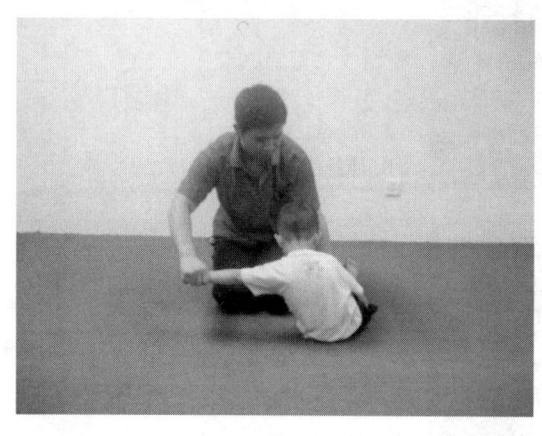

C. 反复移动重心

图 4-17-5　诱发翻正反应并且保持平衡

4. 立位及步行训练　立位及步行训练时，治疗师站在患儿患侧，用手保持患侧上肢伸直、肩关节外展外旋的姿势，由此来抑制患侧肩胛带后撤及躯干的后方回旋；另一只手放置于患儿骨盆上，矫正骨盆的后方回旋，这样就可使患侧下肢充分负重。对于健侧下肢代偿较明显的患儿，训练时让患儿双上肢肩关节屈曲 90 度，伸直双上肢，手掌紧贴墙壁，治疗师在后方一只手借助患儿骨盆，另一只手抬起健侧下肢使膝屈曲 90 度，使患侧下肢完全负重。这时要注意的是骨盆前方回旋。最后可以让患儿做小幅度的蹲起训练，以增加患侧下肢的可动性和膝髋关节的控制能力。患侧上下肢有部分分离运动时，在进行步行训练时应借助于健侧，适当抑制健侧的运动，激发患侧上下肢的主动运动出现（图4-17-6）。

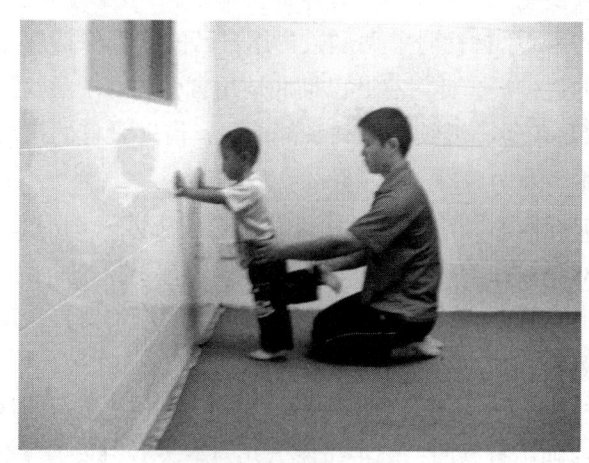

图4-17-6　患侧上下肢负重及感觉的强化

四、手足徐动型的特点与训练

（一）特点

手足徐动型的患儿头部、颈部及躯干常呈非对称性两肩胛骨内收，肩部后撤，脊柱胸腰部呈过伸展状态，受外界刺激后易紧张，肢体徐动明显，肌张力变化幅度较大。实际上单纯手足徐动较少，一般情况下都会有不同程度的痉挛伴随。

（二）训练方法

训练的目的是使患儿头部能保持在中间位，提高肢体的控制及向中线方向的活动能力，维持患儿本身所具有的日常生活动作能力，在此基础上促进肢体的分离性运动与选择性动作，强化手掌及足底的感觉。

1. 保持正确体位　进行训练时患儿取坐位，治疗师在其后方双手握住患儿骨盆与腹部，以保持较稳定的坐位。然后治疗师用自己的上臂向前方推压患儿两肩、胸部，控制患儿头部并加以固定以免其头部后仰，同时让患儿躯干稍稍后倾（图4-17-7A）。在患儿躯干向后方倾斜的同时，治疗师左上肢从患儿腋下通过，手心向上握肩，右侧手放置于其腹部，使患儿头部仍保持前倾，抑制胸部的过伸。治疗师用自己的双手及胸部不断调整患儿的姿势，使其尽可能对称（图4-17-7B）。如果患儿一侧屈曲短缩，治疗师用一侧上肢保持患儿短缩侧上肢呈水平内收的肢位，另一侧上肢及手在对侧骨盆处向下方压迫，使肩及对侧骨盆呈相反方向的运动。这个动作不限于单侧，两侧可以交互进行。此方法可以强化轴性旋转及打破全身的伸展姿势模式（图4-17-7C）。以上动作完成以后，治疗师要对患儿的骨盆再次进行固定，使其保持对称，为了缓解躯干因肌紧张出现的短缩，可将患儿双上肢放在上举的位置，肩关节上伸180度（图4-17-7D）。在保持骨盆对称的同时，治疗师从患儿背后用力，使患儿躯干前屈，并使患儿用双上肢支撑床面，抑制患儿躯干的过伸展（图4-17-7E）。稳定后治疗师从前方用双手握住骨盆两侧，再用自己的胸部保持患儿头部前屈，彻底地抑制患儿头部与躯干的过伸展，此时患儿已彻底地用自己的双手及双脚支撑体重（图4-17-7F）。接着让患儿双足负重，继续保持其头部前屈，借助骨盆的运动慢慢地让患儿站起。此时注意抑制颈、躯干及两肩的过伸（图4-17-7G）。

2. 控制坐姿　当伸肌过紧张姿势被抑制后，治疗师可用一只手握住患儿一侧上肢，另一只手在患儿腹部向后方推压，患儿双手放在治疗师肩上，治疗师让患儿屈膝，重心向后方移动，指示患儿向后方坐下（图4-17-7H）。当患儿再次坐下以后，治疗师要再次反复对患儿的姿势进行调整，以巩固训练效果。

3. 站立步行　坐位姿势控制能力加强以后，可以对患儿进一步进行站立及步行的训练。让患儿用前面的姿势再次站起，治疗师用自己的一侧手抓住患儿的手，另一只手握拳状或手指伸开，用手掌从患儿腹部向后方施力进行推压，使患儿产生前倾姿势，完全抑制住伸肌模式后诱发患儿向前方迈出第一步（图4-17-1）。

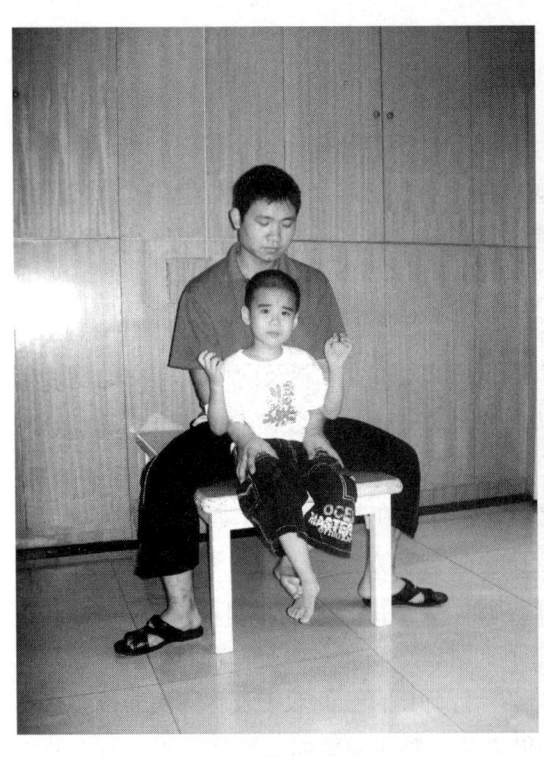 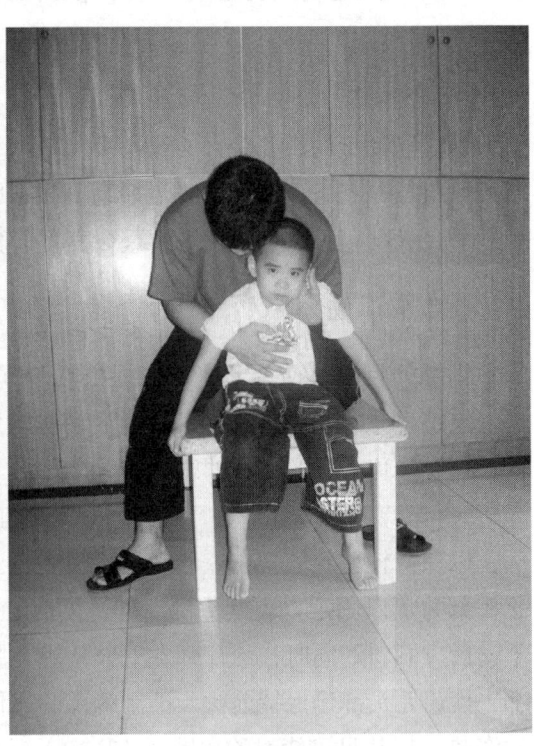

A. 控制头与躯干　　　　　　　　　B. 抑制胸部过伸

图4-17-7（A~B）

第四章 脑瘫的康复治疗 261

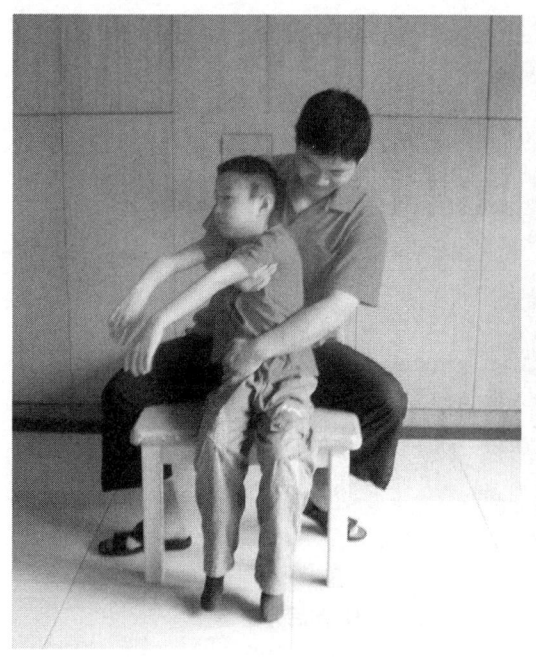

C. 强化轴性旋转

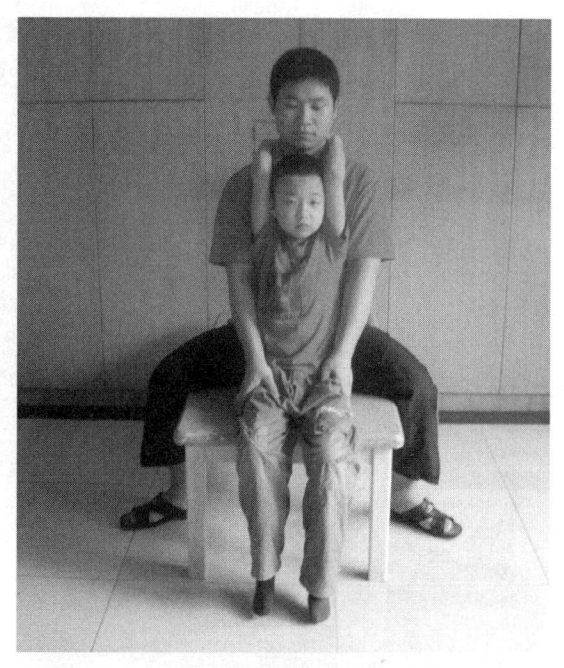

D. 缓解躯干的紧张

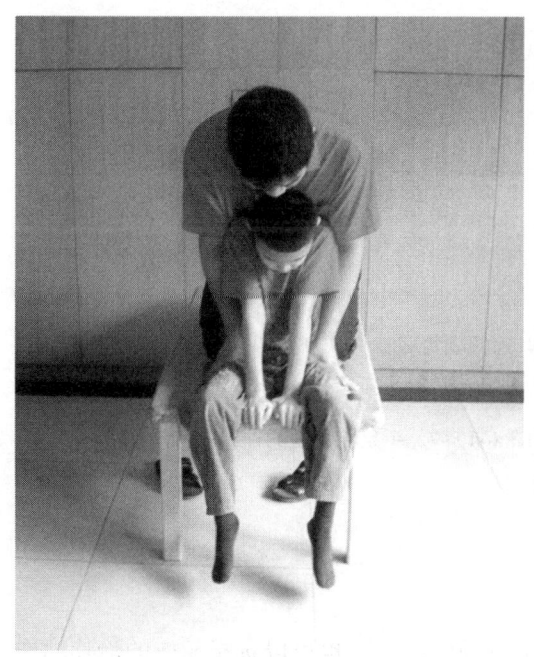

E. 用上肢支撑床面

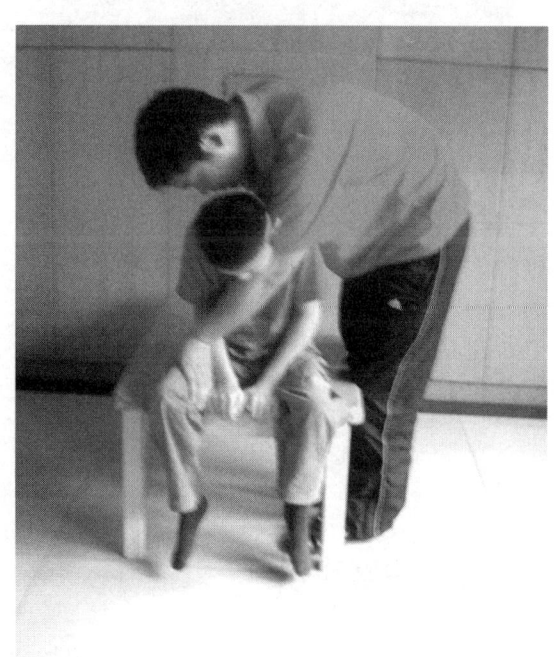

F. 用双手与双脚支撑体重

图 4-17-7 （C~F）

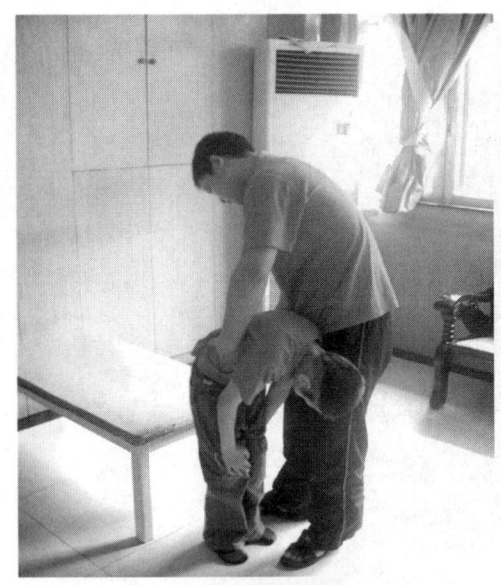

G. 慢慢站起

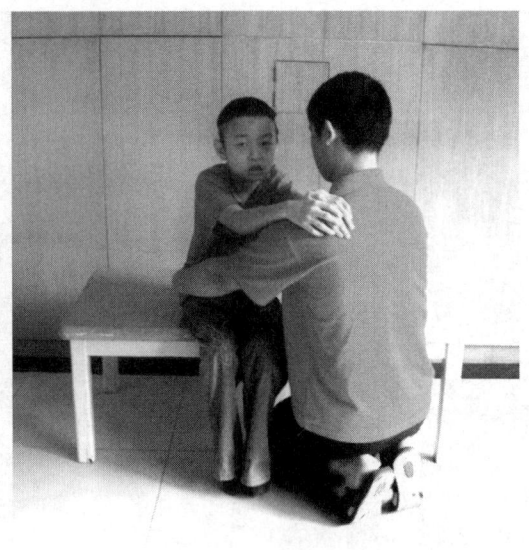

H. 向后方坐下

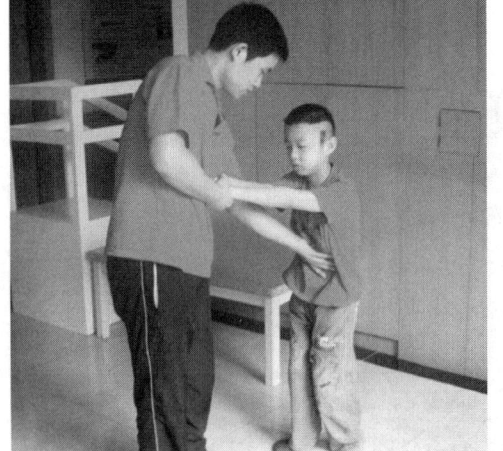

I. 前倾姿势迈步

图 4-17-7 手足徐动型的训练

五、注意事项

1. 以上各种内容，可以在训练中根据情况按顺序进行，也可以选择相应的治疗动作进行强化性训练。

2. 每个动作都要反复进行、不断强化，目的是使患儿学习掌握控制能力和主动运动，扩大活动范围，提高日常生活动作的能力，使脑瘫患儿最大限度地回归家庭和社会。

3. 关于失调型和弛缓型脑瘫患儿，根据其张力的特点及感觉特点和控制能力，多数可以采用早期训练的方法。

（陈旭红）

第十八节　个别康复训练

一、个别康复训练计划的含义

脑瘫儿童的致残原因、残疾类型、残疾程度各不相同，康复训练的需要也不相同。脑瘫儿童不仅个体间存在显著差异，而且个体功能障碍也不同，这就要求康复训练必须具有针对性。从儿童个体差异出发，以满足其康复训练需求为目的的康复训练计划就是个别康复训练计划，制订和实施个别康复训练计划的本质是个别化。

二、个别康复训练计划应有的具体内容

个别康复训练计划内容有个案基本资料，个案综述，个案初期评估结果及长、短期训练目标；还应当有该患儿的训练和训练建议。

三、制订个别康复训练计划的程序

接案后通过向家长调查询问、家访、去患儿曾经训练的机构了解该患儿的表现情况，对个案形成基本认识，写出个案综述；再进行初期评估，写出测评结果；召开个案研讨会，请家长、教师、专业人员等共同参加，分析该患儿的现状与需求，共同研究确定该患儿的长、短期训练目标。然后再写个别康复训练计划。大家分工合作，实施计划。

四、个别康复训练计划的制订与实施

（一）接案家访与个案分析

1. 接案　康复员诚恳、热情地接待家长来访，向家长了解患儿的自然情况、出生史、家庭病史、既往病史及现实表现能力特征；了解患儿接受医疗、康复、教育训练的情况；了解患儿的兴趣爱好、性格特点、饮食要求与习惯、行为及情绪表现。随后系统详细地整理材料。

2. 家访　家访是对患儿所处的环境进行调查。首先对已有材料的真实性，还缺少哪些材料要心中有数。从而确定家访目的，争取家长的理解与支持。在家访中，一方面要进

一步了解患儿生活起居条件与习惯，观察患儿在熟悉的家庭环境中的各种能力表现（饮食、起居、如厕、清扫等），了解患儿喜欢做什么、会做什么、不会做什么、最突出的问题是什么、原因是什么；另一方面观察家长及家庭中其他成员对患儿的态度、教育方法、培养目标是否一致，患儿在家庭中的地位如何。分析家庭环境对患儿成长的积极因素和不利因素，以及下一步训练工作中与家长合作的可能性。

3. 个案分析　掌握情况后还要用生动形象的语言描述个案，使个案活灵活现。安排初期评定（也叫测评），通过对患儿在6大领域60个项目的评定，分析该患儿的功能和能力水平与发展可能。然后再由康复员整理初期评定结果，分析个案在每个领域中的优势与不足，拟定长、短期训练目标。

长期目标是纲，是方向；短期目标是目，是实现长期目标的途径和手段。短期目标是在分解长期目标之后确定的，只有完成短期目标才能实现长期目标。长期目标分解成若干步骤或方面来完成，这些步骤或方面就是短期目标。

4. 举例说明　六岁的关××，女孩，因父母离异由爷爷、奶奶照管。医院诊断为脑瘫、癫痫。初期评定时明确发现关××走路时双脚向外翻，不能放平。常流口水，不会独立就餐，不会如厕，不会交流，注意力极易转移。这些表现严重影响该患儿进入学校或参加集体生活。她的优点是能听懂大人指令、会站、会爬、会跪行，爱看画册，爱听大人讲故事，能够主动指认画册中的人与物。据此情况建议对关××加大训练力度，提高她的自理能力、适应能力，为入学做准备。

〔长期目标〕从六大领域中设计：

（1）运动能力：学会走路（佩戴矫形器）。

（2）感知能力：能专注视听。

（3）认知能力：会指认生活中常见的物品，会分类、归类、配对、辨认。

（4）自理能力：会独立用餐，会如厕，大小便能自理。

（5）语言交往能力：会自动咽口水，擦拭口水。会用手势表达要求和求助。能接受简单指令。

（6）社会适应能力：能参加集体活动。

〔短期目标〕从长期目标中细化而来：

（1）运动能力——学会走路。

1）行走：双脚平放地面，迈步行走5~8米；能拿着玩具走2~3米；能背书包走2~3米；能走并且不碰东西，不踩别人。

2）双脚协调运动：

·能独脚站立5~10秒。

·能交替双脚站立，每侧5~10秒。

·能独脚站立4~5次。

·能踩脚印走。

·能踩砖走。

（2）感知能力——专注地听、看。

1）注视物体：

· 能注视自己手上的物体。

· 能注视出现的熟悉人物。

· 能将视线从一个物体转向另一个物体。

2）视觉追视：

· 能注视移动的光。

· 能注视移动的物体。

· 能水平方向追视移动物体。

· 能垂直方向追视移动物体。

· 能追视任意方向的移动物体。

· 能靠目光追视而不转头。

3）分辨声音：

· 听见声音将头转向声源。

· 能转向亲人的声音。

· 能分辨声音大小、高低、远近。

· 能分辨 1~5 种熟悉的声音。

· 能模仿常听到的声音（两个及以上音节）。

（3）认知能力——能指认常见物品。

1）注意持续：

· 能持续注意 1~5 秒。

· 能持续注意 5~10 秒。

· 能持续注意 10~20 秒。

· 能持续注意 10 分钟以上。

2）配对分类：

· 能指认常用物品。

· 能将相同物品配对。

· 能将相同物品分类。

· 能将实物与图卡配对。

· 能拼合 10 块以内的拼图。

3）分辨常见关系：

· 能分辨大小、长短、高矮。

· 能分辨有无、多少。

· 能分辨快慢。

4）认识线段、图形、形状、颜色：

· 认识横线、竖线、交叉线。

- 认识圆形、三角形、四方形、多边形。
- 认识球体、长方体、圆柱体。
- 认识红、黄、绿、蓝色。

5）认识一天的时间顺序：
- 能分辨一天的时间顺序（早晨、上午、中午、下午、晚上）。
- 能分辨现在是上午还是下午。

6）用常见方法解决问题：
- 能伸手去取自己需要的东西。
- 能避开障碍去取自己想要的东西。
- 能通过媒介物获得自己想要的东西。
- 能向人求助。

7）点数1~20的数：
- 能点数1~3。
- 能点数1~10。
- 能点数1~20。

8）认识常见动物、水果、蔬菜：
- 能认识1~2种动物。
- 能认识3种常见水果。
- 能知道5种蔬菜的名称。

（4）生活自理能力——会吃饭，大小便自理。

1. 能用餐具吃饭：
- 能用勺子把饭盛在碗里。
- 能用勺子把菜盛在碗里。
- 能用勺子吃饭。
- 能用筷子夹菜吃。
- 能用筷子夹豆类或较小的食物吃。

2）大小便能自理：
- 能表达便意。
- 能按时大小便。
- 能在便桶上大小便。
- 能自己进入厕所找到正确位置后才大小便。
- 能自己在厕所蹲着小便。
- 能进入厕所后才脱裤子。
- 能将裤子脱至适当位置后解便。
- 能在便后拉起裤子至腰上。
- 能穿好裤子整理衣着后才出厕所。

- 能在大便后用纸擦拭干净。
- 能在便后将便纸扔入纸篓。
- 能在便后冲便池。
- 能在便后用肥皂洗手。
- 能辨认男女厕所，会识别标志。

（5）语言交往能力——会控制口水，会表达自己的要求，能听懂大人的要求。

1）会控制口水：
- 自己会擦口水。
- 能够模仿口部运动（如：唇控制训练、口唇力度练习）。
- 口水将要流出时知道闭嘴，控制口水流出。
- 会及时吞咽口水。
- 在大量提示下，减少流口水的次数。
- 在口头提示下不流口水。

2）会表达自己的要求：
- 会用手拉住大人做自己想做的事。
- 会用手势表达自己的要求。
- 会发出声音表达自己的要求。
- 会用单字、单词表达自己的要求。

3）懂得大人的要求：
- 能听辨熟悉人的声音。
- 能听懂大人要求自己做什么。
- 能按大人的要求行动。

（6）社会适应能力——参加集体活动。
- 能在集体活动中表现自己。
- 能按老师的指示完成活动。
- 能遵守集体活动规则。
- 能分辨基本的对与错。
- 能在得到表扬后保持良好行为。
- 能在受到批评时改正不良行为。
- 能承担集体的简单任务。
- 能在遇到困难时向老师或其他儿童求助。

（二）注意事项

1. 案例的长、短期目标描述简单明确，一目了然。
2. 长、短期目标确定后，康复员制订个别康复训练计划。对安置形式、训练方法、用具及内容选择提出建议。

3. 安置形式应从实际条件和患儿成长需要综合考虑，安置应与实施计划密切相关。

4. 训练内容从短期目标中分析哪些领域的目标可以通过一个单元完成。半年内以设计5~6个单元为宜，选择的活动内容一定要完成若干个短期目标。

5. 训练方法以在日常生活中或设计情境中完成为宜。多鼓励，多观察，用多种方法支持患儿完成某一活动，用多种机会让患儿体验成功。

6. 训练用具依内容来定，有玩具、教具、学具，还有日常生活用品。充分利用自然生活环境安排训练。

（三）召开个案研讨会

个案研讨会是由专业人员主持，家长、教师参加，专门研讨个案长、短期目标的会议。会议应先公布研讨目的及主题，使与会人员在最短时间内对康复训练意向达成共识，为制订个别康复训练计划做好准备。

会上要听取个案材料汇报、测试结果汇报、家长的要求、专业人员的意见和建议，大家对个案的优势与不足、技能与缺陷进行充分分析后，讨论如何满足该患儿的发展需要、安置形式及训练安排。

会上如有家庭主要成员缺席，或有问题需再调查、再补充测试，可以安排下一次研讨会，对补充意见和材料进行研究。

（四）制订个别康复训练计划

个别康复训练计划中有个案的自然情况，康复训练长、短期目标，训练场地，并请康复指导员、康复员及家长签名，复印两份。原稿存档，康复员和家长各保管一份，以便执行计划。

（五）个别康复训练计划的实施

实施个别康复训练计划分六个步骤：了解计划内容→选定康复计划目标→依据目标要求设计内容、选定器具和方法、做好时间安排→训练记录→总结评价训练中的成绩与问题→进行评估。

（陈旭红）

第五章
支具及辅助用具的应用

脑瘫患者是由于不同原因导致脑部在发育过程中受到不可复原的损伤，出现肌肉及关节的挛缩与变形，表现出各种异常的姿势和运动模式，导致运动功能发生障碍。除了应用一般康复治疗的手段外，康复工程技术的配合也是必需的。它运用工程学的原理和手段，通过使用适当的矫形支具、助行器、日常生活自助具、卫生用具、书写辅助具及沟通用具等，对所丧失的功能进行代偿或补偿，来弥补功能上的缺陷，使患儿有最大可能实现生活自理的目标和回馈社会的理想。

第一节　下肢矫形器具

矫形器适用于人体躯干及四肢。脑瘫患儿最常用的是下肢支具，为的是帮助其移动和立位支撑体重，而上肢因不需要支持体重及考虑到生活上需要方便运用手指，所以较少配用上肢支具。使用合适的支具可以针对患儿的运动功能缺损，提升其功能，代替已损失的功能，鼓励发展残存功能与代偿功能，以促进运动功能的发展，帮助患儿支撑自己的身体，辅助移动。此外，配用矫形器能加大训练的力度和延长训练的时间，这对脑瘫患儿的康复十分有益。

一、矫形器的一般功用

1. 控制下肢肌肉的张力。
2. 限制不随意运动，控制运动模式和不良的反射动作。
3. 预防与矫正变形，防止异常的关节活动和异常负重，以防止和矫正关节及其他身体部分的变形。
4. 活动时提供稳固基础，保护、限制或制动关节运动范围，以防止病情加重。

5. 代偿部分失去的功能，并辅助应用残存的运动功能。
6. 促进治疗与训练效果。
7. 改善步态。

二、下肢矫形器具在各阶段的功用

1. 站立前　减轻或预防畸形，保持关节的活动度，用以控制躯干及坐下时的平衡状况，使上肢能正常运动，有助于儿童与外界交流。
2. 站立　提供最少及有效的承托以达到平衡站立。
3. 走路　促进应有动作及阻止不应有动作，以达到能够走路。
4. 有效步态的条件　能稳定地站立，摆动相时足尖离地，在摆动相时能把足部预置在足跟着地的适当位置，足够的步距，低消耗能量。

三、穿着矫形器的注意事项

1. 如穿着新矫形器，建议试用15分钟后，检查穿着的部位有没有红肿，起水疱及皮肤磨损等。使用数天后，检查有没有厚皮增生现象。
2. 检查有没有因脚部肌张力过高而导致脚趾屈曲。
3. 要时常检查矫形器是否舒适及确保应该承托的部分有全面的接触。
4. 定期检查矫形器具大小是否合适，幼儿应每3个月检查一次，一般学童则每6个月检查一次。
5. 时常检查穿着矫形器的肢体如大腿、膝关节、小腿、足踝及脚掌，与矫形器的大小、形状及承托的位置是否匹配。
6. 留意矫形器是否有出现裂痕、变形及其他如锅钉或绑带破损，如发现问题，请通知负责的矫形师进行修改和维修。
7. 应每周用带有肥皂水的毛巾抹净矫形器，再用干布抹干，切勿用热风吹干。穿着矫形器必须配上合适长度的袜子，用来吸汗及减少摩擦。
8. 要与适当的鞋子配合。
9. 鞋子应有结实的鞋面、宽鞋头、足够的空间、防滑及鞋带或魔术贴结构。

四、常用矫形器的分类与应用

脑瘫患儿应根据身体某部位的支具、某部位的需要而配备不同的支具及辅助用具。具体分类方法如图5-1-1。

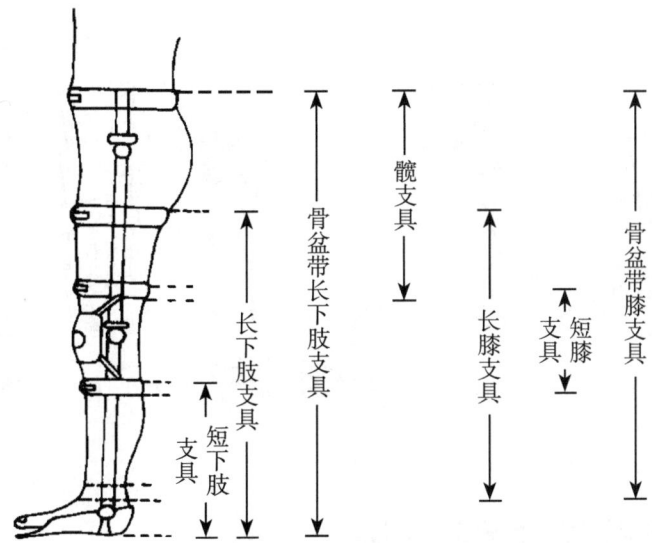

图 5-1-1 根据应用部位的分类方法

(一) 鞋垫 (FO)

1. 功能

(1) 稳定及维持脚部骨骼的位置。

(2) 矫正扁平足, 足踝外翻, 足大趾外翻, 镰刀足, 足趾屈曲等畸形。

(3) 辅助改善膝部内外弯, 足踝内外翻的步姿。

2. 应用 鞋垫有不同材料和款式。有支持脚桥位的软足弓垫, 有用塑料做的硬鞋垫, 各有不同的设计和形状, 在步行、跑步或运动时用。穿硬鞋垫时切记鞋垫的后跟部分要紧贴鞋内后跟的部分 (图 5-1-2)。

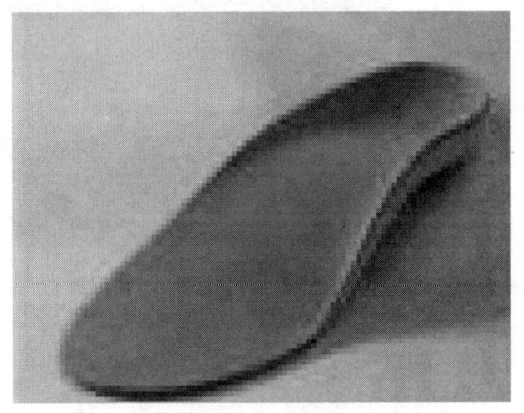

图 5-1-2 鞋垫

(二) 短下肢矫形器 (AFO)

1. 功能
(1) 能拉展小腿后肌腱, 防止三头肌痉挛或挛缩。
(2) 固定足踝, 增加下肢稳定性, 预防和矫正足部和踝关节的各种变形。
(3) 矫正内翻足, 马蹄足, 仰趾外翻足, 外翻足, 尖足, 膝关节反屈等。

2. 应用 短下肢矫形器分日间走路用及夜间以维持矫正位用两种。另有附加铰链的足踝矫形器, 能鼓励患儿踝关节做正常幅度的跖屈及背伸, 可使步姿较自然, 使蹲下及上下楼梯等活动更容易。亦可以通过控制跖屈及背伸的范围以改善膝关节的不良形态 (图 5-1-3)。

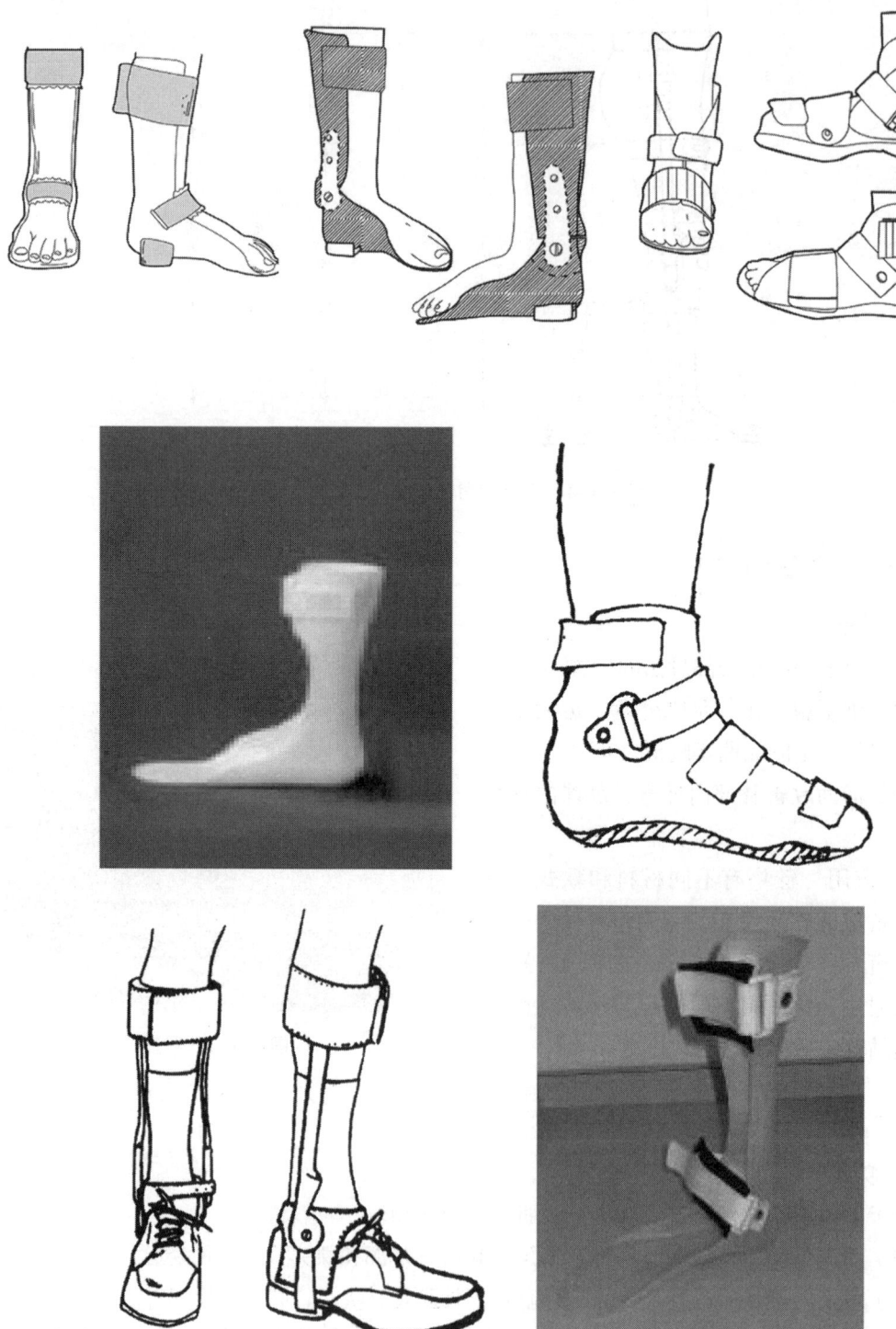

图 5-1-3 短下肢矫形器

（三）长下肢矫形器（KAFO）

1. 功能

（1）能使膝关节保持伸展的状态，改善挛缩，防止和矫正膝关节变形如膝外翻、膝内翻、反张屈曲的情况。

（2）矫正尖足、扁平足及内翻足或外翻足。

（3）改善下肢的控制和协调能力。

2. 应用　分有和没有膝关节铰链两种。要注意的是没有膝关节铰链的长下肢矫形器不能提供走路时膝关节的屈曲幅度，只能长期固定在伸展位，故较适合术后保持矫正效果，训练及防止挛缩时使用。另有绑腿以保持膝关节牵伸（图5-1-4）。

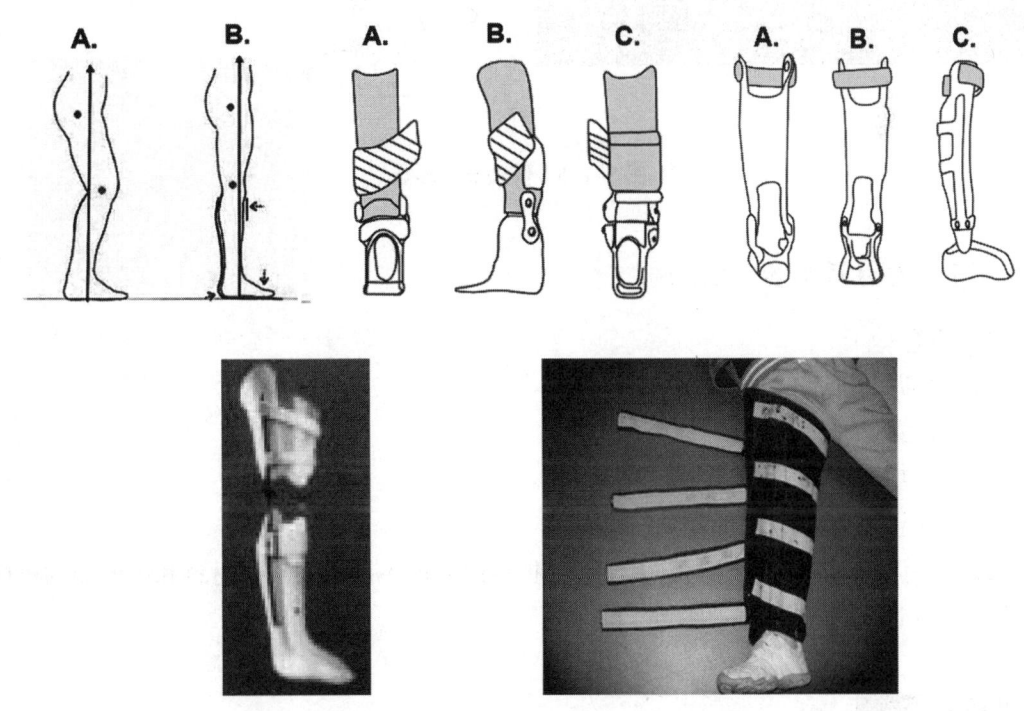

长下肢矫形器　　　　　　绑腿

图 5-1-4　长下肢矫形器

（四）髋关节矫形器（HipOrthosis）

1. 功能

（1）防止关节变形挛缩，能矫正髋关节的内收、内旋。

（2）改善髋关节不稳定或脱位情况。

（3）有逐渐伸展内收肌及矫正髋关节变形、偏摆之作用。

（4）改善痉挛型脑瘫儿的剪刀步姿。

2. 作用　分有和没有铰链两种。有铰链的能使髋关节在受限制的角度范围内自由伸屈，二者都适合内收肌松解术后使用（图 5-1-5）。

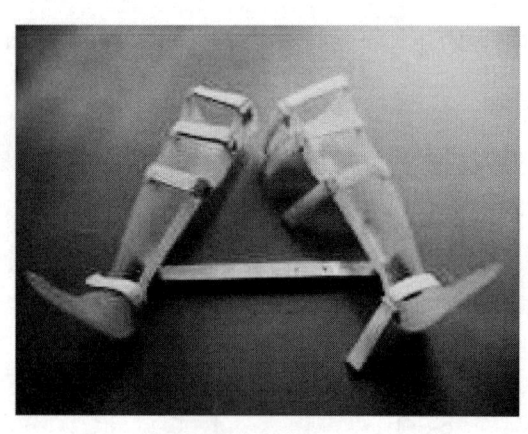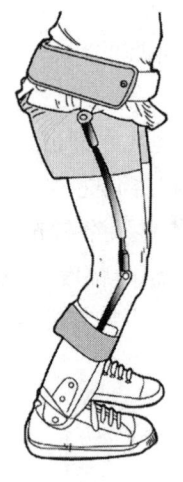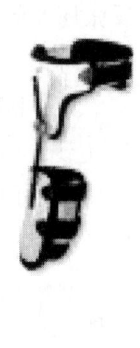

图 5-1-5　髋关节矫形器

（五）脊柱矫形器（SO）

1. 功能
(1) 能防止和矫正脊柱侧弯。
(2) 减少椎体承重。
(3) 改善坐姿。
(4) 固定躯干。

2. 应用　分软性和硬性两种。矫形师根据患儿的不同需要选择材料和矫形器的不同设计（图 5-1-6）。

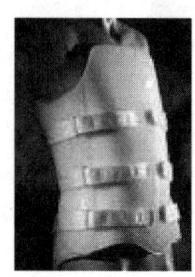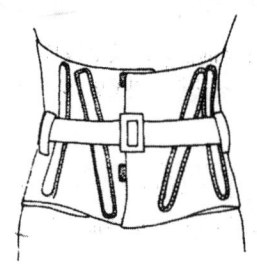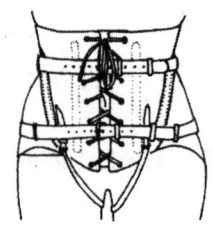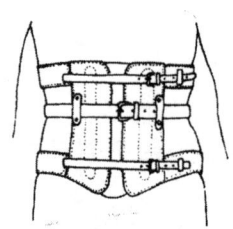

图 5-1-6　脊柱矫形器

（六）手部和腕部矫形器（HO，WO）

1. 功能

（1）拇指对掌矫形器：限制和固定拇指，保持掌位或对立位，防止拇指脱位（图 5-1-7）。

（2）腕关节矫形器：限制或固定腕关节在功能位上，防止腕关节因长期肌张力不稳而变形（图 5-1-8）。

（3）指间外展伸展矫形器：使指间外展和伸展，矫正指间关节的屈曲。

（4）拇外展固定器：外展拇指。

（5）屈指手套：促进手抓握（图 5-1-9）。

（6）绑肘：保持上肢肘关节的牵伸（图 5-1-10）。

2. 作用　脑瘫患儿常伴有腕关节掌屈，拇指内收、屈曲，手指屈曲及前臂内旋等问题。使用上肢矫形器能防止肌肉挛缩，防止和矫正手和腕关节的变形，代偿和改善功能。

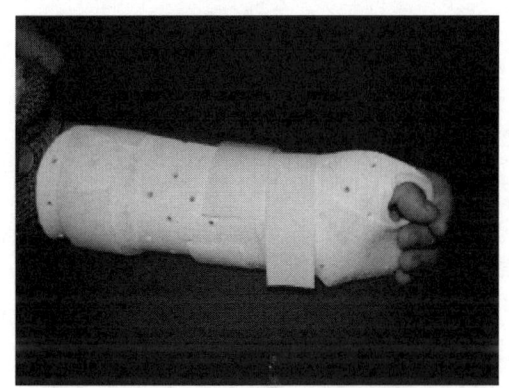

图 5-1-7　拇指对掌矫形器

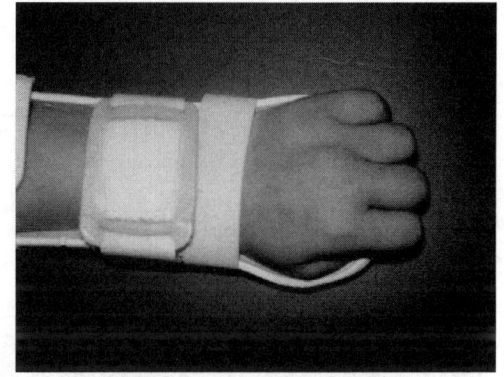

图 5-1-8　腕关节矫形器

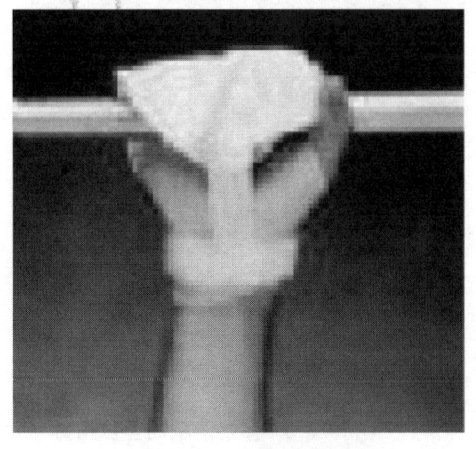

图 5-1-9　屈指手套

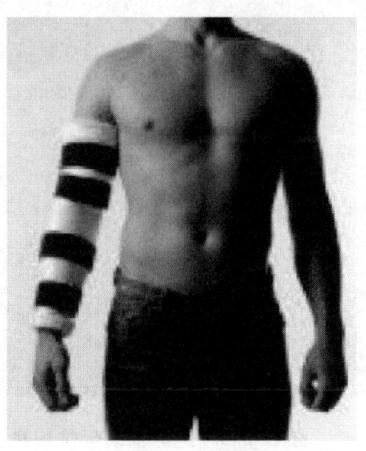

图 5-1-10　绑肘

第二节 辅助坐位用具

一、功能

1. 保持患儿坐位的良好姿势，如坐位时姿势对称，维持坐位稳定，使双手在中线上进行功能位活动，改善手部的动作。
2. 抑制原始反射残留而造成的肌张力上升及异常姿势。利用坐垫、背垫防止髋关节内收变形，利用靠背防止肩胛骨的后伸及上肢、躯干、腕部、髋关节的过度伸展，利用胸带和骨盆带提高坐位的舒适性和稳定性。
3. 防止骨骼变形如脊柱侧弯、后凸，防止关节僵硬。
4. 提高学习集中力，提升自理能力如独立进食。

二、作用

矫形座椅有不同的种类和特点。有厂家生产的，亦有按照患儿的身形用发泡剂量身定做的。矫形师会评估患儿的身体状况、生活环境，设计和制作出合适的坐椅。建议使用矫形座椅的时间每次不可超过 2 小时，以免引起疲劳和诱发关节挛缩（图 5-2-1~图 5-2-3）。

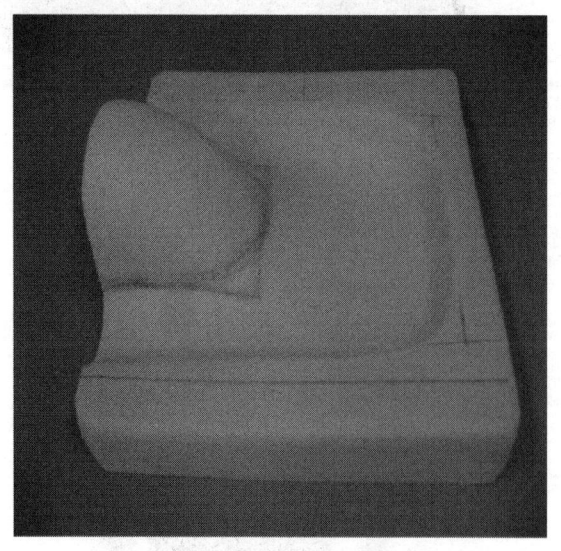

图 5-2-1 泡沫辅助坐位用具

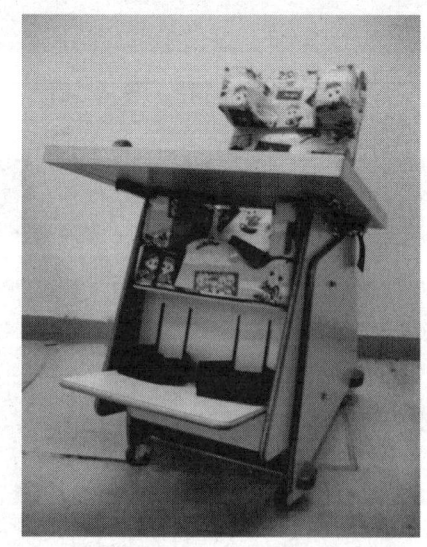

图 5-2-2 多功能辅助坐位用具

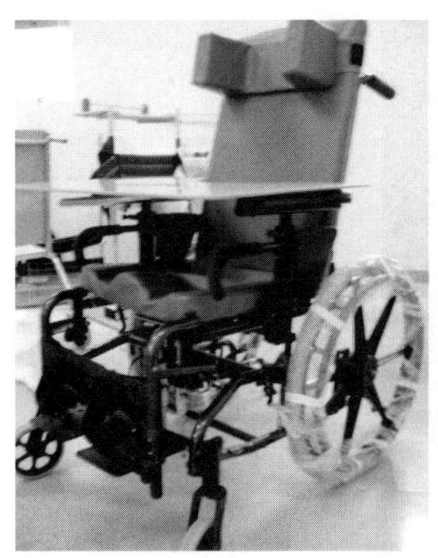

图 5-2-3 方便移动的辅助坐位用具

第三节 常用助行器

一、辅助立位用具

（一）功能

1. 用以训练站立功能，使患儿感受立位平衡的感觉。
2. 锻炼下肢伸展，加强头部、躯干、髋、腰部及下肢的抗重肌力。
3. 限制屈曲模式，防止下肢挛缩，为行走做好训练准备。

（二）作用

企架具备多种调教功能，适合不同肢体形态的患儿进行针对性的训练，另有桌面作为作业疗法使用（图 5-3-1）。

二、步行及移动辅助用具

（一）功能

1. 利用支具支撑体重。
2. 增加行走时的平衡和稳定性。
3. 抑制异常姿势与移动模式，促进移动运动的发育。
4. 建立平衡反应和重心转移。

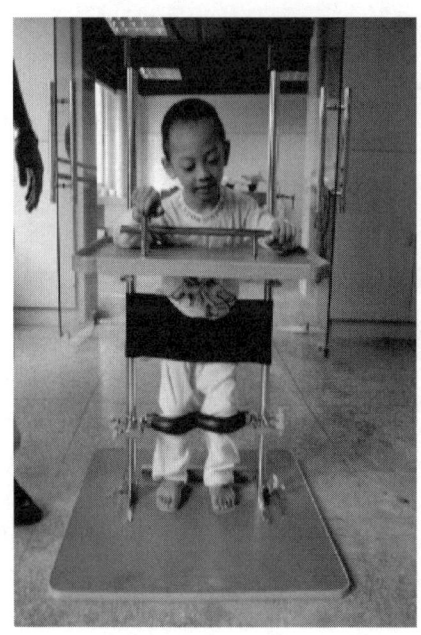

图 5-3-1 辅助立位用具

（二）作用

助行器主要分无动力助行器、动力助行器和功能刺激助行器。无动力助行器如拐杖适合平衡力较好的脑瘫患儿，分手杖、臂杖和腋杖等不同类型，另有扶走步行器，分有和没有轮子两种，要求患儿上肢具备把握支撑的功能。电刺激助行器是利用特定频率、波形的脉冲电流刺激一定瘫痪部位的肌肉，如因垂足影响步姿，在患肢处于摆动期刺激其胫前肌，令其踝关节背伸以防止垂足，改善步姿与走路时的稳定性（图5-3-2~图5-3-6）。

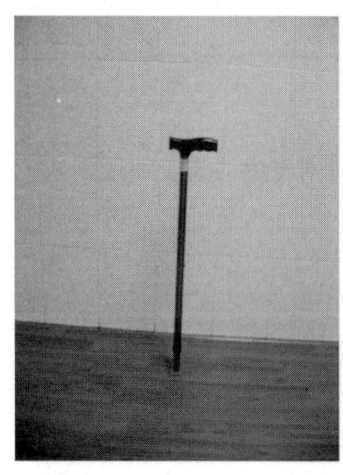

图 5-3-2 手杖

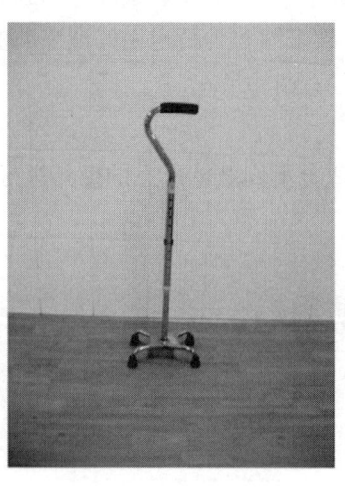

图 5-3-3 四脚叉手杖

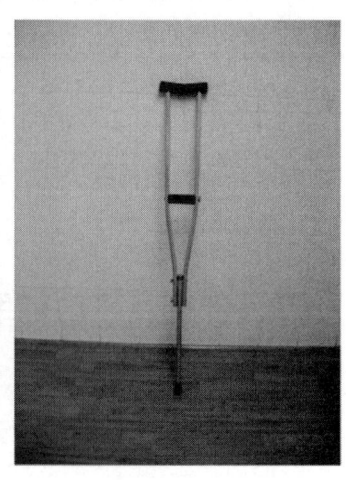

图 5-3-4 腋杖

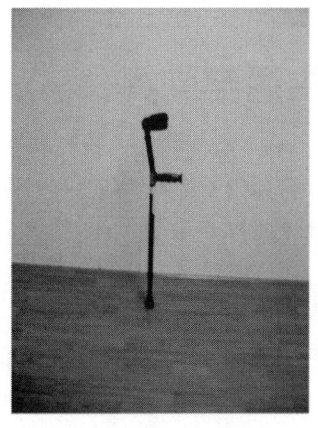
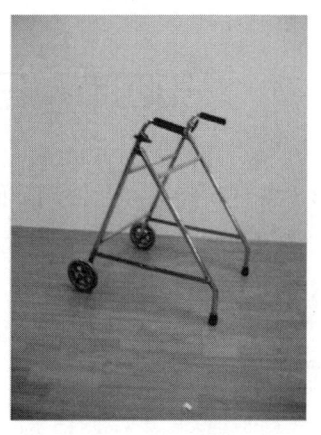

图 5-3-5　肘杖　　　　图 5-3-6　前方带轮的助行器

三、轮椅

适合不能步行的年长脑瘫患者。合适的轮椅要求乘坐的部位受力均匀，血循环良好，舒适且不容易发生压伤。有不同类型和功能以供选购，如分前轮或后轮驱动。矫形师会根据患儿实际情况选配合适的轮椅及作出适当的改装（图 5-3-7）。

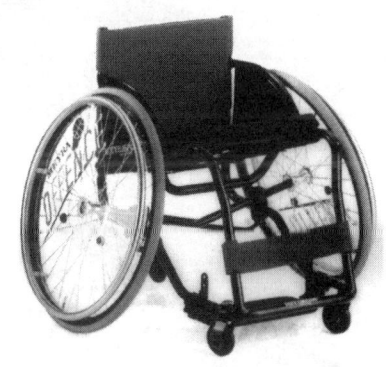
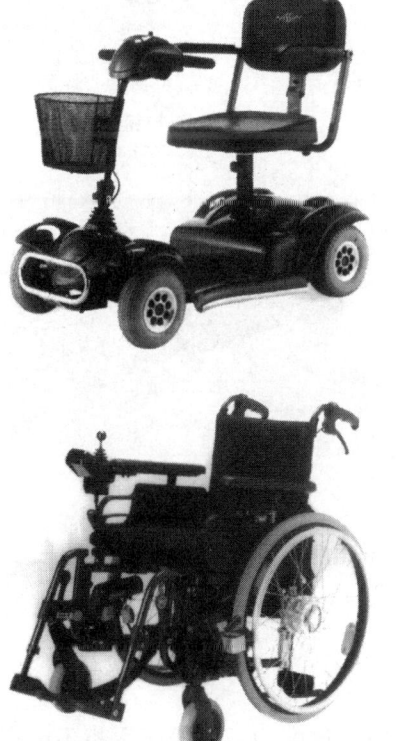

图 5-3-7　轮椅

第四节　日常生活自助具

脑瘫患儿由于各种功能运动及协调障碍，影响到日常生活活动。使用适当的日常生活自助具的目的就是使他们较容易完成一些无法完成的日常生活动作，辅助及代偿上肢特别是手的功能，以增加生活的独立性。

一、起居用具

魔术贴以代替衣服的纽扣，或在拉链头加上大环或拉链器，方便手指不灵活的脑瘫儿穿脱衣服。使用穿袜用具、穿鞋器，方便四肢屈伸不灵活的患儿穿脱鞋袜。以系扣钩代替裤带，适合手部做精细动作有困难的患儿使用（图5-4-1）。

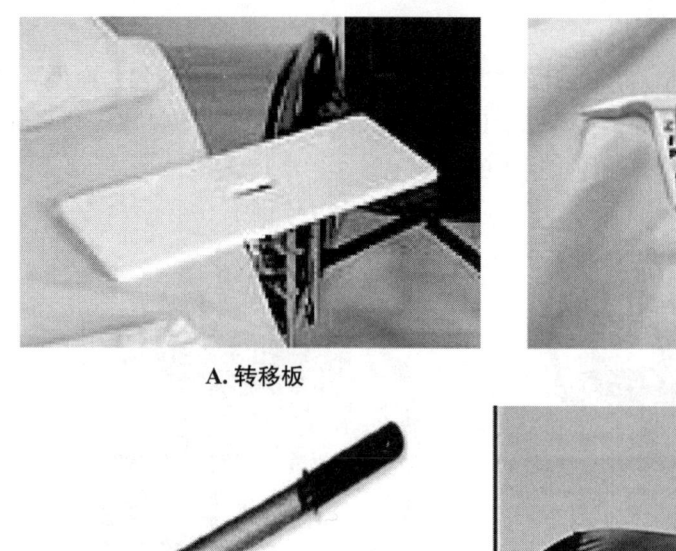

A. 转移板　　　　B. 拉链器

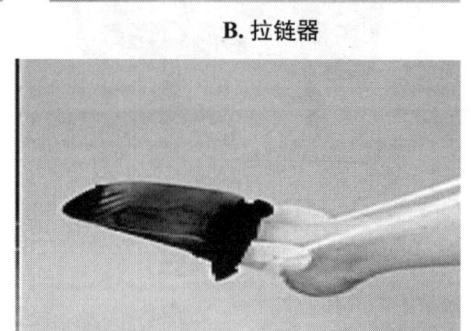

C. 穿鞋器　　　　D. 穿袜器

图 5-4-1　各种起居用具

二、餐饮用具

1. 免握的餐具可套在手掌上如手掌固定勺、角度勺，适用于手指不能握物的患儿使用。

2. 捆上海绵加大握柄的餐具如粗把勺，适合抓握力量不足的患儿使用。

3. 双耳杯、防溅碗碟、带有吸盘的浅盘子、防滑板垫适合于手功能障碍运动失调型脑瘫患儿使用。

4. 吸管固定器具可调角度，适合于手足徐动型脑瘫患儿使用（图5-4-2）。

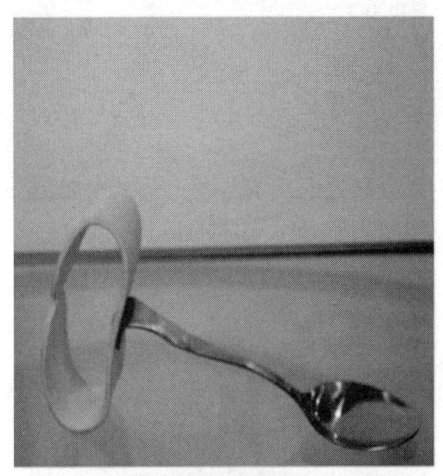

A. 腕固定带

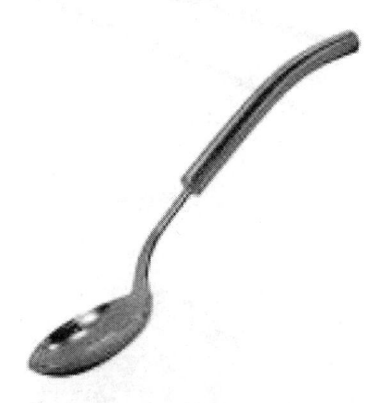

B. 粗柄餐具

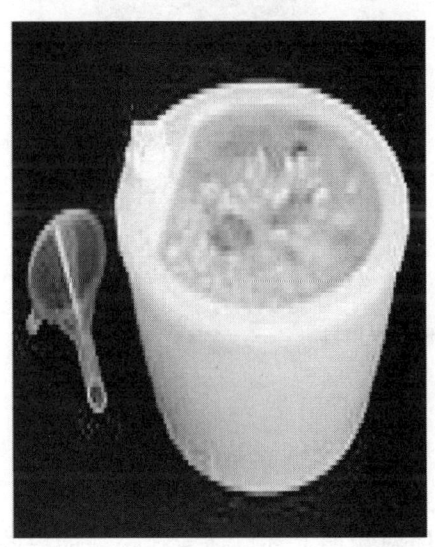

C. 高边碟

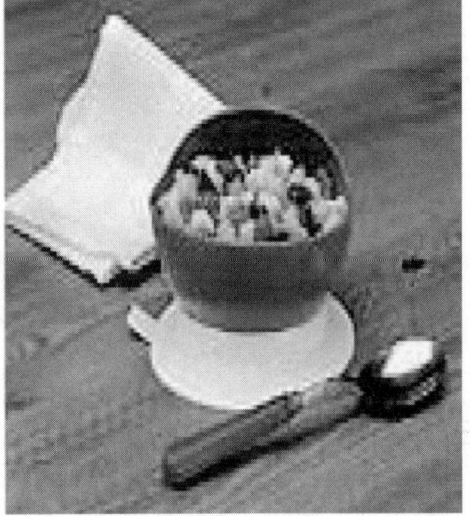

D. 有吸盘的碗

图5-4-2（A~D）

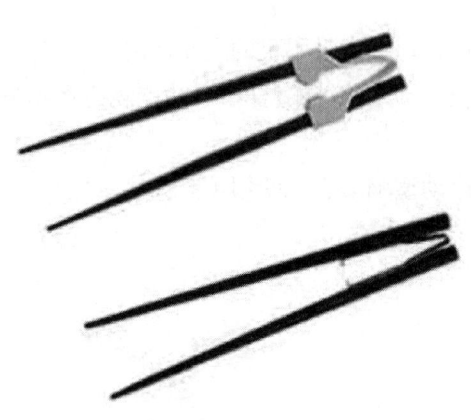
E. V形筷子

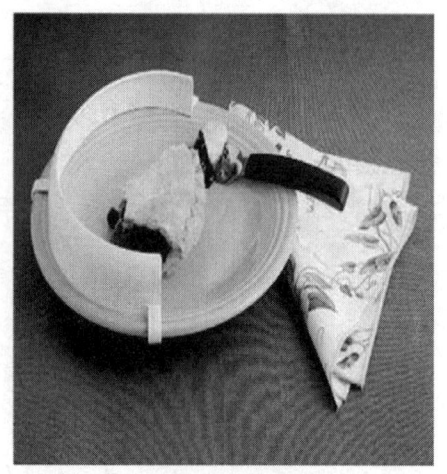
F. 食物防护器

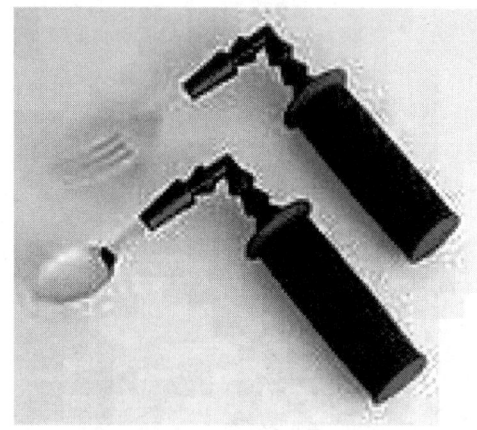
G. 成角餐具

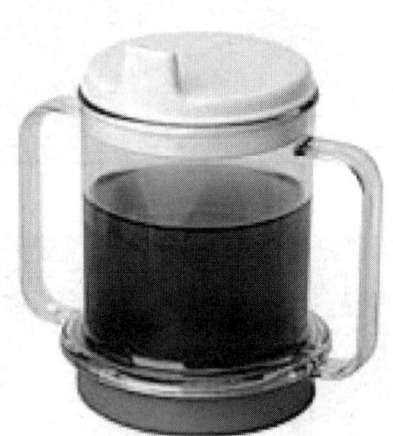
H. 有盖双耳杯

图 5-4-2　各种特制餐饮用具

三、卫生用具

1. 带手柄的牙刷、指甲剪及板、毛巾头尾两端加上环以适合抓握功能差的患儿使用。

2. 如手部不够灵活的话可用长把的海绵刷洗面，以及用粗柄的梳子梳头（图 5-4-3）。

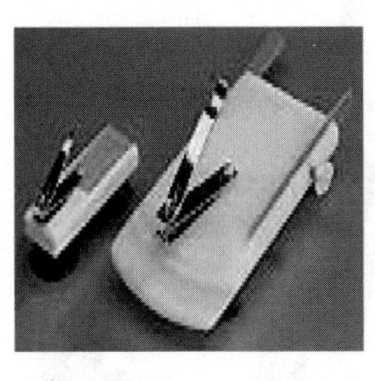

A. 固定式指甲剪

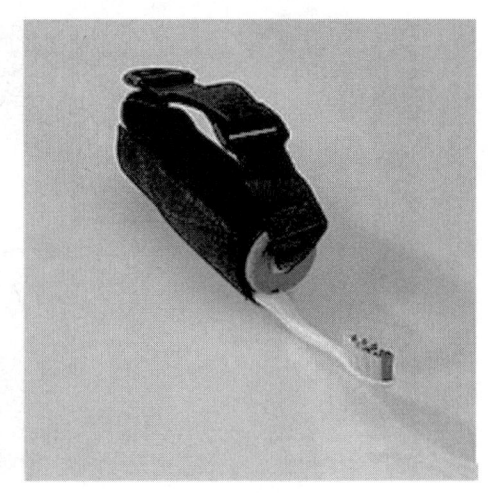

B. 带手柄的牙刷

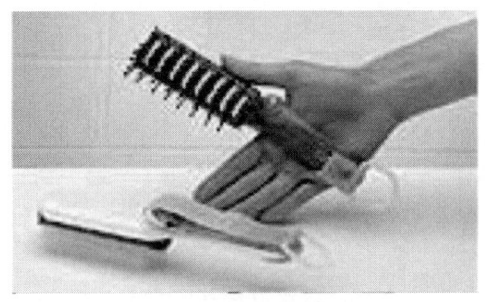

C. 长把梳

图 5-4-3　各种卫生用具

四、如厕用具

1. 可使用悬空便桶、轮椅便桶或便盆，而不需进入厕所。
2. 在厕所加扶手，加厕所位抬高垫以方便如厕（图 5-4-4）。

五、沐浴用具

1. 利用转移浴凳、浴椅以方便沐浴。
2. 利用洗澡支持物或浴缸扶杆以增加出入浴缸时的安全性（图 5-4-5）。

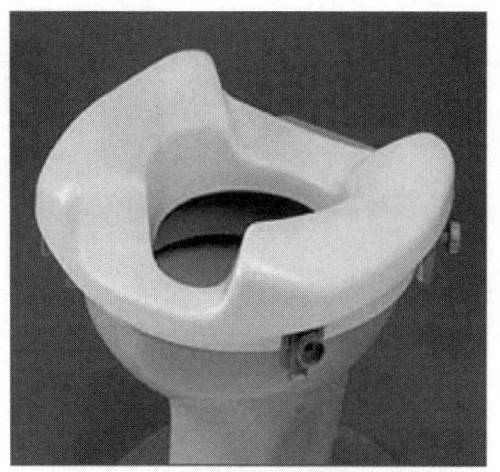

A. 厕所位抬高垫

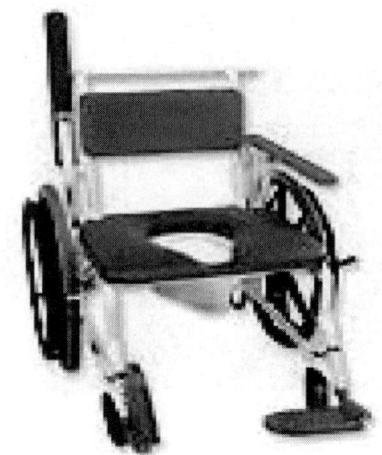

B. 轮椅便桶

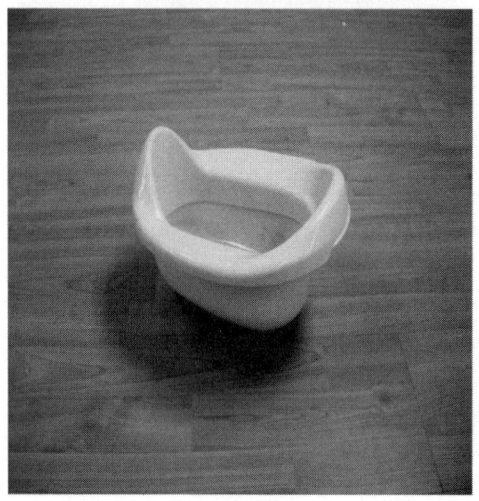

C. 便盆

图 5-4-4 各种方便厕具

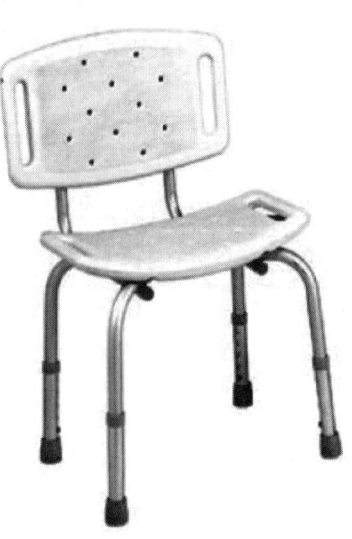

图 5-4-5 浴椅

六、书写及沟通用具

适学年龄的患儿有沟通障碍,包括书写困难、字迹不清楚等问题,帮助他们改善以上功能的器具通常有:

写字辅助具如加粗笔,三角笔套,固定铅笔带,嵌入铅笔固定器等。

输入辅助具如翻页器,能发出读音的打字机、计算机。

沟通辅助用具如沟通板,沟通簿,电子交流辅助设备,头控指示杆及特制的链盘等(图5-4-6)。

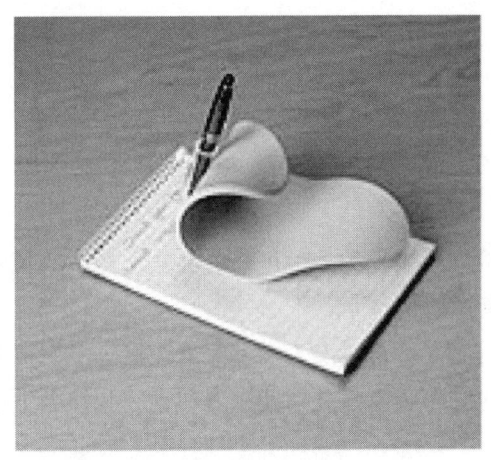

A. 穿上小横杆的笔

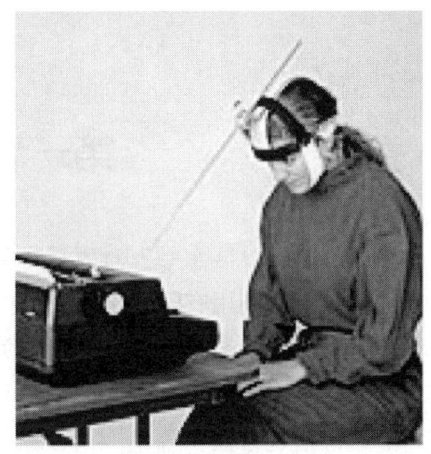

B. 头控指示杆

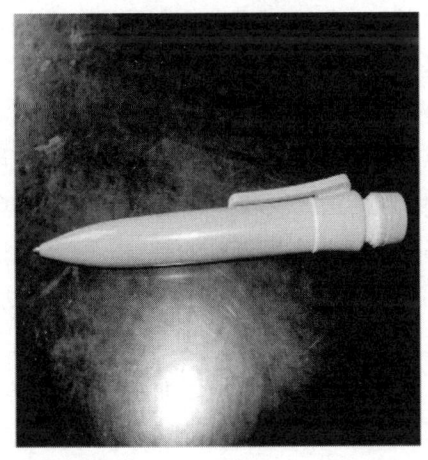

C. 粗柄笔

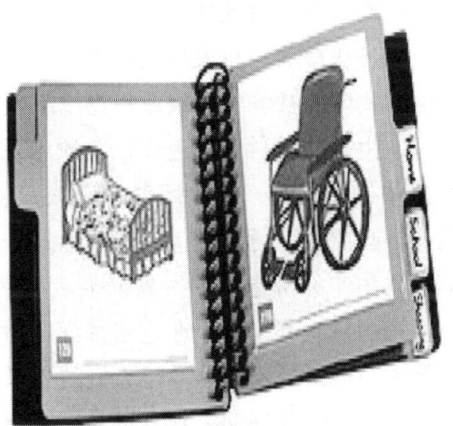

D. 沟通簿

图 5-4-6 各种书写及沟通辅助用具

(梁锦伦 杜旭荣)

第六章
脑瘫的全面康复

第一节　社区康复

社区康复是在社区水平上对康复对象开展全面康复的一种可行、高效、经济的新的康复途径，其核心是利用有限的康复资源扩大康复的受益面。

它是在社区水平通过调动社区的相关部门、人员、残疾人及其家庭成员等一切可利用的资源，为康复对象提供有效、可行、经济的全面康复服务，使患者在家庭和社会生活中能够自尊、自信、自强、自立。

社区康复作为全面康复的一种重要形式和途径，在我国康复事业的发展中越来越显示出其高度的可行性、有效性和经济适应性。可以预计，随着《残疾人保障法》的深入贯彻实施和我国各级政府、有关部门和人员，尤其是广大的社区医务工作者对社区康复认识的不断加深，我国的社区康复事业将得以迅速发展，原因是：

第一，由于医学科学的进步，脑瘫患儿的存活率提高了，而且存活患儿的残疾严重程度也相应增加。这样，单靠康复中心或康复医院为患儿提供各类康复服务已愈来愈显不足，因此有必要开辟另一种新的服务形式，以解决脑瘫儿童康复难的矛盾。

第二，由于经济建设的发展，生活水平的提高，人们认识脑瘫儿童的观念不断更新，对康复医学的认识和了解也在逐步加深，对患儿的康复要求日益强烈。在这种情况下，单一的康复中心或医院已不能满足人们的要求，从而使得社区康复应运而生。

第三，大量实践证明，在开展社区康复的国家，大部分脑瘫儿童可在社区康复中得到益处。

综上原因，脑瘫儿童的社区康复在我国得到蓬勃的发展，尤以广东省发展更为迅速，现有脑瘫儿童康复中心二十多个。但脑瘫康复是一个新课题，还处于探索之中，有待于康复工作者共同努力并加以完善。

第二节 职业康复

职业康复在国外早已有之,至今已逾百年。我国的职业康复起步很晚,基本上是20世纪80年代随着残疾人事业的发展而出现的。但是,具有职业康复性质和理念的大量福利企业,在我国则有长期发展的历史,并积累了丰富的经验,是开展职业康复的有利条件。

首先,职业康复是全面康复的重要环节,是为脑瘫患者获得并保持适当的职业,使其重新参与社会生活而进行帮助的方式。职业康复的主要内容包括咨询、评估、培训和就业指导。在职业咨询工作中,首先要了解脑瘫患者的身体状况,其次要了解他/她的职业兴趣、个人爱好、就业史和家庭成员、家庭生活情况,根据具体情况提出职业选择和就业方向的建议。

其次,在职业评估时,不仅要对脑瘫患者的智力、操作能力、逻辑推理能力、记忆力、综合分析能力、注意力和耐久能力进行评估,而且要对脑瘫患者的社会适应能力、组织力等进行评估。

第三,职业培训是围绕脑瘫患者所希望的职业目标,在职业技术、工作方法、工作速度、产品质量、劳动保护、人际关系、工作适应能力等方面进行的训练。

第四,在就业指导工作中,特别强调我国现有的法律和政策,强调脑瘫患者的就业环境,这些和社会康复的关系更为密切。

现已开展的脑瘫患者职业康复培训有两类:

一是办公室工作:电脑打字、接待、收发、转接电话、记录、复印等训练。

二是技工作业类:家用电器组装、维修拧螺丝、线路焊接、印刷、木工、缝纫、编织、烹饪、包装等工作技能训练。

第三节 社会康复

脑瘫患者的社会康复是全面康复的重要部分,它表示的是脑瘫患者康复措施中有关社会生活方面的内容。它的概念是指从社会的角度,采取各种措施为脑瘫患者创造一种适合其生存、创造、发展、实现自身价值的环境,并使脑瘫患者享受与健全人同等的权利,达到参与社会生活的目的。

一、脑瘫患者社会康复实施原则

1. 康复的措施是要依靠国家、政府、社会、脑瘫患者本人及其家庭、从事脑瘫康复工作的医务人员和各行业中与此工作有关的人员共同努力去实现的。其中，政府的主导作用是开展社会康复工作最主要的条件。

2. 社会康复的实现，一方面要依靠脑瘫患者自身不懈的努力，另一方面则要依靠社会提供尽可能全面的协助。

3. 社会康复的措施，有些是针对脑瘫患者个人的，有些必须是社会整体性的，如法律政策的保护、无障碍环境的建立和良好和谐的人际关系等。

4. 社会康复工作的内容，主要通过各种康复机构和各地区的社区康复工作来体现。

二、脑瘫患者社会康复的具体内容

脑瘫患者的社会康复是整个残疾人社会康复中的组成部分，其基本原则和康复内涵是一致的。

1. 制定法律、法规和各种政策来保护脑瘫患者的合法权益，使其享有同健全人一样的社会物质文化成果。这种政策法规应当包括所有类型的残疾人。1990年12月18日全国人大常委会通过的我国第一部《残疾人保障法》已在1991年5月15日生效。1991年12月国务院又批转了中国残疾人事业"八五"计划纲要（1991~1995），此后相继实施了"九五""十五"计划纲要，现已开始实施"十一五"计划纲要。这些法律、法规保护了包括脑瘫患者在内的残疾人平等参与社会生活的物质条件和精神环境，缩小了残疾人事业与国民经济和社会发展水平的差距。使残疾人的参与机会增多，参与范围扩大，自身素质提高，生活状况改善。

2. 保障脑瘫患者生存的权利，使其在住房、食物、婚姻家庭方面得到公平的待遇，有适合其生存的必备条件。脑瘫患者如无明显智力及精神障碍，应当有自主婚姻的权利。他们应当享受同健全人一样的生存环境，甚至得到某些特殊照顾，如住房的无障碍设计、特制的餐具等，或生活中的电子控制系统等。

3. 为脑瘫患者自身的发展提供协助，使其有接受教育和培训的机会，以提高其生活自理能力、就业能力和参与社会的能力。

4. 消除社会上的物理性障碍，使脑瘫患者能享受社会的公共服务。如楼房中设立电梯间，专门为残疾人服务的公共交通工具，建筑物中的无障碍通道、公共厕所中的扶手和适合残疾人用的卫生设备等等。

5. 提倡人道主义的精神，消除社会上对脑瘫患者的歧视和偏见，激励他们自强自立，建立一种和谐的生活环境。

6. 组织脑瘫患者与健全人一起参加社会文化、体育和娱乐活动，支持脑瘫患者与其他残疾人一起组织社团活动，通过交往形成全社会理解、尊重、关心和协助残疾人的良好风尚。

7. 采取措施协助脑瘫患者实现经济自立，提供适当的就业机会。同时保障其在经济生活中不受歧视，实现同健全人同工同酬，甚至给予略高于健全人的报酬。在不能实现经济自立的情况下，享受社会给予的经济援助和保障。

8. 鼓励和促进脑瘫患者参与社会的政治生活，保障其应有的政治权利。无明显智力障碍及精神残疾的脑瘫患者，应当有参加各种会议、议论社会政事、选举和被选举的权利；甚至应在政权机关中提供一定的职位给能正常参政的残疾人，以代表人群中这一部分人的利益。

三、社会工作

社会工作是康复工作中的一个重要方面，涉及面广，内容丰富，并与地域文化、社会制度和经济发展水平有密切关系。维护残疾人的权益、尊严，帮助他们解决各种困难，改善生活与福利条件，接纳他们参加到全面的社会生活当中来，这是社会康复的中心工作。

（一）具体工作内容

1. 建立无障碍环境。
2. 改善经济环境。
3. 改善法律环境。

（二）社会工作的功能

1. 解决困难和治疗问题。
2. 预防问题的产生，增强社会预应力。
3. 开发社会资源，促进人的发展。
4. 促进社会稳定与社会进步。

第四节　家庭康复

一、家庭康复的益处

家庭康复是送患儿到康复中心或社区康复站，或由康复中心或社区康复站派出人员到家庭，对患儿进行检查评估，制订康复目标和方案，由家庭训练员在家中对患儿进行康复训练。但在进行康复训练前，家庭训练员首先要接受培训，掌握康复的基本概念、原理、方法和实际操作技术。

家庭康复无论在经济发达的国家还是在我国都是很重要且值得提倡的一种社区康复形式。可以说在家庭中母亲是患儿最精心的治疗师、教师，完全能胜任家庭训练员的职责。家庭是患儿最自然的生活环境。因此，大多数康复治疗可以由母亲在家里进行。这样做既利于国家又利于患儿,国家可以节省大批的人力、物力、财力,患儿则可以在整个成长过程中不脱离社会、家庭,从小融于社会。在我国,家庭结构比较稳固,这有别于西方国家的传统习惯,更有利于家庭康复的开展。因此,开展脑瘫儿童家庭康复更适合我国的实际情况。

二、家庭训练员的职责

家庭训练员是社区脑瘫儿童康复最基本的力量。由于母亲最爱、最了解自己的子女,也最能掌握自家患儿的心理活动,因此是最理想的家庭训练员。如果由于工作情况、文化知识或身体健康状况等原因,母亲不能担负家庭训练员的重任,则应由其他家庭成员担任。总之,每一个家庭成员都有训练患儿的责任。

家庭训练员的职责是:
1. 正确认识和对待家中的脑瘫儿童;接受康复知识与技术的培训。
2. 按康复计划对家庭中的患儿施行康复训练,以尽量发展他们的潜能。
3. 做好康复训练的记录。
4. 鼓励和协助患儿参与家庭和社会活动,使他们能与健全人交流,一起生活。

(陈旭红)

下篇 组织管理

第七章
脑瘫康复机构的建设

第一节 基本要求

一、性质与职能

脑瘫儿童康复中心是同级残联直属的事业单位。为脑瘫儿童提供康复训练与服务,是残疾人康复工作的组成部分。脑瘫康复机构的宗旨就是弘扬人道主义,发展脑瘫儿童康复事业,为脑瘫儿童提供有效的康复训练与服务,提高脑瘫儿童的生活能力和参与社会的能力。

二、任务与工作要求

(一)任务

1. 市级中心按照《市级脑瘫儿童康复中心工作标准》建设,县级中心根据本地实际情况建设。

2. 进行康复需求调查,为本地脑瘫儿童调查摸底、登记造册、建档立卡,准确掌握发病率。

3. 开展脑瘫儿童的康复训练与服务,完成脑瘫儿童康复训练任务,切实提供有效的服务。

4. 培训脑瘫儿童的家长,指导并协助家庭开展脑瘫儿童的康复训练。

5. 为社区培训康复员,指导社区开展脑瘫儿童的康复训练与服务。

6. 宣传普及脑瘫儿童的康复知识和脑瘫的预防知识。

7. 广泛收集和整理脑瘫儿童的康复信息,互相交流,总结提高。

（二）工作要求

1. 残联要加强对脑瘫儿童康复中心的领导和管理，将脑瘫康复中心的建设纳入残疾人康复工作的整体规划，按照"统一规划，分步实施"的原则，完善功能，达到标准。

2. 加强中心自身建设，按照《市级脑瘫儿童康复中心工作标准》，抓好专业技术人员队伍建设，完善设备与功能。增强服务意识，完善工作制度，不断提高脑瘫儿童康复训练的水平与服务能力，确保完成任务。

3. 积极争取政府支持，落实配套资金，确保经费到位。

4. 开展社会化的工作，充分利用社会资源，筹集资金，为贫困的脑瘫儿童康复训练准备充分的资源。

5. 建立档案管理制度，及时做好登记、统计和汇总上报工作。

6. 加强信息交流与合作，不断推动脑瘫儿童康复事业的发展。

第二节　功能设置

根据脑瘫康复的特点，脑瘫康复机构要求具备康复诊断、康复评估、康复治疗等功能，其中康复治疗包括运动治疗、作业治疗、言语治疗、引导式教育、感觉统合训练、认知训练、特殊教育、文体治疗、理疗、按摩、针灸等基本功能。

第三节　工作人员

一、素质要求

1. 热爱残疾人事业，对工作细心，耐心，认真负责，具有忘我工作的奉献精神。

2. 虚心好学，努力学习和掌握国际国内脑瘫康复知识的新动态和新发展，不断提高业务水平和服务能力。

3. 关心尊重残疾人，理解帮助残疾人，热心服务残疾人。

二、人员配置

（一）三类脑瘫康复中心的标准

一类：专业技术人员不少于7人，其中康复医师1名、特教老师2名、治疗师4名。

二类：专业技术人员不少于 6 人，其中康复医师 1 名、特教老师 2 名、治疗师 3 名。

三类：专业技术人员不少于 5 人，其中康复医师 1 名、特教老师 2 名、治疗师 2 名。

（二）人员资格条件

康复医师为本专业初级、中级职称以上，教师具有特殊教育资格证，治疗师具有康复治疗专业毕业资格。

三、人员职责

（一）医师（主任）职责

1. 医师（主任）在康复科长（处长）或康复中心主任的指导下开展工作，负责脑瘫患儿临床及康复治疗工作。
2. 严格遵守部门的各项规章制度及医疗操作规程。
3. 负责脑瘫患儿的诊断、康复功能评定及病历书写。
4. 与治疗师共同制订康复治疗计划及措施。
5. 负责脑瘫康复信息的收集、整理、建档、发布。
6. 组织病例讨论，修改和完善康复治疗计划。
7. 负责会诊、协助转诊工作。
8. 负责科研立项、做好资料积累与登记、统计工作，完成科研工作。
9. 负责学习新理论、新技术，开展新疗法。
10. 做好家长的培训及脑瘫的社区康复指导工作。

（二）康复治疗师职责

1. 物理治疗师岗位职责　在康复医师指导下执行运动功能训练和理疗处方。
（1）负责运动功能评定，包括肌力、关节运动范围（ROM）、平衡能力、体位转移能力、步行能力及步态的评定。并制订和执行体疗计划。
（2）指导患儿进行肌力、耐力、关节运动、步行、牵引、手法等治疗。
（3）负责仪器设备的保管、保养和操作。
（4）观察、记录治疗效果，定期反馈给康复医师及家长。
（5）协助科研、教学和培训工作。
（6）参与病例讨论，修改和完善康复治疗计划。
（7）遵守操作规程，注意各种治疗剂量，严防差错事故。
（8）对患儿及家长进行有关保持和发展运动功能的卫生教育。负责理疗常识的宣教，介绍理疗注意事项。

2. 作业治疗师岗位职责　在康复医师指导下执行作业治疗处方。

（1）负责功能检查及评定，包括日常生活活动能力、感觉及知觉、认知能力、智力测验。

（2）指导患儿进行日常生活活动、感觉、知觉、认知功能训练。

（3）指导患儿使用生活辅助器具。

（4）设计、编排游戏，组织患儿参与游戏活动。

（5）参与病例讨论，修改和完善康复治疗计划。

（6）观察、记录治疗效果，定期反馈给康复医师及家长。

（7）协助科研、教学和培训工作。

（8）负责仪器设备保管、保养工作。

3. 言语治疗师岗位职责　在康复医师指导下执行言语治疗、心理治疗处方。

（1）负责言语功能检查评定，包括构音功能检查、失语症检查、听力检查、吞咽能力检查。

（2）负责心理测定和评定。

（3）负责进行言语、构音、吞咽功能训练。

（4）指导患者使用非言语性语言沟通器具。

（5）负责进行心理治疗，提供心理咨询。

（6）观察、记录治疗效果，定期反馈给康复医师。

（7）参与病例讨论，修改和完善康复治疗计划。

（8）协助科研、教学和培训工作。

（9）负责仪器设备保管、保养工作。

（10）对患儿及家人进行有关言语交流及吞咽问题的卫生和康复教育。

（三）特教老师职责

1. 制订、执行特教计划。
2. 进行特教课程设计。
3. 制订、执行文体活动治疗计划。
4. 进行必要的知识与技能教学，使其适应社会。
5. 进行具有治疗作用的教学。
6. 协调患者训练与开展教学，使其各方面能整体配合。
7. 动员家长参与训练与教学。
8. 负责患者的升学培训。
9. 参与病例讨论，修改和完善康复治疗计划。
10. 观察、记录治疗效果，定期反馈给康复医师。
11. 协助科研、教学和培训工作。

（四）感觉统合治疗师岗位职责

1. 在康复医师指导下执行感觉统合训练计划。
2. 进行感觉功能评定，根据评定内容制订相应的训练计划。
3. 指导感觉统合训练，设计训练游戏。
4. 参与病例讨论，修改和完善康复治疗计划。
5. 观察、记录治疗效果，定期反馈给康复医师。
6. 协助科研、教学和培训工作。
7. 负责仪器设备的保管、保养工作。

（五）引导员的岗位职责

1. 在日常生活中，认真观察和了解患儿生活的实际情况，并根据实际情况进行习作分析，确定康复目标，使患儿根据康复目标进行康复训练。
2. 负责建立一个积极的、支持性的环境，来促进患儿发展，提高他们的自信心。
3. 给患儿正确、清楚的示范。
4. 利用各种方法，激发患儿的学习兴趣，如不断设计一些新颖的活动，利用玩具、音乐、图片提高患儿的学习兴趣。
5. 帮助患儿学习新技能和巩固原有的技能。
6. 患儿做活动时，引导员要有足够的耐心，给予患儿充分的时间和机会完成动作。
7. 利用课余时间收集各种废旧物品，制作玩具。
8. 动员家长参与训练与学习。
9. 参与个案讨论，修改和完善康复治疗计划。
10. 观察、记录治疗效果，定期反馈给康复医师及家长。
11. 协助科研、教学和培训工作。
12. 第二引导员要配合第一引导员完成教学流程。

第四节　工作场地

一、场地规模

根据脑瘫康复的功能设置，在场地安排上可以设置的功能室如康复诊疗室、功能评定室、运动治疗室、作业治疗室、引导式教育室、言语治疗室、感觉统合训练室、认知训练室、文体治疗室、理疗室、按摩室、针灸室、特殊教育室。各个功能室的安排应该满足治疗的使用要求，要求有足够的使用空间。诊疗室 $10\sim15m^2$，功能评估室 $15\sim20m^2$，运动治疗室 $100\sim150m^2$，作业治疗室 $30\sim40m^2$，言语治疗室 $15\sim20m^2$，引导式教育室 $40\sim60m^2$，认知训练室 15~20m², 理疗室 20~30m², 音乐治疗室 10~15m², 文体治疗室 30~40m², 感觉统合训练室 150~200m², 学龄前教育室 20~30m², 针灸室 15~20m², 按摩室 15~20m²。

二、场地要求

进行场地内部设计时，必须充分考虑到使用步行器的脑瘫患儿、轮椅助行脑瘫患儿对通道及房屋设施、布局有特殊要求，应有相应的设施，以保障无障碍通行，同时也应确保安全设计。

1. 地面　地面应有防滑措施，表面要用防滑材料，可以选用 PVC 塑胶地板铺设。理疗室的地面材料不但要保证防滑，而且还应考虑到用电问题，故需要选用带有绝缘性能的塑胶地板（图 7-4-1）。

2. 墙壁　墙壁应有 1.2 米高的海绵挡板，墙壁拐弯应为弧形、无锐角，以粉红或米黄为主色调，适当布置卡通图案。这样做的目的是确保安全，并且使患儿感到舒适。其中言语治疗室应有适当的隔音效果，认知训练室、言语治疗室室内环境以简单为好，以免分散患儿的注意力而影响治疗。

3. 门及窗帘　为方便使用轮椅的患儿，出入口不应有门槛和台阶，应为平地或防滑斜坡，斜坡的倾斜角为 5 度，门宽不少于 100 厘米，窗帘可以选择儿童喜欢的卡通图案布料。鲜艳的颜色可以激发患儿的治疗热情，选用卷帘又可以防止患儿拉扯窗帘布（图 7-4-2）。

4. 扶手　扶手设计为双高度扶手，离地面 60~90cm 高，离墙壁 6~8cm 宽，管直径 3.5 厘米，可采用不锈钢或木制材料（图 7-4-3）。

5. 厕所　一般选择儿童坐式马桶，高度约 32 厘米，两侧安装扶手，两侧手距 80 厘米，男孩小便处选择落地式小便池，两侧离地 90 厘米处有扶手，正面 120 厘米处也有横的扶手，以利患儿依靠和释放双手协助解开拉链和小便（图 7-4-4）。

6. 浴室、洗手台　铺设防滑地砖，离地高 90 厘米墙壁应有直径 4 厘米不锈钢扶手，洗手台高度 60~65cm，使用感应式或长柄式水龙头（图 7-4-5）。

7. 走廊　走廊至少宽 1.5~2.0m，以保证迎面或并排有人，同时能通过一个轮椅和一个行人。

8. 天花板　选用天蓝色涂料喷涂，用蓝天白云图案或月亮星星等图案。

9. 活动间隔　用活动屏风间隔的形式，将不同的训练功能区隔开，以防止互相之间的干扰（图 7-4-6）。

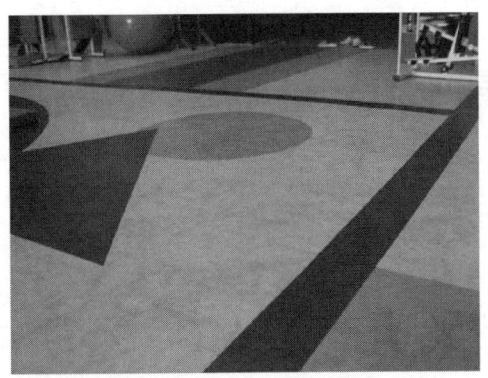

7-4-1　PVC 塑胶地板

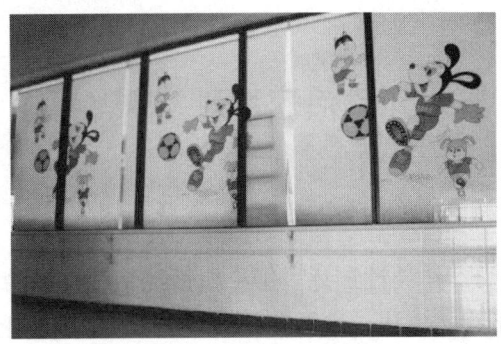

7-4-2　卡通儿童窗帘

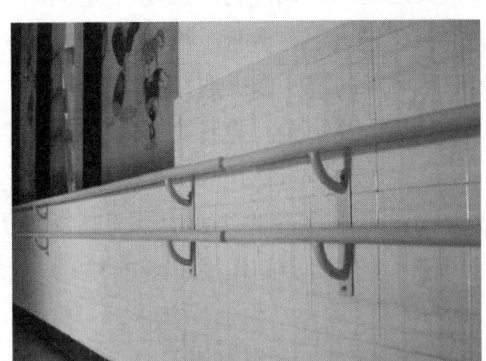

7-4-3　双高度扶手

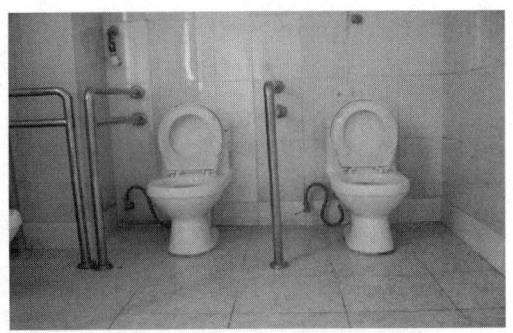

7-4-4　儿童坐式马桶

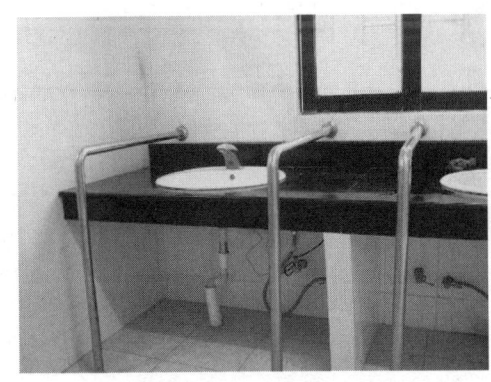

7-4-5　洗手台及感应水龙头

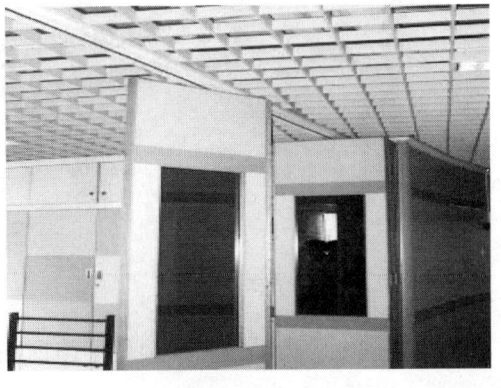

7-4-6　活动间隔

（唐木得　陈旭红）

第五节 常用设备

一、运动治疗系列

(一) 儿童用可调式砂磨板及附件

1. 协调性训练　供中枢神经系统存在功能障碍的患儿，模仿木工工作中用砂纸磨木板的操作方法，进行上肢伸展运动，以改善上肢粗大运动的协调能力。患儿可从坐位开始训练，逐渐达到立位姿势，砂磨具的主体是一块木板，它可以在台板上滑动，不同砂磨具的区别在于手柄的形状、位置不同，供患者根据自己不同的需要作出选择。

2. 关节活动度训练　做上肢伸展运动，如可让患儿做外展、前屈的运动。这样可以训练上肢的关节活动度。

3. 肌力训练　砂磨具木板底面有一定的砂磨面，可以在砂磨作业中获得运动阻力，也可以在砂磨板附件上放置沙袋来增加阻力，起到训练上肢肌力的作用（图7-5-1）。

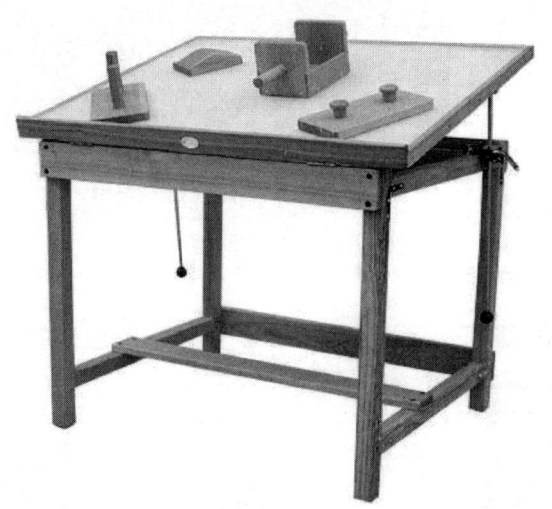

图 7-5-1　可调式砂磨板及附件

(二) 儿童平行杠

1. 站立训练　帮助已完成坐位平衡训练的患儿从座位上站立起来，训练立位平衡和直立感觉，提高站立功能。

2. 步行训练　不能独立行走的患儿可以站在平行杠中，双手握住两侧的杠，进行站立和行走训练。平行杠的高度应调节至患儿腰部，底部的分隔板可以纠正剪刀步。

3. 肌力训练　患儿利用平行杠做身体上举运动，可以训练背阔肌、上肢伸肌肌力，为用助行器步行创造条件。也可用于步行所需臀中肌、腰方肌肌力的训练。

4. 关节活动度训练　下肢骨关节疾患的患儿，用健足登上10厘米高的台，双手握住平行杠，前后左右摆动患侧下肢，进行保持或增加髋关节活动度的训练（图7-5-2）。

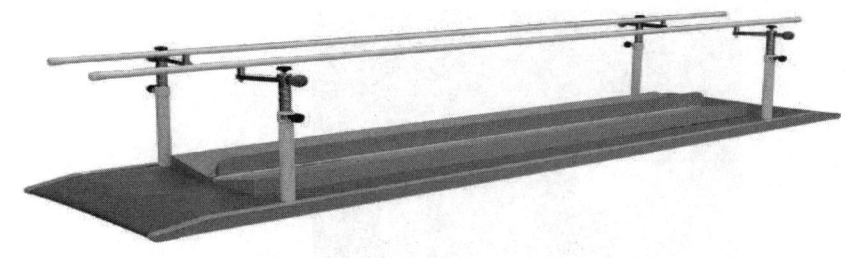

7-5-2　儿童平行杠

（三）儿童扶梯

1. 上下楼梯训练　让患儿在扶或不扶扶手的情况下做上下楼梯的动作，对下肢肌力进行训练。选择适当高度的梯子，让患儿反复登楼梯以训练下肢的伸肌肌力。让患儿将脚抬到不同高度的梯子上，以训练患儿屈髋的力量。此外还可以对下肢负重及平衡能力进行训练。如让患儿患侧下肢反复登楼梯，并由患侧控制平衡以训练负重和平衡的能力。

2. 牵拉肌腱、增大关节活动度训练　让患儿将两下肢置于不同高度的阶梯上，患儿可借助体重牵拉肌腱和关节，增大髋关节及膝关节和踝关节的活动度（图7-5-3）。

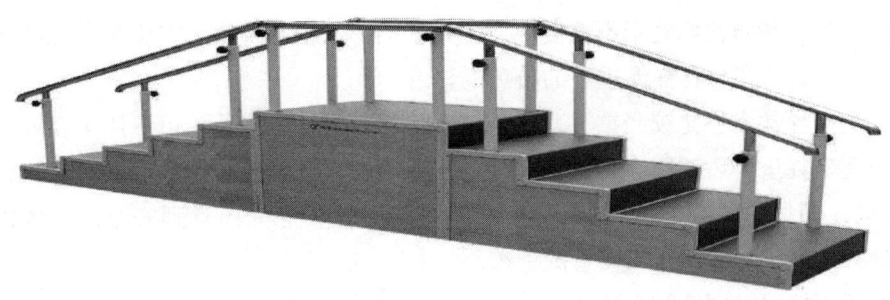

图7-5-3　儿童扶梯

（四）站立架

患儿在治疗师的帮助下从坐位转变到站立位，并恰好处于站立架上的预定人体空间位置，用固定装置对躯体加以固定，使其稳定保持在站立位。对多数患儿，应长期坚持使用站立架，一般需每天使用一定的次数和时间。脑瘫儿童使用站立架，有利于姿势的保持，可以预防和矫正畸形，改善或避免长期坐、卧导致的并发症，并可利用站立架桌面进行多种康复训练与游戏活动。患儿在站立架上应使躯干尽量伸直，髋、膝关节伸展，足跟放平。如果患儿髋、膝关节屈曲，可利用站立架上的缚带进行纠正（图7-5-4）。

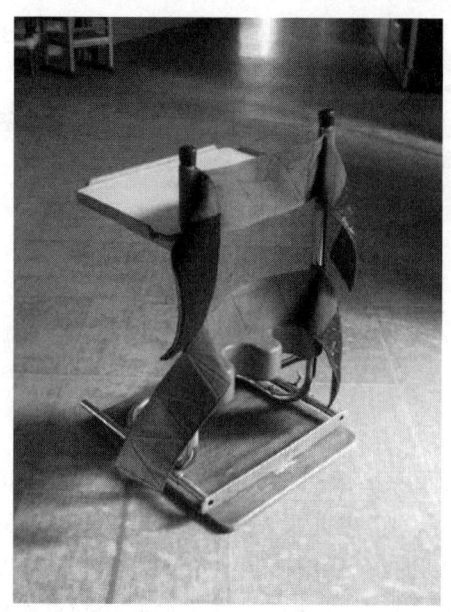

7-5-4　站立架

（五）坐姿矫正椅

坐姿矫正椅常用来进行坐位保持、坐位平衡训练，矫正姿势，防止畸形。主要用于2~6岁的脑瘫患儿，可以使患儿保持在尽可能好的坐位姿势，这对于缓解肌紧张、促进随意运动的发展、预防长期处于不良姿势而导致的畸形都很有价值。在坐位训练的同时，还可以在桌面上进行各种各样促进手的技巧的训练。

对于全身异常姿势比较严重、非对称性姿势比较明显的患儿，可以用坐姿矫正椅进行纠正。患儿坐在坐姿矫正椅中，头部应该处于正中位，双手处于中线位，髋、膝、踝关节保持90度，即尽量保持正确的坐姿，抑制异常姿势，使患儿感觉到安全，身体处于放松状态，这样有利于一些动作和发音的训练。

坐姿矫正椅也可用于躯干抗重力能力较差的患儿。为诱发患儿正确的坐位姿势，要使其髋、膝关节充分屈曲，肩胛带充分外展，双上肢向前方伸展，两手到正中位握物。由于患儿肌紧张度高及异常姿势的影响，常使其从座位上滑脱，这时可在适当部位应用系带。另外，若长时间坐在这种辅助用具上有引起肌肉挛缩的可能，故患儿连续坐位一般不应超过2小时（图7-5-5）。

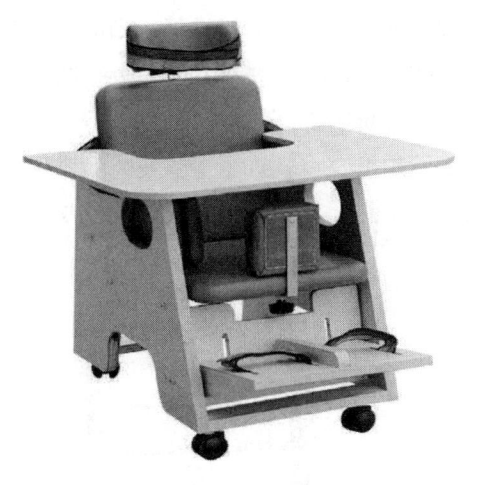 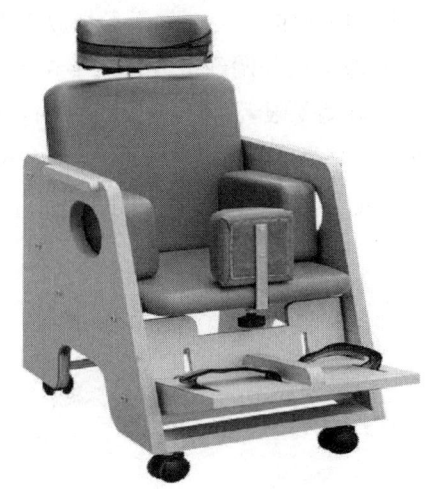

图 7-5-5 坐姿矫正椅

(六)矫形背带

预防和纠正患儿常出现的不良直立姿势,对于不能保持坐位者,还可起到帮助其保持坐位的功能(图 7-5-6)。

(七)儿童肋木

1. 扶持作用 可以在蹲起训练、重心转移训练、平衡训练中为患儿提供扶持,保持稳定。

2. 肌力、耐力训练 利用体重或部分体重,让肌肉做等长性或者等张性收缩,使患儿进行保持或增强肌力的训练和做增强耐力的活动。

3. 牵伸训练 可以将下肢置于肋木上做牵伸韧带的训练(图 7-5-7)。

(八)儿童液压踏步器

具有站位平衡能力的患儿通过踏踩该踏步器,可以改善下肢各关节的活动度,提高协调功能,该装置两边有扶手,平衡能力欠佳的患儿可利用其保护自身,还可起到支撑的作用。另外,该装置利用液压调节阻力,同样可进行下肢肌力训练,增强下肢肌力、耐力(图 7-5-8)。

(九)儿童专用股四头肌训练椅

股四头肌训练椅是一种训练膝关节伸肌(股四头肌)及膝关节屈肌(腘绳肌)的装置,同时可以进行膝关节的牵引。患儿坐在座椅上,调整主轴与膝关节轴线一致,调整足挂的位置与小腿的长度相适应,根据需要阻力的大小调整重锤的位置、重量以及运动杆、抵抗杆之间的夹角。训练时用小腿的前面推动足挂,驱动运动杆摆动,达到克服重锤阻力以训练股四头肌的目的。如果足挂放于小腿的后面,屈膝运动带动运动杆,则能训练腘绳肌。如果把运动杆调到上方,用手拉动足挂,则可以进行上肢的抗阻肌力增强训练。对于膝关节运动受限者,利用本装置进行膝关节屈伸肌的抗阻训练,同时也就进行了关节活动度训练。若用重锤力量持续将膝关节维持在一定的角度,也就进行了膝关节的牵引。另外,座椅的靠背可以调整,对于不方便坐的患儿可躺在椅子上进行训练(图7-5-9)。

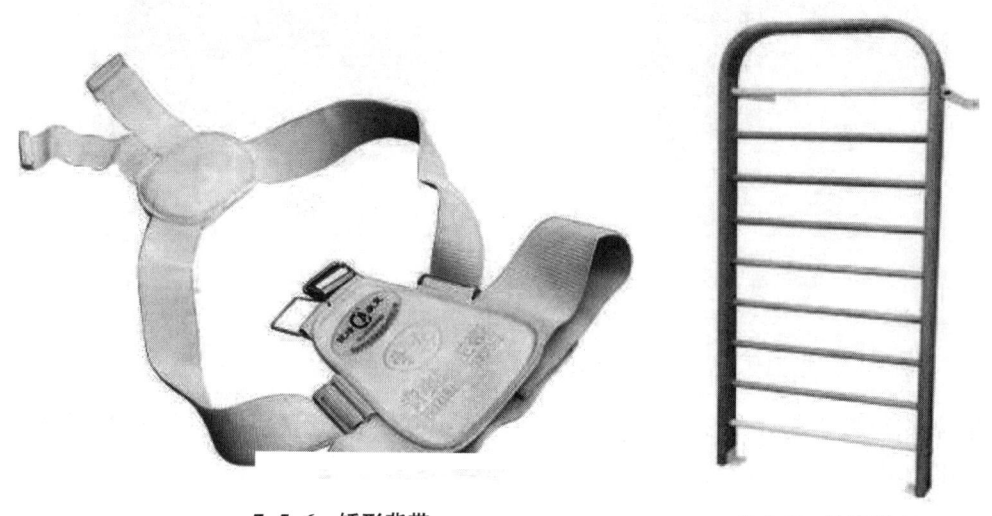

7-5-6 矫形背带　　　　　　　　　　7-5-7 儿童肋木

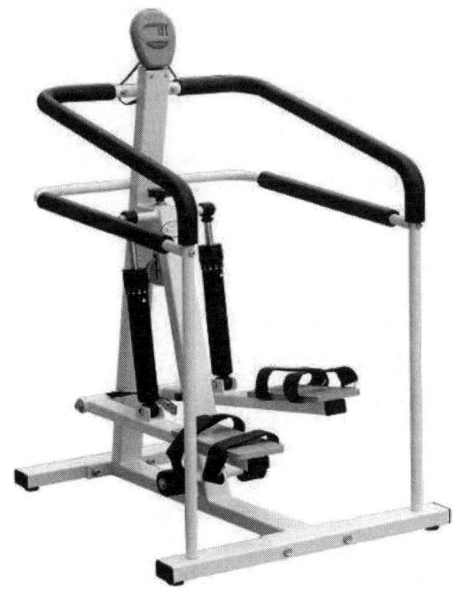
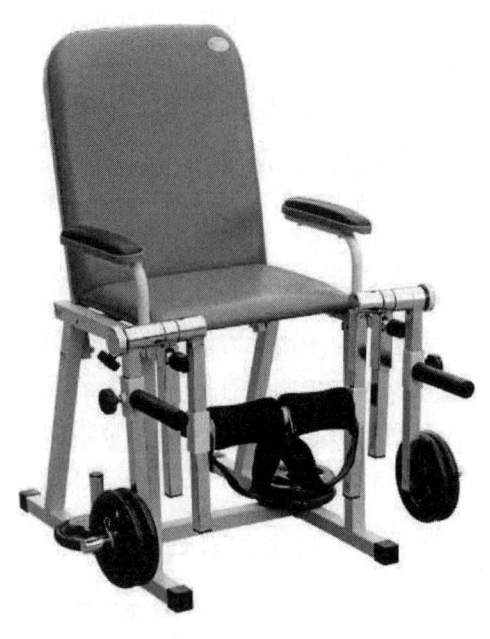

7-5-8 儿童液压踏步器　　　　　　　7-5-9 儿童专用股四头肌训练椅

（十）双轮助行器

儿童助行器是患儿学习行走的重要工具，患儿可双手握住助行器的把手，向前推着行走，步行姿势要尽量正确。大多数这种助行器在较小的空间内难于操作。户外应用常不容易，因路面不总是如理想中的那样平整，因此使用之时要有一个宽敞平整的路面。如要抬离地面，因加了轮子，重量也比无轮时重，因此要求患儿上肢具有较好的力量。前部有轮子，可使患儿在使用时不需要有为提起架子而必须具备的力量和平衡能力，也不需要患儿记住任何特定的步行模式，但必须有较大的运转空间才能运用自如（图7-5-10）。

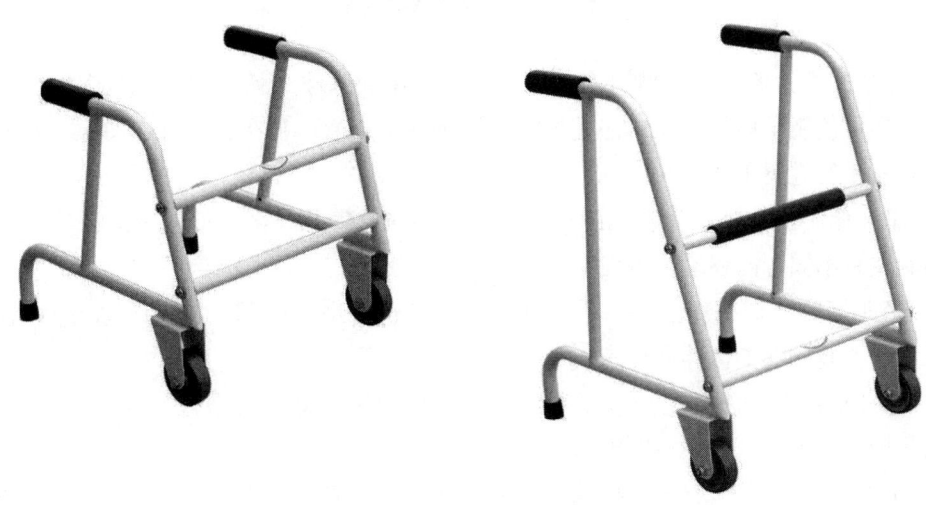

图7-5-10 双轮助行器

（十一）柱球和花生球

利用训练球的弹性，一方面可以使肌张力高的患儿的肌肉松弛，降低肌痉挛程度，另一方面可以刺激肌张力低的患儿提高抗重能力，增强肌力。因训练球能四处滚动，所以，又可以利用它做平衡训练。

主要用于儿童平衡反射的训练。在训练中，可以根据需要，让患儿横坐或侧坐在球上，做诱发平衡反射和促进平衡能力的训练。还可以让患儿仰卧或俯卧在球上，促进患儿的翻正反射、平衡反射等能力，提高运动功能。也可利用弹跳球来训练患儿的弹跳功能，常用于平衡和反射障碍的患儿（图7-5-11）。

（十二）74cm巴氏球

利用训练球的弹性，一方面可以使肌张力高的患儿肌肉松弛，降低肌痉挛程度，另一方面可以刺激肌张力低的患儿提高抗重能力，提高肌力。因训练球能四处滚动，所以又可以利用它做平衡训练。

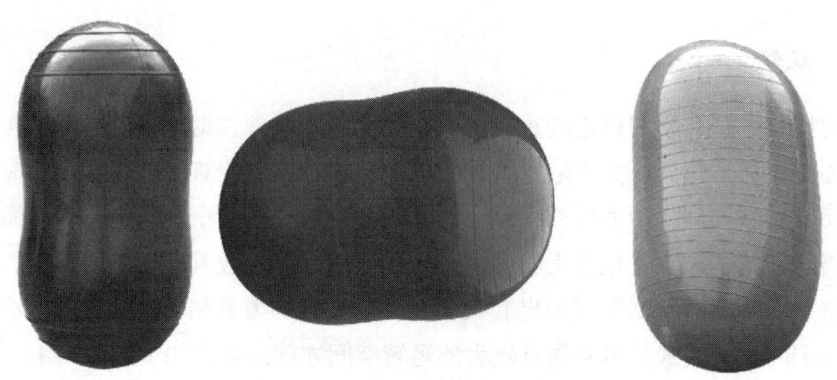

图 7-5-11　柱球和花生球

1. 痉挛的患儿俯卧或者侧卧在训练球上，利用训练球的弹性使患儿肌肉松弛，降低肌张力；亦可使躯干肌张力低的患儿俯卧在训练球上，治疗师在患儿臀部加压，刺激颈肌和背肌收缩，促进躯干伸展。

2. 患儿俯卧、仰卧或坐在训练球上，治疗师扶持患儿臀部，慢慢滚动训练球，使患儿向前后左右不同方向移动，诱发平衡反应。

3. 患儿俯卧在训练球上，双手向前，治疗师扶持患儿臀部，将训练球突然向前推，诱发患儿双上肢的保护性伸展反应。

4. 患儿仰卧在训练球上，双下肢屈曲，治疗师握住患儿的小腿，前后滚动训练球，鼓励患儿抬头，提高其头颈控制能力。

5. 患儿坐在训练球上向后推球，这样可诱发患儿躯干前屈与足的主动背屈（图7-5-12）。

（十三）儿童滚筒

1. 协调性及关节活动度训练　运动失调的患儿，坐在训练桌前，双臂压于滚筒上在桌子上推动滚筒滚动，可以训练上肢粗大动作的协调能力以及上肢的关节活动度，并能克服上肢的痉挛。

2. 综合基本动作训练　对脑瘫患儿可以利用滚筒进行多种综合基本动作训练，例如患儿俯卧，将滚筒置于其胸下，双上肢伸直放在滚筒前，可以训练患儿的抬头功能；还可以进行躯干旋转能力的训练，患儿骑跨在适当大小的滚筒上，通过左右旋转躯干或躯干左右屈曲，以手触地面来增强躯干的旋转功能。

3. 平衡功能训练　脑瘫患儿可以利用滚筒进行多种平衡功能训练，例如患儿骑跨在滚筒上，分别先后抬起双脚时，滚筒左右滚动，迫使患儿不断调节重心以适应滚筒多变的位置（图7-5-13）。

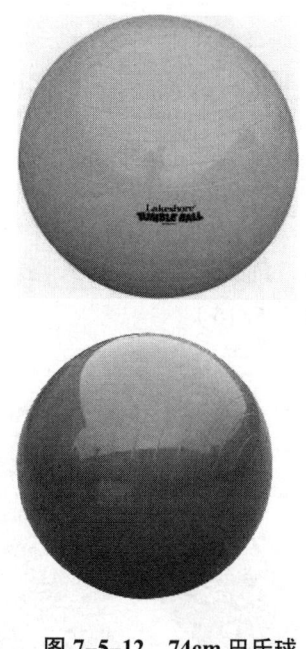
图 7-5-12　74cm 巴氏球

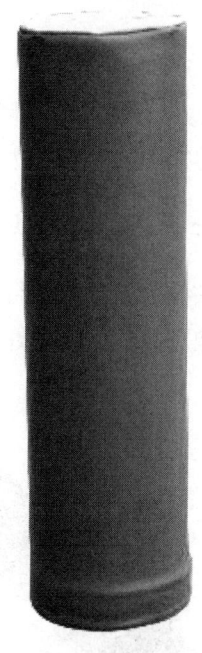
图 7-5-13　儿童滚筒

（十四）儿童手动直立床

不能保持站直姿势、不能独站的患儿，在直立床上进行定时站立训练，可防止卧床后并发症的出现，促进胸部呼吸，防止并治疗压疮。床边安置的摇动把手可随意调节直立床的倾斜角度，从水平位到垂直位。在胸、腹、下肢的相应部位用安全带固定患儿，以后根据患儿的站立能力，逐渐松解系带（图 7-5-14）。

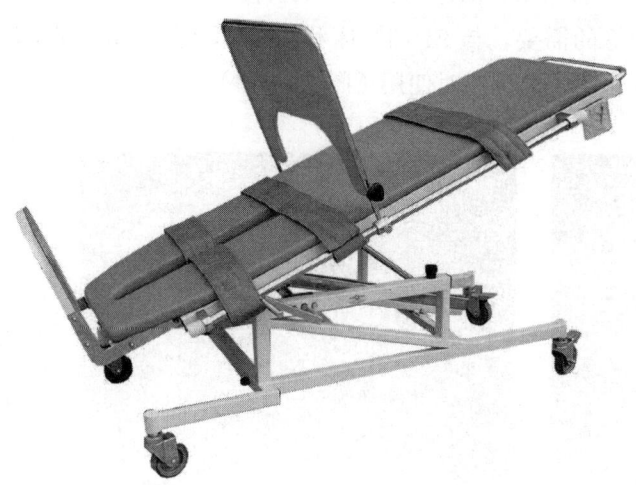
图 7-5-14　儿童手动直立床

（十五）保护腰带

在对患儿进行直立、步行、平衡等训练时用来保护患儿的安全。并可根据患儿的身材调节腰带的腰围大小（图7-5-15）。

（十六）儿童保护头盔

训练脑瘫患儿独立步行时，为防止摔倒时头部受伤，都必须戴上保护头盔。头盔用富有弹性的橡胶制成，能较好地对患儿头部进行保护（图7-5-16）。

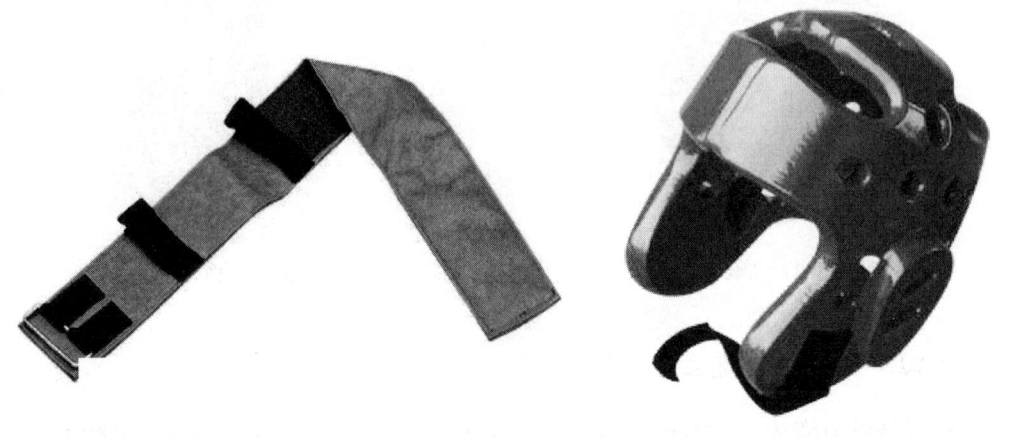

图7-5-15　保护腰带　　　　　　图7-5-16　儿童保护头盔

（十七）儿童PT凳

可随意调节为与PT（即运动疗法）训练床和治疗床相适应的高度，凳下有轮，可以向各个方向灵活移动，以适应一切训练的需要。与PT训练床和治疗床配合使用，供PT治疗师在PT训练床和治疗床旁对患儿进行手法训练时使用（图7-5-17）。

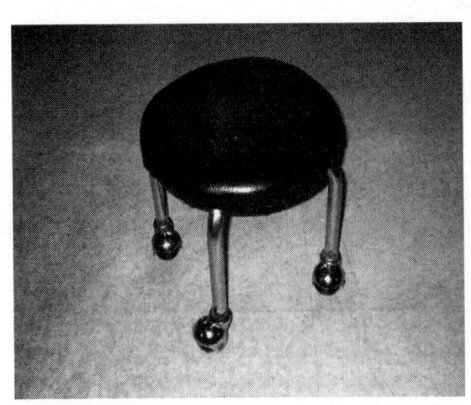
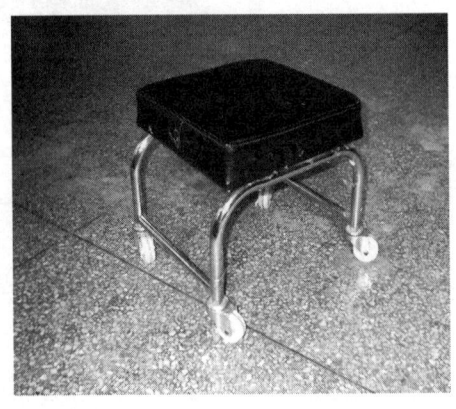

图7-5-17　PT凳

（十八）绑式儿童沙袋

1. 增强训练　用于各种原因的肌力低下。把沙袋卷缠绕固定在上肢、下肢等部位，作为重力负荷，使患儿进行抗阻力运动，以增强相应部位的肌力。

2. 活动度训练　对于因运动麻痹导致关节活动受限的患儿，可将沙袋作为重力负荷，固定于患处附近，进行关节伸展矫正活动，依靠沙袋的重力牵张挛缩的关节，改善已发生的关节活动受限。

3. 牵张训练　在进行挛缩关节牵张训练时，可以把沙袋固定在身体某一部位，利用重力固定肢体并作为反作用力使关节得以牵张（图7-5-18）。

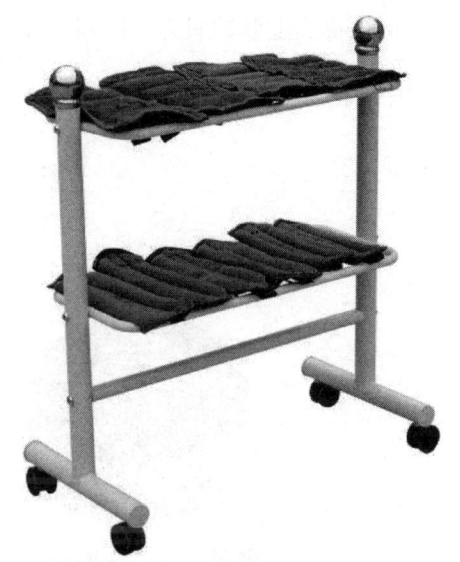

图 7-5-18　绑式儿童沙袋

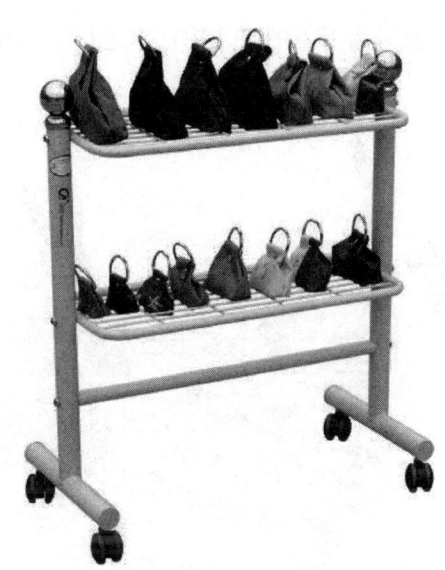

图 7-5-19　挂式儿童沙袋

（十九）挂式儿童沙袋

1. 肌力增强训练　用于各种原因引起的上肢肌力低下。患儿把沙袋钩起，作为重力负荷，进行抗阻力运动，以增强相应部位的肌力。

2. 关节牵引训练　配合功能牵引网架，利用滑轮吊绳将要牵引部位及牵引方向摆好，利用沙袋的重力对关节进行牵引训练，沙袋重量的选择要以患儿的耐受程度作参考。过轻没有牵引效果，过重会造成关节损伤、肌腱拉伤等事故（图7-5-19）。

二、作业治疗系列

（一）儿童作业工作台

通过模拟各种工作行为改善患儿的对指功能，提高手的协调性、灵活性（图7-5-20）。

(二)训练套圈

用来训练患儿手眼协调及感知、认知功能。将训练套圈放在患儿面前,治疗师先将套圈全部拆下,按从大到小的顺序每次给患儿一对,让患儿逐个套入套圈架,必要时可示范或用手势指导,并对患儿的努力给予表扬。然后将套圈再拆下,将其放在患儿面前,让他自己选择套入(按从大到小的顺序)。患儿可能会出现错误,治疗师应给他充分的时间去自我认识,自我修正,必要时再帮助,直到患儿能正确地从大到小选择每个套圈,并将它们整齐地套入套圈架(图 7-5-21)。

(三)粘木

上肢肌力低下的患儿用粘木进行手指抓握训练,可以提高上肢的肌力、协调性和稳定性(图 7-5-22)。

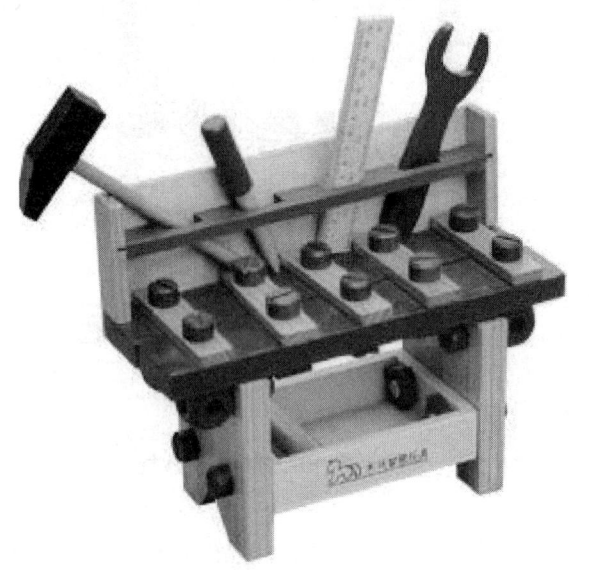

图 7-5-20 儿童作业工作台

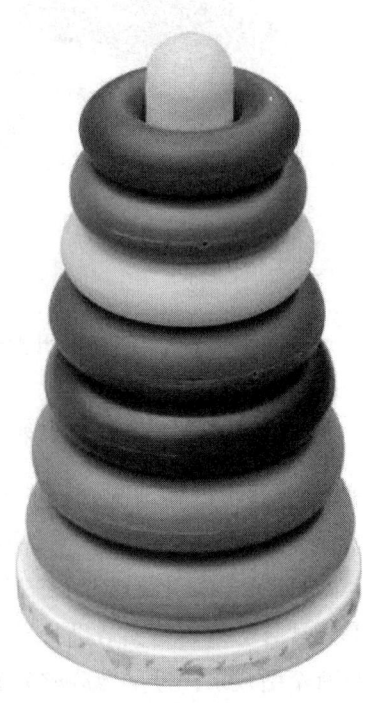

图 7-5-21 训练套圈

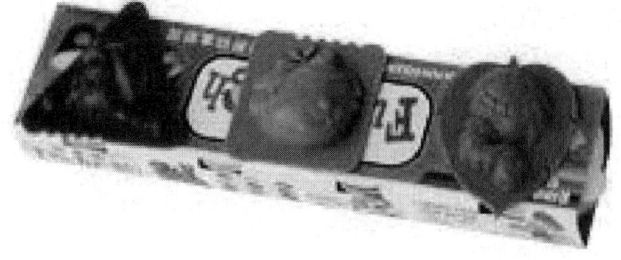

图 7-5-22 粘木

（四）握握球

训练患儿日常生活中的手指抓、握、捏能力，改善其手指的对指功能（图7-5-23）。

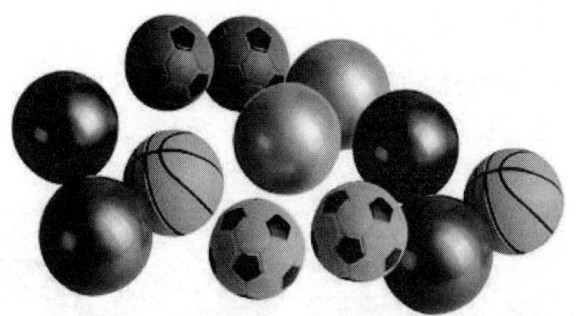

图7-5-23　握握球

（五）橡皮泥

训练患儿日常生活中的手指抓、握、捏能力。同时也能激发患儿开动脑筋将橡皮泥捏出各种形状，提高其手部的灵活性及感知/认知能力（图7-5-24）。

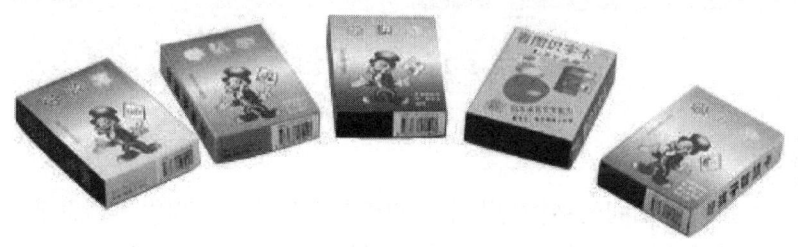

图7-5-24　橡皮泥

（六）分指板

有些脑瘫患儿上肢易处于屈曲模式，肘关节、腕关节屈曲，拇指内收，握拳，可应用分指板来矫正手指的屈曲挛缩内收畸形，即让患儿将五指插入分指板的间隔中，使五指伸展，做向前推的动作，以促进肘关节、腕关节伸展（图7-5-25）。

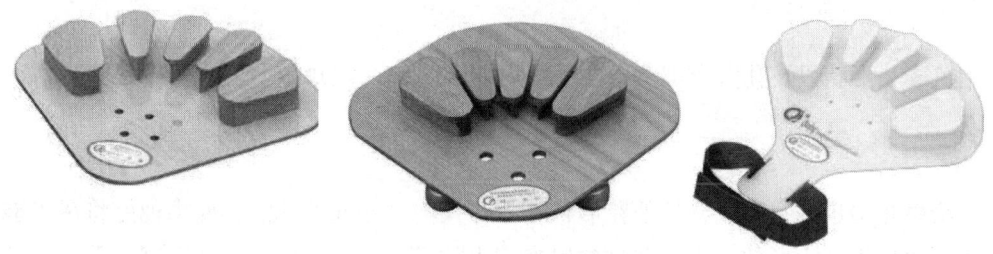

图7-5-25　分指板

三、认知训练系列

（一）认知拼装图片

通过拼装各种图片，训练患儿的感知/认知能力，并开发智力，具有较强的趣味性，可刺激患儿主动参与训练，提高训练效果（图7-5-26）。

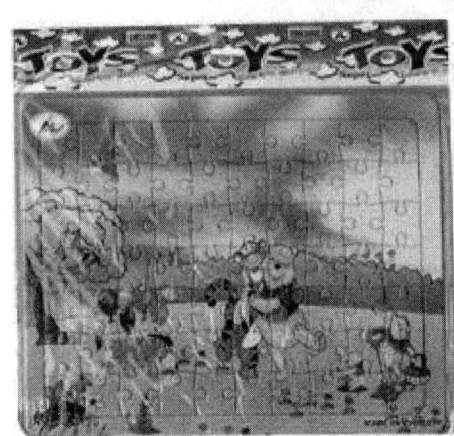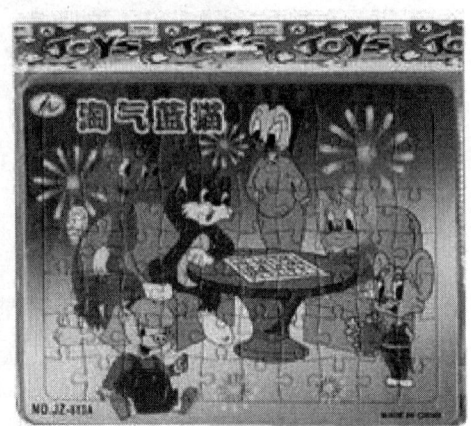

图7-5-26　认知拼装图片

（二）认知拼装积木

通过用积木拼装出不同的结构与造型，使患儿在动手的过程中得到思维训练，在实际行动中解决直观的具体问题，从而训练患儿的感知/认知能力和动手能力（图7-5-27）。

（三）捶球训练器

帮助训练患儿眼手协调、上肢肌力及感知/认知能力。要求患儿能够灵活地使用锤子，准确地捶打捶球器上的彩球。治疗师可发号施令，让患儿敲打一种颜色的球，或按照某种顺序敲打各色的球，这样可对患儿的感知/认知能力进行训练（图7-5-28）。

（四）多功能学习车

用色彩、形状以及孔穴数训练患儿手眼协调及感知、认知能力（图7-5-29）。

（五）形状轮

可给患儿出示某一形块，让他在形状轮上寻找与之相同的孔洞，要求他能将尽可能多的几何形块分别装入形状轮中，并且拿出来，再放进去。进而增加时间限制，看他多长时间内能放入全部几何形体，用以训练儿童的知觉反应速度（图7-5-30）。

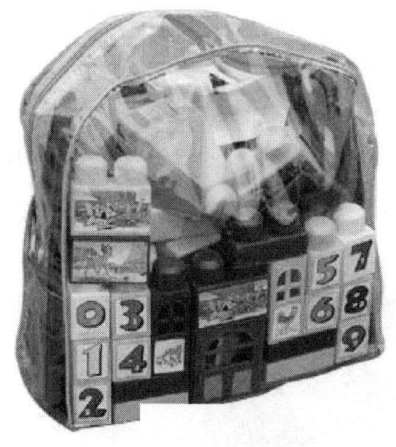

图 7-5-27 认知拼装积木

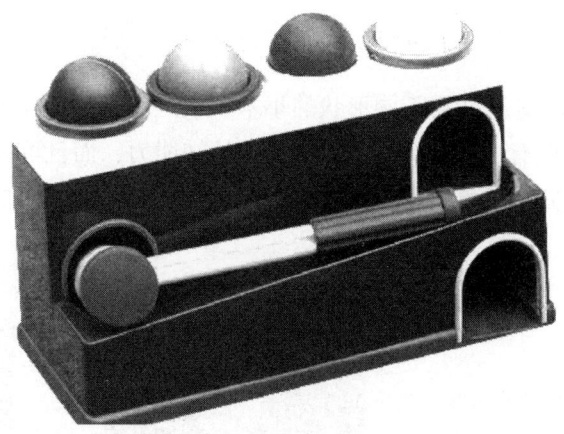

图 7-5-28 捶球训练器

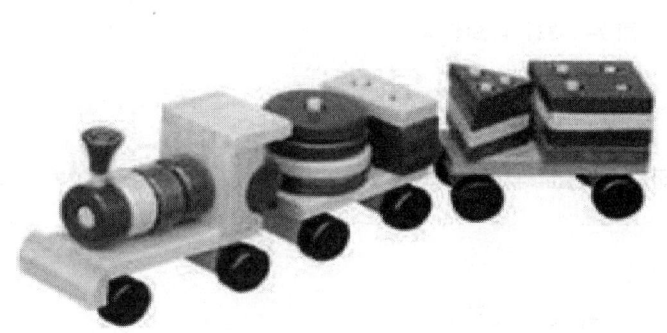

图 7-5-29 多功能学习车

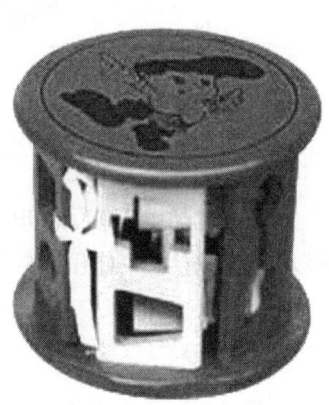

图 7-5-30 形状轮

(六)儿童认知训练组件

让患儿将各种组件中配有的小木块在组件箱上做拆装训练,不但可以训练患儿的认知能力,而且可以训练患儿上肢和手的运动能力(图 7-5-31)。

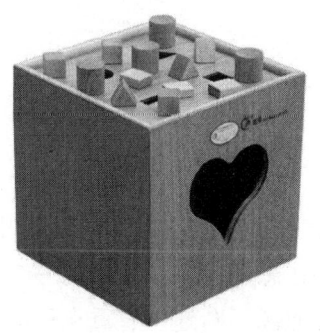
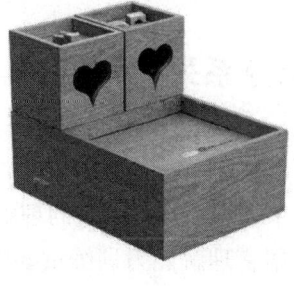

图 7-5-31 儿童认知训练组件

（七）认知玩具

让患儿将不同形状的小木块放入相配套的孔中，还可让患儿用木块做堆积木训练，这不但有助于训练患儿对形状的认知能力，而且可以训练患儿上肢和手的运动能力。可用于认知障碍患儿和上肢功能障碍患儿的训练中（图7-5-32）。

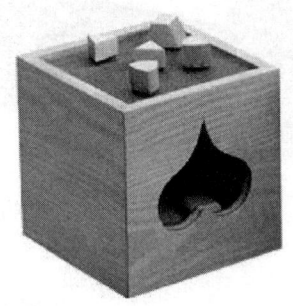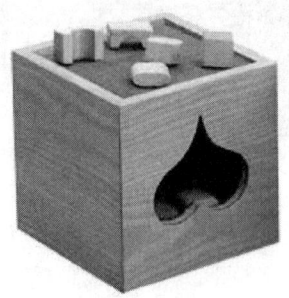

图 7-5-32　认知玩具

（八）拼装地毯

帮助脑瘫儿童进行感知/认知能力的训练，因为可以睡或卧于其上，或在其上玩耍，所以患儿更有兴趣（图7-5-33）。

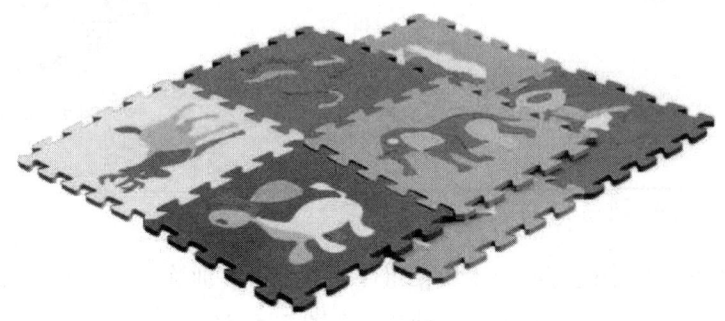

图 7-5-33　拼装地毯

四、语言治疗系列

（一）仿真水果

仿真水果常用来训练患儿对语言的理解能力。儿童语言理解能力是指对语言信号的接收和理解的能力。语言理解能力训练重要的是让患儿生活在其中的一个良好的语言环境，充分利用儿童的听觉和视觉系统，把语言信号源源不断地、有重点地输入，让他反复听、反复看，这在智力落后儿童的语言能力培养上要十分注意（图7-5-34）。

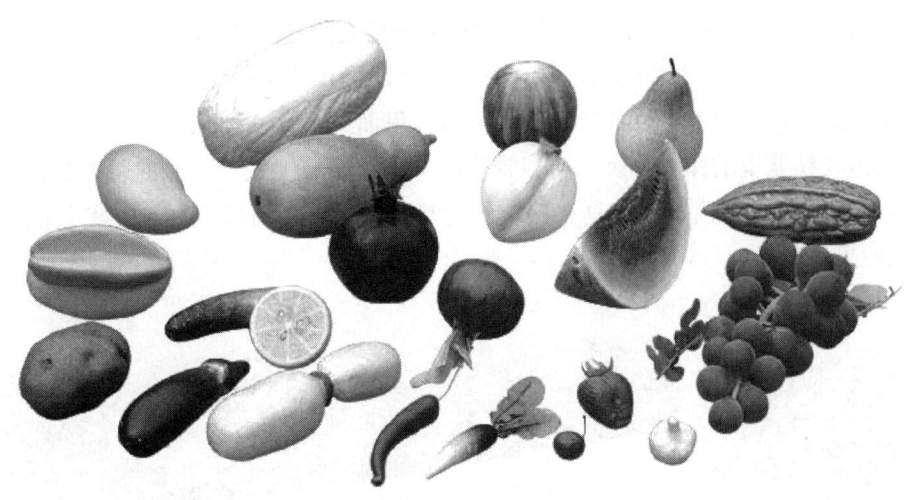

图 7-5-34 仿真水果

（二）语言认知训练及评定系统的作用

1. 利用多媒体电脑提供的声音或影像刺激患儿引起兴趣，提高注意力，促进学习效果。
2. 可根据患儿的状况设计不同的训练计划。
3. 提供各式训练内容、图库及音效，灵活组合，自由设计应用。
4. 可搭配各种不同的设备，如触摸式荧屏、笔式数位板、改装键盘及大球滑鼠，以适合各种类型的脑瘫患儿使用（图 7-5-35）。

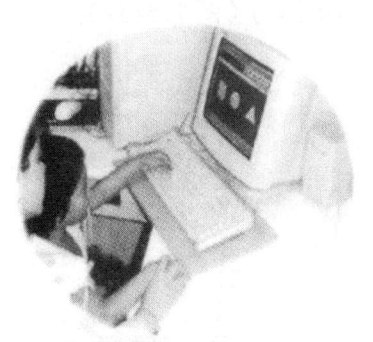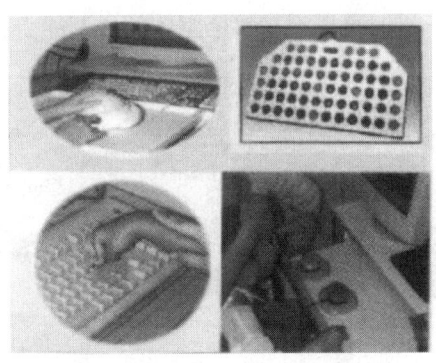

图 7-5-35 语言认知训练及评定系统

五、感觉统合训练系列

（一）钻滚筒和钻笼的作用

1. 缓解脑瘫患儿的肌张力，有利于加强随意运动，防止畸形出现。
2. 训练脑瘫患儿的平衡能力。

3. 综合基本动作训练：患儿可以从钻滚筒或钻笼的内孔中钻过以训练其钻爬能力，也可以推着钻滚筒使它滚动，还可以趴在钻滚筒上训练其动作反应能力。

4. 把钻滚筒端面着地竖直放置，患儿可以在里面进行站立训练。

5. 通过在钻笼里的爬行训练，可以提高患儿的躯干、上肢和下肢的肌力及协调能力，同时提高平衡能力。而且该训练具有一定的游戏娱乐特点，可以提高患儿参与的积极性，增强训练效果（图7-5-36）。

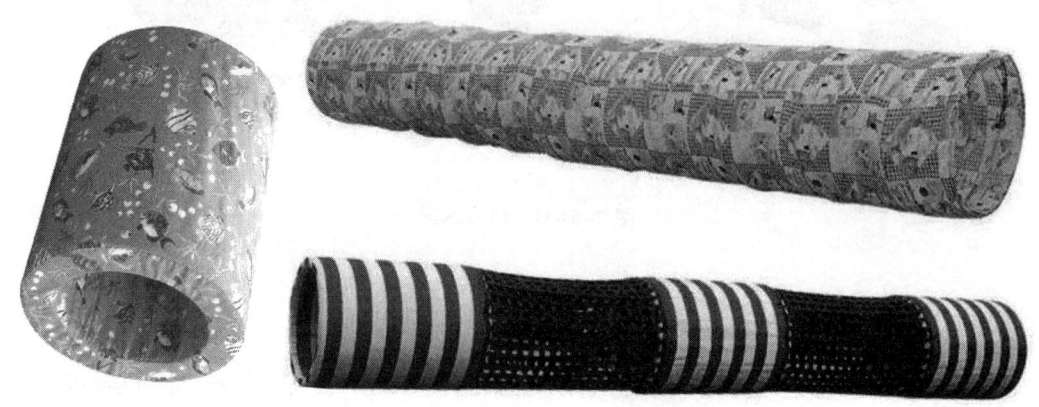

图 7-5-36　钻滚筒和钻笼

（二）儿童蹦跳器的作用

让患儿在垫子上做蹦跳动作。通过蹦跳活动的训练，促进患儿的平衡反射，提高平衡能力，同时可以提高整个躯体的协调能力，并可增加下肢的肌力（图7-5-37）。

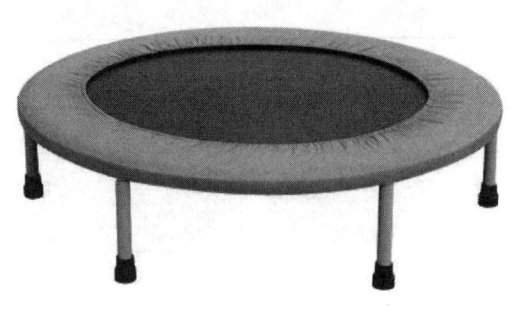 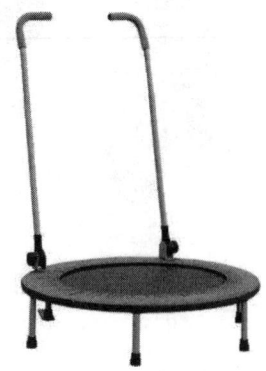

图 7-5-37　儿童蹦跳器

（三）平衡踩踏车的作用

单人使用，扶手可拆装，训练患儿的关节、肌肉讯号输入，加强患儿的协调能力及康复信心（图7-5-38）。

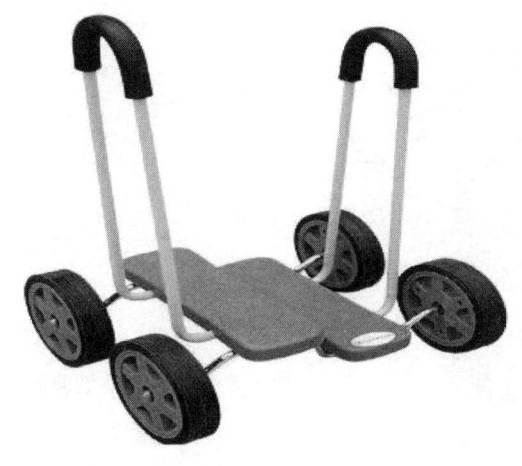

图 7-5-38 平衡踩踏车

（四）训练滑梯的作用

训练滑梯是通过模拟日常生活中儿童滑滑梯的动作对患儿进行感知、心理训练。因其有较强的娱乐性，所以患儿愿意主动参与训练，增强训练效果，对于恢复功能有极大的帮助。根据不同的训练目的，让患儿用不同的姿势进行滑滑梯训练，可分别促进其长坐位和蹲位的平衡能力发展，促进儿童的平衡反射（图 7-5-39）。

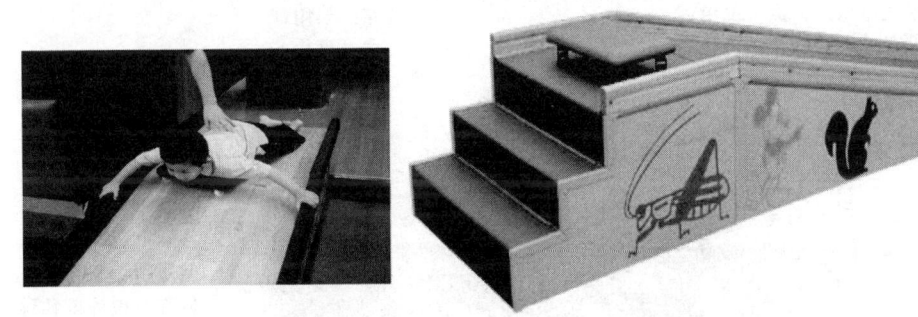

图 7-5-39 训练滑梯

（五）球浴（波波池）的作用

该装置是将各色的许多圆球放在一大池内，将患儿放在其中进行训练。训练时，将患儿放在大池内，通过患儿的活动（可让患儿在池中跳跃、爬行、翻滚、抓握圆球，尤其是翻滚运动在嬉戏时最多出现，是对前庭感受器刺激比较强烈的一个项目）与圆球的摩擦，可增加皮肤感受器及固有感受器的刺激，促进触觉功能的发育。另外，各色的彩球对患儿的色觉也是一种刺激，促进其功能的发展（图 7-5-40）。

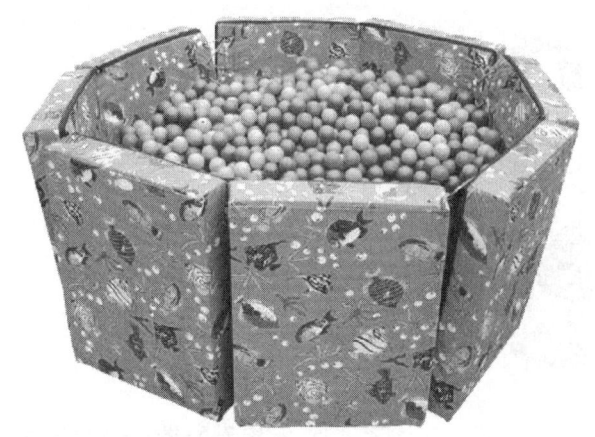

图 7-5-40 球浴（波波池）

（六）训练球的作用

训练球有多种多样，既可以拍打、抛击，也可以按压、滚动，可以缓解痉挛、增强肌力，改善运动平衡和协调能力，提高康复的信心。球类活动多为两人以上共同玩耍，可以提高患儿的训练兴趣，加强人际交往能力（图7-5-41）。

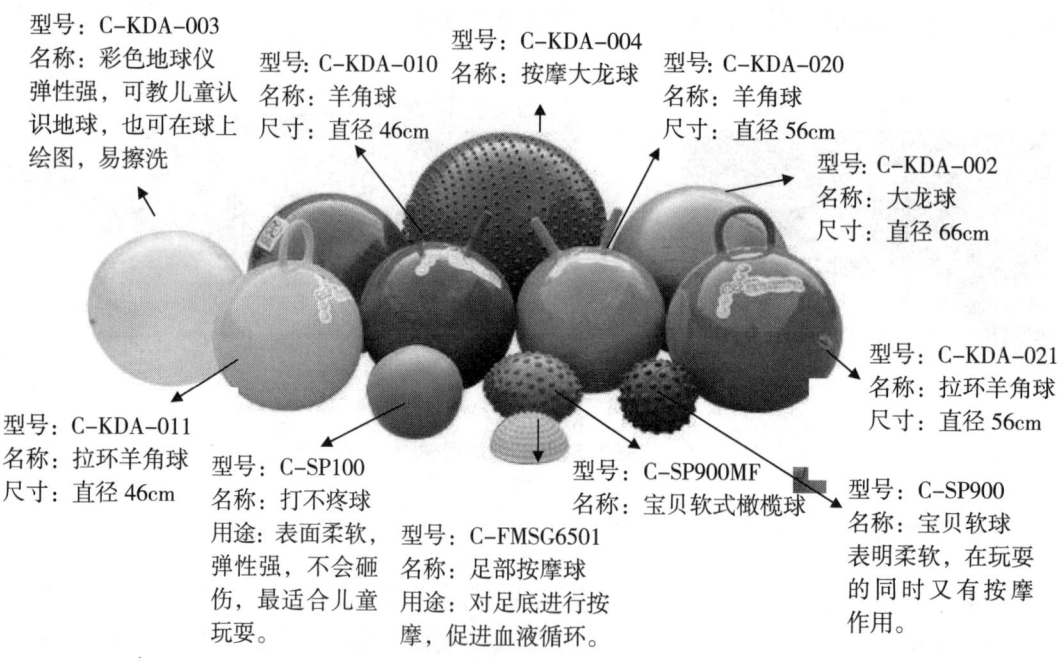

图 7-5-41 大球类

（七）其他感统设备

请参看第四章第九节感觉统合训练。

六、理疗系列

（一）痉挛肌治疗仪

适合中枢神经系统损伤所引起的肢体肌肉痉挛的治疗（图7-5-42）。

（二）其他感觉统合设备

请参看第四章第九节感觉统合训练。

七、引导式教育系列

请参看第四章第八节引导式教育。

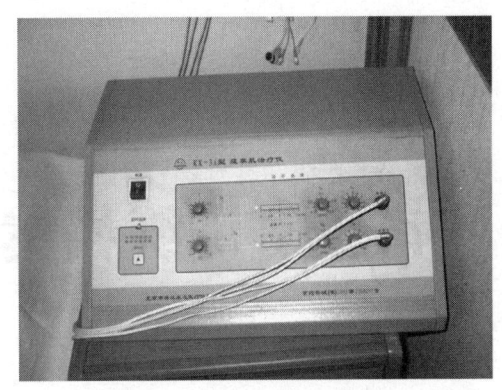

图7-5-42　痉挛肌治疗仪

（王俊华　唐木得）

第八章
脑瘫康复训练档案及疗效评估

第一节 常用的康复训练档案

病历是关于病人发病情况、病情发展变化、转归和诊疗情况的系统记录。由医师根据问诊、体格检查、实验室检查和其他检查获得的资料经过归纳、分析、整理而写成的。病历书写从一个方面反映出一个医疗机构的医疗质量和医护人员的专业水平,是进行科研的重要资料,是卫生行政部门对医疗机构的医疗质量评定与监督的重要依据,同时又是有法律效应的医疗文件,是医疗纠纷和诉讼的重要依据。

一、住院病历档案

住院病历档案包括病史记录,一般检查,体格检查,辅助检查,脑瘫神经系统评定,肌张力、肌力评定,异常运动与姿势评定,日常生活活动能力评定,各种治疗单。

住院病历(一)

姓名		性别		年龄		出生日期		年 月 日	
入院日期		采样日期		供史者		可靠程度			
家长姓名		工作单位				电话			
家庭住址						邮编			
主诉									
现病史									

出生史：第__胎、第__产、母孕龄__岁、出生体重__克

胎龄__周。单胎、双胎，分娩方式（顺产、胎吸、产钳、剖宫产、臀位）

胎盘早剥：早破水、早产__W、过期产__W、宫内窘迫、脐带绕颈、产时窒息（青、苍白），复苏__分钟，Apgar__评分（1分钟__分、5分钟__分）。出生地点（医院、家中），接生者（医生、乡村医、自接），迁延黄疸（__至__天共__天）

喂养史：生后四个月内：母乳、混合、人工（牛奶、米粉）

目前饮食：母乳、牛奶、米饭、肉、蛋、蔬菜。断奶年龄__月。

生长发育史：抬头__月，翻身__月，独坐__月，爬__月，扶站__月，独走__月，会笑__月，发声笑__月，咿呀语__月，喊爸爸妈妈（无意识__月、有意识__月），短语__月，句子__月，控制大小便__月。

高危因素：新生儿窒息，黄疸，早产，感染，颅内出血，妊娠中毒，孕期服药，X线照射，其他_____。

早期症状：易惊，易打挺，哺乳困难，4~5个月不抓物，6个月手口眼不协调。

家庭史：_____。

体格检查：T__℃，P__次/分，R__次/分，Wt__Kg。

一般状态：活跃、呆滞、安静、烦躁、多动、营养（好、坏）

语言：不能说一个字、两个字、三个字以上，吐字不清，爆发语言。

住院病历（二）

头部：步态：不稳、蹒跚、摇摆、基底加宽。

头围____cm、前囟____cm（平、隆起、凹陷）。

头型：方颅、尖顶、鞍状头型。

眼：斜视、眼球震颤、眼睑下垂。

鼻畸形（有、无）。口腔：唇（红、苍白），牙齿____颗，

龋齿（有、无）。舌运动（正常、异常）

颈部：软、硬、气管_____甲状腺_____。

胸部：胸围_____呼吸运动_____呼吸困难表现_____畸形_____。

心脏：心率_____次/分，心律_____心音_____杂音_____。

肺部：_____。

腹部：平坦、腹胀、肠型_____蠕动波_____压痛_____

肝_____脾_____肿块_____肠鸣音_____。

肛门、外生殖器：_____。

脊柱：正常弯曲、侧凸、前凸、后凸、压痛、伸展不充分。

四肢：前臂内旋后伸，肩关节内收、外展，下肢内收内旋，尖足、扁平足、外翻、内翻，交叉步态，膝反张，髋关节屈曲。

神经系统：_____。
原始反射：Moro（有、无）、ATNR（有、无）、TLR（有、无）
　　　　　Babkin（有、无）、侧弯反射（有、无）
立直反射：颈立直（有、无）、躯干立直（有、无）、迷路立直（有、无）、
　　　　　视立直（有、无）、降落伞（有、无）
平衡反射：坐位平衡反射：前方（有、无）、侧方（有、无）、后方（有、无）
　　　　　立位平衡反射：前方（有、无）、侧方（有、无）、后方（有、无）
浅反射：腹壁反射（有、无）、提睾反射（有、无）
深反射：肱二头肌反射（有、无）、肱三头肌反射（有、无）、膝反射（有、无、活跃亢进）、跟腱反射（有、无、活跃、亢进）
病理反射：Babinski（有、无）、Oppenheim（有、无）、Gordon（有、无）、踝阵挛（有、无）

住院病历（三）

姿势：
仰卧位：对称、非对称、角弓反张、四肢屈曲、四肢伸展、单肢屈曲、单肢伸展
俯卧位：不能抬头、瞬间抬头、抬头45度、45至90度、90度。
　　　　肘支撑、双手支撑、单手支撑。
　　　　爬（能、否）、腹爬、四肢爬、高爬。
坐位：全前倾、半前倾、托腰坐、拱背坐、扭身坐、自由玩、W坐位、对折坐位、长坐位、后倾坐位。
立位：支持反射、不能支持、短暂支持、足尖支持、立位跳跃、扶站、抓站、独站。
Vojat姿势反射：（正常、异常）、倒位悬垂反射（正常、异常）、立位悬垂反射（正常、异常）、侧位悬垂反射（正常、异常）、Collis水平反射（正常、异常）、Collis垂直反射（正常、异常）。
肌张力：关节活动度：股角____、足背屈角____、窝角____、跟耳试验_____。
瘫痪部位：_____
　　　　　被动性：肌张力（增高、降低）、折刀现象、齿轮状、铅管现象、蛙状体位。
实验室检查：_____
_____
_____。
初步诊断：_____。
诊断依据：_____
_____
_____。

治疗计划：_____

_____。

医师签名：_____

年　　月　　日

智测评定

姓名：_____ 性别：_____ 出生日期：_____ 家长姓名：_____

韦氏学龄儿童智力量表

测试日期	实际年龄	测试内容＼测试分数	语言测验							操作测验						智商 IQ
			常识	类同	算术	词汇	理解	背数	合计	填图	排列	积木	拼图	译码	迷津	合计	
		原始分数															
		量表分数															
		原始分数															
		量表分数															

测试者：_____

中国—韦氏幼儿智力量表

实际年龄	测试日期	测试内容＼测试分数	语　言　分						操　作　分						智商 IQ
			知识	图片词汇	算术	图片概括	理解	领悟	合计	图画填充	迷津	视觉分析	木城图案	几何图形	动物下蛋	合计	
		原始分数															
		量表分数															
		原始分数															
		量表分数															

测试者：_____ 年　　月　　日

综合功能评定表

姓名：_____ 性别：_____ 出生日期：_____ 家长姓名：_____

项目	分数			项目	分数		
	月日	月日	月日		月日	月日	月日
一、认知功能				6. 站			
1. 认识常见形状				7. 走			
2. 分辨常见概念				8. 上下楼梯			
3. 认识基本空间概念				9. 伸手取物			
4. 认识四种颜色				10. 拇食指取物			
5. 认识画上的东西				合　计			
6. 能画圆、竖、横、斜线				四、自理动作			
7. 注意力可集中瞬间				1. 开水龙头			
8. 对经过事情的记忆				2. 洗脸、洗手			
9. 寻求帮助，表达意愿				3. 刷牙			
10. 能数数和做加减法				4. 端碗			
合　计				5. 用手或勺进食			
二、言语功能				6. 穿脱上衣			
1. 理解如冷、热、饿				7. 穿脱裤子			
2. 有沟通的愿望				8. 穿脱鞋袜			
3. 能理解别人的表情动作				9. 解系扣子			
4. 能表达自己的需求				10. 便前、便后处理			
5. 能说 2~3 个字的句子				合　计			
6. 能模仿口部动作				五、社会适应			
7. 能发 b, p, a, o, ao 等音				1. 认识家庭成员			
8. 能遵从简单指令				2. 尊敬别人，见人打招呼			
9. 能简单复述				3. 参与集体性游戏			
10. 能看图说简单的话				4. 能自我称谓和表达所有关系			
合　计				5. 能与母亲分开			
三、运动能力				6. 知道注意安全，不动电火			
1. 头部控制				7. 认识所在环境			
2. 翻身				8. 能与家人亲近			
3. 坐				9. 懂得健康和生病			
4. 爬				10. 能简单回答社会性问题			
5. 跪				合　计			
总分：（1）　　　　（2）　　　　（3）　　　　（4）　　　　（5）							
功能状态总评：							

测试者：　　　年　月　日

评分标准（采用百分制）：

（1）每项完成：2分。总分：100分（2）每项大部分完成：1.5分。总分：75分（3）每项完成一半：1分。总分：50分。（4）每项小部分完成：0.5分。总分25分。（5）未能完成：0分。总分：0分。

日常生活活动能力（ADL）评价表

姓名：_____ 性别：_____ 年龄：_____ 病区：_____ 床号：_____

动作	得分			动作	得分		
	月 日	月 日	月 日		月 日	月 日	月 日
一、个人卫生动作				五、器具使用			
1 洗脸、洗手				1 使用电器插销			
2 刷牙				2 使用电器开关			
3 梳头				3 开、关水龙头			
4 使用手巾				4 剪刀的使用			
5 洗脚							
二、进食动作				六、认知交流动作			
1 奶瓶吸吮				七岁前：			
2 用手进食				1 大小便会示意			
3 用吸管吸				2 会招手打招呼			
4 用勺叉进食				3 能简单回答问题			
5 端碗				4 能表达意愿			
6 用茶杯饮水				七岁后：			
7 水果剥皮				1 书写			
三、更衣动作				2 与人交谈			
1 脱上衣				3 翻书本			
2 脱裤子				4 注意力集中			
3 穿上衣				七、床上运动			
4 穿裤子				1 翻身			
5 穿脱袜子				2 仰卧位；坐位			
6 穿脱鞋子				3 坐位；膝立位			
7 系鞋带、扣子，拉拉锁				4 独立坐位			
四、排便动作				5 爬			
1 能控制大小便				6 物品整理			
2 自己处理小便				八、移位动作			
3 自己处理大便				1 床、轮椅或步行器			

续表

动作		得分			动作		得分		
		月 日	月 日	月 日			月 日	月 日	月 日
2	轮椅、椅子或便器				3	独自站			
3	操作手闸				4	单脚站			
4	乘轮椅开关门				5	独行5米			
5	移动前进轮椅				6	蹲起			
6	移动手动轮椅				7	能上下台阶			
九、步行动作					8	独行5米以上			
（包括辅助具）					总分				
1	扶站				评估医生				
2	扶物或扶步行器行走								
评分标准：满分100分 能独立完成 能独立完成，但时间长 能完成，但需要帮助 两项中完成一项 不能完成					50项 每项2分 每项1.5分 每项1分 每项1分 每项0分				

关节活动度（ROM）检查记录表

姓名：_____ 性别：_____ 出生日期：_____ 家长姓名：_____

关节部位		主动活动度		被动活动度		正常活动度参照
		左侧	右侧	左侧	右侧	
肩	屈					0~180°
	伸					0~50°
	外展					0~180°
	内旋					0~90°
	外旋					0~90°
肘	屈					0~150°
	伸					0~150°
桡尺	旋前					0~90°
	旋后					0~90°
腕	屈					0~90°
	伸					0~70°
	桡偏					0~25°
	尺偏					0~55°
髋	屈					0~125°
	伸					0~15°
	内收					0~45°
	外展					0~45°
	内旋					0~45°
	外旋					0~45°
膝	屈					0~150°
	伸					0°
踝	背伸					0~20°
	跖屈					0~45°

测试者： 年 月 日

肌张力、围度、容量检查表

姓名：_____ 性别：_____ 出生日期：_____ 家长姓名：_____

肌张力检查表

部位		颈	躯干	上肢	下肢	手	其他
左	屈						
	伸						
右	屈						
	伸						

等级	肌张力	标准
0	肌张力不增加	被动活动患侧肢体在整个范围内均无阻力
1	肌张力稍增加	被动活动患侧肢体到终末端时有轻微的阻力
1+	肌张力稍增加	被动活动患侧肢体时在前 1/2ROM 中有轻微的"卡住"感觉，后 1/2ROM 中有轻微的阻力
2	肌张力轻度增加	被动活动患侧肢体在大部分 ROM 内均有阻力，但仍可活动
3	肌张力中度增加	被动活动患侧肢体在整个 ROM 内均有阻力，活动比较困难
4	肌张力高度增加	患侧肢体僵硬，阻力很大，被动活动十分困难

肌围度、肌容量检查表

上 臂		前 臂		大 腿		小 腿	
鹰嘴突上 cm		鹰嘴突下 cm		髌上 cm		髌下 cm	
左	右	左	右	左	右	左	右
/	/	/	/	/	/	/	/

斜线上记屈曲值，斜线下记伸展值

肌肉情况简评	瘫痪（痉挛性、弛缓性） 1. 偏瘫　　　不随意运动 2. 截瘫 3. 脑瘫

测试者：　　　　年　月　日

基本运动控制能力评定表

姓名：_____ 性别：_____ 出生日期：_____ 家长姓名：_____

仰卧位	1. 膝、髋关节屈曲，双上肢交叉置于肩部			
	2. 膝、髋关节屈曲、右腿伸展，左腿伸展			
	3. 头部抬起			
俯卧位	4. 双上肢伸展置于头部两侧，使头抬起并保持中位			
	5. 双下肢伸展置于身体两侧，手掌向下			
	6. 右膝屈曲、髋关节伸展，左膝屈曲、髋关节伸展			
	7. 前臂支撑体干，体干伸展，抬头（双肘支撑住）			
	8. 双手平放支撑体干，肘关节、髋关节伸展			
坐位	9. 髋关节屈曲并外旋45度以上，双足底相对而坐			
	10. 双膝伸展，髋关节屈曲90°~100°（长坐位）			
	11. 坐在治疗台上、双下肢自然下垂 右膝伸展，左膝伸展			
跪位	12. 背部、颈部伸直呈膝立位，双膝负重，双手负重			
	13. 双膝屈曲、偏向身体一侧（横坐位），体干伸直、双上肢放松。①重心向右移动，右髋关节负重；②重心向左移动，左髋关节负重			
	14. 屈膝、髋关节伸展，体干直立、头在正中位、双上肢置于身体两侧（膝立位）			
	15. 单膝跪位。 ①重心向左移动；②重心向右移动			
蹲位	16. 双足平放在地面，头、颈、体干保持在一条直线上（注意：足趾关节伸展）			
立位及步行	17. 取立位的正确姿势			
	18. 迈出一侧腿，使骨盆、躯干前倾，即重心向前移，双下肢伸展，右腿向前，左腿向前			
	19. 一侧足平放在地面、同侧膝关节伸展并承受体重，另一侧下肢抬起。右腿抬起；左腿抬起			
	20. 一侧足跟着地，下肢伸展并外旋。右足跟着地；左足跟着地			

测试者：　　　年　月　日

脑瘫儿童神经系统评定表

项目		次日	1	2	3	4	项目		次日	1	2	3	4
浅反射	上腹壁	左						侧弯反射					
		右											
	中腹壁	左						握持反射					
		右											
	下腹壁	左						掌倾反射					
		右											
	提睾反射	左						髌阵挛					
		右											
	跖反射	左						踝阵挛					
		右											
深反射	肱二头肌	左					感觉						
		右											
	肱三头肌	左						痛觉					
		右											
	膝腱	左						温度觉					
		右											
	跟腱	左						触觉					
		右											
	内收肌反射	左						位置觉					
		右											
原始病理反射	Hoffmann	左					共济运动	指鼻试验					
		右											
	Babinski	左						跟膝胫试验					
		右											
	Chaddock	左						Romberg征					
		右											
	ATNR							立直反射					
	STNR						其他	平衡反射					
	MORO							降落伞反射					
	吸吮反射												

脑瘫儿童异常运动与姿势评定表

项目			项目		
1. 头部控制			6. 站		
俯卧位			扶站		
坐位			独站		
滴状征			立位平衡		
2. 翻身			7. 走		
辅助下			扶行		
独立（一侧）			独行		
仰卧⟷俯卧			动态平衡		
3. 长坐位			8. 体位平衡		
辅助下			仰卧→坐		
独立			长坐→跪→立		
坐位平衡			椅坐→立		
4. 爬			9. 伸手取物		
腹爬			前臂旋转		
手膝爬			准确、稳定性		
分离动作			意向震颤		
5. 跪			10. 双手动作		
扶跪			粗大动作		
跪立			精细动作		
跪行			双手协调		

注：以正常儿童动作发育为标准记录为：能完成（+）；不能完成（-）：有（+）或无（-）。

脑瘫儿童日常生活活动能力评定表

姓名：_____ 性别：_____ 出生日期：_____ 家长姓名：_____

序号	项目	完成所需时间	完成情况					注
			不能完成 0	在帮助下完成 1.25	在指导下完成 2.5	独立完成但较慢 3	独立完成速度正常 5	
1	穿上衣，系衣扣							
2	穿裤子、系腰带							
3	穿鞋、袜							
4	用汤匙							
5	端碗							
6	用筷子							
7	提暖瓶倒水							
8	收拾床铺							
9	开关电灯							
10	开关水龙头							
11	用钥匙开锁							
12	平地坐行（1米）							
13	上下楼梯（5阶）							
14	坐上及离开轮椅							
15	利用轮椅行动							
16	梳头							
17	刷牙							
18	洗脸							
19	洗澡							
20	如厕							
		右项累计						

总评：正常100分；轻度残疾75分；中度残疾50分；严重残疾<25分。

测试者：　　　年　　月　　日

构音障碍评定表（一）

姓名：_____ **性别：**_____ **出生日期：**_____ **家长姓名：**_____

听力　正常_____　听力检查结果_____

视力　正常_____　近视、远视_____

牙齿　正常_____　缺如_____　义齿_____

语言（失语症）_____　听理解_____　言语表达_____

情感　抑郁_____　易激动_____　易怒_____　易哭泣_____

体位　正常_____　头向一侧倾斜_____　躯体向一侧倾斜_____

感觉： 使用两脚规，分别用一点或两点接触患者手掌，由患者说出自己的感觉。

检查： 将两脚规接触上唇的左右两侧和舌尖。两脚规的宽度分别为 4 毫米，5 毫米，1 毫米。

随意应用一点或两点接触，每个接触点至少测试 3 次。

上唇　左　　正常_____　迟钝_____　感觉消失_____

上唇　右　　正常_____　迟钝_____　感觉消失_____

舌间　正常_____　迟钝_____　感觉消失_____

结论_____

测评者_____

年　　月　　日

构音障碍评定表（二）

主要肌肉与神经支配			功能正常← →功能异常				
			a	b	c	d	e
反射	X	咳嗽					
	V.Ⅶ.Ⅸ.X.Ⅻ	吞咽					
		流涎					
	Ⅸ.X	咽反射					
呼吸	膈肌、膈N、腹横肌NT7-12 胸锁乳突肌Ⅺ 肋间内、外肌，肋间NT2-12 内、外斜肌，肋间NT6-12	静止状态					
		最大呼气（1）					
		最大呼气（2）					
		言语					
唇	笑肌Ⅶ	静止状态					
		唇角上抬					
		闭唇鼓腮					
		闭唇					
	口轮匝肌、颧大肌Ⅶ	交替					
		言语					
颌	二腹肌后腹Ⅶ，舌骨上肌群V，Ⅶ	静止状态					
		张口					
	颞肌、咬肌、翼内肌V	闭口					
		言语					
软腭	腭帆提肌、腭咽肌	流质					
		软腭抬高					
	腭帆提肌、腭帆张肌、腭舌肌	腭咽机制					
		言语					
喉	紧张声带：环甲肌 缩小声门：环杓侧肌、杓横肌、 　　　　　杓斜肌、甲杓肌、声带肌 开大声门：环杓后肌X	时间					
		音高					
		音量					
		言语					
舌	舌肌Ⅻ	静止状态					
		伸出范围					
	茎突舌骨肌Ⅻ	抬高范围					
		两侧范围					
		伸出速度					
		抬高速度					
		两侧速度					
		交替速度					
		言语					
言语		读字					
		读句					
		会话					
		错音字					

构音障碍评定表（三）

言语特征		分级 A B C D	类型
音高	音高水平		痉挛型、混合型
	音高突变		痉挛型、运动过多型、运动失调型
	音高单一		痉挛型、运动过少型、运动过多型、运动失调型
	声音颤抖		运动过少型
音量	音量单一		运动过少型、弛缓型、痉挛型、混合型、运动失调型
	音量过度变化		运动失调型、运动过多型
	音量减退		
	音量交替		运动失调型
	音量过大或音质过少		
音质	沙哑		痉挛型、弛缓型、混合型、运动失调型
	嘶哑		（两侧声带在发音时有明显间隙）
	哑		（声门间隙很大，声带不能振动）
	连续气息声		弛缓型
	间断气息声		
	挤压声		痉挛型、混合型、运动过多型
	发音阻塞		
	鼻音过重		弛缓型、痉挛型、混合型
	鼻音缺乏		
	鼻漏音		弛缓型、痉挛型
呼吸	呼吸费力		
	可听到吸气声		弛缓型、运动过多型
	呼气终末的呼噜声		弛缓型
韵律	言语速度缓慢		痉挛型、混合型、运动过多型
	言语速度变快		运动过少型
	话语短		痉挛型、混合型、运动过少型、运动过多型
	言语速度逐步增快		运动过少型
	重音减弱		痉挛型、混合型、运动过少型、运动过多型
	间歇延长		运动失调型、运动过多型
	速度多变		运动失调型、运动过多型
	不恰当的沉默		运动过少型、运动过多型
	重音过度		运动失调型、运动过多型、痉挛型、混合型
	重音均等		
	间歇停顿不当		运动失调型
	言语短促急迫		运动过少型
	爆发性言语		运动过少型、运动失调型
发音	音素延长		痉挛型、混合型、运动失调型、运动过多型
	音素重复		运动过少型
	不规则性的发音不准确		运动失调型、运动过多型
	元音不准确		见于各型
	辅音不准确		

孤独症儿童行为评定量表（ABC 量表）

儿童姓名：_____ 性别：_____ 年龄：_____ 岁 病案号：_____

家长签字：_____ 与儿童关系：_____ 填表日期：_____年___月___日

（注：填报人指患儿父母或与患儿共同生活达两周以上的人）

本量表共列出患儿的感觉、行为、情绪、语言等方面异常表现的 57 个项目，请在每项做"是"与"否"的判断，判断"是"就在每项标示的分数打"√"符号，判断"否"打 × 号，不要漏掉任何一项。

总分 ≥ 31 为孤独症筛查界限；总分 > 53 为独孤症诊断界限；总分 ≥ 67 确诊

注：感觉能力（S）、交往能力（R）、运动能力（B）、语言能力（L）和自我照顾能力（S）

项目	评分				
	S	R	B	L	S
1. 喜欢长时间的自身旋转			4		
2. 学会做一件简单的事，但是很快就忘记					2
3. 经常没有接触环境或进行交往的要求	4				
4. 往往不能接受简单的指令（如坐下、来这儿等）				1	
5. 不会玩玩具等（如没完没了地转动或乱扔、揉等）			2		
6. 视觉辨别能力差（如对一种物体的特征——大小、颜色或位置等的辨别能力差）	2				
7. 无交往性微笑（无社交性微笑，即不会与人点头、打招呼、微笑）		2			
8. 代词运用的颠倒或混乱（如反"你"说成"我"等等）				3	
9. 长时间的总拿着某件东西			3		
10. 似乎不在听人说话，以致怀疑他/她有听力问题	3				
11. 说话无抑扬顿挫、无节奏				4	
12. 长时间的摇摆身体			4		
13. 要去拿什么东西，但又不是身体所能达到的地方（即对自身与物体距离估计不足）			2		
14. 对环境和日常生活规律的改变产生强烈反应					3
15. 当他和其他人在一起时，对呼唤他的名字无反应				2	
16. 经常做出前冲、脚尖行走、手指轻捏轻弹等动作			4		
17. 对其他人的面部表情或情感没有反应		3			
18. 说话时很少用"是"或"我"等词				2	

续表

项目	评分				
	S	R	B	L	S
19. 有某一方面的特殊能力，似乎与智力低下不相符					4
20. 不能执行简单的含有介词的指令（如把球放在盒子上或把球放在盒子里）				1	
21. 有时对很大的声音不产生吃惊的反应（可能让人想到儿童是聋子）	3				
22. 经常拍、打手			4		
23. 发大脾气或经常发点脾气					3
24. 主动回避与别人进行眼光接触		4			
25. 拒绝别人接触或拥抱		4			
26. 有时对很痛苦的刺激（如摔伤、割破或注射没有反应）	3				
27. 身体表现很僵硬，很难抱住（如打挺）		3			
28. 当抱着他时，感到他肌肉松弛（即他不紧贴着抱他的人）		2			
29. 以姿势、手势表示所渴望得到的东西（而不倾向用语言表示）				2	
30. 常用脚尖走路			2		
31. 用咬人、撞人、踢人等行为伤害他人					2
32. 不断地重复短句				3	
33. 游戏时不模仿其他儿童		3			
34. 当强光直接照射眼睛时常常不眨眼（颜色或位置等的辨别能力差）	1				
35. 以撞头、咬手等行为来自伤			2		
36. 想要什么东西不能等待（一想要什么就马上要得到什么）					2
37. 不能指出5个以上物体的名称				1	
38. 不能发展任何友谊（不会和小朋友来往，交朋友）		4			
39. 有许多声音的时候常常捂着耳朵	4				
40. 经常旋转碰撞物体			4		
41. 在训练大小便方面有困难（不会控制小便）					1
42. 一天只能提出5个以内的要求				2	
43. 经常受到惊吓或非常焦虑、不安		3			
44. 在正常光线下斜眼、闭眼、皱眉	3				
45. 不是经常帮助的话，自己不会穿衣					1
46. 一遍一遍地重复一些声音或词				3	
47. 瞪着眼看人，好象要"看穿"似的		4			
48. 重复别人的问话和回答				4	

续表

项目	评分				
	S	R	B	L	S
49. 经常不能意识所处的环境，并且可能对危险情况不在意					2
[50. 特别喜欢摆弄并着迷于单调的东西或游戏、活动等（如来回地走或跑、没完没了地蹦、跳、拍、敲）				4	
51. 对周围的东西喜欢触摸、嗅或尝			3		
52. 对陌生人常无视觉反应（对来人不看）	3				
53. 纠缠在一些复杂的仪式行为上，就像缠在魔圈子内（如走路一定要走一定的路线，饭前或睡前或干什么以前，一定要把什么东西摆在什么地方或做什么动作，否则就不睡、不吃等）			4		
54. 经常毁坏东西（如玩具、家里的一切用具很快就弄破了）			2		
55. 在 2 岁半以前就发育延迟					1
56. 在日常生活中仅会用 15 个但又不超过 30 个短句来进行交往				3	
57. 长期凝视一个地方（呆呆地看一处）	4				
该儿童还有其他问题请详述：					

运动治疗单

（　　期）

姓名：_____　性别：_____　出生日期：_____　家长姓名：_____

住址_____电话_____

病情摘要_____

_____

_____

_____

诊断_____

_____

康复评定_____

_____

_____

存在问题_____

_____

治疗目标：短期目标_____

_____

　　　　　长期目标_____

治疗措施：_____

_____

治疗师_____

_____年___月___日

作业治疗单

(　　期)

姓名：_____ 性别：_____ 出生日期：_____ 家长姓名：_____

住址_____电话_____

病情摘要_____

_____

_____

_____

诊断_____

_____

康复评定_____

_____

_____

存在问题_____

_____

治疗目标：短期目标_____

_____

　　　　　长期目标_____

治疗措施：_____

_____

治疗师_____

_____年____月____日

言语治疗单

（　　　期）

姓名：_____ 性别：_____ 出生日期：_____ 家长姓名：_____

住址_____ 电话_____

病情摘要_____

_____

_____

_____

_____

诊断_____

_____

康复评定_____

_____

_____

存在问题_____

_____

治疗目标：短期目标_____

_____

　　　　　长期目标_____

治疗措施：_____

_____

治疗师_____

_____年___月___日

二、GMFM脑瘫儿童疗效评定法

GMFM（gross motor function measure），是1989年Russell制订的小儿脑瘫临床疗效评定量表，整个量表共计88项评定指标，分为五个功能区：Ⅰ.卧位运动及部分原始反射残存，姿势反射的建立。Ⅱ.爬与跪位运动。Ⅲ.坐位运动结合平衡反射建立。Ⅳ.站立运动。Ⅴ.走、跑、跳及攀登运动。该评定量表可较全面地评定脑瘫儿童肢体运动功能恢复状况与异常姿势反射、异常运动模式消除的情况。

GMFM 量表

	项　目	得　分			
	仰　卧　位				
1	头在中线位，双手对称于身体两侧，转动头部	0	1	2	3
2	把手放在中线位，双手合拢	0	1	2	3
3	抬头45度	0	1	2	3
4	屈曲右侧髋、膝关节	0	1	2	3
5	屈曲左侧髋、膝关节	0	1	2	3
6	伸出右手，越过中线	0	1	2	3
7	伸出左手，越过中线	0	1	2	3
8	从右侧翻身到俯卧位	0	1	2	3
9	从左侧翻身到俯卧位	0	1	2	3
	俯　卧　位				
10	抬头向上	0	1	2	3
11	直臂支撑，抬头，抬起胸部	0	1	2	3
12	右前臂支撑，左前臂伸直向前	0	1	2	3
13	左前臂支撑，右前臂伸直向前	0	1	2	3
14	从右侧翻身到仰卧位	0	1	2	3
15	从左侧翻身到仰卧位	0	1	2	3
16	用上肢向右水平转动90度	0	1	2	3
17	用上肢向左水平转动90度	0	1	2	3
	坐　位				
18	抓住双手，从仰卧位到坐位，头与身体呈直线	0	1	2	3
19	向右侧翻身到坐位	0	1	2	3
20	向左侧翻身到坐位	0	1	2	3
21	检查者支撑背部，保持头直立3秒钟	0	1	2	3

	项 目	得 分			
22	检查者支撑背部，保持头直立在中线位 10 秒钟	0	1	2	3
23	双臂撑地坐，保持 5 秒钟	0	1	2	3
24	双臂游离坐，保持 3 秒钟	0	1	2	3
25	前倾，拾起玩具后恢复坐位，不用手支撑	0	1	2	3
26	触到放在右后方 45 度的玩具后恢复坐位	0	1	2	3
27	触到放在左后方 45 度的玩具后恢复坐位	0	1	2	3
28	右侧坐，双臂游离，保持 5 秒钟	0	1	2	3
29	左侧坐，双臂游离，保持 5 秒钟	0	1	2	3
30	从坐位慢慢回到俯卧位	0	1	2	3
31	从坐位向右侧转到四点跪位	0	1	2	3
32	从坐位向左侧转到四点跪位	0	1	2	3
33	不用双臂协助，向左/右水平转动 90 度	0	1	2	3
34	坐在小凳上，不需任何帮助，保持 10 秒钟	0	1	2	3
35	从站位到坐在小凳上	0	1	2	3
36	从地上坐到小凳上	0	1	2	3
37	从地上坐到高凳上	0	1	2	3
爬 和 跪					
38	俯卧位，向前爬行 2 米	0	1	2	3
39	手膝负重，保持四点跪位 10 秒钟	0	1	2	3
40	从四点跪位到坐位，不用手协助	0	1	2	3
41	从俯卧位到四点跪位，手膝负重	0	1	2	3
42	四点跪位，右臂前伸，手比肩高	0	1	2	3
43	四点跪位，左臂前伸，手比肩高	0	1	2	3
44	爬行或拖行 2 米	0	1	2	3
45	交替爬行 2 米	0	1	2	3
46	用手和膝/脚爬上 4 级台阶	0	1	2	3
47	用手和膝/脚后退爬下 4 级台阶	0	1	2	3
48	用手臂协助从坐位到直跪，双手放开，保持 10 秒钟	0	1	2	3
49	用手协助从直跪到右膝半跪，双手放开，保持 10 秒钟	0	1	2	3
50	用手协助从直跪到左膝半跪，双手放开，保持 10 秒钟	0	1	2	3
51	双膝行走 10 步，双手游离	0	1	2	3
站 立					
52	从地上扶着高凳站起	0	1	2	3

续表

	项 目		得 分		
53	站立，双手游离 3 秒钟	0	1	2	3
54	一手扶着高凳，抬起右脚 3 秒钟	0	1	2	3
55	一手扶着高凳，抬起左脚 3 秒钟	0	1	2	3
56	站立，双手游离 20 秒钟	0	1	2	3
57	站立，双手游离，抬起右脚 10 秒钟	0	1	2	3
58	站立，双手游离，抬起左脚 10 秒钟	0	1	2	3
59	从坐在小凳上到站起，不用手协助	0	1	2	3
60	从直跪通过右膝半跪到站立，不用手协助	0	1	2	3
61	从直跪通过左膝半跪到站立，不用手协助	0	1	2	3
62	从站立位慢慢坐回到地上，不用手协助	0	1	2	3
63	从站立位蹲下，不用手协助	0	1	2	3
64	从地下拾起物品后恢复站立	0	1	2	3
	走、跪、跳				
65	双手扶着高凳，向右侧行 5 步	0	1	2	3
66	双手扶着高凳，向左侧行 5 步	0	1	2	3
67	双手扶持，前行 10 步	0	1	2	3
68	单手扶持，前行 10 步	0	1	2	3
69	不用扶持，前行 10 步	0	1	2	3
70	前行 10 步，停下，转身 180 度，走回	0	1	2	3
71	退行 10 步	0	1	2	3
72	双手携带物品，前行 10 步	0	1	2	3
73	在 20 厘米宽的平行线中连续行走 10 步	0	1	2	3
74	在 2 厘米宽的直线上连续行走 10 步	0	1	2	3
75	右脚先行，跨过平膝高的障碍	0	1	2	3
76	左脚先行，跨过平膝高的障碍	0	1	2	3
77	前行跑 5 米，停下，跑回	0	1	2	3
78	右脚踢球	0	1	2	3
79	左脚踢球	0	1	2	3
80	双脚同时向前跳 5 厘米高	0	1	2	3
81	双脚同时向前跳 30 厘米高	0	1	2	3
82	在直径 60 厘米的圆圈内，右脚跳 10 次	0	1	2	3
83	在直径 60 厘米的圆圈内，左脚跳 10 次	0	1	2	3

续表

	项 目	得 分			
84	单手扶持，上4级台阶，一步一级	0	1	2	3
85	单手扶持，下4级台阶，一步一级	0	1	2	3
86	不用扶持，上4级台阶，一步一级	0	1	2	3
87	不用扶持，下4级台阶，一步一级	0	1	2	3
88	双脚同时从15厘米高的台阶上跳下	0	1	2	3

采用4级计分评定：

0分：完全不能做

1分：开始做（完成不到10%）

2分：部分完成（完成10%~99%）

3分：全部完成

计分法：

项 目	得 分（百分比）
卧位和翻身	项目总分 $/51 \times 100=$ %
坐位	项目总分 $/60 \times 100=$ %
爬和跪	项目总分 $/42 \times 100=$ %
站位	项目总分 $/39 \times 100=$ %
走、跑、跳	项目总分 $/72 \times 100=$ %

（唐木得　陈旭红）

三、脑瘫儿童精细运动功能测试评定表

脑瘫儿童精细运动功能测试评定表
（FMFM 量表）

A 区 视觉追踪（5 项）
A01 项　视觉追踪　难度值 11.56　　　　0–2M 辅助物：摇铃 方　法：置儿童于仰卧位，站在儿童的脚边正对儿童，将摇铃放在距儿童鼻子 30 厘米的正中处，吸引儿童的注意，接着将摇铃以 90 度弧线缓慢从正中移向一侧（近水平位），再移回中间并按以上步骤测试另一侧。 评　分：0 眼睛不注视摇铃 　　　　1 眼睛注视摇铃未跟踪 　　　　2 目光追踪，从中间追踪至每一侧，一侧或两侧小于 90 度 　　　　3 目光追踪，两侧均可达 90 度
A02 项　听觉追踪　难度值 12.29　　　　28 天（正常儿为 28 天达到的水平） 辅助物：摇铃 方　法：在安静环境中，置儿童于仰卧位，在不给儿童看到摇铃的情况下，将摇铃放在距儿童耳部 30 厘米处，接着摇动摇铃，观察儿童的反应。 评　分：0 没有反应 　　　　1 有反应，但不转动头部 　　　　2 转动头部但没有找到声源 　　　　3 转动头部后用眼睛找到声源
A03 项　视觉追踪　从右侧至左侧　难度值 13.34　　　　2M–4M 辅助物：网球 方　法：儿童在扶持下坐着，面向桌子，检查者用网球吸引儿童注意，然后一边在桌子上把网球从儿童右侧滚向其左侧，一边说："来，看着球。" 评　分：0 儿童不看球 　　　　1 儿童看球，但视觉未追踪至中线 　　　　2 儿童视觉追踪至中线 　　　　3 儿童视觉追踪过中线
A04 项　视觉追踪　从左侧至右侧　难度值 13.34　　　　2M–4M 辅助物：网球 方　法：儿童在扶持下坐着，面向桌子，检查者用网球吸引儿童注意，然后一边在桌子上把网球从儿童左侧滚向其右侧，一边说："来，看着球。" 评　分：0 儿童不看球 　　　　1 儿童看球，但视觉追踪未达中线 　　　　2 儿童视觉追踪至中线 　　　　3 儿童视觉追踪过中线

A05项　视觉垂直追踪　难度值 17.11　　　　　2M–4M
辅助物：网球
方　法：儿童在扶持下取坐位，将网球置于儿童头部上方 10 厘米处，吸引其注意，然后说："看着球。"接着将网球放开，让其自由落至桌上，观察儿童的反应。
评　分：0 儿童不看网球 　　　　1 儿童看网球，但视觉未追踪 　　　　2 儿童视觉追踪网球，但未至桌面 　　　　3 儿童视觉追踪至桌面
B 区　上肢关节活动能力（9 项）
B01项　伸手臂　难度值 24.36　　　　　3–4M
辅助物：摇铃
方　法：置儿童于仰卧位，将一摇铃放在距儿童胸前 30 厘米处，吸引其注意，然后说："来拿摇铃。"
评　分：0 儿童手保持原位或原来的动作 　　　　1 儿童试图将手伸向摇铃 　　　　2 儿童屈肘向摇铃伸出手臂 　　　　3 儿童伸直手臂向摇铃
B02项　接近中线　难度值 26.19　　　　　4M–6M
辅助物：悬吊玩具
方　法：置儿童于仰卧位，将一玩具悬于儿童胸部上方 30 厘米处，叮嘱儿童抓取玩具。
评　分：0 儿童没有移动双手 　　　　1 儿童至少移动一只手，但未移到身体中线附近 　　　　2 儿童至少有一只手移至身体中线附近 10 厘米内 　　　　3 儿童双手能够移至中线
B03项　抓握摇铃　难度值 26.61　　　　　5M
辅助物：摇铃
方　法：检查者坐在桌前抱儿童于双膝上，面对桌子，将摇铃置于桌上距儿童双手 10 厘米处，然后说"去拿摇铃。"
评　分：0 儿童的手不伸向摇铃或保持原来动作 　　　　1 儿童试图将手臂伸向摇铃，但未触及 　　　　2 儿童触摸摇铃，但未抓住 　　　　3 儿童抓住摇铃
B04项　伸手抓纸　难度值 30.80　　　　　5M
辅助物：一张 20cm×30cm 的纸
方　法：儿童坐在检查者双膝上，面对桌子，距离儿童手 10 厘米处放一张纸，说"去拿纸。"
评　分：0 儿童不伸手 　　　　1 儿童伸手试图去拿纸，但未触及纸 　　　　2 儿童触摸纸 　　　　3 儿童把纸拉过来拿在手上或把纸弄皱拿在手上

B05项　双手合握　难度值 36.42　　　　6M
辅助物：一块小方木
方　法：检查者坐在桌旁，置儿童于双膝上，将一方木放在儿童手中，然后说："玩方木。"嘱其双手玩方木。
评　分：0 儿童不握方木
　　　　1 儿童单手握方木
　　　　2 儿童双手合握住方木达 1~14 秒
　　　　3 儿童双手合握住方木达 15 秒

B06项　打开书　难度值 43.17　　　　12M
辅助物：一本封面及纸张较厚的书
方　法：儿童面对桌子坐在检查者腿上，或儿童坐在一个安全的地方，把书放在桌上，然后说："把书打开。"
评　分：0 儿童不碰书
　　　　1 儿童拍打书
　　　　2 儿童试图翻开书
　　　　3 儿童翻开书

B07项　倒小丸　难度值 46.86　　　　12M
辅助物：一个没有盖子且装有小丸的瓶子
方　法：儿童面对桌子坐在检查者腿上，或儿童坐在一个安全的地方，给儿童一个装有糖丸的瓶子，叮嘱儿童倒出糖丸，必要时可做示范。
评　分：0 儿童不握瓶子
　　　　1 儿童仅握住瓶子
　　　　2 儿童尝试倒出小丸
　　　　3 儿童倒转瓶子，倒出小丸

B08项　手碰自己身体部位　难度值 49.07　　14M
方　法：儿童面对桌子坐在检查者腿上，或儿童坐在一安全的地方，叮嘱儿童用手依次去触碰自己的身体，包括鼻—耳—头顶。
评　分：0 不触及
　　　　1 儿童仅触及到鼻
　　　　2 儿童触及到鼻与耳
　　　　3 儿童全部触及

B09项　画线　难度值 52.66　　　　15M-24M
辅助物：1 支笔和 1 张纸
方　法：儿童面对桌子坐在检查者腿上，或儿童坐在一个安全的地方，示范用一支笔在纸上画两条（约 8 厘米）垂直线，放纸和笔在儿童的边上，让其跟着做。
评　分：0 不握笔
　　　　1 仅用笔接触纸
　　　　2 画出一条长度小于 3 厘米的线
　　　　3 至少画出一条长度大于 3 厘米的垂直线（垂直线是指偏移度小于 20 度的直线）

C区 抓握能力（10项）
C01项　抓握方木　难度值 35.05　　　　6M 辅助物：方木 方　法：在桌前抱儿童坐于膝上，吸引其注意方木，将方木放在儿童手能够触及处，说"拿积木。"然后观察儿童拿取的姿势。 评　分：0 不抓方木 　　　　1 用整个手掌抓方木 　　　　2 用小指和手掌抓起方木 　　　　3 用小指、无名指和手掌或用拇、食、中指抓起方木
C02项　双手同时各握一块方木　难度值 37.52　　　　7M 辅助物：两块方木 方　法：检查者坐在桌旁，置儿童于膝上，将一块方木放在桌上，说："来拿方木。"待儿童拿起方木后，再放另一块方木于桌上，说："再拿这一块方木。" 评　分：0 儿童不拿方木 　　　　1 儿童仅拿起一块方木 　　　　2 儿童双手各拿起一块方木，但保留时间小于 5 秒 　　　　3 儿童双手各拿起一块方木，且保留时间大于 5 秒
C03项　抓小丸　难度值 39.50　　　　8M 辅助物：2粒小丸子 方　法：抱儿童于膝上，坐在桌前，将两粒小丸一起放桌上且儿童能拿到处，说"去拿小丸。" 评　分：0 儿童未触及小丸 　　　　1 儿童触摸小丸 　　　　2 儿童用手指将一粒小丸拢向自己并抓起 　　　　3 儿童用手指立刻将两粒小丸拢向自己并抓住
C04项　弄皱纸　难度值 39.62　　　　10M 辅助物：一张 20cm×30cm 的纸，裁成两半 方　法：在桌前抱儿童于检查者膝上且面对桌子，将半张纸放在桌上，说："看我把纸弄皱。"示范：检查者用一只手把纸弄皱，然后在距离儿童手 10 厘米处放另半张纸，说"像我这样做。" 评　分：0 儿童不触摸纸 　　　　1 儿童触摸或拉纸 　　　　2 儿童用手指揉皱纸，弄皱面积小于 50% 　　　　3 儿童用手掌弄皱纸（一或两只手）弄皱面积大于 50%
C05项　抓握方木　难度值 42.04　　　　8M-11M 辅助物：一块方木 方　法：在桌前抱儿童坐于检查者膝上，在桌上距儿童手 10 厘米处放一块方木，说："来拿方木。"观察儿童抓方木的姿势。 评　分：0 儿童没抓起方木 　　　　1 儿童用整个手掌抓方木 　　　　2 儿童用拇、食、中指和掌根抓方木（方木与手掌之间无可视空隙） 　　　　3 儿童用拇、食及中指抓方木，方木与手掌间有可视空隙

C06 项　放开方木　难度值 42.42　　　　7M—11M
辅助物：一块方木
方　法：儿童坐在检查者大腿上，将一块方木放在儿童能够触及的地方，说："把方木拿给我。"检查者的手放在儿童手的下方 15 厘米处。
评　分：0 儿童没拿起方木
　　　　1 儿童握住方木不放
　　　　2 儿童将方木扔到桌上
　　　　3 儿童将方木扔或放在检查者的手上

C07 项　单手握两块方木　难度值 45.91　　　　13M
辅助物：两块方木
方　法：检查者坐在桌前抱儿童于膝上且面对桌子，把两块方木放在一起，先示范用一只手同时抓两块方木，再把方木放回桌面上说："像我这样做。"
评　分：0 儿童不抓方木
　　　　1 儿童仅抓一块方木
　　　　2 儿童用一只手抓两块方木，保留时间小于 3 秒钟
　　　　3 儿童用一只手抓两块方木，保留时间 3 秒钟以上

C08 项　抓小丸　难度值 46.10　　　　15—16M
辅助物：两粒小丸
方　法：抱儿童于膝上坐在桌前，将两粒小丸一起放于桌上儿童能拿到处，说："去拿小丸。"
评　分：0 儿童没拿起小丸
　　　　1 儿童用手指将一粒小丸拢向自己并抓起
　　　　2 儿童用拇指、食指抓起一粒小丸
　　　　3 儿童用拇指对着弯曲食指的边缘把两粒小丸拢向自己并抓起，或以关节伸直拇、食指指腹相对的方式抓起

C09 项　抓笔　难度值 47.42 15—16 M
辅助物：一支笔和一张纸（20cm×30cm）
方　法：抱儿童坐于膝上，或儿童坐在一个安全的地方，面对桌子，将纸和笔放在儿童手边，吸引其注意，然后说："来，画画。"观察儿童抓笔的姿势。
评　分：0 儿童没能抓笔
　　　　1 儿童能抓笔，笔尖不朝向纸
　　　　2 儿童用拇指和小指抓笔，笔尖朝向纸
　　　　3 儿童用拇指及食指抓笔，笔尖朝向纸，其余 3 个手指围绕在笔的上部

C10 项　前三指抓方木　难度值 47.84　15—16 M
辅助物：一块方木
方　法：检查者抱儿童于膝上，坐在桌前，吸引其注意方木，然后将方木放于距儿童手 10 厘米处的桌上，说："拿方木。"观察儿童抓取时手指的姿势。
评　分：0 儿童不抓方木
　　　　1 儿童用整个手抓方木
　　　　2 儿童用拇指、食指抓方木，方木与手掌之间无空隙，接触点靠近方木两边（手、腕、手臂不离开桌面）
　　　　3 儿童以拇指及食指、中指指腹相对的方式抓方木，方木与手掌间有可视空隙，接触点靠近方木顶端（手腕、手臂离开桌面）

D 区 操作能力（13 项）
D01 项　移动小木桩　难度值 38.32　　　　7M
辅助物：一块插有 3 根小木桩的木钉板
方　法：抱儿童坐于膝上，或儿童坐在一个安全的地方，面对桌子，将一块插有 3 根小木桩的木钉板放在儿童面前，检查者指着小木桩对儿童说："把小木钉拿出来。"
评　分：0 儿童不碰小木桩 　　　　1 儿童触及小木桩 　　　　2 儿童拿起 1~2 根小木桩 　　　　3 儿童拿起 3 根小木桩
D02 项　方木递交　难度值 39.47　　　　7M
辅助物：两块方木
方　法：抱儿童坐于膝上，或儿童坐在一个安全的地方，面对桌子。放一块方木在儿童右（左）手中，放另一块方木于桌上，靠近儿童的右（左）手，离其左（右）手远，检查者指着另一块方木对儿童说："再拿这一块方木。"
评　分：0 儿童不抓方木 　　　　1 儿童仅用一只手抓方木 　　　　2 儿童将方木递交于左（右）手，但未抓取另一块方木 　　　　3 儿童将方木递交于左（右）手，再用右（左）手抓取方木
D03 项　敲击杯子　难度值 40.18　　　　8-10M
辅助物：一个杯子
方　法：抱儿童坐于膝上，或儿童坐在一个安全的地方，面对桌子。示范：用手握着杯子吸引其注意，然后在桌上敲击杯子 3 次，接着将杯子放在桌上，说："像我这样敲杯子。"
评　分：0 儿童不拿杯子 　　　　1 儿童拿并举起杯子但未敲击 　　　　2 儿童敲击杯子 1~2 次 　　　　3 儿童敲击杯子 3 次
D04 项　连接方木　难度值 40.89　　　　9M
辅助物：2 块方木
方　法：儿童坐在检查者大腿上，面对桌子，将一块方木放在儿童的左手中，再将另一块方木放在靠近儿童右手的地方，说"将那块方木也拿起来，然后把它们连起来"，必要的时候可以作示范。
评　分：0 儿童未握住方木 　　　　1 儿童只握住一块方木 　　　　2 儿童双手各拿起一块方木，但未把它们连起来 　　　　3 儿童双手各拿起一块方木并在中线附近将两块方木连起来
D05 项　拍手　难度值 42.21　　　　10M
方　法：让儿童面对你坐着，示范：检查者一边拍手，一边对儿童说："拍拍手。"
评　分：0 儿童双手不能合拢 　　　　1 儿童将双手合拢 　　　　2 儿童拍手 1~2 次，手指伸直 　　　　3 儿童拍手 3 次，手指伸直

D06 项　伸向第 3 块方木　难度值 45.10　　　　11M
辅助物：3 块方木
方　法：抱儿童坐于膝上，或儿童坐在一个安全的地方，面对桌子，在儿童的每个手中各放一块方木，当儿童握住方木 3 秒后，将第 3 块方木放在桌上，说："再拿这块，手中的方木不要放掉。"
评　分：0 儿童不看第 3 块方木
　　　　1 儿童看着第 3 块方木
　　　　2 儿童手伸向第 3 块方木，但手中方木脱落
　　　　3 儿童手伸向第 3 块方木，同时手中仍握住原来的两块方木

D07 项　用勺子敲击　难度值 50.60　　　　13M
辅助物：一把勺子和一个杯子
方　法：抱儿童坐于膝上，或儿童坐在一个安全的地方，面对桌子，检查者拿起杯子吸引儿童注意，示范：将勺子以水平方向敲击杯子 3 次，然后把勺子和杯子放在桌上，说"你来敲杯子。"
评　分：0 儿童不抓或仅触摸勺子
　　　　1 儿童仅抓勺子
　　　　2 儿童以垂直或斜的方向用勺子敲击杯子
　　　　3 儿童以水平方向用勺子敲击杯子

D08 项　拧开瓶盖　难度值 52.19　　　　19M-20M
辅助物：一个带有瓶盖的瓶子和两粒小丸
方　法：抱儿童坐于膝上，或儿童坐在一个安全的地方，面对桌子，在儿童注视下检查者把两粒小丸放入瓶中，拧好瓶盖，然后把瓶子递给儿童，说："把小丸拿出来。"
评　分：0 儿童仅拿起瓶子
　　　　1 儿童摇动瓶子
　　　　2 儿童试图拧开瓶盖
　　　　3 儿童拧开瓶盖

D09 项　逐页翻书　难度值 53.23　　　　25M-26M
辅助物：一本由厚封面和厚纸订成的书
方　法：抱儿童坐于膝上，或儿童坐在一个安全的地方，面对桌子，把书放在儿童面前，说："一页一页翻书。"
评　分：0 儿童没打开书
　　　　1 儿童仅打开书
　　　　2 儿童逐页翻 2 页或一次将两张或更厚的纸一起翻过
　　　　3 儿童翻 3 页，每次翻一页

D10 项　剪开纸　难度值 61.55　　　　25M-28M
辅助物：一把钝头剪刀和两张纸
方　法：抱儿童坐于膝上，或儿童坐在一个安全的地方，面对桌子。以儿童看得清的姿势示范：从一张纸的边上剪一下，重复 3 次。将剪刀和另一张纸放在儿童面前的桌上，说："你来剪。"
评　分：0 儿童不触及纸和剪刀
　　　　1 儿童接触纸和剪刀
　　　　2 儿童打开剪刀试图剪纸
　　　　3 儿童剪开纸

D11 项　把纸剪成两半　难度值 70.71　　　　　40M-42M
辅助物：两张 20cm×25cm 的纸，一把钝头剪刀
方　法：抱儿童坐于膝上，或儿童坐在一个安全的地方，面对桌子。以儿童看得清的姿势示范：将一张纸从中间一剪为二，给儿童另一张纸和剪刀，让他学着剪纸。
评　分：0 儿童不剪纸
　　　　1 儿童乱剪纸
　　　　2 只将纸剪开 3/4 或更多但未剪开
　　　　3 儿童把纸剪成两半

D12 项　解开纽扣　难度值 76.03　　　　　41M-45M
辅助物：一条带有三个纽扣的纽扣带
方　法：检查者示范将三个纽扣解开，然后将系好纽扣的纽扣带放在儿童面前的桌上，检查者指着纽扣带说"系上所有的纽扣，越快越好。"
评　分：0 儿童仅拿起纽扣带
　　　　1 儿童解开 1~2 个纽扣
　　　　2 儿童在 ≥ 21 秒内解开 3 个纽扣
　　　　3 儿童在 ≤ 20 秒内解开 3 个纽扣

D13 项　在线条之间涂色　难度值 79.26　　　　　59M-60M
辅助物：一支笔和一张预先画有两条平行线的纸
方　法：放一支笔和纸在儿童面前的桌上，用食指先后沿两条线移动，并说"在两条线之间涂满颜色，不要涂出线。"
评　分：0 儿童乱涂
　　　　1 儿童超过边线 4 次
　　　　2 儿童涂满两线间 3/4 空间，超过边线不大于 4 次
　　　　3 儿童涂满两线间 3/4 空间，超过边线不大于 2 次

E 区 手眼协调（24 项）

E01 项　手指触摸小丸　难度值 35.81　　　　　7M
辅助物：一粒小丸
方　法：检查者坐在桌旁，抱儿童坐在膝上，面对桌子。将一粒小丸放在桌上且儿童可及处，说："来拿小丸。"
评　分：0 儿童不向小丸处伸手
　　　　1 儿童向小丸处伸手，但未触及
　　　　2 儿童用手掌触及小丸或仅触及小丸周围的桌面（1 厘米范围内）
　　　　3 儿童用手指触及小丸

E02 项　手指戳洞　难度值 39.82　　　　　8M
辅助物：一块木钉板
方　法：儿童坐在检查者的大腿上，或儿童坐在一个安全的地方，面对桌子。将一块木钉板放在儿童面前，示范：将食指戳入木钉板洞中，然后说"你来戳洞洞。"
评　分：0 儿童不触摸钉板
　　　　1 儿童仅触摸钉板附近的桌子或钉板
　　　　2 儿童仅将手指放在洞内外 0.5 厘米的范围内
　　　　3 儿童将手指伸到洞底

E03项　将7块方木放入杯中　难度值46.06　　　　13M
辅助物：7块方木和一个杯子
方　法：抱儿童坐于膝上，或儿童坐在一个安全的地方，面对桌子。放7块方木在儿童和杯子之间，示范：把1~2块方木放入杯中，然后取出放回原处。检查者指方木、杯子说："把方木放进去。"
评　分：0 儿童没有把方木放入杯中
　　　　1 儿童将1~3块方木放入杯中
　　　　2 儿童将4~6块方木放入杯中
　　　　3 儿童将7块方木放入杯中

E04项　将小丸放入瓶中　难度值46.17　　　　13M
辅助物：4粒小丸和一个无盖小瓶
方　法：抱儿童坐于膝上，或儿童坐在一个安全的地方，面对桌子。在儿童面前的桌上放一个无盖的空瓶和4粒小丸，示范：捡起一粒小丸放入瓶中．然后说："像我这样把小丸放到瓶子里去。"
评　分：0 儿童没有捡起小丸
　　　　1 儿童捡起一粒小丸，但未伸向瓶子
　　　　2 儿童试图将一粒小丸放入瓶中
　　　　3 儿童将一粒小丸放入瓶中

E05项　放小木桩　难度值47.28　　　　14M
辅助物：一块木钉板和3根小木桩
方　法：抱儿童坐于膝上，或儿童坐在一个安全的地方，面对桌子。将木钉板放在儿童面前，把3根小木桩放在儿童和木钉板之间，示范：在儿童的注视下，把一根小木桩插入木钉板中，然后取出木桩放回原处，说："来插棍棍。"
评　分：0 儿童不拿小木钉桩
　　　　1 儿童仅拿起小木桩，但未插入木钉板中
　　　　2 儿童把1~2根小木桩放入木钉板中
　　　　3 儿童把3根小木桩放入木钉板中

E06项　四块方木搭高楼　难度值52.92　　　　19M-20M
辅助物：4块方木
方　法：抱儿童坐于膝上，或儿童坐在一个安全的地方，面对桌子。示范：在儿童的注视下将方木一块一块整齐堆叠起，保留3秒钟后推倒，然后说："像我这样搭高楼。"
评　分：0 儿童抓起1块方木
　　　　1 儿童堆叠2块方木
　　　　2 儿童堆叠3块方木
　　　　3 儿童堆叠4块方木

E07项　放形状　难度值53.67　　　　13M-20M
辅助物：一块形状板和三块不同形状的块
方　法：抱儿童坐于膝上，或儿童坐在一个安全的地方，面对桌子。将形状板放在儿童面前的桌上，将三块形状块放在儿童和形状板之间，每个形状块放在应插入位置的下方，检查者先指形状块，再指应插入的地方，说："把形状放进去。"
评　分：0 儿童未放对形状
　　　　1 儿童放对一块形状
　　　　2 儿童放对两块形状
　　　　3 儿童放对三块形状

E08 项　造七块方木的高楼　难度值 60.12　　　　　25M-26M
辅助物：7 块方木
方　法：抱儿童坐于膝上，或儿童坐在一个安全的地方，面对桌子。示范：将方木一块一块整齐地堆
　　　　叠起来造高楼，保留 3 秒钟后，然后推倒，说："像我一样搭高楼。"
评　分：0 儿童堆叠 4 块方木
　　　　1 儿童堆叠 5 块方木
　　　　2 儿童叠堆 6 块方木
　　　　3 儿童叠堆 7 块方木

E09 项　搭火车　难度值 62.18　　　　　　　　　　27M-28M
辅助物：8 块方木
方　法：抱儿童坐于膝上，或儿童坐在一个安全的地方，面对桌子。放 4 块方木在桌上，示范：检查
　　　　者抬高手以便儿童仔细观察，在底层将 3 块方木排成一行，再将第 4 块方木放在底层的第一
　　　　块木上，然后推动"火车"并发出火车开动的声音，接着将"火车"放在儿童可以看到、
　　　　但不能触及的地方，再将另外 4 块方木在儿童面前，说："像我一样造一辆火车。"
评　分：0 儿童乱放方木
　　　　1 儿童把 2 块方木排成一行
　　　　2 儿童将 3 块方木排成一行，但第 4 块方木未放对地方
　　　　3 儿童将 3 块方木排成一行，将第 4 块方木放在第一块方木上面（如示范样）

E10 项　穿珠子　难度值 63.81　　　　　　　　　　29M-30M
辅助物：6 粒方珠和一条线
方　法：示范穿 2 粒珠子然后交给儿童，让其照着做。
评　分：0 穿 0~1 粒珠子
　　　　1 穿 2 粒珠子
　　　　2 穿 3 粒珠子
　　　　3 穿 4 粒珠子

E11 项　模仿画垂线　难度值 64.36　　　　　　　　29M-30M
辅助物：一支笔和一张纸（20cm×30cm）
方　法：抱儿童坐于膝上，或儿童坐在一个安全的地方，面对桌子。示范：用一支笔在纸上画两条
　　　　（约 5 厘米长）垂线，然后把纸和笔放在儿童面前说："像我这样画竖线。"
评　分：0 儿童未拿起笔，或笔尖不朝向纸
　　　　1 儿童仅用笔接触纸
　　　　2 儿童画出线，但偏移 20 度或长度 <3 厘米
　　　　3 儿童画一条约 3 厘米长的垂线，偏移 ≤ 20 度

E12 项　模仿画横线　难度值 65.11　　　　　　　　39M-40M
辅助物：一支笔和一张纸（20cm×30cm）
方　法：抱儿童坐于膝上，或儿童坐在一个安全的地方，面对桌子。示范：用一支笔在纸上画两条
　　　　（约 5 厘米长）横线，放另一张纸和笔在儿童面前，说："像我这样画横线。"
评　分：0 儿童没能画出线
　　　　1 儿童画的线 <5 厘米或偏移大于 45 度
　　　　2 儿童画一条 5 厘米长线，偏移在 21~45 度之内
　　　　3 儿童画一条 5 厘米长线，偏移 <21 度

E13 项　快速放小丸　难度值 66.36　　　　38M–40M	
辅助物：一个无盖小瓶和 10 粒小丸	
方　法：将一个无盖小瓶和 10 粒小丸放在儿童面前的桌上，说："把它们全部放进去，每次一粒，越快越好。"	
评　分：0 没有放入小丸 　　　　1 在 60 秒内放 1~3 粒小丸 　　　　2 在 31~60 秒内放 5~10 粒小丸 　　　　3 30 秒内放 10 粒小丸	
E14 项　穿线　难度值 68.53　　　　39M–40M	
辅助物：一块带 6 个孔的细长纸板和一条细长带子	
方　法：给儿童看纸板上的 6 个孔，提醒他看自己穿线，示范：将带子自上而下穿过第一个孔，从下而上穿过第二个孔，再向下穿过第三个孔，然后让儿童仔细观察，取下纸板和连同木板一起交给儿童，让他学着穿线。	
评　分：0 儿童没能穿过 1 个孔 　　　　1 儿童正确地穿了 1 个孔 　　　　2 儿童正确地穿了 2 个孔 　　　　3 儿童正确地穿了 3 个孔	
E15 项　临摹"十"字　难度值 70.65　　　　39M–40M	
辅助物：一支笔，一张纸（20cm×30cm）和一张画有十字的卡片	
方　法：放一支笔和纸在儿童面前的桌上，给儿童展示卡片上的"十"字，然后把卡片放在桌上，儿童可清晰看到的地方，检查者一边指卡片上的"十"字，边说："你来画一个'十'字，与这个一摸一样。"	
评　分：0 儿童没有画线或仅画出一条线 　　　　1 儿童画两条不相交的线 　　　　2 儿童画两条相交的线，偏离垂直大于 20 度 　　　　3 儿童画两条相交的线，偏离垂直小于 20 度	
E16 项　描线　难度值 72.32　　　　41M–45M	
辅助物：一支笔，一张印有 12cm×0.5cm 描红线的纸	
方　法：把纸放在儿童面前并使描红线保持水平，给儿童笔，检查者用手指描红线并对儿童说："沿这根线描，尽量别画出去。"	
评　分：0 乱画 　　　　1 描线时偏离超过 4 次 　　　　2 描线时偏离 3~4 次，但均不超过 1.2 厘米 　　　　3 描线时偏离不超过两次且每次不超过 1.2 厘米	
E17 项　搭楼梯　难度值 73.30　　　　51M–52M	
辅助物：6 块方木	
方　法：在儿童可看清的范围内示范搭楼梯，保留 15 秒后，然后推倒，将 6 块方木放在儿童面前，说："像我一样做。"	
评　分：0 没有搭成楼梯 　　　　1 部分搭成楼梯 　　　　2 搭成楼梯状，但方木间有空隙或未排成直线 　　　　3 像示范样搭楼梯	

E18项　临摹长短均等的"十"字　难度值74.09　　　　　51M–52M
辅助物：一支笔，一张纸（20cm×30cm）和一张画有十字的卡片
方　法：放一支笔和纸在儿童面前的桌上，给儿童展示卡片上的"十"字，然后把卡片放在桌上，儿童可清晰看到的地方。检查者边指卡片上的"十"字，边说："就像这样画两条正中交叉的线，两边长度要一样。"
评　分：0 画两条不相交的线
　　　　1 画两条相交线，偏离垂直大于20度，以交点分割的四条线段长度相差大于0.5厘米
　　　　2 画两条交线，偏离垂直小于20度，以交点分割的四条线段长度相差大于0.5厘米
　　　　3 画两条交线，偏离垂直小于20度，以交点分割的四条线段长度相差小于0.5厘米

E19项　搭金字塔　难度值75.78　　　　　53M–54m
辅助物：12块方木
方　法：放6块方木在儿童面前的桌上，示范：用6块方木搭成金字塔，保留模型，在儿童面前放另外6块方木，叮嘱儿童按模型搭金字塔。
评　分：0 儿童没有搭成金字塔的结构
　　　　1 儿童部分搭成金字塔的结构
　　　　2 儿童搭成金字塔，但方木在有的地方相碰/或未排成直线
　　　　3 儿童搭成金字塔（如示范）

E20项　两点连线　难度值76.87　　　　　53M–54M
辅助物：一支笔和一张预先画有两点的纸
方　法：将纸放在儿童面前，将笔递给儿童，同时手先指一个点，再指另一点，说："从这一点到那一点画一条直线。"
评　分：0 没有将两点连起来
　　　　1 连线偏离水平超过1.2厘米
　　　　2 连线偏离水平0.6~1.2厘米
　　　　3 连线偏离水平小于0.6厘米

E21项　临摹画正方形　难度值77.97　　　　　49M–50M
辅助物：一支笔，一张纸（20cm×30cm），一张画有正方形的卡片
方　法：放笔和纸在儿童面前的桌上，给儿童看卡片上的正方形，然后把卡片放桌上，说："画个正方形。"
评　分：0 乱画
　　　　1 偏离大于30度或有两个角未封闭
　　　　2 线条偏离水平或垂直线16~30度，或有一个角未封闭
　　　　3 线条直，水平或垂直的偏移小于15度，四个角封闭

E22项　剪圆形　难度值79.58　　　　　49M–52M
辅助物：一张画有圆圈的纸和一把钝头剪刀
方　法：把纸和剪刀给儿童，用食指沿圆圈移动并说："剪这条线，别剪出去。"
评　分：0 乱剪
　　　　1 在离线条1.2厘米以外剪下圆圈
　　　　2 在线外0.6~1.2厘米的范围内剪1/4~3/4的圆圈
　　　　3 在线外0.6厘米的范围内剪下3/4的圆圈

E23 项　折纸　难度值 80.32　　　　　68M–72M	
辅助物：两张纸（20cm×30cm），其中一张已对折成两次	
方　法：向儿童出示对折两次的纸，并放在桌上使儿童能注意。给他另一张纸，让他模仿折，并且嘱其注意边对齐。	
评　分：0 儿童将纸两折，两次距离均大于 1.2 厘米	
1 儿童将纸两折，一次距离在 0.3~1.2 厘米，一次距离大于 1.2 厘米	
2 儿童将纸两折两边平行，两次距离均在 0.3~1.2 厘米之间	
3 儿童将纸两折，两边平行，两次距离均小于 0.3 厘米	
E24 项　剪正方形　难度值 80.43　　　　56M–72M	
辅助物：一张预先画好正方形的纸，一把钝头剪刀	
方　法：把纸和剪刀给儿童，检查者边用食指沿正方形边框移动，边嘱咐儿童"剪这条线，别剪出去。"	
评　分：0 儿童乱剪	
1 儿童在离线 1.2 厘米范围外剪下正方形	
2 儿童在离线 0.6~1.2 厘米范围内剪下正方形	
3 儿童在离线 0.6 厘米范围内剪下正方形	

脑瘫儿童精细运动功能测试评定汇总表
FINE MOTOR FUNCTION MEASURE,FMFM(61)

姓名:	性别:	年龄:	测试日期:
诊断:	类型:	测试部位:	GMFCS:　　级　　MACS:
测试人员:	陪同者:	测试次数:	

A		C		7		11	
1		1		8		12	
2		2		9		13	
3		3		10		14	
4		4		11		15	
5		5		12		16	
T	0	6		13		17	
B		7		T	0	18	
1		8		E		19	
2		9		1		20	
3		10		2		21	
4		T	0	3		22	
5		D		4		23	
6		1		5		24	
7		2		6		T	0
8		3		7			
9		4		8			
T	0	5		9			
		6		10			

原始分:　　　　精细运动能力分值:

(陈旭红)

第二节　脑瘫儿童社区康复训练档案及疗效评估

脑瘫儿童康复训练是残联在精准康复要求中提出的一项重点工程任务。为使这项工作科学、规范地开展，使脑瘫儿童通过康复训练改善康复状况。残疾人康复工作办公室组织相关康复专家成员，根据新的训练任务要求，结合各地实际工作需要，对《脑瘫儿童康复训练档案》进行修改和完善：统一指导用语、细化康复评估与训练方法、规范评分依据、细化评估内容，以提高训练评估的准确性和实用性，更有利于基层使用。档案涉及功能评估、训练计划制定、训练情况记录、训练效果评估等康复训练的各个环节，对规范康复训练有重要意义。现就该档案的使用方法说明如下。

一、康复训练档案的使用及填写说明

康复训练档案的使用及填写说明

（一）训练登记

筛选18岁以下，诊断明确、有康复潜力、家庭成员配合的脑瘫儿童作为训练对象，纳入重点工程任务，由康复训练人员填写"训练登记"。

（二）训练评估

训练对象的初次评估、中期评估和末期评估均应依据"训练评估"进行。按照评估标准，由康复训练人员对训练对象的能力逐项评估、计分。通过初次评估，掌握训练对象目前的障碍和困难情况，为制订训练计划、选择适宜的训练项目提供客观依据；通过中期的评估（在康复训练的中期进行），及时检查训练效果，并针对存在的问题调整训练计划。通过末期评估，总结实现康复目标的情况，提出进一步康复的意见。"训练评估"由康复训练人员负责填写。

（三）训练计划

康复训练人员依据初次评估结果，结合机构、社区和家庭康复训练条件，共同确定长期与近期康复目标，制订切实可行的训练计划。训练计划包括针对训练对象主要障碍和困难所确定的训练项目、训练内容、训练安排等。康复训练人员负责填写"训练计划"。

（四）训练记录

由康复训练人员将训练内容、训练次数、训练中出现的问题及解决的办法等情况进行记录，要求每一个月填写一次。

（五）评估与总结

"评估与总结"包括阶段评估、末期评估与总结。脑瘫儿童康复训练每三个月进行一次阶段评估，转介其他机构或其他原因结束训练时进行默契评估，计算由初次评估至阶段评估提高的分数，小结训练计划的执行情况，掌握训练对象目前存在的主要障碍和困难，训练中存在的问题，并据此调整训练计划。末期评估与总结栏内，应填写末期分数和初次至末期提高的分数，判断训练效果，总结实现康复目标的情况，提出进一步康复意见。由康复训练人员负责填写"评估与总结"。

（六）评估标准

评估标准用于康复训练的效果评估，包括康复训练"评估项目""评分依据"和"效果判定"三项内容。"评估项目"与"训练评估"中的项目及要求一致。"评估依据"是依据训练对象完成康复训练评估项目规定的内容和要求、范围和程度，分为四个等级评估计分。"效果判定"通过对康复对象初次与末期评估分值之差，判定训练效果。

二、康复训练档案使用的注意事项

（一）使用康复训练档案是推进康复训练工作规范化开展的一项重要措施，各级管理人员要了解康复训练档案的内容和使用方法，各级残疾人康复工作办公室要组织统一使用。

（二）各地在使用康复训练档案前，应对相关人员进行培训，使其掌握正确的使用方法。

（三）康复训练档案的填写要求要及时、客观、准确，并妥善保管。

（四）为了更好地发挥康复训练档案的作用，各地在使用中要认真收集意见，并反馈至各地残疾人康复工作办公室，以便进一步修订和完善。

社区康复
肢体残疾儿童
康复训练档案

（试行）

姓名_____

省_____市_____

训练机构名称_____

一、康复训练档案的使用及填写说明

（一）训练登记

筛选14岁以下，诊断明确、有康复潜力、有康复意愿、家长配合的肢体残疾儿童作为训练对象，纳入康复训练重点工程任务，由康复医师或训练人员填写"训练登记"表格。

（二）训练评估

康复对象的初次评估、中期评估和末期评估均依据"训练评估"进行。按照评估标准，由训练人员对训练对象的功能和能力逐项进行评估、计分。通过初次评估，掌握训练对象目前的功能障碍和困难情况，为制订训练计划、选择适宜的训练项目提供依据。通过中期评估（在康复训练的中期进行），按照"评估标准"，由训练人员再次对训练对象进行整体评估计分，针对存在的问题调整训练计划。通过末期评估，总结实现康复目标的情况，提出进一步康复的意见。"训练评估"由训练人员负责填写。

肢体残疾儿童康复训练评估内容共18个项目，其中运动功能包括头部控制、翻身、坐、爬、站、转移、步行、上下台阶、伸手抓物、捏取物体10项；生活自理能力包括进食、穿脱衣物、洗漱、如厕4项；社会适应能力包括理解、表达、做家务、参与社会生活和集体活动4项，姿势矫正训练贯穿于上述各项训练之中。

（三）训练计划

康复训练人员、残疾儿童家长、志愿工作者等人员，依据初次评估结果，共同制订切实可行的训练计划。训练计划包括针对训练对象主要功能障碍和困难所确定的训练项目、采取的训练方法和预期实现的康复目标等。由康复训练人员负责填写"训练计划"。

（四）训练记录

由康复训练人员将训练内容、训练次数、训练中出现的问题及解决的办法等情况进行记录，要求每周填写一次。

（五）评估与总结

评估与总结，包括中、末期评估与总结两部分。肢体残疾儿童机构康复训练时间为三个月，在训练一个半月时进行中期评估，计算由初次评估至中期评估提高的分数，小结训练计划执行情况，掌握训练对象目前主要的功能障碍和训练中存在的问题，并据此调整训练计划。末期评估与总结栏内应填写初次至末期提高的分数，判断训练效果，总结实现康复目标的情况，提出进一步康复的意见。由康复训练人员在相应栏目填写"评估与总结"。

（六）评估标准

评估标准用于检验康复训练的效果，包括康复训练"评估项目""评分依据"和"效果判定"三项内容。"评估项目"与"训练评估"中的项目及说明一致。"评分依据"是依据训练对象完成康复训练评估项目规定的动作、活动的程度和范围，分为四个等级评估计分。"效果判定"通过对康复对象初次与末期评估分值之差判定训练效果。

二、康复训练档案使用的注意事项

1. 使用康复训练档案是康复训练工作规范化开展的一项重要措施，各级管理人员要了解康复训练档案的内容和使用方法，各级残疾人康复工作办公室要组织统一使用。

2. 各地在使用康复训练档案前，应对相关人员进行培训，使其掌握正确的使用方法。

3. 康复训练档案的填写要求及时、客观、准确，并妥善保管。

4. 肢体残疾儿童康复训练档案尚处于试行阶段，各地在使用中要注意收集有关意见，并反馈至全国残疾人康复工作办公室，以便进一步修改完善。

训　练　登　记

姓　名		性别		民族		出生年月		年　　月
家庭住址								
家长姓名		与残疾儿童关系				联系电话		

肢体残疾
☐脑瘫　　☐骨关节疾患　　☐截/缺肢　　☐颅脑损伤　　☐脊柱脊髓伤病
☐周围神经损伤　　☐先天畸形　　☐儿麻后遗症　　其它

是否伴有其他残疾
☐视力　　☐智力　　☐听力　　☐言语　　☐精神

致残时间　　_____年_____月

致残原因
☐先天性或发育障碍　　☐疾病　　☐早产　　☐产伤　　☐窒息　　☐感染
☐创伤或意外伤害　　☐中毒　　☐原因不明　　其他

既往医疗、康复情况
☐手术　　　　　　☐康复治疗
☐药物治疗　　　　☐使用假肢、矫形器及辅助器具
☐传统方法　　　　☐其他

需要说明的情况

康复医师或训练人员签名　　　　　　　　　　　　　　　　日期　年　月　日

注：1. 此表由康复医师或训练人员在相应的栏目填写文字或在☐中画√。
　　2. "需要说明的情况"栏，填写表中需要进一步详细说明或未涉及的与康复训练服务相关的内容。

训 练 评 估

领域	项目	说明	分值	评分依据	评估计分		
					初期	中期	末期
运动功能	1. 头部控制	特指脑瘫儿童（4个月以上）	3	活动自如			
			2	抬头并保持一定时间			
			1	能抬头，但不稳			
			0	不能抬头			
	2. 翻身	在仰卧、侧卧、俯卧间的体位变化过程（7个月以上）	3	独立完成			
			2	需要小部分帮助			
			1	需要大部分帮助			
			0	完全依赖帮助			
	3. 坐	保持独立坐位3分钟（8个月以上）	3	独立完成			
			2	需要小部分帮助			
			1	需要大部分帮助			
			0	完全依赖帮助			
	4. 爬	双手、双膝支撑爬行3米（10个月以上）	3	独立完成			
			2	需要小部分帮助			
			1	需要大部分帮助			
			0	完全依赖帮助			
	5. 站	全脚掌着地站立1分钟（12个月以上）	3	独立完成			
			2	需要小部分帮助			
			1	需要大部分帮助			
			0	完全依赖帮助			
	6. 转移	在床、轮椅、椅子、便器等之间的移动（18个月以上）	3	独立完成			
			2	需要小部分帮助			
			1	需要大部分帮助			
			0	完全依赖帮助			
	7. 步行	独自步行6步以上而不跌倒（20个月以上）	3	独立完成			
			2	需要小部分帮助			
			1	需要大部分帮助			
			0	完全依赖帮助			
	8. 上下台阶	连续上下每级高约10厘米的6级台阶（2岁以上）	3	独立完成			
			2	需要小部分帮助			
			1	需要大部分帮助			
			0	完全依赖帮助			
	9. 伸手抓物	伸手抓握、放松物体（5个月以上）	3	独立完成			
			2	需要小部分帮助			
			1	需要大部分帮助			
			0	完全依赖帮助			
	10. 捏取物体	用手指捏取直径约1厘米左右的小物体（10个月以上）	3	能			
			2	小部分能			
			1	大部分能			
			0	不能			
	运动功能合计分数：						

领域	项目	说明	分值	评分依据	评估计分		
					初期	中期	末期
生活自理能力	11. 进食	将食物送入口中，完成进食（22个月以上）	3	独立完成			
			2	需要小部分帮助			
			1	需要大部分帮助			
			0	完全依赖帮助			
	12. 穿脱衣服	穿脱衣服（不包括系纽扣）（3岁以上）	3	独立完成			
			2	需要小部分帮助			
			1	需要大部分帮助			
			0	完全依赖帮助			
	13. 洗漱	洗脸、刷牙、梳头任意一项（2岁半以上）	3	独立完成			
			2	需要小部分帮助			
			1	需要大部分帮助			
			0	完全依赖帮助			
	14. 如厕	使用便器、便后清洁（任意一项）（3岁以上）	3	独立完成			
			2	需要小部分帮助			
			1	需要大部分帮助			
			0	完全依赖帮助			
	生活自理能力合计分数：						
社会适应能力	15. 理解	对言语、手势、文字、图示等任意一种方式的理解（9个月以上）	3	能			
			2	大部分能			
			1	小部分能			
			0	不能			
	16. 表达	通过言语、手势、文字、图示等任意一种方式进行表达（20个月以上）	3	能			
			2	大部分能			
			1	小部分能			
			0	不能			
	17. 做家务	从事日常家务劳动任意一种（7岁以上）	3	独立完成			
			2	需要小部分帮助			
			1	需要大部分帮助			
			0	完全依赖帮助			
	18. 参与社会生活或集体活动	上学、劳动、外出、活动任选一项（上幼儿园、与其他患儿一起游戏）（3岁以上）	3	独立完成			
			2	需要小部分帮助			
			1	需要大部分帮助			
			0	完全依赖帮助			
	社会适应能力合计分数：						
整体评估分数	初次		中期		末期		
评估时间	初次		中期		末期		
训练人员签字	初次		中期		末期		

注：1. 此表由训练人员填写。
　　2. 训练对象的初次、中期、末期评估均需对各领域分别计分及整体评估计分。
　　3. 在进行训练评估时，训练对象可使用假肢、矫形器、生活自助等辅助器具。
　　4. 评估时，应依据儿童不同年龄阶段的生长发育特点进行评分。
　　5. 如需对单领域康复训练效果进行评估，其分值提高达到该领域总分值的20%，即为显效。

训 练 计 划

康复目标	训练对象经 3 个月训练后预期实现的主要目标： 运动功能： 生活自理能力： 社会适应能力： 家长对康复训练目标的主要意见：
训练项目	根据训练对象的主要功能障碍和困难，依据"训练评估"表来确定训练项目为： □头部控制　□翻身　□坐　□爬　□站 □转移　□步行　□上下台阶　□伸手抓物　□捏取物体 □进食　□穿脱衣物　□洗漱　□如厕　□理解 □表达　□做家务　□参与社会生活或集体活动
训练指导材料	1. 待定　　　　　　　　　　　　　　　　（中国残联编）□ 2. 康复普及读物　　　　　　　　　　　　（中国残联编）□ 3. 康复指导丛书　　　　　　　　　　　　（中国残联编）□ 4. 肢体残疾康复训练的音像制品　　　　　（中国残联编）□ 5. 省残联认定的训练指导材料　　　　　　　　　　　　　□
训练场所	□残疾人康复机构　　□康复医院　　□综合医院康复科　　□其他
康复方法	□运动疗法　　□作业疗法　　□语言疗法　　□理疗辅助 □使用辅助器具　　□参与社会生活或集体活动

训练人员签名	家长签名	制定日期

注：此表由训练人员在相应栏目的"□"中画√

训 练 记 录

记录日期　　年　　月　　日	训练人员签名

记录日期　　年　　月　　日	训练人员签名

记录日期　　年　　月　　日	训练人员签名

记录日期　　年　　月　　日	训练人员签名

记录日期　　年　　月　　日	训练人员签名

记录日期　　年　　月　　日	训练人员签名

记录日期　　年　月　日	训练人员签名

记录日期　　年　月　日	训练人员签名

记录日期　　年　月　日	训练人员签名

记录日期　　年　月　日	训练人员签名

记录日期　　年　月　日	训练人员签名

记录日期　　年　月　日	训练人员签名

注：此表由训练人员每周将训练内容、次数、训练中出现的问题及解决的办法等情况填写一次（必要时可另加页）

评 估 与 总 结

中期评估
评分：初次分数____ 中期分数____ 提高分数（初次至中期）____
小结训练计划执行情况、训练对象当前的主要功能和障碍、训练中存在的问题及训练计划进行了哪些调整：

训练人员签名：　　　　　　　　　　　　　评估日期：　　　年　　月　　日

末期评估与总结
评分：　　　　　末期分数　　　　提高分数（初次至末期）
训练效果：　　□显效　　　□有效　　　□无效
实现康复目标情况：
　　运动功能：　　□明显改善　　□改善　　□无改善
　　生活自理能力：□明显提高　　□提高　　□无提高
　　社会适应能力：□明显增强　　□增强　　□无增强

进一步康复意见：
　　□临床医疗　　　　□继续训练　　　　□辅助器具/环境改造
　　□学习康复知识　　□参与社会生活或集体活动
　　□转介　　　　　　□其他

训练人员签名：　　　　　　　　　　　　　评估日期：　　　年　　月　　日

注：此表由训练人员在相应栏目填写文字或在"□"中画√

评 估 标 准

本标准适用于肢体残疾儿童（脑瘫、骨关节疾患、截/缺肢、颅脑损伤、周围神经损伤、脊柱脊髓伤病、先天畸形、脊髓灰质炎后遗症等）在专业机构内进行康复训练的效果评估，包括评估项目、评分依据和效果判定三项内容。

一、评估项目

肢体残疾儿童康复训练评估项目包括运动功能、生活自理能力和社会适应能力三个领域，共18个项目，说明如下：

项 目	说 明
1. 头部控制	特指脑瘫儿童（4个月以上）
2. 翻身	在仰卧、侧卧、俯卧间的体位变化过程（7个月以上）
3. 坐	保持独立坐3分钟（8个月以上）
4. 爬	双手、双膝支撑爬行3米（10个月以上）
5. 站	全脚掌着地站立1分钟（12个月以上）
6. 转移	在床、轮椅、椅子、便器等之间的移动（18个月以上）
7. 步行	独自步行6步以上而不跌倒（20个月以上）
8. 上下台阶	连续上下每级高约10厘米的6级台阶（2岁以上）
9. 伸手抓物	伸手抓握、放松物体（5个月以上）
10. 捏取物体	用手指捏取直径约1厘米左右的小物体（10个月以上）
11. 进食	将食物送入口中，完成进食（22个月以上）
12. 穿脱衣物	穿脱衣物（3岁以上）
13. 洗漱	洗脸、刷牙、梳头（任意一项）（2岁半以上）
14. 如厕	使用便器、便后清洁（任意一项）（3岁以上）
15. 理解	对言语、手势、文字、图示等任意一种方式的理解（9个月以上）
16. 表达	通过言语、手势、文字、图示等任意一种方式进行表达（20个月以上）
17. 做家务	从事日常家务劳动任意一种（7岁以上）
18. 参与社会生活或集体活动	上学、劳动、外出、活动任选一项（上幼儿园、与其他患儿一起游戏）（3岁以上）

二、评分依据

根据肢体残疾儿童完成康复训练评估项目动作、活动的程度和范围，分为4个等级评估计分（可使用辅助器具），说明如下：

计分	说 明
3	不需他人帮助能独立完成康复训练评估项目的动作、活动和要求
2	需他人小部分帮助才能完成康复训练评估项目的动作、活动和要求
	大部分能完成康复训练评估项目的动作、活动和要求
1	需他人大部分帮助才能完成康复训练评估项目的动作、活动和要求
	小部分能完成康复训练评估项目的动作、活动和要求
0	完全依赖他人才能完成康复训练评估项目的动作、活动和要求
	不能完成康复训练评估项目的动作、活动和要求

三、效果判定

（一）末期训练效果判定方法

通过对肢体残疾儿童康复训练评估项目进行的初次、中期、末期三次整体评估、计分，判定末期训练效果（显效、有效、无效），效果判定具体方法如下：

训练效果	标　准	说　明
显效	评估分值提高 11 分以上	依据肢体残疾儿童末期评估与初次评估分值之差，判定训练效果 训练效果 = 末期评估分 − 初次评估分
有效	评估分值提高 1~10 分	
无效	评估分值无提高	

（二）显效标准判定方法

如需对单领域康复训练效果进行评估判定，在所训练的领域内，分值提高达到该领域总分值的 20%，即为显效。

训练领域	显效标准	说　明
运动功能	评估分值提高 6 分以上	依据肢体残疾儿童末期评估与初次评估分值之差，判定各训练领域之效果。 训练效果 = 末期评估分 − 初次评估分
生活自理能力	评估分值提高 2 分	
社会适应能力	评估分值提高 2 分	

第三节　档案管理

一、康复训练档案的填写要求及使用

康复训练档案是制订康复计划和实施康复训练的主要依据。接受康复训练的个人与康复训练员都要通过档案来指导训练、总结经验、做好记录，使得一些重要、关键问题有案可查，也可成为今后教学或科研的资料。要求逐项认真填写、如实填写、及时填写。尤其是训练评定表，如做不到当时检查、当时填写，仅凭自己记忆的话，可能会记错，会张冠李戴。把两次评定（如初期和中期，或中期和末期）放在一次来填很容易记错或漏掉，致使资料不明确、不完整，影响使用，影响它的价值，也很可能影响受训儿童的康复训练效果。

二、填写训练档案的注意事项

(一)训练登记表的填写

一般资料:姓名、性别、年龄(出生年、月、日)、住址、家长姓名、联系电话(通常称为一般资料)。这些常规项目是最重要的资料,应该认真地填写。例如"出生年月日"是该儿童的最基本特征之一,在评定儿童发育水平时最重要,要使用实足年龄来计算,因此填写项目要准确到月、日,不要填写农历,更不要填生肖,免得推算起来出错。家长姓名、地址和联系电话填写的目的是便于训练员与家庭之间的联系,指导在家的训练,在有急事或意外时方便寻找。

(二)伴发其他残疾及致残的原因和诊断

在"伴有其他残疾"和"致残原因"两项中所列各项是最常见的原因,存在哪一项就在哪一项后的方框内画"√"表示,没有则不填。若有其他残疾需同时对其进行治疗和康复,因为它们互相有影响。

存在视力问题,如先天的白内障,患儿视力很差无法用视觉感知事物,会直接影响他对事物的认知,同时也影响运动及日常生活。填写了这一项也提醒对其状况的了解,以便大家照顾他,或在集体中给他提供各种方便。

又如癫痫症是一种反复发作的疾病,可以发生于不同年龄阶段,不同的年龄发病临床表现可能有不同,但不管哪一种类型都应积极治疗、控制发作,以预防加重智力残疾的程度以及其他精神障碍的出现,用药便是阻止其反复发作最重要的措施。在填写本栏时还可在"需要说明的情况"内注明现在是否还有发作,是否还在服药治疗中。这一点很重要,对于制订训练计划的运动量,对训练预期的结果都有参考价值。

在"诊断"中,诊断机构可填什么医院、机构等,它说明及提醒诊断的可靠性。在"诊断结果"中,如能查出智商(IQ)便填上,若有适应行为(DQ)也可填上。

在"需要说明的情况"中,可以把与患儿康复训练有关系的特别情况加以注明,如当前是否合并某种躯体病,如心、肝、肾等方面的问题,又如与父母共同生活还是只有一方或是破裂家庭,隔代抚养或是寄养、托养等。它涉及康复训练中家庭配合关心的状况。

(陈旭红　林国徽　唐木得)

脑瘫儿童康复训练档案

(试行)

儿童姓名：_____

出生日期：_____

身份证号码：_____

康复机构：_____

填表日期：_____

_____省_____市

_____县(市、区)_____乡镇(街道)

脑瘫儿童康复训练档案

档案编号＿＿＿＿＿＿＿＿

姓　　名＿＿＿＿＿＿＿＿

性　　别＿＿＿＿＿＿＿＿

出生年月＿＿＿＿＿＿＿＿

户口所在地＿＿＿＿＿＿省＿＿＿＿＿市＿＿＿＿＿县（区）＿＿＿＿＿

贴照片

	材　料　目　次		
1	肢体残疾儿童咨询表（新入）	8	肢体残疾儿童常规流程表
2	医疗记录（新入）	9	主题教学认知进度记录
3	引导式教育筛查表（新入）	10	月学习记录
4	标准化评估表（GMFM 88项）	11	非经常性事件记录
5	肢体残疾儿童实用技能记录表、认知能力记录表、社交能力记录表	12	学期总结
		13	肢体残疾儿童粗大动作功能分类系统（GMFCS）、徒手能力分类系统（MACS）、沟通功能分类系统（CFCS）的说明
6	评估分析及目标制定表		
7	肢体残疾儿童长短期学习目标及进度表	14	儿童出园小结

备注：新入的儿童需填写第1、2、3项。

肢体残疾儿童咨询表

咨询日期：_____　　记录者：_____

儿童个人资料：
姓名：_____　　出生日期：_____　　性别：男（　）女（　）

诊断：_____　　曾接受过治疗：_____　　出生地点：_____

视觉：正常（　）有视障（　）
听觉：正常（　）有听障（　）
癫痫：有（　）没有（　）有服药（　）

家庭资料：
父亲姓名：_____　父亲年龄：_____　　父亲职业：_____
母亲姓名：_____　母亲年龄：_____　　母亲职业：_____
家庭地址及邮编：_____
联络电话：_____

儿童之起居生活主要由谁协助照顾：
□父亲　□母亲　□祖父/母　□外祖父/母　□其他：_____

家居生活技能：
进餐：独立（　）少量帮助（　）大量帮助（　）完全协助（　）
食物质地：软（　）硬（　）流质（　）

喝水：独立（　）少量帮助（　）大量帮助（　）完全协助（　）
通常使用：奶瓶（　）杯（　）勺子（　）吸管（　）

如厕：独立（　）少量帮助（　）大量帮助（　）完全协助（　）口语表示需要（　）
　　　手势表示需要（　）

梳洗：独立（　）少量帮助（　）大量帮助（　）完全协助（　）
　　　　　　　备注：_____
穿衣、穿鞋袜：独立（　）少量帮助（　）大量帮助（　）完全协助（　）
　　　　　　　备注：_____

儿童的兴趣：
玩具的类型：　简单因果关系玩具，例：摇铃（　）操作玩具，例：槌床、串珠（　）
　　　　　　　假想玩具，例：扮家家、电话（　）最喜欢的玩具：_____
游戏的方式：　独自玩耍（　）与成人玩耍（　）与小朋友玩耍（　）观看别人玩耍（　）
消闲的方式：　看电视（　）阅读（　）画画（　）唱歌（　）
儿童情绪表现：主动表达（　）含蓄（　）负面行为（　）
　　　　　　　例如：发脾气（　）伤害自己（　）

儿童在家中通常的活动（注明通常在什么位置）：_____

家长对儿童的期望：_____

肢体残疾儿童的医疗记录

内容:病历报告/医院小结、儿童健康防疫本的复印件。

肢体残疾儿童引导式教育筛查表

筛查日期：_____   筛查者：_____

儿童姓名：_____

进行姿势	活动	体能	精细	沟通	认知	社交	自理
地席	与儿童打招呼，请他说出自己的名字			口语 □ 表情 □ 手势 □		目光注视 □	
	引导儿童在地席上除去鞋袜	保持坐好 □	左 □ 右 □				参与意欲 □
	邀请儿童\躺卧	头于中线 □ 双手垂直 □ 双脚伸直 □ 两边对称 □		理解要求 □			
	以教具从身体一边移到身体另一边	头部转动 □			追视教具 □		
	询问儿童要不要教具			口语回应 □ 表情回应 □ 动作回应 □			
	以教具放于一边，要求从仰卧转为俯卧	动作协调 □		理解要求 □	动作计划 □		
	俯卧姿势	头部抬高 □ 前臂支撑 □ 双脚伸直 □ 两边对称 □ 备注：____					
	给予教具把玩		伸出左手 □ 伸出右手 □				
	把教具移至90度	转动身体 □ 动作协调 □			空间概念 □		
	邀请儿童做四点跪	双膝承力 □	双手支撑 □				

续表

进行姿势	活动	体能	精细	沟通	认知	社交	自理
地席	邀请儿童仰转身及坐起	动作协调□	手撑着地□	理解要求□	动作计划□		
	邀请儿童坐好	头于中线□ 双手按地□ 双脚微屈□ 两边对称□ 备注：____					
	在儿童背后摇铃				追踪声源□		
	邀请儿童与工作员推球（询问儿童要不要）	单手按地□	伸出手□ 推球□	口语回应□ 动作回应□		懂得轮流□	
	邀请儿童把球推给家长			理解指令□		注视家长□	
	出示杯、勺子、毛巾、梳子。询问儿童物件用途			口语回应□ 动作回应□	理解名称□	假想行为□	
	请儿童用毛巾抹不同的身体部位				头□ 手□ 脚□ 眼□ 耳□ 口□ 备注：____		
	邀请儿童请家长喝饮料			口头邀请□ 动作邀请□		作出邀请□	
站立	引导儿童扶着家具站起来	记录方式：	抓握家具□				
	引导儿童站好	头于中线□ 双手伸直□ 双膝伸直□ 双脚放平□ 腰挺直□ 备注：____					
步行	邀请儿童走数步	记录步态：					

续表

进行姿势	活动	体能	精细	沟通	认知	社交	自理
靠坐台前	邀请儿童坐台前	动作协调□			有方向感□		
	维持坐好	头于中线□ 双手按台□ 双脚踏地□ 挺直腰背□ 备注____					
	邀请儿童玩一些因果关系的玩具		拔□ 推□ 摇□ 敲□ 按□		明白关系□		
	邀请儿童玩一些可操作的玩具				明白关系□		
	引导儿童堆积木		握物方式 手掌□ 前二指□ 前三指□		空间概念□		
	邀请儿童说出积木颜色				说出一种□ 说出二种□ 说出三种□		
	开瓶盖并把小珠放入瓶中		固定能力□ 前二指□ 前三指□		空间概念□		
	拿出一本儿童简单故事书给儿童阅读		翻书□	口语描述□	一页一页□ 描述图片□ 读出文字□		
	告诉儿童活动已结束		挥手道别□	口语□ 手势□		微笑□ 注视□	

在有"□"的范围内打分

4分：独立完成 3分：口头提示 2分：少量协助完成 1分：大量协助完成 0分：没有意识完全被动

1. 肢体残疾儿童粗大动作功能分类系统（GMFCS）_____
2. 徒手能力分类系统（MACS）_____
3. 沟通功能分级系统（CFCS）_____

GMFCS、MACS及CFCS：参考目录13

肢体残疾儿童粗大运动功能评估表
（GMFM88 项）

姓名：_____ 性别：___ 年龄：___ 出生日期：___年___月___日 入园时间：___

项　目	得　分		
	日期	日期	日期
仰卧位与俯卧位（17项）	0 1 2 3	0 1 2 3	0 1 2 3
1. 仰卧位：头正中位，最大限度左右对称转动头部			
2. 仰卧位：双手于正中位，双手合拢			
3. 仰卧位：抬头45度			
4. 仰卧位：右侧髋、膝关节在生理活动范围内屈曲			
5. 仰卧位：左侧髋、膝关节在生理活动范围内屈曲			
6. 仰卧位：伸出右上肢、手，越中线抓玩具			
7. 仰卧位：伸出左上肢、手，越中线抓玩具			
8. 仰卧位：向右侧翻身至俯卧位			
9. 仰卧位：向左侧翻身至俯卧位			
10. 俯卧位：竖直抬头			
11. 肘支撑俯卧位：竖直抬头，肘部伸展，胸部离开床面			
12. 肘支撑俯卧位：右前臂水平支撑躯体，左上肢充分向前伸直			
13. 肘支撑俯卧位：左前臂水平支撑躯体，右上肢充分向前伸直			
14. 俯卧位：向右侧翻身至仰卧位			
15. 俯卧位：向左侧翻身至仰卧位			
16. 俯卧位：使用四肢向右侧旋转90度			
17. 俯卧位：使用四肢向左侧旋转90度			
	得分	得分	得分
坐位（20项）	0 1 2 3	0 1 2 3	0 1 2 3
18. 仰卧位：检查者握婴儿双手，自行牵拉成坐位，头部能控制			
19. 仰卧位：向右侧翻身至坐位			
20. 仰卧位：向左侧翻身至坐位			
21. 坐在垫子上：检查者支撑胸部，头部保持正中位3秒钟			
22. 坐在垫子上：检查者支撑胸部，头部保持正中位10秒钟			
23. 用上肢支撑坐在垫子上，保持5秒钟			
24. 坐在垫子上：不用上肢支撑，保持3秒钟			
25. 坐在垫子上：身体前倾触摸玩具后，不用上肢支撑恢复坐位			
26. 坐在垫子上：触摸右后方45度玩具后恢复坐位			
27. 坐在垫子上：触摸左后方45度玩具后恢复坐位			
28. 右侧坐：不用上肢支撑，保持5秒钟			
29. 左侧坐：不用上肢支撑，保持5秒钟			

续表

30. 坐在垫子上：有控制地从坐位趴成俯卧位			
31. 足向前坐在垫子上：向右侧转成四点支撑位			
32. 足向前坐在垫子上：向左侧转成四点支撑位			
33. 坐在垫子上：不用上肢帮助，躯体旋转 90 度			
34. 坐在椅凳上：不用上肢和足支撑，保持 10 秒钟			
35. 站立位：从站位坐到凳子上			
36. 坐在地板上：从地板上坐到凳子上			
37. 坐在地板上：从地板上坐到椅子上			
	得分	得分	得分
爬和跪（14 项）	0 1 2 3	0 1 2 3	0 1 2 3
38. 俯卧位：向前方腹爬 1.8 米			
39. 四点支撑位：用手与膝支撑身体，保持 10 秒钟			
40. 四点支撑位：从四点位到坐位，不用手支撑			
41. 俯卧位：转成四点支撑位，用手、膝负重			
42. 四点支撑位：右上肢前伸，手高于肩			
43. 四点支撑位：左上肢前伸，手高于肩			
44. 四点支撑位：向前爬行或拖行 1.8 米			
45. 四点支撑位：向前交替性四点爬 1.8 米			
46. 四点支撑位：用手和膝/脚四点爬上 4 级台阶			
47. 四点支撑位：用手和膝/脚后退爬下 4 级台阶			
48. 坐垫子上：用上肢支撑转成高跪位，不用上肢支撑，保持 10 秒钟			
49. 高跪位：用上肢支撑转成右膝半跪，不用上肢支撑，保持 10 秒钟			
50. 高跪位：用上肢支撑转成左膝半跪，不用上肢支撑，保持 10 秒钟			
51. 高跪位：双膝行走 10 步，不用上肢支撑			
	得分	得分	得分
站立（13 项）	0 1 2 3	0 1 2 3	0 1 2 3
52. 坐在地板上：扶椅子站立			
53. 站立：不用上肢支撑，保持 3 秒钟			
54. 站立：单手抓住椅子，右脚抬起，保持 3 秒钟			
55. 站立：单手抓住椅子，左脚抬起，保持 3 秒钟			
56. 站立：不用上肢辅助，保持 20 秒钟			
57. 站立：不用上肢辅助，左脚抬起 10 秒钟			
58. 站立：不用上肢辅助，右脚抬起 10 秒钟			
59. 凳子坐位：转成站立位，不用手协助			
60. 高跪位：通过右膝半跪到站立，不用上肢协助			
61. 高跪位：通过左膝半跪到站立，不用上肢协助			
62. 站立位：有控制的下降到地板坐位，不用上肢协助			

续表

	得分	得分	得分
63. 站立位：转成蹲位，不用上肢协助			
64. 站立位：从地板上拾物后，恢复站立位，不用上肢协助			
走、跑、跳（24项）	0 1 2 3	0 1 2 3	0 1 2 3
65. 站立：双手扶栏杆，向右侧横走5步			
66. 站立：双手扶栏杆，向左侧横走5步			
67. 站立：牵双手向前走10步			
68. 站立：牵单手向前走10步			
69. 站立：不用扶持，向前走10步			
70. 站立：向前走10步，停止，转身180度，返回			
71. 站立：后退10步			
72. 站立：双手提大物品，向前走10步			
73. 站立：在20厘米宽的平行线之间，连续向前走10步			
74. 站立：在2厘米宽的直线上，连续向前走10步			
75. 站立：右脚跨过膝盖高度的木棒			
76. 站立：左脚跨过膝盖高度的木棒			
77. 站立：向前跑4.6米，停止，返回			
78. 站立：右脚踢球			
79. 站立：左脚踢球			
80. 站立：两脚同时跳高30厘米			
81. 站立：两脚同时跳远30厘米			
82. 右脚单立：在直径60厘米圆内，右脚单跳10次			
83. 左脚单立：在直径60厘米圆圈内，左脚单跳10次			
84. 站立：抓一侧栏杆，上4级台阶，交替出足			
85. 站立：抓一侧栏杆，下4级台阶，交替出足			
86. 站立：不用扶栏杆，上4级台阶，交替出足			
87. 站立：不用扶栏杆，下4级台阶，交替出足			
88. 站在15cm高的台阶：两足同时跳下			
评分标准 　0分：指完全不能完成（做） 　1分：指仅能开始会做（即完成动作<10%） 　2分：指部分（10%<完成<100%） 　3分：指能顺利圆满完成（即100%完成） 评分结果：包括以下几项： 　①原始分：5个能区的原始分；②总百分比：5个能区原始分占各自总分百分比之和再除以5；	得分 日期 评估者 原始分 总百分比	得分 日期 评估者 原始分 总百分比	得分 日期 评估者 原始分 总百分比

注：GMFM 量表使用说明

一、GMFM 评估分 5 个能区，包括 88 项，分为卧位与翻身、坐位、爬与跪、站立位、行走与跑跳 5 个能区。卧位与翻身能区总分为 51 分，坐位能区总分为 60 分，爬与跪能区总分为 42 分，站立位能区总分为 39 分，行走与跑跳能区总分为 72 分。

二、评分标准

0 分：指完全不能完成（做）

1 分：指仅能开始会做（即完成动作 <10%）

2 分：指部分（10%< 完成 <100%）

3 分：指能顺利圆满完成（即 100% 完成）

三、GMFM 评分结果：包括以下几项：①原始分：5 个能区的原始分；②总百分比：5 个能区原始分占各自总分百分比之和再除以 5；③月百分比：（本次总百分比 – 前次总百分比）/ 间隔月数；④月相对百分比：本次月百分比 / 前次总百分比 ×100%。

肢体残疾儿童实用技能记录表

(引导式教育)

儿童姓名：_____

性　　别：_____

出生日期：_____

组　　别：_____

入园日期：_____

使用指引

（一）目标

1. 作为一个评估工具，了解儿童在不同范围的发展及能力。
2. 作为编订训练计划的参考指标。
3. 定期记录及提供个别儿童在各方面发展的数据。

（二）评估方式

1. 记录表内的项目可透过直接测试或在生活常规中的观察去评估儿童在该项技能中的表现。
2. 记录儿童在一般情况下的表现。

（三）使用次数

1. 至少每学年两次。
2. 一个月内为新生填好此表。

（四）评分及记录方式

1. A1 至 A7 代表 7 次的评估。
2. 采用五级评分制度：

"0" 需要全面的协助

"1" 有些主动，但需要许多体能上的协助

"2" 主动做，只需少量体能上的协助

"3" 能在监督下或口头指示下完成

"4" 全面独立，无须任何协助

"NA" 不适用（例：实际年龄未及的项目）

"左右" 如果左右肢的功能程度有差距，必须记录两方面的功能程度。

3. 与时间或距离有关的项目在儿童能独立进行该项目时再填写。记分采用该项目下面的 4、5、6 评分标准。
4. 每一个活动范畴下的「认知及意向评估」采用 0、2、4 评分标准。
5. 有「★」的项目为总项目，需给予该总项目的整体表现评分。

以下各部分如有使用辅助器材（如绑带、脚托、特别扶手），请在图表内填写该项目编号及器材名称：

	A1	A2	A3	A4	A5	A6	A7
坐活动							
木条台/席上活动							
站立活动							
步行活动							
进阶体能活动							
精细活动							
进食进饮							
如厕							
梳洗							
穿衣							

挛缩及变形

身体部位		动作幅度（+ 正常　↓减少　↑过多）		A1	A2	A3	A4	A5	A6	A7
上肢	肩关节	举高（180°）								
		分开								
		交臂								
	手肘	伸直（0°）								
		外旋（80°）								
	手腕	背向屈曲（80°）								
	手掌	握拳头								
		张开								
	大拇指	分开（70°）								

身体部位		形状		A1	A2	A3	A4	A5	A6	A7
下肢	髋关节	伸直（0°）								
		分开（45°）								
	膝关节	伸直（25°）								
	脚踝背向	背向屈曲（15°）（伸直膝关节）								

身体部位	形状（√有　×没有）		A1	A2	A3	A4	A5	A6	A7
躯干	正中									
	C型（凸向左）									
	C型（凸向右）									
	S型									
	反转S型									
	圆背									
	腰过伸									

	A1	A2	A3	A4	A5	A6	A7
日期								

大肌能活动

1. 坐凳活动

抓握辅助用具,坐在凳上	A1	A2	A3	A4	A5	A6	A7
辅助用具							
I. 双手抓握辅助用具时,能保持坐姿 ★							
i. 手肘伸直(左/右)	/	/	/	/	/	/	/
ii. 双手握住辅助用具(左/右)	/	/	/	/	/	/	/
iii. 身躯挺直及对称							
iv. 髋关节屈曲							
v. 保持脚掌平放在地上(左/右)	/	/	/	/	/	/	/

II. 双手抓握辅助用具,完全独立地保持坐姿
   4分 3秒以内
   5分 3至20秒
   6分 20秒以上							

III. 一手握住辅助用具时,用另一只手玩耍。 能保持坐姿。							

1.1. 完全独立地坐在凳上							

I. 保持坐姿
   4分 3秒以内
   5分 3至20秒
   6分 20秒以上							

1.2. 独立坐在凳上活动							
I. 抬高一只脚,放在另一条腿的膝盖上面(左/右)	/	/	/	/	/	/	/
II. 向后移							
III. 团团转(向左/向右)	/	/	/	/	/	/	/

1.3. 坐在凳上 → 站立							
独立/辅助用具							

	A1	A2	A3	A4	A5	A6	A7
1.4. 站立 → 坐在凳上							
独立 / 辅助用具							
1.5. 坐在凳上 → 坐在地上							
1.6. 坐在地上 → 坐在凳上							

2. 木条台活动 / 席上活动

2.1. 俯卧姿势	A1	A2	A3	A4	A5	A6	A7
I. 保持身躯在中线							
II. 保持双手在身体两侧 / 伸直举高（左 / 右）	/	/	/	/	/	/	/
III. 保持双脚伸直及分开（左 / 右）	/	/	/	/	/	/	/
IV. 保持不动							
2.2. 俯卧在木条台上，把身体拉直 ★							
I. 保持头部在中线，抬起							
II. 保持躯干在中线							
III. 双手举高，伸直（左 / 右）	/	/	/	/	/	/	/
IV. 双手抓握木条（左 / 右）	/	/	/	/	/	/	/
V. 双手屈曲，把身体拉直（左 / 右）	/	/	/	/	/	/	/
VI. 保持双脚伸直，分开（左 / 右）	/	/	/	/	/	/	/
或							
2.3. 完全独立地在席上匍匐爬行（肚腹贴地）							
4 分　60 公分以内							
5 分　60 至 150 公分							
6 分　150 公分以上							
2.4. 俯卧：前臂支撑							
I. 保持姿势							
i. 抬起头部于中线，下颚离开地面少许							
ii. 抬起头部于中线，头部垂直							
II. 向前伸出一只手（左 / 右）	/	/	/	/	/	/	/

2.5. 俯卧: 手臂支撑						
I. 保持姿势						
2.6. 俯卧 → 仰卧（向左/向右）	/	/	/	/	/	/
2.7. 仰卧姿势						
I. 保持头部在中线						
II. 保持身体在中线						
III. 保持双手在身体两侧（左/右）	/	/	/	/	/	/
IV. 保持双脚伸直及分开（左/右）	/	/	/	/	/	/
V. 保持不动						
2.8. 仰卧: 头部的控制						
I. 转头（向左/向右）	/	/	/	/	/	/
II. 当被拉至坐位时，保持头部在正中慢慢抬起						
2.9. 仰卧: 上肢的控制						
I. 伸手向前（左/右）	/	/	/	/	/	/
II. 伸手越过中线（左/右）	/	/	/	/	/	/
III. 伸手向外（左/右）	/	/	/	/	/	/
IV. 举高手越过头部（左/右）	/	/	/	/	/	/
V. 双手在中线互握						
2.10. 仰卧: 下肢的控制						
I. 屈曲一只脚，并保持不动（左/右）	/	/	/	/	/	/
II. 伸直已屈曲的脚（左/右）	/	/	/	/	/	/
III. 分开脚（左/右）	/	/	/	/	/	/
IV. 合拢已分开的脚（左/右）	/	/	/	/	/	/
2.11. 仰卧: 搭桥 ★						
I. 头正中，不后仰						
II. 双手抓握木条台/按地（左/右）	/	/	/	/	/	/
III. 双腿屈曲（左/右）	/	/	/	/	/	/
IV. 双脚放平，固定在木条/地上（左/右）	/	/	/	/	/	/
V. 抬高屁股						

	A1	A2	A3	A4	A5	A6	A7
2.12. 仰卧：坐起来							
2.13. 盘腿坐							
I. 双手按木条台／地 ★							
i. 双手伸直，支撑身体（左／右）	/	/	/	/	/	/	/
ii. 保持头部抬起							
iii. 保持身体挺直							

II. 双手按木条台／地，完全独立地坐
   4 分　3 秒以内
   5 分　3 至 20 秒
   6 分　20 秒以上							

III. 一只手按木条台／地，另一只手玩耍							

IV. 不用手按／地，完全独立地坐
   4 分　3 秒以内
   5 分　3 至 20 秒
   6 分　20 秒以上							

2.14. 保护性支撑反应							
I. 前面（左／右）	/	/	/	/	/	/	/
II. 侧面（左／右）	/	/	/	/	/	/	/
III. 后面（左／右）	/	/	/	/	/	/	/

备注：0. 未能做到　　2. 部分做到　　4. 完全做到

	A1	A2	A3	A4	A5	A6	A7
2.15. 坐在木条台／地上，慢慢躺下							
2.16. 仰卧→俯卧（向左／向右）	/	/	/	/	/	/	/
2.17. 俯卧：往后推下床 ★							
I. 保持头部在中线，抬起							
II. 保持身体在中线							
III. 手肘屈曲（左／右）	/	/	/	/	/	/	/
IV. 双手抓握木条（左／右）	/	/	/	/	/	/	/
V. 手肘伸直，把身体推下（左／右）	/	/	/	/	/	/	/
VI. 保持双脚伸直，分开.（左／右）	/	/	/	/	/	/	/

3. 站立活动

a) 用辅助用具站立	A1	A2	A3	A4	A5	A6	A7
辅助用具							
I. 当握着辅助用具时，能保持站姿							
i. 头部抬起及保持在中线							
ii. 身体挺直及对称							
iii. 手肘伸直（左/右）	/	/	/	/	/	/	/
iv. 双手握住辅助用具（左/右）	/	/	/	/	/	/	/
v. 膝部伸直（左/右）	/	/	/	/	/	/	/
vi. 脚板放平在地上（左/右）	/	/	/	/	/	/	/
vii. 保持不动							

II. 当握着辅助用具时，能完全独立地保持站姿
    4分　3秒以内
    5分　3至20秒
    6分　20秒以上							

III. 当用一只手握着辅助用具时，能保持站姿							
IV. 当握着辅助用具时，抬高一只脚（左/右）	/	/	/	/	/	/	/
V. 当握着辅助用具时，站立→蹲下							
VI. 当握着辅助用具时，蹲→站立							
VII. 当握着辅助用具时，从地上站起来							

b) 完全独立地站立							
I. 不用扶持，站立 4分 3秒以内 5分 3至20秒 6分 20秒以上							
II. 不用扶持，站立→蹲下							
III. 不用扶持，蹲→站立							
IV. 不用扶持，从地上站起来							

4. 步行活动

c) 使用辅助用具步行	A1	A2	A3	A4	A5	A6	A7
辅助用具							
I. 能使用辅助用具步行 ★							
i. 头部抬起							
ii. 身体挺直及对称							

iii. 手握辅助用具（左/右）		/	/	/	/	/	/	/
iv. 脚掌放平在地上（左/右）	/	/	/	/	/	/	/
v. 向前移辅助用具							
vi. 转移重心（向左/向右）	/	/	/	/	/	/	/
vii. 踏步（左/右）	/	/	/	/	/	/	/

d) 完全独立地使用辅助用具步行

e) 完全独立地扶持家具横行（向左/向右）（双脚横行为一步）

/	/	/	/	/	/	/

f) 完全独立的徒手步行

备注：4分 3步以内；5分 3至10步；6分 10步以上

5. 进阶体能活动

g) 上楼梯（四级）

	A1	A2	A3	A4	A5	A6	A7
I. 双手扶栏杆，两步一级							
II. 双手扶栏杆，一步一级							
III. 一手扶栏杆，两步一级							
IV. 一手扶栏杆，一步一级							
V. 不用扶持，两步一级							
VI. 不用扶持，一步一级							

h) 下楼梯（四级）

I. 双手扶栏杆，两步一级							
II. 双手扶栏杆，一步一级							
III. 一手扶栏杆，两步一级							
IV. 一手扶栏杆，一步一级							
V. 不用扶持，两步一级							
VI. 不用扶持，一步一级							

i) 徒手向前步行10步，停，转身，步行回原处

j) 向后行走 10 步

k) 双手抱着一个体积大如足球的物件，向前步行 10 步

l) 单腿站立（左站/右站）
4 分　3 秒以内
5 分　3 至 10 秒
6 分　10 秒以上

m) 跨越 5 公分高的障碍物（左跨/右跨）

n) 跨过及膝高度的障碍物（左跨/右跨）

o) 跑 4.5 米，停，跑回原处

p) 踢一个直径 15 公分不动的球，仍能保持平衡（左踢/右踢）

q) 跳高
　　4 分　5 公分以内
　　5 分　5 至 30 公分
　　6 分　30 公分以上

r) 跳远
　　4 分　5 公分以内
　　5 分　5 至 30 公分
　　6 分　30 公分以上

s) 单腿跳（左/右）
　　4 分　3 次以内
　　5 分　3 至 10 次
　　6 分　10 次以上

6. 基本动作模式 ◇

	A1	A2	A3	A4	A5	A6	A7
l) 单腿站立	/	/	/	/	/	/	/
m) 跨越 5 公分高的障碍物	/	/	/	/	/	/	/
n) 跨过及膝高度的障碍物	/	/	/	/	/	/	/
p) 踢球保持平衡	/	/	/	/	/	/	/
s) 单腿跳	/	/	/	/	/	/	/
a) 伸直手肘（左/右）	/	/	/	/	/	/	/

b) 抓握（左 / 右）　　　　　／　／　／　／　／　／　／

c) 放手（左 / 右）　　　　　／　／　／　／　／　／　／

d) 左手固定，右手活动

e) 右手固定，左手活动

f) 脚踏实地（坐、站）（左 / 右）　／　／　／　／　／　／　／

g) 髋关节活动
I. 坐：屈曲 90 度
II. 站：伸直
III. 行：分开

h) 朝向中线

7. 认知、意向 ◇

a) 身体概念

b) 动作概念

c) 空间概念

d) 正确姿势及动作的概念

e) 计划动作的能力

f) 解难能力

g) 参与活动的意欲

h) 解难的意欲

备注：　0 未能做到　　　2 有时做到　　　4 经常做到

精细活动

1. 肌能性活动

i) 独立坐在凳上 （可以按不同姿势测试：仰卧/侧卧/坐/站）	A1	A2	A3	A4	A5	A6	A7
I. 伸手至不同方向							
i. 前（左/右）	/	/	/	/	/	/	/
ii. 上（左/右）	/	/	/	/	/	/	/
iii. 下（左/右）	/	/	/	/	/	/	/
iv. 左侧（左/右）	/	/	/	/	/	/	/
v. 右侧（左/右）	/	/	/	/	/	/	/
vi. 后（左/右）	/	/	/	/	/	/	/
vii. 越过中线（左/右）	/	/	/	/	/	/	/
II. 伸手至身体不同位置 （可以在不同姿势测试：仰卧/侧卧/坐/站）							
i. 头及五官（左/右）	/	/	/	/	/	/	/
ii. 肩膀（左/右）	/	/	/	/	/	/	/
iii. 膝（左/右）	/	/	/	/	/	/	/
iv. 脚（左/右）	/	/	/	/	/	/	/
v. 背（左/右）	/	/	/	/	/	/	/
vi. 臀（左/右）	/	/	/	/	/	/	/
III. 抬起手腕（左/右）	/	/	/	/	/	/	/
备注：请说明肩膀、手肘、前臂及 手腕活动幅度（左/右）	/	/	/	/	/	/	/

2. 功能性活动

a) 独立坐在凳上	A1	A2	A3	A4	A5	A6	A7
I. 双手在中线互握							
II. 拾起地上的木棍（左/右）	/	/	/	/	/	/	/
III. 双手抓握木棍，向前伸出							
IV. 双手抓握木棍，向前伸出及屈曲手肘再伸出							
V. 双手举高木棍越过头部							
VI. 双手持木棍，放在颈后							
VII. 一手抓木棍，在背后传给另一只手（左/右）	/	/	/	/	/	/	/
VIII. 向侧伸手取木棍，交换手传至另一侧（左/右）	/	/	/	/	/	/	/

b) 坐在凳上，面对着桌子

I. 手放平在桌子上，手掌向下（左/右）	/	/	/	/	/	/	/
II. 手放平在桌子上，手掌向上（左/右）	/	/	/	/	/	/	/
III. 握拳，竖起大拇指（左/右）	/	/	/	/	/	/	/
IV. 在要求下，抓握对象（左/右）	/	/	/	/	/	/	/
V. 在要求下，放开对象（左/右）	/	/	/	/	/	/	/
VI. 放对象于容器内（左/右）	/	/	/	/	/	/	/
VII. 用食指边及拇指拾物（左/右）	/	/	/	/	/	/	/
VIII. 放小珠（直径约1公分）于杯内（左/右）	/	/	/	/	/	/	/
IX. 把物件由一只手交至另一只手							
X. 用食指指物（左/右）	/	/	/	/	/	/	/
XI. 叠高积木（约2.5公分）（左/右）	/	/	/	/	/	/	/
XII. 不用协助，叠高积木（左/右） 4分　3块以内 5分　3至10块 6分　10块以上	/	/	/	/	/	/	/
XIII. 拧开瓶盖（直径约2.5公分）（左/右）	/	/	/	/	/	/	/
XIV. 盖上瓶盖（直径约2.5公分）（左/右）	/	/	/	/	/	/	/
XV. 串大珠（直径约2.5公分） （按能力调整珠/绳）（左串/右串）	/	/	/	/	/	/	/
XVI. 剪纸（左/右） （注明：□用左手　　□用右手）	/	/	/	/	/	/	/
XVII. 书写 （注明：□用左手　　□用右手） 执笔方法：□掌握　　□前三指） 请列出以下项目：（可选多项） 　　a. 用蜡笔或铅笔涂鸦 　　b. 用笔画：∣ ― 　　c. 用笔画：○ 　　d. 用笔：＋ ∟ ⌐ □ 　　e. 用笔：＼ ／ ∨ △ 　　f. 在2公分宽（长约20厘米）的空间内画线 　　g. 在1公分宽（长约20厘米）的空间内画线 　　h. 在格内（5公分×5公分）写简单的汉字 　　i. 在格内（5公分×5公分）写数字1至10							

3. 认知、意向 ◇

a) 对手部的意识及注意力

b) 手部对触觉刺激的反应

c) 使用双手的意欲

备注：0 未能做到　　　2 有时做到　　　4 经常做到

自理活动

1. 进餐行为（注明：□用左手进食　　□用右手进食）

d) 进食	A1	A2	A3	A4	A5	A6	A7
I. 持羹进食							
i. 保持头部抬起，并在中线							
ii. 保持身体挺直							
iii. 一手固定在桌上							
iv. 另一手握着勺子，握法：							
a. 正握							
b. 反握							
c. 拇指握							
d. 三指握							
v. 用勺子舀食物							
vi. 放勺子进嘴里							
vii. 用嘴唇含下勺子内的食物							
viii. 咀嚼							
ix. 吞咽							
x. 把勺子放回碗里							
II. 用筷子进食							
e) 进饮							
I. 用杯进饮 ★							
i. 保持头部抬起，并在中线							

ii. 保持身体挺直							
iii. 伸单/双手持杯							
iv. 把杯送进嘴边							
v. 啜饮							
vi. 控制流量							
vii. 把杯放回桌上							

f) 认知、意向 ◇							
I. 使用餐具的方法							
II. 认识餐具的名称							
III. 认识餐具的用途							
IV. 参与进食的意欲							
V. 参与进饮的意欲							

4. 如厕

a) 坐便盆/马桶	A1	A2	A3	A4	A5	A6	A7
I. 使用辅助用具，坐便盆/马桶							
i. 扶着辅助用具，把裤子脱下							
ii. 扶辅助用具，坐便盆							
iii. 扶辅助用具，稳坐在便盆上							
iv. 扶辅助用具，从便盆上站起身							
v. 扶辅助用具，把裤子提上来							
II. 不需扶持，坐便盆/马桶							
III. 如厕后，自行清洁							

b) 认知、意向							
I. 懂得表示大便							
II. 懂得表示小便							
III. 日间保持干爽							
IV. 午睡时能保持干爽							
V. 日夜都能保持干爽							
VI. 参与如厕的意欲							

备注： 0 未能做到　　　2 有时做到　　　4 经常做到

5. 梳洗

a) 洗手	A1	A2	A3	A4	A5	A6	A7
I. 双手互擦							
II. 用肥皂/洗手液洗手							
III. 用毛巾擦手							
b) 洗面							
I. 挤干毛巾							
II. 拧毛巾							
III. 用毛巾洗脸							
c) 刷牙							
I. 拧开牙膏盖							
II. 把牙膏挤出，涂在牙刷上							
III. 刷牙							
IV. 漱口							
d) 梳头							
e) 认知、意向 ◇							
I. 洗手的步骤							
II. 洗脸的步骤							
III. 刷牙的步骤							
IV. 梳洗的步骤							
V. 参与梳洗活动的意欲							

备注： 0 未能做到　　　2 有时做到　　　4 经常做到

10、穿衣

f) 技巧	A1	A2	A3	A4	A5	A6	A7
I. 脱下套头衣服							
i. 将颈前领口拉上至嘴巴							
ii. 双手握着颈后领口							
iii. 拉领口过头直至衣服被拉出							
iv. 伸直一只手按着桌子，另一只手把衣袖退出							

	A1	A2	A3	A4	A5	A6	A7
v. 重复步骤退出另一边衣袖							
II. 穿上套头衣服							
i. 将衣服平放桌子上，后幅向上，衣脚向自己							
ii. 右手打开衣脚口，左手穿进衣袖							
iii. 左手伸直，右手拉衣袖过手肘							
iv. 重复步骤：另一只手穿上衣袖							
v. 双手由衣脚卷起衣服至领口							
vi. 低下头，双手把衣服拉过头							
vii. 把衣服拉整齐							
III. 脱下裤子							
i. 扶着辅助用具站立，用大拇指插进一边裤头并推下至膝盖							
ii. 重复步骤：退下另一边裤头							
iii. 坐在凳上/保持站立，把裤子完全退出、脱下							
IV. 穿上裤子							
i. 坐下，抬高一条腿把一边裤管穿上							
ii. 重复步骤：穿上另一边裤管							
iii. 扶着辅助用具站立，把裤子拉上							
V. 脱去袜子							
i. 抬高一只脚放在另一条腿的膝盖上							
ii. 把大拇指插进袜管内							
iii. 把袜子退至脚跟							
iv. 把袜子拉出							
v. 重复步骤：脱去另一只袜子							

4.1. 技巧	A1	A2	A3	A4	A5	A6	A7
VI. 穿上袜子							
i. 抬高一只脚放在另一条腿的膝盖上							
ii. 双手打开袜管套在脚趾上							
iii. 把袜子拉过脚跟							
iv. 把袜子拉至小腿							
v. 重复步骤：穿上另一只袜子							
VII. 脱去鞋子							
i. 抬高一只脚放在另一条腿的膝盖上							

ii. 解开鞋带 / 扣							
iii. 握着鞋跟退出鞋子							
iv. 握着鞋头脱去鞋子							
v. 重复步骤：脱去另一只鞋子							
VIII. 穿上鞋子							
i. 抬高一只脚放在另一条腿的膝盖上							
ii. 握着鞋舌把鞋套在脚趾上							
iii. 握着鞋跟把鞋套在脚跟上							
iv. 解鞋带 / 扣上鞋扣							
v. 重复步骤：穿上另一只鞋子							
IX. 脱去脚托							
X. 穿上脚托							
XI. 解开纽扣							
XII. 扣上纽扣							
g) 认知、意向 ◇							
I. 分辨衣物的部位及方向							
II. 正确穿衣的步骤							
III. 参与穿衣活动的意欲							

备注：0 未能做到　　　2 有时做到　　　4 经常做到

沟通能力

1. 语前能力

h) 认知 ◇	A1	A2	A3	A4	A5	A6	A7
I. 对象概念							
II. 人物概念							
III. 对象恒存概念							
i) 技巧 ◇							
I. 目光接触							
II. 人物专注							
III. 物件专注							

IV. 对声调语气有反应						
V. 模仿动作						
VI. 模仿口语						
VII. 固定头部躯干的能力						
VIII. 转动头部的能力						

j) 意向 ◇

I. 对环境及人物有兴趣						
II. 沟通的意欲						

2. 语言理解能力

k) 认知 ◇

I. 明白自己的名字						
II. 明白「要不要」的问题						
III. 明白「是不是」的问题						
IV. 明白对象的名称						
V. 明白对象的用途						
VI. 明白环境性指令						
VII. 明白一个／多个步骤的指令						
VIII. 明白「谁／什么」的问题						
IX. 因果关系的概念						

3. 表达能力

l) 技巧 ◇

I. 发声						
II. 手势						
III. 表情						
IV. 单字						
V. 短句						
VI. 固定头部躯干的能力						
VII. 上肢控制的能力						

m) 意向 ◇

I. 沟通的意欲						

备注： 0 未能做到　　　2 有时做到　　　4 经常做到

社交能力

1. 环境适应 ◇

n) 认知	A1	A2	A3	A4	A5	A6	A7
I. 注意环境的变化 / 刺激							
o) 技巧							
I. 在环境提示下参与活动							
p) 意向							
I. 对环境的变化作出预备（接受 / 拒绝）							

2. 与照顾者的关系 ◇

q) 认知							
I. 注视、分辨照顾者							
r) 技巧							
I. 有目标地注视照顾者 / 接受照顾者的协助去进行活动							
s) 意向							
I. 取悦照顾者 / 向照顾者提出需要							

3. 与朋辈的关系 ◇

t) 认知							
I. 注视、分辨同学							
u) 技巧							
I. 模仿朋辈进行的活动 / 一起参与活动							
v) 意向							
I. 建立选择朋友 / 共同玩耍的意欲							

备注： 0 未能做到　　　2 有时做到　　　4 经常做到

认知学习

1. 感官认知 ◇

w) 视觉	A1	A2	A3	A4	A5	A6	A7
I. 注意							
i. 光源							
ii. 色彩强烈对比							
iii. 闪动							
iv. 快速移动							
v. 缓慢移动							
II. 追踪							
i. 左90度							
ii. 右90度							
iii. 上							
iv. 下							
III. 接受刺激							

x) 听觉	A1	A2	A3	A4	A5	A6	A7
I. 注意							
i. 大声							
ii. 小声							
iii. 高频							
iv. 低频							
II. 探索							
i. 寻找声源							
ii. 尝试探索发声物并使其发声							
III. 接受刺激							

y) 触觉	A1	A2	A3	A4	A5	A6	A7
I. 注意							
i. 冷							
ii. 热							
iii. 粗							
iv. 滑							

v. 软							
vi. 硬							
II. 探索							
i. 触摸及探索物件							
III. 接受刺激							

2. 自我概念

z) 认知

I. 辨别自己的名字							
II. 辨别自己的性别							
III. 理解身体各部位的名称							
IV. 辨别属于自己的对象							

aa) 技巧

I. 对自己的名字作出反应							
II. 运用身体去参与日常活动							
III. 对自己的对象作出反应							

bb) 意向

I. 意图回应别人对自己的呼唤							
II. 透过活动身体去表达参与的意欲							
III. 意图示意属于自己的对象							

备注：0 未能做到　　　2 有时做到　　　4 经常做到

	A1	A2	A3	A4	A5	A6	A7
cc) 认知：注视/理解日常接触对象名称（常用物件、食物、玩具）							
dd) 技巧：正确使用不同的对象							
ee) 意向：透过拿取对象去满足需要							

3. 玩耍技巧

	A1	A2	A3	A4	A5	A6	A7
ff) 认知：注视 / 明白玩具带出的因果关系							
gg) 技巧：尝试操控玩具以发出应有的效果							
hh) 意向：透过选择玩具去表达玩耍的意欲							

4. 抽象概念

ii) 大小概念

	A1	A2	A3	A4	A5	A6	A7
I. 配对							
II. 分类							
III. 辨认							
IV. 应用							

jj) 颜色概念

I. 配对							
II. 分类							
III. 辨认							
IV. 应用							

kk) 形状概念

I. 配对							
II. 分类							
III. 辨认							
IV. 应用							

ll) 对比概念

I. 长短							
II. 多少							
III. 轻重							
IV. 快慢							

mm) 空间概念							
I. 上下							
II. 前后							
III. 左右							
IV. 里外							
nn) 数量概念							
I. 背诵							
II. 指物、数数							
III. 字与量配对							
IV. 独立数数							
oo) 语文概念							
I. 认读单字							
II. 认读词语							
III. 认读短句							

备注：0 未能做到　　　2 有时做到　　　4 经常做

评估用具

活动范畴	评估用具
大肌能活动	
坐位活动	木箱凳、胶圈
木条台活动/席上活动	木条台/席、枕头、软垫、可抓握的玩具
站立活动	梯背架
步行活动	步行辅助用具
进阶体能活动	四级楼梯、体积大如足球的物件、障碍物（5公分高，及膝高度）、球（直径15公分）、尺
精细活动	大容器（15公分）、小容器（杯子）、可抓握的对象、小珠（直径约1公分）、大珠（直径约2.5公分）、积木（2.5公分）10块以上、有盖的瓶子（直径约2.5公分）、剪刀、纸、蜡笔/铅笔
认知学习	
视觉	发光的对象、色彩强烈对比的对象、闪动的对象
听觉	发声的物件（高频，低频）
触觉	冷、热、粗、滑、软、硬的物件
玩耍技巧	有因果关系的玩具
辅助用具	手扎、脚扎、束缚带、扶手等

认知能力记录表

儿童姓名：＿＿＿＿＿＿＿　　　　性　别：＿＿＿＿＿＿＿
出生日期：＿＿＿＿＿＿＿
组　别：＿＿＿＿＿＿＿　　　　入园日期：＿＿＿＿＿＿＿
评估人员：＿＿＿＿＿＿＿

引言：
1. 此能力记录表并非一份标准化评估表，只作了解儿童能力之参考。在评估肢体残疾儿童实用技能表的认知部分时，可参考此表的细项。
2. 此记录表之功用在于协助老师找出儿童的学习阶段，进而设定学习内容。

记录原则：
1. 此记录表旨在记录儿童之能力表现，因此不论儿童是否正确，也无须给予评价。
2. 为了能一致地追踪儿童的发展，建议各单位按各项目内容预备评估工具作评估用。
3. 进行评估时，要说清楚评估的原则，以免影响评估的质数。例如："老师会给你两张照片，你要看清楚才拿给老师"
4. 一般评估内容以大部分时间做到稳定，大部分项目可以做四次；有三次做到为成功，可以给"＋"；一半做到给"　"；只做到一次或未能做到为"－"。
5. 部分项目以观察形式进行，老师需客观记录儿童的稳定表现。
6. 部分儿童进行评估时会受机能限制，因此老师要敏锐地进行各种调适，
　ＡⅠ儿童利用声音，目光指示，手势或其他特别器材来表示。
　ＡⅡ在提供选择下，儿童可以声音，目光指示，手势或其他特别器材选择一块，然后由工作人员协助他放在拼图上。
7. 首次记录可由儿童的实际岁数开始，直至儿童未能完成该年龄范围之大部分项目。如儿童的表现未能完成该年龄表现的一半项目，则向上做直至该年龄范围内的大部分项目能完成。
8. 以后的评估，可以由上次评估首次出现"　"之项目开始，直至儿童未能完成该年龄范围之大部分项目。
9. 记录表要妥善保管，要连同其他评估一并存放，以便统整。

认知能力记录表

	A1	A2	A3	A4	A5	A6	A7
记录日期							
0~1 岁							
1. 注意周围环境							
2. 注意在走动的人							
3. 注视物件/玩具从身体的一边移过中线到另一边							
4. 注视放在近距离的细小物件							
5. 注视移动的光线,头部随着一起移动							
6. 把两个物件作交替审视							
7. 保持视线接触最少 3 秒钟							
8. 刻意转动头部以探索环境							
9. 伸手企图拿取物件							
10. 伸手拿起摇铃仔细研究,并尝试使其发出声音							
11. 对镜子中的影子作出反应,如微笑或用手触摸							
12. 将盖着头及阻碍视线的布拿开 A. 当视线受阻时有所反应,如发出声音或以动作表示							
13. 找寻在视线下消失的对象 A. 见备注 I							
14. 尝试伸手进入无盖的瓶子拿出物件							
15. 模仿他人将对象放入瓶子内							
16. 摇动吊在绳子下的有声玩具							
17. 用绳子拉动玩具车							
18. 将两个物件/玩具合并玩耍							
19. 将三件物品放入瓶子内,然后倒出							
20. 将物件从一只手转交另一只手,以能拾起另一件物件							
21. 掉下及拾起玩具							
22. 能找出收藏在瓶子下的对象 A. 见备注 I							
23. 将三块排成火车状的积木推动							
24. 将圆形从形状板中取出							
25. 在要求下能将圆的木枝插在板上							
26. 在要求下能做出简单的动作如举手、摇头等							
1~2 岁							
27. 分别将六件物品从瓶子中取出							

续表

28. 正确地指出身体的一个部位 A.i 提供答案以作选择，儿童可以声响或动作表示答案 A.ii 要求儿童用所指的身体部位做动作，如眨眼、踢脚、张口等							
29. 在要求下叠起三块积木							
30. 配对相同的对象 A. 见备注 I							
31. 用笔随意涂写							
32. 辨别及模仿不同的声音							
33. 当别人问："（小孩名字）在那里？"时，能指着自己 A. 能用动作或姿势表示或以声响作回应							
34. 在要求下将五枝圆木枝插在板上							
35. 将实物与适当的图片配对 A. 见备注 I							
36. 依照名称指出不同的图片 A. 见备注 I							
37. 能翻阅书本去寻找指定的图片 A. 当工作人员将书本翻到指定的图片时，儿童可以声响、视线、动作或其他辅助器材有所表示							
2~3岁							
38. 在要求下，找出指定的书本 A. 当工作人员拿出指出的书本时，儿童可以声响、视线、动作或其它辅助器材有所表示							
39. 将圆形、四方形及三角形放入形将板内正确的位置 A. 见备注 II							
40. 说出在图片里四个常见物件的名称							
41. 仿画直线 A.ii. 配对画有直线的图片							
42. 仿画横线 A.ii. 配对画有横线的图片							
43. 仿画圆形 A.ii. 配对画有圆形的图片							
44. 辨别不同的触觉刺激，如软/硬、冷/热等							
45. 在两个物件中能辨别大小							
46. 仿画十字 A.ii. 配对画有十字的图片							

续表

47. 正确地指出身体其中五个部位 A. i 如 28.A（i） ii. 如 28.A（ii）						
48. 配对三种颜色 A. 见备注 I						
49. 在要求下将物件放在"里面""上面"及"下面" A. 辨别"里面""上面"及"下面"各位置，可以声响、视线、动作或其他辅助器材表示。						
50. 能辨别声音是由什么东西发出的；在必要时，可提供答案以作配对，如电话铃声与电话或用图片配对等						
51. 辨别"大"声与"细"声						
52. 把四个盒子按体积叠在一起 A. 见备注 II						
53. 用"我"来代表自己						
54. 能说出图片里所进行的活动 A. i. 能以操作表示明白图片里所进行的活动 ii. 在必要时，可提供答案以作选择						
55. 正确地砌好三个形状（○、□、△）在倒转的形状板上 A. 见备注 II						
56. 将不同的形状与适当的图片配对 A. 见备注 I						
57. 将五个环按大小次序套在棍上 A. 见备注 II						
58. 重复几句简单的童谣曲词						
3~4 岁						
59. 说出"大"与"小"的物件						
60. 能辨别物件"大"与"小"，可以声响、视线、动作或其他辅助器材表示						
61. 重复两个数字，如 3~7，6~2						
62. 在要求下能指出身体其中 10 个部位 A. i 如 28.A（i） ii. 如 28.A（ii）						
63. 在要求下，指出"男孩子"与"女孩子" A. 见备注 I						
64. 辨别物件的"轻"与"重"						
65. 完成两块拼图 A. 见备注 II						

续表

66. 叙述熟悉的故事或电视节目中的人物或事件						
67. 重复配合动作和句子的游戏,如"点虫虫""小明小明"等						
68. 以触觉辨别不同的形状、大小、质地等						
69. 以一个物件配上另一件物件(共3件),如三个杯子与三粒种子,每一个杯子放入一粒种子						
70. 指出"长"与"短"的物件 A. 见备注 I						
71. 能指出"长"与"短"的物件 A. 见备注 I						
72. 能指出什么东西应配在一起,如鞋袜、杯羹等 A. 见备注 I						
73. 能背诵 1~10 个数字,但只能数出 2~3 个物件 A. i. 能配对不同的数量(2~3 个物件) ii. 能配对图片中不同的数量(2~3 个物件)						
74. 将物件分类,如穿的、吃的 A. 见备注 I						
75. 仿画 V 字 A. i. 用辅助器材仿画 V 字 ii. 配对画有 V 字的图片						
76. 在一张"4×4"的纸上将对角联机☐ A. i. 用辅助器材将对角联机 ii. 配对连上对角线的图片						
77. 模仿他人数出 10 个物件 A. i. 配对不同的数量(一至 10 个物件) ii. 配对图片中不同的数量						
78. 模仿他人用三块积木砌桥 ▇▁▇ A. i. 模仿他人在平面上用三块积木砌桥 ii. 提供答案以作选择,儿童可以声响或动作表示						
79. 以积木或珠子配成图片						
80. 仿画一连串的 V 字(VVV) A. i. 用辅助器仿画一连串的 V 字 ii. 配对画上一连串 V 字的图片						
81. 在不完整的人像上填画脚和手						
82. 从多个答案中选择人像所缺少的部位						
83. 完成 6 块的拼图 A. 见备注 II						
84. 说出物件是"相同"或"不同"的 A. 辨别物件是"相同"或"不同"的,可以声响或动作表示						

续表

85. 仿画四方形 A. i. 用辅助器材仿画四方形 ii. 配对画上四方形的图片						
86. 在要求下说出三种颜色 A. 在要求下辨别三种颜色，可以声响或动作表示						
87. 认识身体各部位的用途，如用眼看东西，用脚走路等 A. 辨别身体各部位的用途，可以声响或动作表示						
88. 说出三种不同的形状（圆形、三角形、正方形）						
89. 辨别三种不同的形状，可以声响或动作表示						
90. 在三幅或以上的图片中，找出一幅与其他不同的图片						
4~5 岁						
91. 在要求下，正确地数出 1~5 个物件						
92. 辨别画上 1~5 个物件的图片						
93. 说出五种不同的触觉刺激，如软 / 硬，冷 / 热						
94. 辨别五种不同的触觉刺激，可以声响或动作表示						
95. 仿画三角形 △ A. i. 用辅助器材仿画三角形 ii. 配对画上三角形的图片						
96. 忆述或指出四个刚刚在图片中见过的物件						
97. 指出画有四个刚刚见过的物件的图片						
98. 指出各种日常活动进行的时间，如晚上睡觉，早上吃早餐等 A. i. 以声响或动作表示各种日常活动进行的时间 ii. 配对画上日常活动进行时间的图片						
99. 重复熟识的歌曲						
100. 遵守三重的命令，如"将盒子拿到台前，放在台面，然后回来坐下"或是"不同"的 A. i. 了解三重的命令，可以声响或动作表示						
101. 能辨别几个物件是"轻"还是"重"						
102. 明白"好多"与"多过"的概念 A. i. 以声响或动作来表示明白"好多"与"多过"的概念						
103. 当三个物件中的一个被拿走时，能记得被取走的物件 A. 在提供选择下，能指出被取走的物件						
104. 说出八种颜色 A. 辨别八种不同的颜色，可以声响或动作来表示						
105. 说出各种硬币的名称						
106. 辨别各种硬币，可以声响或动作来表示						

续表

107. 配对单字或数字或符号							
108. 指出对象的颜色							
109.A. 在提供选择下，能辨认对象的颜色							
110. 重复听过同一故事三次后，能复述其中发生的五件事							
111. 画一幅完整的人像（包括头、身、四肢）							
112.A. 用辅助器画一幅完整的人像							
113. 唱出五句歌词							
114. 模仿他人用十块积木砌成小塔							
115.A.i 模仿他人在平面上用十块积木砌成小塔							
116.ii. 提供答案以作选择，儿童可以声响或动作来表示							
117. 说出"长"与"短"							
118.A. 辨别"长"与"短"；儿童可以声响或动作来表示							
119. 将物件放在"后面""侧面"及"隔离"							
120.A. 辨别"后面""侧面"及"隔离"，可以声响或动作来表示							
121. 明白"快"与"慢"的概念							
122.A. 辨别"快"与"慢"，儿童可以声响或动作来表示							
123. 配对不同的数量（1至10件物件）							
124. 说出图片里缺少的部分 A. 指出或在提供选择下表示出图片中缺少的部分，可以声响或动作来表示							
125. 背出1至20个数字							
126. 说出"最先""中间"与"最后"的位置或次序							
127.A. 辨别"最先""中间"与"最后"，可以声响或动作来表示							
5~6岁							
128. 能最少数至20个物件 A. 能数出20个物件或在提供选择下以声响或动作来表示出正确答案							
129. 能说出10个数字的字体 A. 辨别10个数字的字体							
130. 辨别自己的"左"及"右"面 A. 辨别自己的"左"及"右"面，可以声响或动作来表达							
131. 写出自己的名字 A.i. 用辅助器材写出自己的名字 ii. 辨认自己的名字							

续表

项目							
132. 以正确次序排列长度或大小不同的对象 A. 见备注 II							
133. 以正确次序排列 1 至 10 的数字 A. 见备注 II							
134. 指出对象的次序或位置（第一，第二，第三）							
135. 辨认 1 至 25 的数字							
136. 仿画◇ A. i. 用辅助器材仿画◇ ii. 配对画上的图片◇							
137. 完成简单的八阵图 A. i. 用辅助器材完成简单的八阵图							
138. 以正确次序说出一星期内的生活							
139. 用三个物件做简单的加减数							
140. 说出自己的出生日期 A. 辨认自己的出生日期，可以声响或动作来表示							
141. 预测下一步将会发生的事情 A. 排好三至五幅有次序的图片							
142. 明白"半个"及"一个"的概念 A. 辨别"半个"及"一个"的概念，可以声响或动作来表示							
143. 背出 1 至 100 个数字							
6~7 岁							
144. 明白时间概念 – 今天、明天、昨天							
145. 明白一些节日与季节的关系 （例如新年和春天）							
146. 能以速度作比较 （例如：车比脚踏车快）							
147. 能分辨熟识的钱币及纸币							
148. 喜欢参与与数字或文字有关的游戏 （例如：配字、填字、迷宫）							
7~8 岁							
149. 能理解时间的长度 （例如一年是长的）							
150. 能理解距离的意义 （例如 1 公里是远的）							

续表

151. 明白体积的恒存性 （例如从一个窄高的瓶子倒水进入一个宽矮的瓶子，水的量并未改变）						
152. 能够准确地说出钟表上的时间						
153. 能说出日历上的年、月、日						
154. 能说出季节						
155. 能自己选择图书并自己诵读部分文字						
156. 能够点数金钱的数量						
157. 能熟习加数及减数的概念						
8~9 岁						
158. 开始喜欢收藏东西并按特征分类 （例如：集邮）						
159. 懂得储蓄金钱以购买想要的物品						
160. 懂得阅读有兴趣的杂志						
161. 能够以语言表达自己的意见						
162. 喜欢接受挑战及承担责任						
163. 喜欢独立工作						
164. 画图时能有比例						
165. 有计划地解决问题 （例如能回忆曾经过的地方并寻找遗失的东西）						
166. 能掌握乘数及除数的概念						
167. 喜欢在学校学习						
9~10 岁						
168. 能够以直觉解识事情						
169. 喜欢参与数学的游戏，但不一定了解其中的关系						
170. 喜欢参与试验						
171. 喜欢以文字作游戏 （例如：作词、写菜单…）						
172. 能以倒序的方式思考						

社交能力记录表

儿童姓名：＿＿＿＿＿＿＿

性　　别：＿＿＿＿＿＿＿

出生日期：＿＿＿＿＿＿＿

组　　别：＿＿＿＿＿＿＿

入园日期：＿＿＿＿＿＿＿

引言：

1. 此能力记录表并非一份标准化评估表，只作了解儿童能力之参考。在评估肢体残疾儿童实用技能表的社交能力部分时，可参考此表的细项。

2. 此记录表之功用在于协助老师找出儿童的学习阶段，进而设定学习内容。

3. 大部分项目以自然情境观察为主，评分标准：

   甲、未能做到：0

   乙、有时做到：2

   丙、经常做到：4

记录日期	A1	A2	A3	A4	A5	A6	A7
0~1 岁							
1. 注意在视觉范围内移动的人物							
2. 以笑来回报成人的注意							
3. 以声音或动作响应成人的注意							
4. 看着自己的手而会发声或发笑							
5. 当与家人在一起时，会以笑、声音或停止哭啼来响应							
6. 以笑来响应别人的面部表情							
7. 对妈妈不同语调的声音有不同的反应							
8. 对镜中的影子发笑或发声							
9. 轻拍或拉扯他人脸上各部位，如头发、鼻、眼镜							
10. 会尝试去拿取提供的对象							
11. 会尝试接近熟识的人							
12. 会尝试接近和拍镜中的影子或另一个小孩							
13. 能把玩及观察所提供的物件最少 1 分钟							
14. 将手中的物件摇动或压榨，从而无意中产生音响							
15. 独自玩耍 10 分钟							

续表

16. 在他人相伴的 2 至 3 分钟内时常与对方有视觉接触						
17. 在靠近成人的环境下独自玩耍 15 至 20 分钟						
18. 发声或用表情来争取别人的注意						
19. 模仿躲猫猫游戏（手捂着眼睛）						
20. 模仿成人拍手 A. 对成人拍手作出反应						
21. 模仿成人摇手作别 A. 对成人摇手作别作出反应						
22. 模仿成人高举双手来表示"很大"						
23. 向成人递上玩具、物件或食物，但不一定放手						
24. 对熟识的人作出拥抱或亲热的行为						
25. 对自己的名字作出反应，例如相视或作出等人拥抱的姿势						
26. 模仿别人以摇动或压榨玩具来产生声响						
27. 仔细玩或操作玩具或动作						
28. 向成人递上玩具或物件而愿意放手						
29. 在游戏时模仿另一个孩子的动作						
1~2 岁						
30. 模仿成人简单的工作，例如拉床单、收衣服等						
31. 与另一个小孩玩耍，而分别做不同的活动						
32. 与另一个小孩共同玩耍要达 2 至 5 分钟，如推车、扭腰等。						
33. 在参与活动时能接受与父母分离，而只是中间显出不安						
34. 活跃地观察或探索周围环境						
35. 与他人合作参与一些操作的游戏，如拉绳、扭掣等						
36. 不再把玩具送入口中						
37. 亲昵及抱洋娃娃或毛公仔						
38. 重复一些引人发笑或注意的动作						
39. 给成人送上书本并一同阅读						
40. 拉着别人以展示某些动作或物件						
41. 在提示下，当接近一些不可接触的物件时，会引退并叫自己"不要"						
42. 在高的椅子上会耐心等别人照顾自己的需要						
43. 与二至三个伙伴一同玩耍						
44. 在另一名小孩要求下愿意分享玩具或食物						
45. 在提示下与相熟的成人及伙伴打招呼						

续表

2~3 岁						
46. 有 50% 的时间能服从成人的要求或命令						
47. 在指示下拿走或带回对象,或把他人从另一个地方呼唤过来						
48. 能聆听长达 5 至 10 分钟的音乐或故事						
49. 在提示下会说出或表示"谢谢"						
50. 尝试替父母做部分简单家务						
51. 穿着成人衣物扮演角色或加入其他假想游戏						
52. 在要求下可作选择						
53. 在不需提示下作出道别的手势或说"再见"						
54. 表现出自己了解各种感受,例如用欢喜、开心、愤怒、悲哀等字眼						
55. 开始领悟现在与过去的区别,并觉得需要将部分意愿展延至未来						
3~4 岁						
56. 对音乐作出歌唱或跳舞的动作						
57. 模仿其他孩子遵守纪律						
58. 在不需要提示下称呼相熟的人						
59. 在成人带领下的小组游戏中能遵守纪律						
60. 会先请示他人再去分享其他孩子正在玩的玩具						
61. 超过半数时间不需提示而说出或表示"谢谢"						
62. 能接电话,呼唤别人及与相熟的人谈话						
63. 可以接受"轮流"的要求						
64. 在由年纪较大的孩子带领下的游戏中能遵守纪律						
65. 大部分时间能与成人合作						
66. 留在自己的活动范围						
67. 当正在进行自己的工作时能与其他孩子交谈						
4~5 岁						
68. 当有困难时会要求帮助						
69. 能参与成人的谈话						
70. 为别人重复表演,例如歌唱、舞蹈等						
71. 能玩竞争性的游戏						
72. 独自投入一件工作 20 至 30 分钟						
73. 大部分时间不需提示而向人道歉						
74. 能与八九个小孩一起轮流玩						

续表

75. 与2至3个小孩一起参与合作性的活动或游戏20分钟						
76. 在公众场合可作出适当的社交行为						
77. 大部分时间能先问准他人再用其物件						
5~6岁						
78. 能描述自己的感受：愤怒、开心、喜爱等						
79. 在不需看管下与4至5个小孩共同参与合作性的活动或游戏						
80. 能向别人解释游戏规则						
81. 模仿成人的角色						
82. 在进餐时能加入对话						
83. 能玩需要推理的游戏						
84. 会安慰不开心的伙伴						
85. 选择自己的朋友						
86. 用简单的工具去建造或策划						
87. 能说出自己的目的并付诸行动						
88. 能演出一个故事的一部分，例如用木偶或自己扮演角色						
6~7岁						
89. 受父母的影响减少						
90. 尝试建立不稳定的友谊						
91. 遇争执时坚持自己的观点						
92. 较难平伏波动的情绪						
93. 对周边事物跃跃欲试						
94. 明白被形容"好"与"不好"反应别人对自己的期望						
95. 有说谎、欺骗及偷窃的行为						
7~8岁						
96. 较能与成人合作						
97. 明白幽默						
98. 喜欢扮演助教的角色						
99. 喜欢与别人建立友谊						
100. 以是否公平作为投诉的标准（例如：哥哥有较长的时间玩玩具，自己却没有）						
101. 以别人的行为掩饰自己的错失						
102. 选择同性别的玩伴						
103. 开始介意自己在别人心内的形象						
104. 重视自己曾作出的承诺						

续表

8~9 岁						
105. 开始有道德标准（对事情的评价只有是与不是）						
106. 已有固定二至三位朋友						
107. 介意自己的表现						
108. 看重小圈子的角色（朋友的认同）						
109. 喜欢在电话里与朋友交谈						
110. 明白各有长处（欣赏别人的能力）						
111. 喜欢以表现取得成人的关注						
9~10 岁						
112. 能以相同喜好作为选取朋友的标准						
113. 会用语言排斥异性朋友						
114. 有一些"好朋友"及一些"敌人"						
115. 看重游戏的规则						
116. 以笑、骂回应别人的挑衅						

评估分析及目标制定表

姓名：_____ 性别：____ 出生日期：_____ 档案编号：_____
评价日期：_____ 评价者：_____

挛缩及变形：				
范畴 / 功能项目	现有的能力 / 困难		长期目标	短期目标
大肌能 席上活动	能力：	困难：		
大肌能 坐	能力：	困难：		
大肌能 站	能力：	困难：		
大肌能 行 / 位置转移	能力：	困难：		
大肌能 上下台阶	能力：	困难：		
手部功能 上肢及手部基本动作、手眼协调活动、运用工具	能力：	困难：		
自理 进食、进饮	能力：	困难：		
自理 如厕	能力：	困难：		
自理 梳洗	能力：	困难：		
自理 穿脱鞋、袜	能力：	困难：		
自理 穿脱衣服	能力：	困难：		
认知 感官知觉、专注记忆、解难推理、概念发展	能力：	困难：		
沟通 表达与理解	能力：	困难：		
社交 自我认识、与成人关系、朋辈关系、社会适应	能力：	困难：		
家长工作重点				

肢体残疾儿童长短期学习目标及进度

儿童姓名： 　　　出生年月： 　　年　　月　　推行时段： 　　　负责职员：

学　习　目　标	进　度					
1. 大肌能活动	年 月 日	年 月 日	年 月 日	年 月 日	年 月 日	年 月 日
2. 精细活动						
3. 自理活动						
4. 沟通能力—语言理解						
5. 沟通能力—语言表达						
6. 认知学习						
7. 社交能力						

肢体残疾儿童常规流程表

儿童姓名：　　　　　出生年月：　　年　　月　　推行时段：　　　　　负责职员：

时段	内容	学习目标						
		大肌能活动	精细活动	语言理解	语言表达	认知学习	自理活动	社交

肢体残疾儿童主题教学认知进度记录

主题名称＿＿＿＿＿＿＿＿＿＿　　主题推行时段＿＿＿＿＿＿＿＿

儿童姓名＿＿＿＿＿＿＿＿＿＿　　出生年月＿＿＿＿＿＿＿＿＿＿

儿童智能程度＿＿＿＿＿＿＿＿　　负责职员＿＿＿＿＿＿＿＿＿＿

主题名称	认知范畴	内容	进度		
			经验	参与	掌握
	常识				
	语文				
	数字概念				
	抽象概念				

备注：经验——家长和儿童在一起学习

　　　参与——儿童对学习的内容有 50% 左右的认识，有部分参与

　　　掌握——儿童对学习的内容有 80% 以上的认识，基本掌握

○ 表示老师根据每个月的主题内容为每个儿童预先设定的学习进度

√ 表示每月主题结束时，老师对每个儿童主题内容学习进度的跟进

肢体残疾儿童月学习记录

儿童姓名：_____　　出生年月：_____年___月　　档案编号：_____

肢体残疾儿童非经常性事件记录

儿童姓名：_____   出生年月：_____年____月   档案编号：_____

肢体残疾儿童　年度第　学期总结

儿童姓名：_____　　　出生年月：_____年___月　　　档案编号：_____

1. 学期评语：
2. 学期进展：
4. 家庭康教训练指导：

记录日期：　　　　　　　　　　　　　　　　　　　　　　　　　　　老师：

肢体残疾儿童 GMFCS、MACS、CFCS 评级说明

脑瘫粗大动作功能分类系统
（Gross Motor Function Classification System，GMFCS）

介绍和使用说明：

脑瘫粗大动作功能分类系统是以自发运动为依据，尤其注重于坐（躯干控制）和行走。

当我们定义五级分类系统时，主要标准就是各个等级之间运动功能的区分要具有临床意义。

各级运动功能水平之间的区别是根据以下 3 个方面来判断的：功能受到的限制；是否需要辅助技术，包括移动辅助器具（如助行器、拐杖和手杖）和轮椅等；活动质量降低程度。Ⅰ级包括了神经运动损伤的孩子，他们的功能受限较脑瘫引起的典型功能受限要少，在传统意义上这些孩子会被诊断为"轻度脑功能障碍"或者"轻微脑瘫"。Ⅰ级和Ⅱ级之间的区别不像其他级别间那么明显，尤其是对 2 岁以下的孩子。焦点在于判断哪个级别能够最好地描述孩子目前的活动能力及其运动功能受到的限制。重点要放在孩子在家里、学校及社区设施中的日常表现，因此重要的是对日常表现（不是最好能力）进行分类，不包括对预后的判断。必须要记住我们的目的是对孩子当前的粗大运动功能进行分级，而不是评判活动的质量或者进步的潜力。对于 5 个级别的描述是概括性的，并不打算描述某个孩子所有方面的运动功能。例如，一个偏瘫的孩子虽然不能够手膝爬行，但如果其他方面都符合级别Ⅰ的描述，就可以被归类到Ⅰ级。这个量表是顺序量表，并不说明各个等级之间的差距是相同的，也不说明脑瘫患儿是平均分布在这 5 个等级中的。我们还提供了区别每相邻两级之间的概括性说明，以帮助判断孩子目前的粗大运动功能最接近于哪个级别。各个级别的标题都代表了 6~12 岁之间的孩子应该能达到的最高活动水平。我们认识到对运动功能的分级是需要依据年龄的，尤其在婴儿期和患儿早期。因此，在各个级别中都对不同年龄段的孩子分别进行了描述。对每个年龄段功能水平及局限性的描述可以作为指南，但不够全面，不能作为标准。小于 2 岁的孩子如果是早产，就要使用他们的纠正年龄进行判断。我们努力使观察重点放在孩子的运动功能上而不是他们的局限上。有一个基本原则：如果某个孩子能够完成某个特定级别中的功能，他的粗大运动功能就应该归到这一级或者上一级中去。相反，如果其完成某个特定级别中的功能，那么他的粗大运动功能就要被归入低一级中。

小于 2 岁

Ⅰ级：可以坐位转换，还能坐在地板上用双手玩东西。能用手和膝盖爬行，能拉着物

体站起来并且扶着家具走几步。18个月~2岁的孩子可以不用任何辅助设施独立行走。

Ⅱ级：孩子可以坐在地板上但是需要用手支撑来维持身体的平衡，能贴着地面匍匐爬行或者用双手和膝盖爬行，有可能拉着物体站起来并且扶着家具走几步。

Ⅲ级：需要在下背部有支撑的情况下维持坐姿。还能够翻身及用腹部贴着地面爬行。

Ⅳ级：可以控制头部，但坐在地板上的时候躯干需要支撑，可以从俯卧翻成仰卧，也可能从仰卧翻成俯卧。

Ⅴ级：生理上的损伤限制了其对自主运动的控制能力，在俯卧位和坐位时不能维持头部和躯干的抗重力姿势。只能在大人的帮助下翻身。

2~4岁

Ⅰ级：可以坐在地板上双手玩东西。他们可以在没有大人帮助下完成地板上坐位和站立位的姿势转换，把行走作为首选移动方式，并不需要任何助步器械的帮助。

Ⅱ级：可以坐在地板上，但当双手拿物体的时候可能控制不了平衡，可以在没有大人帮助的情况下自如地坐位转换。可以拉着物体站在稳定的地方。可以用手和膝交替爬行，可以扶着家具慢慢移动，首选的移动方式是使用助步器行走。

Ⅲ级：可以用"W"状的姿势独自维持坐姿（坐在屈曲内旋的臀部和膝之间），并可能需要在大人帮助下维持其他坐姿。腹爬或者手膝并用爬行是首选的自身移动的方式（但是常常不会双腿协调交替运动），能拉着物体爬起来站在稳定的地方并作短距离的移动，如果有助步器或者大人帮助掌握方向和转弯，可能可以在房间里短距离行走。

Ⅳ级：能坐在椅子上，但需要依靠特制的椅子来控制躯干，从而解放双手。可以在大人的帮助下或者在有稳定的平面供他们用手推或拉的时候坐进椅子或离开椅子，顶多能在大人的监督下用助步器走一段很短的距离，但很难转身也很难在不平的平面上维持身体平衡。在公众场所不能独自行走。能在动力轮椅的帮助下自己活动。

Ⅴ级：生理上的损伤限制了其对随意运动的控制以及维持身体和头部抗重力姿势的能力，各方面的运动功能都受到限制，特殊器械和辅助技术并不能完全补偿其在坐和站能力上的功能限制，没有办法独立行动，需要转运。部分孩子能使用进一步改造后的电动轮椅进行活动。

4~6岁

Ⅰ级：可以在没有双手帮助的情况下坐上、离开或者坐在椅子上。可以在没有任何物体支撑的情况下从地板上或者从椅子上站起来，可以在室内室外走动，还能爬楼梯，正在发展跑和跳的能力。

Ⅱ级：可以在双手玩东西的时候在椅子上坐稳，可以从地板上或者椅子上站起来，但是经常需要一个稳定的平面供他们的双手拉着或者推着。可以在室内没有任何助行器的帮助下行走，在室外的水平地面上也可以走上一小段距离，可以扶着扶手爬楼梯，但是不能跑和跳。

Ⅲ级：可以坐在一般的椅子上，但是需要骨盆或躯干部位的支撑才能解放双手，在坐上和离开椅子的时候需要一个稳定的平面供他们双手拉着或者推着。他们能够在助行器的帮助下在水平地面上行走，在成人的帮助下可以上楼梯。但当长距离旅行时或者在室外不平的地面无法独自行走。

Ⅳ级：可以坐在椅子上，但是需要特别的椅子来控制躯干平衡从而尽量地解放双手，坐上或者离开椅子的时候，必须有大人的帮助，或在双手拉着或推着一个稳定平面的情况下才能完成，顶多能够在助行器的帮助和成人的监视下走上一小段距离，但是很难转身，也很难在不平的地面上维持平衡，不能在公共场合自己行走，应用电动轮椅的话能可以自己活动。

Ⅴ级：生理上的损伤限制了其对自主运动的控制，也限制了其维持头部和躯干抗重力姿势的能力，各方面的运动功能都受到了限制，即便使用了特殊器械和辅助技术，也不能完全补偿其在坐和站的功能上受到的限制，完全不能独立活动，部分孩子通过使用进一步改造过的电动轮椅可能进行自主活动。

6~12 岁

Ⅰ级：可以没有任何限制地在室内和室外行走并且可以爬楼梯。能表现出跑和跳等粗大运动能力，但是速度、平衡和协调能力都有所下降。

Ⅱ级：可以在室内和户外行走，能够抓着扶手爬楼梯，但是在不平的地面或者斜坡上行走就会受到限制，在人群中或者狭窄的地方行走也受到限制，最多能勉强达到跑和跳的水平。

Ⅲ级：可以使用助行器在室内和室外的水平地面上行走，可能可以扶着扶手爬楼梯，根据上肢功能的不同，在较长距离的旅行或者户外不平的地形上时，有的孩子可以自己推着轮椅走，有的则需要被运送。

Ⅳ级：可能继续维持在 6 岁以前获得的运动能力，也有的孩子在家、学校和公共场合可能更加依赖轮椅，使用电动轮椅就可以自己活动。

Ⅴ级：生理上的损伤限制了其对自主运动的控制，也限制了其维持头部和躯干的抗重力姿势能力，各方面的运动功能都受到了限制，即使使用了特殊器械和辅助技术，也不能完全补偿其在坐和站的功能上受到的限制，完全不能独立活动，部分孩子通过使用进一步改造过的电动轮椅可能进行自主活动。

4~18 岁肢体残疾儿童及青少年徒手功能分类系统

肢体残疾儿童及青少年徒手功能分类系统（Manual Ability Classifcation System for Children with CerebralPalsy 4~18 years，MACS）是针对肢体残疾儿童在日常生活中操作物品的能力进行分级的系统。MACS 旨在描述哪一个级别能够很好地反映孩子在家庭、学校和社区中的日常表现，评定日常活动中的双手参与能力，并非单独评定每一个手。

Ⅰ级：能轻易成功地操作物品最多只在手的操作速度和准确性（操作轻易性）上表现出能力受限，然而这些受限不会影响日常活动的独立性。

Ⅱ级：能操作大多数物品，但在完成质量和/或速度方面受到一定影响在避免某些活动或完成某些活动时可能有一定难度；会采用另外的操作方式，但是手部能力通常不会限制日常生活的独立性。

Ⅲ级：操作物品困难：需要帮助准备和/或调整活动操作速度慢，在质量或数量上能最大限度地成功完成；如果对活动进行准备或调整，仍能进行独立操作。

Ⅳ级：在调整的情况下，可以操作有限的简单物品通过努力可以完成部分活动，但是完成的成功度有限，部分活动需要持续的支持和帮助和/或调整设备。

Ⅴ级：不能操作物品，进行简单活动的能力严重受限完全需要辅助。

Ⅰ级和Ⅱ级之间的区别：

Ⅰ级孩子在操作非常小、非常重或易碎物品时可能受限，这些操作需要仔细的精细运动控制或双手间的有效协调。在新的不熟悉的情况下也可能出现操作受限。Ⅱ级孩子能完成的操作几乎与Ⅰ级孩子一样，但是在操作时质量下降或速度较慢。双手之间的功能差异会影响操作的有效性。Ⅱ级孩子通常会尽量简单地操作物品，比如采用平面支持手部的操作方法，取代通过双手进行物品操作。

Ⅱ级和Ⅲ级之间的区别：

Ⅱ级孩子虽然在操作速度和质量上有所下降，但能操作大多数物品，Ⅲ级孩子由于伸手或操作物品能力受限，所以通常需要帮助他们做好活动准备和/或调整环境。他们不能进行某些活动，其独立性程度与周围环境的支持程度相关。

Ⅲ级和Ⅳ级之间的区别：

当预先做好环境安排，得到监护和充足的时间，Ⅲ级孩子能完成一些选择性的活动。Ⅳ级孩子在活动中需要持续帮助，最多能够有意义地参与某些活动的部分内容。

Ⅳ级和Ⅴ级之间的区别：

Ⅳ级孩子能完成某些活动的一部分，但是需要持续的帮助。Ⅴ级孩子最多在特殊的情况下能参与某些简单动作，例如只能按简单按钮。

沟通功能分类系统（CFCS）

Ⅰ级：在任何情境下与熟悉和陌生人都有效和流畅地交流，能以合适的速度来表达和接收讯息。

Ⅱ级：在大部分情境下，与熟悉和陌生人有效地交流，但表达或接收讯息时速度较慢。

Ⅲ级：在大部分情境下，只与熟悉的人有效地交流。

Ⅳ级：与熟悉的人不稳定地交流，在表达或接收讯息时有时出现限制。

Ⅴ级：与熟悉的人很少能有效交流，在表达和接收讯息有很大限制。

肢体残疾儿童康复小结

出园日期：　　　　　　　　　　　　　　　　　　　　　　记录人：

姓　名		性　别		出生年月		档案编号	
临床诊断							
脑瘫分型							
学习进展	1. 挛缩及变形						
	2. 大肌能活动						
	3. 精细活动						
	4. 自理活动						
	5. 沟通能力		语言理解				
			语言表达				
	6. 认知学习						
	7. 社交能力						
目前困难	1. 大肌能活动：						
	2. 精细活动：						
	3. 自理活动：						
	4. 沟通能力		语言理解				
			语言表达				
	5. 认知学习：						
	6. 社交能力：						

评估与总结

阶段评估与总结
评分： 初次分数____ 阶段分数____ 提高分数（初次至本阶段）____
小结训练计划的执行情况，脑瘫儿童当前的能力水平和主要困难，训练中存在哪些问题以及训练计划进行了哪些调整：

康复训练人员签名：　　　　　　　　　　　评估日期：　　　年　　月　　日

阶段评估与总结
评分： 初次分数____ 阶段分数____ 提高分数（初次至本阶段）____
小结训练计划的执行情况，脑瘫儿童当前的能力水平和主要困难，训练中存在哪些问题以及训练计划进行了哪些调整：

康复训练人员签名：　　　　　　　　　　　评估日期：　　　年　　月　　日

阶段评估与总结
评分： 初次分数____ 阶段分数____ 提高分数（初次至本阶段）____
小结训练计划的执行情况，脑瘫儿童当前的能力水平和主要困难，训练中存在哪些问题以及训练计划进行了哪些调整：

康复训练人员签名：　　　　　　　　　　　评估日期：　　　年　　月　　日

注：此表由康复训练人员在相应栏目文字描述或在"□"中画√。

阶段评估与总结

评分： 初次分数____ 阶段分数____ 提高分数（初次至本阶段）____

小结训练计划的执行情况，脑瘫儿童当前的能力水平和主要困难，训练中存在哪些问题以及训练计划进行了哪些调整：

康复训练人员签名： 评估日期： 年 月 日

末期评估与总结

评分： 末期分数____ 提高分数（初次至末期）____

训练效果： □显效 □有效 □无效

实现康复目标情况：

进一步康复意见：

1. □继续训练
2. □接受教育
3. □家长培训
4. □心理辅导
5. □知识普及
6. □改变环境，提供辅助
7. □参与社会生活或集体活动
8. □转介：□社会救济 □医疗 □护理 □日间照料 □托养
9. □其他

康复训练人员签名： 评估日期： 年 月 日

效果判定

疗效评定标准:

通过对脑瘫儿童康复训练评估项目进行的初次评估、阶段评估、末期默契评估的计分,判定末期训练效果(显效、有效、无效),效果判定具体方法如下:

训练效果	标 准	说 明
显效	5个以上项目有提高(8分以上)	依据脑瘫儿童末期评估与初次评估结果,判定训练效果。
有效	3个以上项目有提高(5分以上)	
无效	仅有0-2个项目有提高(3分以下)	

主要参考文献

1. 卓大宏.中国康复医学,第2版.华夏出版社,1993.
2. 李树春.小儿脑性瘫痪,第1版.河南科学技术出版社,2000.
3. 李德炎,张兰亭,尹彪中等.小儿脑性瘫痪治疗与康复工程,第1版.中国医药科技出版社,2003.
4. 卢庆春.脑性瘫痪的现代诊断与治疗,第1版.华夏出版社,2000.
5. 欧安娜,余雪萍.引导式教育——伴儿同行.香港复康会世界卫生组织复康协作中心,2002.
6. 燕铁斌,窦祖林.实用瘫痪康复,第1版.人民卫生出版社,1999.
7. 张淑琴,娄彦,王娟.小儿脑性瘫痪诊疗手册,第1版.人民卫生出版社,2002.
8. 傅玲,曾宪斌.名医门诊——小儿脑瘫,第1版.江西科学技术出版社,北京科学技术出版社.1998.
9. 韩伟成.脑性瘫痪的治疗与康复,第1版.华夏出版社,1992.
10. 陈旭红.脑性瘫痪儿童的社区康复.广东省残疾人康复工作办公室,1996.
11. 林庆,李松.小儿脑性瘫痪,第1版.北京医科大学出版社,2000.
12. 王秋根,张秋林.脑瘫,第1版.第二军医大学出版社,2001.
13. 于兑生.康复医学评价手册,第1版.华夏出版社,1993.
14. 汤小泉,高文铸.社区康复,第1版.华夏出版社,2000.
15. 卫生专业技术资格考试指导——康复医学.山东大学出版社,2004.

图书在版编目（CIP）数据

图解脑瘫康复技术与管理/陈旭红主编. -- 2 版. -- 北京：华夏出版社有限公司，2021.8

ISBN 978-7- 5222-0122-1

Ⅰ.①图… Ⅱ.①陈… Ⅲ.①脑瘫－康复医学－图解 Ⅳ.①R742.309-64

中国版本图书馆 CIP 数据核字（2021）第 086361 号

图解脑瘫康复技术与管理（第二版）

编　　者	陈旭红
责任编辑	梁学超　　苑全玲
责任印制	顾瑞清
出版发行	华夏出版社有限公司
经　　销	新华书店
印　　刷	三河市少明印务有限公司
装　　订	三河市少明印务有限公司
版　　次	2021 年 8 月北京第 2 版 2021 年 8 月北京第 1 次印刷
开　　本	787×1092　　1/16 开
印　　张	28.75
字　　数	650 千字
定　　价	89.00 元

华夏出版社有限公司　　地址：北京市东直门外香河园北里 4 号　　邮编：100028
网址：www.hxph.com.cn　　电话 （010）64663331（转）

若发现本版图书有印装质量问题，请与我社营销中心联系调换。